KB071453

청각검사지침

Practical Manual of Hearing Tests

미션

청각질환의 극복과 청각학문의 발전을 통해 인류건강에 이바지한다.

비전

Humanity	청각질환의 진단과 청각언어재활을 위해 노력한다.
Expertise	국민이 신뢰할 수 있는 청각 전문가를 양성한다.
Association	상호 존중과 국내외 교류를 통해 청각학 발전에 기여한다.
Renovation	올바른 보건정책을 개발하고 창의적인 연구를 선도한다.

청각검사지침

| 대한청각학회 편 |

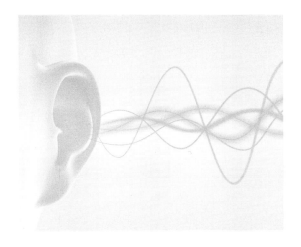

Practical Manual of Hearing Tests

학지사

집필진 소개(가나다 순)

고의경(Eui Kyung Goh) 부산대학교 의과대학 이비인후과 교수

김리석(Lee Suk Kim) 동아대학교 의과대학 이비인후과 교수

김종선(Chong Sun Kim) 서울대학교 의과대학 이비인후과 명예교수

김진숙(Jin Sook Kim) 한림대학교 언어청각학부 청각학전공 교수

김형종(Hyung Jong Kim) 한림대학교 의과대학 이비인후과 교수

문일준(Il Joon Moon) 성균관대학교 의과대학 이비인후과 조교수

박경호(Kyoung Ho Park) 가톨릭대학교 의과대학 이비인후과 교수

박민현(Min Hyun Park) 서울대학교 의과대학 이비인후과 교수

박수경(Su Kyoung Park) 한림대학교 의과대학 이비인후과 부교수

박시내(Shi Nae Park) 가톨릭대학교 의과대학 이비인후과 교수

박용호(Yong Ho Park) 충남대학교 의과대학 이비인후과 교수

방정화(Jung Hwa Bahng) 한림국제대학원대학교 청각학과 부교수

신시옥(See Ok Shin) 충북대학교 의과대학 이비인후과 교수

신유리(You Ree Shin) 소리귀클리닉 원장

안중호(Joong Ho Ahn) 울산대학교 의과대학 이비인후과 교수

오정훈(Jeong Hoon Oh) 가톨릭대학교 의과대학 이비인후과 교수

이경원(Kyoung Won Lee) 한림국제대학원대학교 청각학과 부교수

이규엽(Kyu Yup Lee) 경북대학교 의과대학 이비인후과 부교수

이승환(Seung Hwan Lee) 한양대학교 의과대학 이비인후과 교수

이재희(Jae Hee Lee) 한림국제대학원대학교 청각학과 부교수

이정학(Jung Hak Lee) 한림국제대학원대학교 청각학과 교수

이준호(Jun Ho Lee) 서울대학교 의과대학 이비인후과 교수

이효정(Hyo Jeong Lee) 한림대학교 의과대학 이비인후과 부교수

정성욱(Sung Wook Jeong) 동아대학교 의과대학 이비인후과 부교수

정종우(Jong Woo Chung) 울산대학교 의과대학 이비인후과 교수

홍성광(Sung Kwang Hong) 한림대학교 의과대학 이비인후과 조교수

홍성화(Sung Hwa Hong) 성균관대학교 의과대학 이비인후과 교수

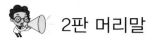 ## 2판 머리말

청각은 사람이 외부정보를 습득하고 의사소통을 하는 데 있어서 매우 중요한 감각으로 개개인의 주관적인 기준에 따라 다양하게 나타날 수 있다. 청각의 기능 저하에 따르는 난청은 사회가 더 복잡해지고 다양한 정보가 많아진 현대에서 이전보다 더 큰 사회적인 문제로 대두되고 있다. 특히 신생아 때부터 발생하는 난청의 빈도도 1,000명당 1~3명에 이르고, 노인인구가 많아지면서 발생하는 노화성 난청의 증가, 그리고 산업현장과 개인휴대장비의 발달에 따르는 소음성 난청의 증가 등에 따라 청력이상을 호소하는 인구는 늘어나고 있다.

난청을 해결하기 위한 다양한 재활장치들이 개발되고 있는데, 보청기를 포함하여 이식형 보청기, 인공와우이식 등이 개발되어 여러 가지 난청상황에서 사용할 수 있도록 고안되었다. 이러한 치료과정의 가장 첫 단계는 정확한 청력검사이다. 정확한 청력상태는 여러 가지 청각검사를 종합하여 판단하여야 하기 때문에 실제 난청환자를 진료하는 이비인후과 의사와 청각사는 다양한 청각검사에 대해 이해하고 적용할 수 있는 능력, 또 결과를 종합하여 해석할 수 있는 능력을 가져야만 한다.

이에 따라 대한청각학회에서는 청력검사강습회, 청각사연수과정, 청각사 보수교육 등을 통해 청각검사를 교육하고 훈련하여 왔으며 2008년에『청각검사지침』1판을 출간하였다. 당시에 출간된 1판은 한글로 집필된 우리나라 최초의 청각학 및 청각검사 지침서로서 청각학의 기초부터 실제 검사내용까지 다양한 분야를 이론과 실제에 따라 기술하였다.

그 후로 9년이 지난 지금, 보다 많이 발전되고 다양화된 청각검사들이 개발되었기에 이전 지침서에서 미처 다루지 못한 부분들을 포함하여『청각검사지침』2판을 발간하게 되었다. 이 책을 통하여 실제 청각검사 시 겪는 어려움을 해소하고 청각이상을 담당하는 의료진과 청각사가 공통의 기준으로 적절한 검사결과를 얻도록 도움을 주고자 하였다.

이 책의 제1부에는 시작 부분에 귀의 구조와 기능, 소리의 특성을 기술하여 청각에 대한 기초적인 이해를 돕도록 하였고, 청각장애의 평가와 분류 챕터에서 청각검사를 시행하게 되는 임상적 상황을 간략히 설명하였으며, 검사의 신뢰도를 유지하기 위한 정도관리를 이어 수록하였다. 제2부에는 기본 청력검사인 순음청력검사, 어음청각검사, 임피던스청력검사를 실었으며, 제3부에서는 특수 검사들로서 청성유발반응검사와 전정유발근전위, 이음향방사를 설명하였다. 또한 최근 제도적으로 자리 잡고 있는 신생아청각선별검사를 포함하였고, 조기에 난청을 발견하고 청각재활을 적용하기 위해 필수적인 유소아청력검사 챕터를 신설하였다. 더불어 검사빈도가 늘어나고 있는 이명검사와 보청기적합확인 검사, 기능성 난청검사도 포함되어 있다. 부록으로는 여러 가지 청각검사가 다양하게 적용되는 인공와우이식 전후의 검사를 정리하였고, 초판에 이어 청각검사 관련 법규를 현재에 맞도록 수록하였으며, 청각검사와 함께 흔히 쓰이는 청각 관련 설문지를 모아 정리하였다. 검사법 중 국제표준이 제시된 경우나 국내 전문가들의 합의가 있는 경우 그에 맞추었으며, 청각 관련 설문지는 한글로 표준화 연구가 시행된 것들을 모았다.

이 책이 나오기까지 수고해 주신 집필진과 대한청각학회 편집위원회 여러분, 그리고 이 책의 출간에 관심을 기울여 주시고 여러 가지 의견으로 책의 출간에 도움을 주신 모든 청각학회 회원 여러분께, 그리고 책의 제작에 관여하여 양질의 지침서가 되도록 수고해 주신 도서출판 학지사 여러분께도 감사의 마음을 전한다.

아무쪼록 이 책이 실제 난청환자들의 진료와 검사에 도움이 되어 우리나라 청각학의 발전과 환자치료에 기여하기를 바라마지 않는다.

2017년 5월
대한청각학회 회장 정종우

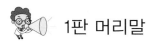
1판 머리말

  난청은 신생아 1,000명당 1~3명에서 선천적으로 발생하고 연령에 비례하여 유병률이 증가한다. 또한 사회의 산업화와 인구의 고령화로 인해 난청 인구는 더욱 증가하고 있다. 난청의 높은 유병률과 난청으로 인해 초래되는 개인적 고통과 사회적 비용을 고려할 때 난청의 정확한 진단과 치료는 공중 보건 측면에서도 매우 중요하다고 할 수 있다.

  난청의 치료와 재활은 정확한 청각검사에서부터 시작되므로 실제 난청 환자를 진료하는 이비인후과 의사와 청각검사를 담당하는 청각사는 다양한 청각검사를 잘 이해하고 숙련되어 있어야 한다. 현재 일부 대학에서는 청각학부와 대학원을 운영하고 있으며, 실제적인 임상 능력을 함양하기 위해 대한이비인후과학회에서는 '임상청각사 연수과정'이라는 프로그램을 통해 임상청각사를 배출하고 있고, 대한청각학회에서는 매년 '청력검사 강습회'를 개최하고 있다. 청각검사의 질적 향상을 위한 이와 같은 다양한 노력에도 불구하고 가장 아쉬운 점은 청각검사를 위한 표준화된 우리말 교과서가 아직 없다는 점이다. 영어권 국가에서 출판된 청각학 및 청각검사 관련 서적들이 국내에 보급되어 있으나 물리, 의학적 배경지식이 부족한 경우 이해하기가 쉽지 않고, 방대한 분량과 언어적 장벽으로 인해 비전공자는 물론 청각학 전공자도 섭렵하기 어려운 것이 사실이다.

  금번 출판되는 대한청각학회편 『청각검사지침(Practical manual of hearing tests)』은 이러한 당면 요청에 부응하여 한글로 집필된 최초의 청각학 및 청각검사 관련 지침서이다. 본 지침서는 각 단원별로 해당 분야에 관해 연구 및 저술 활동이 가장 활발하고 임상 경험이 풍부한 저자들에 의해 집필되었으며, 청각학의 기초에서부터 다양한 청각검사의 실제 검사방법에 이르기까지 이론과 실제를 모두 겸비하였다. 특히, 다양한 청각검사별로 구체적인 검사방법을 자세히 설명하여, 환자를 대상으로 검사를 시행하는 검사자에게 실제적인 도움을 주고자 하였다.

　오랜 임상 경험과 관련 분야에 대한 해박한 지식, 그리고 광범위한 문헌 고찰을 통해 옥고를 보내 주신 저자들과 이 책의 출판을 위해 수고를 아끼지 않은 대한청각학회 편집위원회 여러분, 그리고 학지사 여러분께 감사의 말씀을 전한다. 본 지침서가 일선에서 청각검사를 담당하는 청각사와 난청 환자를 돌보는 이비인후과 의사의 진료에 실제적인 도움이 되고, 나아가 우리나라 청각학의 발전과 청각 보건에 크게 기여하기를 바라마지 않는다.

2008년 2월
대한청각학회 회장 김리석

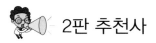 2판 추천사

대한청각학회에서 『청각검사지침』 2판을 발간하게 되어 진심으로 축하하는 바이다. 특히 2008년 420여 쪽의 『청각검사지침』 1판을 발간한 김리석 전 회장, 김형종 편집위원장과 2017년 개정판의 출간을 주관한 이효정 편집위원장과 편집위원께 축하와 감사를 드린다.

청각학은 이비인후과영역에서 약 10개의 분과 중 하나로서 기관식도학과 함께 초기에 등록된 중요한 분과로 시작되었고, 청각학과 관련된 음향학, 언어병리학 등 여러 분야와도 연계가 되어 있는 학문 분야이다. 임상에서 널리 사용하는 청각검사에 관한 통일된 검사방법이나 판독에 관한 지침이 절실히 요구되는 시기에 『청각검사지침』의 1판이 2008년 발간되었다. 이후 9년의 시간이 흘러 1판의 부족한 부분을 보완하고 그간 청각학의 발전을 반영할 개정판의 출간을 기대해 왔다. 지난 수년간 국제 전문지를 통하여 각종 질환에 대한 진단과 치료에 관한 지침서가 별책으로 계속 보고되고 있는 중에 대한청각학회에서 『청각검사지침』 2판을 발간함으로써 청각검사에 의존하는 이과학, 신경이과학, 평형의학, 언어병리학 등에서 관련된 질환의 진단이나 치료 결과의 판정에 도움이 되겠다.

이 개정판의 대상은 전공의, 청각사와 학생 등으로 하여 쉽고 실제적인 내용을 담도록 하였으나 실제로는 환자를 진료하는 전문의들도 가까이 놓고 활용할 수 있는 지침서라고 하겠다. 각 검사방법은 국제 표준이 있거나 국내 전문가들의 합의가 있는 방법을 위주로 작성하였으며 단계별로 쉽게 따라할 수 있도록 기술하였다. 검사 결과의 해석방법을 기술하면서 그 임상적 활용에 대한 이해를 돕기 위한 검사법별로 증례를 포함하였다. 『청각검사지침』 2판에서 사용된 용어는 오랜 시간 청각학 연구자들이 개발하고 대한청각학회에서 감수한 '청각학 용어집'을 기준으로 하였으며 이는 향후 청각학 분야에서 용어 사용의 혼동을 줄이는 데 기여할 것이다. 『청각검사지침』 2판이 청각검사방법과 판독법뿐 아니라 관련 용어의 국내 표준화에 일조하고 이를 바탕으로 국내 청각학 발전의 기초가 될 것을 믿어 마지않는다.

　　대한청각학회는 50년 전인 1966년 창립된 이래 학술대회 개최, 대한청각학회지 발간, 각종 연수교육 개최와 신생아 난청 조기진단 등의 중요한 사업을 진행해 왔다. 그 중에서도 『청각검사지침』의 발간과 2017년의 개정판 출간은 큰 업적으로 남을 것이다. 지난 10년 가까운 동안, 이 책의 발전을 위해 힘써 오신 대한청각학회 임원진과 편집위원 여러분의 노고에 찬사를 보내는 바이다.

2017년 5월
제10대 대한이비인후과학회 이사장 / 제16대 대한청각학회장
김종선

1판 추천사

　먼저 대한청각학회가 펴내는 『청각검사지침』의 발간을 진심으로 축하하는 바이다. 대한청각학회는 1966년 5월에 난청자 진료에 관심이 많았던 몇몇 이비인후과학 교수들이 모여 창설한 것으로, 그 후 이비인후과학 분야에서 난청의 진단, 치료, 재활 면에서의 발전은 물론, 언어치료와 난청에 대한 특수교육훈련, 그리고 보청기와 인공와우이식 등에서도 눈부시게 발전하였다. 때를 같이하여 사회적인 요구에 따라 1990년대 전반부터는 국내 대학에서도 학부나 대학원 과정으로 청각학 전공학과를 개설하게 되어 청각학 전문요원을 양성하게 되니, 우리나라의 청각학도 학문적으로나 사회에 대한 기여 면에서 선진국과 같은 체제를 이루게 되었으며, 대한청각학회도 제 모습을 갖추게 되었다.

　대한청각학회의 활동으로는 역대 임원들의 열정적인 노력으로 그동안 44회의 학술대회 개최와 학술지 발간, 청각사 연수과정 및 청각검사 보수교육, 신생아 청각선별검사 워크숍 및 대국민 홍보 등의 활발한 사업들이 있어 높이 평가되고 있다.

　청각학은 청각과 난청에 대한 학문으로 이비인후과학적인 면은 물론, 신경과, 소아과, 노인병학과, 재활의학과 등 여러 의학 부문을 비롯하여 비의학적인 부문으로서는 언어병리학, 심리학, 교육학, 물리학, 전자공학 등 다양한 전문 분야의 연구와 사회 적응에 중요한 부분을 차지하고 있다.

　청각검사는 청각학에서 가장 중요한 기초 도구로써 병원에서의 임상진단, 난청센터나 보청기 보급소에서의 보청기 적응검사, 난청교육기관에서의 청력검사, 난청훈련에서의 경과 관찰 등 여러 곳에서 필수적으로 시행되고 있다.

　일진월보하고 있는 전자공학의 발달로 청각검사계기가 날로 새로워지고 있으며 검사방법도 보다 다양해지고 있으니 청각검사에 대한 기준 설정과 정도관리의 필요성이 절실해지고 있다. 구미 선진국에서는 일찍부터 청각검사 정도관리를 위한 표준화 작업이 시행되고 있으며, 그 나라의 정상청력 기준치도 정하고 있다. 우리나라에서도 이러한 요구가 고조되는 가운데, 먼저 새롭게 변경된 국제기준과 청각학 관련 용어의 통일을 도모할 것을 서두르고 있으며, 그 첫 사업의 일환으로써 청각과 난청에 조예가 깊은 이비인후과학 교수들과 청각학 전문 학자들이 일상 청각검사에 관한 우리나라의 표준 지침서가 될 본 『청각검사지침』을 발간하게 되었으니 우리나라 청각학의 진일보한 발전에 초석이 될 것으로 믿어져 매우 고무적이라 할 수 있겠다.

이 책의 내용은 크게 네 부분으로, 첫째 부분에서 청각검사의 개요, 귀의 구조와 기능, 청각장애의 평가와 분류, 청각검사기기의 정도관리를, 둘째 부분에서는 순음청력검사, 어음청력검사, 임피던스청력검사 등 기본적 청각검사를, 셋째 부분에서는 청성유발반응, 전정유발근전위, 이음향방사와 신생아청각선별검사, 이명 검사, 기능성 청각장애 검사, 보청기 검사 등 특수 청각검사를, 넷째 부분에서는 부록으로 인공와우이식 전후 검사, 청각장애 관련 법규 및 일본의학회편 청각검사법 번역본을 수록하여 실제 청각검사실에서 가까이 두고 참고할 수 있도록 하였다.

끝으로 이 책의 발간을 위하여 많은 수고를 하신 김리석 회장과 김형종 편집위원장을 위시하여 각 단원을 집필하신 분들과 편집위원들의 노고를 치하하며, 향후 청각학 관련 업무에 종사하는 모든 분이 이 지침서를 간직하고 사용함으로써 보다 정확한 청각검사를 수행할 수 있게 되기를 기대한다. 또한 발전하는 학문과 기술의 변화에 따라 책이 지속적으로 보완되어 우리나라 청각학 발전에 밑거름이 되기를 바란다.

2008년 2월
서울대학교 명예교수 노관택

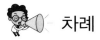 차례

2판 머리말 _ 5
1판 머리말 _ 7
2판 추천사 _ 9
1판 추천사 _ 11

제1부
청각검사의 기초

제1장 청각검사의 개요 / 정종우, 김리석 ·········· 19

제2장 귀의 구조와 기능 / 김형종, 이효정 ·········· 27

제3장 소리의 특성 / 박민현 ·········· 49

제4장 청각장애의 평가와 분류 / 문일준, 홍성화 ·········· 63

제5장 청각검사실 및 청각검사기의 정도관리 / 방정화 ·········· 75

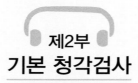

제2부
기본 청각검사

제6장   순음청력검사: 기도−골도검사와 차폐법 / 이재희 ·················· 93

제7장   어음청각검사 / 이정학 ·················· 115

제8장   임피던스청력검사와 이관기능검사 / 이승환 ·················· 141

제3부
특수 청각검사

▶ 제9장   청성유발반응검사 I: 전기와우도 / 박경호, 고의경 ·················· 165

▶ 제10장   청성유발반응검사 II: 청성뇌간반응 / 이준호, 신시옥 ·················· 179

제11장   청성유발반응검사 III: 청성지속반응 / 이규엽 ·················· 199

▶ 제12장   전정유발근전위 / 안중호 ·················· 217

제13장   이음향방사 / 오정훈 ·················· 233

제14장   신생아청각선별검사 / 박수경 ·················· 257

▶ 제9 · 10 · 12장에서 동영상 자료를 확인할 수 있습니다. (QR코드 스캔)

제15장 **유소아청력검사** / 김진숙 ·· 279

제16장 **이명검사** / 박시내 ·· 297

제17장 **기능성 난청검사** / 박용호 ·· 321

제18장 **보청기적합확인검사** / 이경원 ·· 343

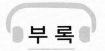

부 록

부록 1 **인공와우이식 전후 청각검사** / 정성욱 ························· 369

부록 2 **청각검사 관련 법규** / 신유리 ·· 383

부록 3 **청각 관련 한국 표준화 설문지 모음** / 홍성광 ············· 443

참고문헌 / 469

찾아보기 / 503

제 **1** 부

청각검사의 기초

제1장 청각검사의 개요

제2장 귀의 구조와 기능

제3장 소리의 특성

제4장 청각장애의 평가와 분류

제5장 청각검사실 및 청각검사기의 정도관리

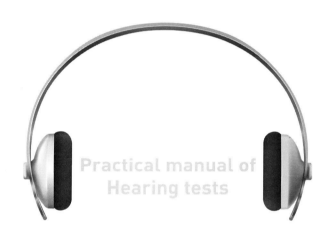

Practical manual of
Hearing tests

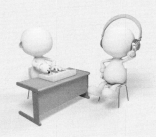

제 1 장

청각검사의 개요

울산대학교 의과대학 이비인후과 정종우
동아대학교 의과대학 이비인후과 김리석

청각검사는 듣는 능력을 측정하는 검사이다. 듣는 능력이란 얼마나 작은 소리까지 들을 수 있는지 그리고 들은 소리를 정확한 단어의 형태로 인식할 수 있는지를 말한다. 이 밖에도 듣는 기능이라는 것은 적절한 강도의 소리에 편안하게 반응하는 능력, 소리 강도의 강약을 구분하는 능력, 소리의 높낮이를 구분하는 능력, 주변 소음이 있을 때 듣고 싶은 소리를 구분하는 능력, 귀울림의 유무, 주관적인 소리의 인식 등 다양한 능력을 포함하는 기능이다. 이에 따라 청각검사도 매우 다양하여 각각의 목적에 따라 적용하고 평가할 수 있는 다양한 검사법이 개발되어 있다.

청각검사는 다양한 귀 질환을 진단하고 치료방침을 설정하며, 치료의 효과를 판정하는 데 기초가 되는 가장 중요한 검사이다. 또한 혈액검사와 같이 검사기기의 정도관리만 잘 되면 자동적으로 결과가 제시되는 것이 아니라 검사자에 의해 수행되므로 검사에 대한 검사자의 이해 정도와 숙련도가 검사 결과의 신뢰도에 큰 영향을 미친다. 따라서 청각검사를 수행하는 검사자는 소리의 물리적 특성과 인체 내 소리의 전달 경로에 대한 기본적인 이해는 물론, 다양한 청각검사의 원리에 대해 잘 이해하고 있어야 하고, 검사에 대한 숙련도를 향상시키기 위해 부단히 노력해야 한다. 어느 한 가지 청각검사의 결과만으로 환자의 상태를 정확히 진단할 수 없는 경우가 많으므로, 임상의사는 다양한 청각검사의 특성과 장단점에 대한 폭넓은 이해를 바탕으로 필요한 검사를 처방해야 하고, 검사결과를 종합하여 이해함으로써 청각 상태를 판단하고자 하는 노력이 필요하다.

1. 청각검사의 발전

청각검사법은 청각학의 발달을 토대로 비약적인 진보를 거듭해 왔다. 청각학(Audiology)은 난청, 이명 등 다양한 청각 관련 문제를 예방하고 진단, 치료하는 학문으로 군 청각재활을 담당하던 언어병리학자(speech pathologist) Raymond Carhart와 이과학자(Otologist) Norton Canfield에 의해 1940년대 중반에 태동하였다. 제2차 세계대전 이후 폭발음 노출로 인한 난청 환자가 급증하였고, 이들을 치료하기 위해 다양한 분야의 전문가들이 협력하는 과정에서 청각학의 기초가 형성된 것이다. 제2차 세계대전 직후 청각학은 보청기 장착과 독순법, 청능훈련, 상담 등 재활 영역 위주로 발달하였고, 청각검사는 청력역치를 측정하는 정도의 수준에 머물러 있었다. 난청을 보다 정밀하게 진단하고자 하는 청각전문가의 노력에 의해 1950년대에는 전음성 난청(conductive hearing loss)과 감각신경성 난청(sensorineural hearing loss), 그리고 미로성 난청(cochlear hearing loss)과 후미로성 난청(retrocochlear hearing loss)을 구분할 수 있게 되어, 청각검사를 통해 청력손실의 원인이 되는 병변의 위치에 대한 정보를 얻을 수 있게 되었다.

객관적 검사법에 대한 연구도 진행되어 1940년대 중반 임피던스청력검사가 유럽에서 개발되었고, 1950년대 초기에 다양한 전기생리학적 검사법(eletrophysiologic test)이 사용되기 시작하였다. 오늘날 가장 중요한 객관적 검사법의 하나인 청성유발반응은 1930년대 Weber와 Bray가 동물의 와우음전기반응(cochlear microphonics: CM)을 기록하여 전기와우도를 처음 보고함으로써 시작되었고, 1951년 평균가산기법(signal averaging technique)의 도입으로 신호대잡음비의 문제가 획기적으로 개선되었으며, 1970년대 컴퓨터 기술의 진보와 함께 극적인 발전을 이루게 되었다. 1978년 David Kemp에 의해 이음향방사의 존재가 증명되고 계측이 가능해짐으로써 청각전달로의 말초 부분, 즉 와우 외유모세포의 기능을 평가할 수 있게 되었다.

2. 소리의 특성과 검사 시 고려사항

사람에게 소리는 신경심리적 측면 또는 물리적인 측면에서 정의할 수 있다. 신경심리적 측면에서 소리는 청각적 경험, 즉 무언가를 듣는 행위이다. 물리적인 면에서 소리는 공기와 같은 매질을 통해서 진행하는 분자들의 이동이다. 따라서 청각의 이상을 연구하는 데에는 소리의 물리적인 특징, 소리의 인식방법과 측정법의 특징에 대한 기초적인 지식이 필요하다. 소리는 진동에 의해서 생성되며 압력의 파형에 의해서 전달된다. 소리가 공기를 통해서 생성되고 진행하는 데는 많은 요소가 영향을 주는데, 이러한 요소들을 진동의 주파수(frequency), 강도(intensity)라는 물리학적인 용어로 부른다. 소리에 대한 인간의 신경심리적 기능은 음조(pitch), 음량(loudness),

음질(sound quality), 음원의 방향 지각과 같은 주관적인 반응을 일으킨다. 여러 가지 청각검사는 소리의 물리적 특성과 함께 이를 인간이 받아들이는 심리음향학적 특성을 모두 고려하여 개발된 것으로 이를 염두에 두고 시행하고 해석하게 된다.

1) 청력의 양측성

일반적으로 청력은 양쪽에 존재하며 한쪽의 청력을 검사할 때 반대편 청력 때문에 정확한 검사가 이루어지지 않을 수 있다. 한쪽 귀에 주어진 신호가 크다면 반대편으로 전달되어 반대쪽 귀에서 듣게 되며, 따라서 측정하고자 하는 귀의 정확한 청력을 측정하기 어렵다. 특히 골도청력을 측정하는 경우는 한쪽 귀에 주어진 검사음이 거의 소실되지 않고 반대편 귀로 전달되기 때문에 특히 이런 일이 발생할 가능성이 높다. 이럴 경우 검사하지 않는 반대편 귀에 대해 검사와는 무관한 잡음(일반적으로 백색잡음)으로 자극하여 검사하고자 하는 귀에 주어지는 신호를 듣지 못하도록 차단하는 것이 중요하다. 이런 검사기법을 차폐(masking)라고 하는데 양측의 청력상태, 검사하고자 하는 청력의 종류(기도, 골도청력) 등을 고려하여 다양한 기법을 적용하여야 한다.

2) 유ㆍ소아

유ㆍ소아에서는 검사대상자가 소리를 듣는지 못 듣는지의 여부를 정확하게 표현하지 못하기 때문에 순음청력검사나 어음청력검사와 같은 주관적인 청력검사가 어렵다. 이런 경우 행동청력검사(behavioral audiometry)를 통해 청력의 역치를 측정할 수 있다. 행동청력검사는 시각강화청력검사(visual reinforcement audiometry), 유희청력검사(play audiometry) 등이 있으며 이외에도 다양한 검사방법을 이용하여 측정할 수 있다. 정확한 청력의 역치를 측정하기 위해 앞에서 설명한 객관적인 검사방법을 사용하여 청력역치를 측정할 수도 있다. 정확한 청력역치를 측정하지 못하더라도 난청 여부를 판단하기 위한 검사로 신생아에게 적용할 수 있는 자동이음향방사(automated otoacoustic emission), 자동청성뇌간반응(automated auditory brainstem response)과 같은 청력선별검사가 있으며, 이외에 보호자나 아기 돌보는 사람에 대한 설문지를 통해 난청 여부를 평가할 수도 있다.

3) 중추청각

최근 청각신경병증이나 (중추)청각처리장애와 같은 중추청각기능이 관여하는 질환에 대한 연구가 이루어지면서 중추청각기능을 측정하는 방법에 관심이 모이고 있다. 중추청각은 뇌간과 중뇌, 대뇌로 이어지는 중추청각신경계가 소리자극에 대해 반응하는 뇌파를 이용하여 측정한다. 청성중간반응(middle latency auditory-evoked potential)과 피질반응검사(cortical auditory-evoked potential)가 이 검사에 해당한다. 중추청각에 대한 뇌파는 검사대상자의 각성상태, 움직임 등 여러 가지 요인에 의해 변화되기 때문에 잘 조절된 환경에서 검사하여야 한다.

중추청각처리능력이란 소리가 와우의 청신경말단에서 감지되어 여기서부터 대뇌청각피질까지 정보를 제대로 전달하는 능력을 말한다. 또한 양측 대뇌청각피질 사이의 정보전달도 포함하고 있다. 그러므로 이 능력에 대한 평가는 여러 가지 검사세트의 결과를 종합하여 판단하여야 한다.

3. 청각검사의 선택

청각검사는 크게 객관적 검사법과 주관적 검사법으로 나뉜다. 주관적 검사법은 검사대상자가 가청 여부를 판단하여 청각능력이 평가되기 때문에 신뢰도가 높을 경우 검사 결과의 정확도가 매우 높다. 일반적으로 사용하는 순음청력검사(pure tone audiometry), 어음청각검사(speech audiometry), 소음하청각검사(hearing in noise test, word in noise test) 등이 여기에 속한다. 이에 비하여 객관적 검사법은 검사자의 판단 여부와 관계없이 객관적인 결과를 보여 주는 검사로서 신뢰도가 높으나 다양한 청력이상 상태를 판단하기에는 부족하다. 청성뇌간반응(auditory brainstem response: ABR), 청성지속반응(auditory steady state response: ASSR), 전기와우도(electrocochleography), 이음향방사(otoacoustic emission), 임피던스청력검사(impedance audiometry) 등이 여기에 속한다. 이외에도 다양한 청각검사방법이 있는데 판단하고자 하는 청각의 내용과 대상자의 나이 등을 고려하여 적절한 검사법을 적용하여야 한다.

여러 가지 청각검사 중 주관적 검사법이 우선시되는데, 이 중 순음청력검사가 가장 기본이 되고 중요한 검사이다. 순음청력검사를 통해 주파수별 청력역치, 청력손실의 유형과 양상 등 환자의 청각과 관련된 다양한 정보를 얻을 수 있다. 순음청력검사는 난청의 정도를 수치로 나타내기도 용이하여 난청의 정도와 청각장애 정도를 판정하는 기준으로 가장 많이 쓰인다. 어음청각검사는 순음청력검사와 함께 가장 많이 사용하는데, 실제 환자가 대화를 할 때는 말소리를 알아듣는 정도가 중요하기 때문에 삶의 질과 더 관련된 청각검사라 할 수 있으며, 순음청력검사의 검사신뢰도를 확인할 수 있다. 청성유발반응과 이음향방사를 포함한 객관적 검사법은 협조가 되지 않아 주관적 역치측정을 할 수 없는 경우 청력역치를 측정하기 위해 시행할 수 있다. 또 객관적 검사법은 청력손실의 원인 부위에 대한 추가적인 정보가 필요한 경우, 이신경학적 질환의 진단, 이독성 약물 사용 시 청력의 감시, 이신경학적 수술에서 수술중 감시, 신생아 청각선별검사, 인공와우이식수술 전·중·후 검사 등 다양한 영역에 이용된다. 예를 들어, 전기와우도는 메니에르병의 진단에 참고가 되고, 이음향방사는 외유모세포의 기능을 평가하는 데 이용된다. 임피던스청력검사는 외이도와 고막, 중이, 이관의 기능을 물리적으로 측정하며, 청성뇌간반응은 청각신경이 뇌간에 이르는 경로에 문제가 있어 청각질환의 원인이 되는지 평가하기 위해 사용한다. 또한 전기유발청성뇌간반응(electrically evoked auditory brainstem response), 전기유발복합활동전위(electrically evoked compound action potential) 등 전기자극을 이용한 청성유발반응은 인공와우이식 수술 전의 대상자 선정과 수술 후 매핑에 유용한 참고자료가 된다.

4. 맺음말

  1940년대에 태동한 청각학의 짧은 역사를 감안할 때 청각검사법은 실로 비약적인 발전을 거듭해 왔으며, 이를 토대로 청각보건은 괄목할 만한 수준에 도달했다. 객관적 검사법을 이용한 신생아청각선별검사가 도입되어 신생아기에 난청을 진단하고 치료를 시작하는 난청재활의 획기적인 전기를 마련하게 되었다. 즉, 보청기와 인공와우이식을 통해 영유아기에 청각재활을 시작함으로써 선천성 고도난청의 경우에도 정상에 가까운 말과 언어 발달을 이룰 수 있게 되었다. 산업화와 도시화로 인한 환경 소음, 작업장에서의 직업적 소음 노출 그리고 휴대용 음향기기의 사용 등으로 소음성 난청은 지속적으로 증가하고 있다. 현대 의학의 발전으로 평균 수명이 늘어나 노인 인구가 증가함에 따라 노인성 난청이 증가하고 있고, 삶의 질이 중요시되면서 노인성 난청의 재활 또한 중요한 문제로 대두하고 있다.

이러한 사회 환경의 변화에 따라 난청의 정확한 진단을 위한 청각검사의 중요성이 더욱 증대되고 있다. 이 책은 이러한 시대정신에 부응하고자 대한청각학회에 의해서 현재 다양하게 시행되고 있는 청각검사법을 정도관리하고 표준화하겠다는 목표를 가지고 편찬되었다. '청각검사지침'이라는 제목도 우리나라 이비인후과학과 청각학 분야의 이십여 전문가가 참여하여 청각검사법의 표준이 될 수 있는 구심점을 만들어 보자는 의미를 내포하고 있고, 사용자가 따라서 하기 쉽게 매뉴얼 형식으로 집필하고자 하는 저자들의 생각을 담고 있다. 또한 이를 통해 우리나라의 청각보건을 향상시키고자 하는 대한청각학회의 의지를 담고 있다.

제 **2** 장

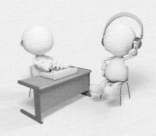

귀의 구조와 기능

한림대학교 의과대학 이비인후과 김형종, 이효정

귀는 우리 몸에서 가장 복잡하고 정밀한 기관 중 하나이며 소리가 뇌로 전달되는 과정에서 소리 자극을 신경 자극으로 변환시켜 주는 청각기관을 포함하고 있다. 청각 검사를 수행하는 사람은 외부에서 들려오는 소리가 귀의 어떤 경로를 통해서 대뇌 청각피질로 전달되어 듣게 되는지 귀의 구조를 바탕으로 한 청각검사의 원리를 정확히 알고 있어야 한다. 귀가 포함하는 청각기관은 외이, 중이 및 내이의 세 부분으로 구성되어 있고, 외이, 중이 및 내이를 차례대로 지나 온 청각신호는 내이의 말단 감수기관(receptor organ)인 코티기관(Corti organ)에서 청신경을 통해 대뇌의 청각중추로 전달된다.

소리는 공기나 물과 같은 탄성이 있는 매체에서 진동파형이 전달되는 것으로 정의되며, 사람이 소리로써 느끼게 되는 현상은 물리적 자극을 생화학적 반응을 거쳐서 신경학적으로 인지하게 되는 과정을 포함하고 있다. 귀에 들어온 소리 파형이 내이에 전달되는 경로로 기도전도와 골도전도가 있으며 기도전도가 더 보편적인 경로이다. 기도전도는 외이도를 통해 들어온 음파가 고막을 진동시키고 고막의 진동이 이소골 연쇄와 등골족판을 거쳐 난원창을 통해 내이에 전달되는 경로이며, 골도전도는 음파가

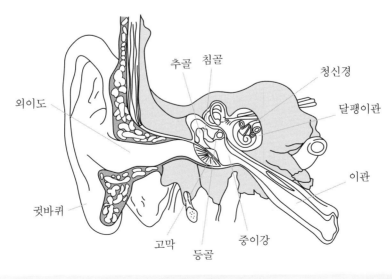

[그림 2-1] 귀의 단면 구조

출처: 안회영(2005).

고막을 거치지 않고 두개골을 통해서 내이로 전달되는 경로이다(그림 2-1).

1. 귀의 구조

1) 외이(external ear)

외이는 이개(귓바퀴)와 외이도로 구성된다. 이개는 피하조직이 있는 피부와 탄성연골로 만들어져 있고, 전체적으로는 스피커와 같은 깔대기 모양을 하고 있다. 외이도는 바깥쪽 1/3의 연골 부분과 안쪽 2/3의 골 부분으로 구성되어 있고(Geurkink 1977), 연골부 외이도는 모낭을 포함한 피하조직이 있어 어느 정도 쿠션이 있는 반면에 골부 외이도는 피하조직이 없는 피부와 뼈로만 되어 있고 통증에 매우 민감하므로 진찰이나 처치를 할 때 주의를 요한다. 외이도의 길이는 앞쪽(이주~고막)에서 약 36 mm이고, 뒤쪽(외이도 입구~고막)에서 약 24 mm이며 앞뒤로 S자 모양으로 휘어 있다(Bojrab et al., 1996). 외이도의 통로는 내경 7~9 mm의 원형 또는 타원형으로 된 원통 모양이며 종단면에서 볼 때 외이도 협부(isthmus)에서 좁아지는 나비 모양을 하고 있다.

2) 중이(middle ear)

(1) 고막(tympanic membrane, ear drum)

고막은 진주백색을 띠는 두께가 0.1 mm인 얇은 막이고, 직경이 약 8~9 mm로 세로가 긴 타원형으로 되어 있다. 고막은 외이와 중이의 경계면에 위치하고, 외이도의 상벽과 약 140도 경사를 이루면서 기울어져 있다. 추골단돌기(short process of malleus)를 경계로 그 상부는 고막이완부로 그리고 하부는 고막긴장부로 구분하고, 고막긴장부는 다시 4등분하여 전상부, 전하부, 후상부 및 후하부로 나누어 기술한다(그림 2-2). 이경검사를 시행할 때 고막긴장부에서 추골병(handle of malleus), 제(umbo), 광추(cone of light) 등의 구조물을 관찰할 수 있다.

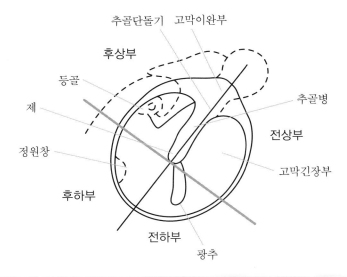

추골단돌기 고막이완부

후상부

등골

제

추골병

정원창

전상부

고막긴장부

후하부

전하부

광추

[그림 2-2] 우측 고막의 이경 소견

출처: 안회영(2005).

(2) 고실(tympanum, tympanic cavity)

고실은 고막 안쪽에 위치한 공기가 차 있는 공간이며 상고실, 중고실, 하고실 및 전고실로 나누어 기술한다. 고실 주위는 상하, 전후, 내외로 6면체 구조와 같이 둘러싸여 있으며 그 내부는 점막으로 덮여 있다. 고실의 전벽에는 비인강으로 통하는 이관 입구가 있고, 후벽에는 유양동과 유양돌기 함기세포로 통하는 유양동구(aditus ad antrum)가 있다(Proctor, 1964). 내벽에는 갑각(promontory), 정원창, 난원창 및 안면신경관이 위치하고 있으며 바깥벽은 고막의 안쪽 면으로 이루어진다. 갑각은 고실에서 와우의 기저회전에 의해서 뼈가 튀어나와 있는 부위이며 그 후상방에 난원창이 있어 등골족판이 위치하고, 후하방에 정원창이 있어 정원창막이 위치한다. 난원창은 내이 와우 막미로의 전정계(scala vestibuli)와 연결되어 있고 정원창은 고실계(scala tympani)와 연결된다. 고막이완부의 안쪽에는 상고실이 위치하고, 긴장부의 안쪽에는 중고실이 위치하는데 중고실은 고실에서 소리가 전달되는 경로를 차지하고, 안쪽에 이소골, 이내근 및 신경 등 중요한 구조물이 들어 있다. 이소골은 고막에서부터 난원창 방향으로 추골(malleus), 침골(incus) 및 등골(stapes)의 이소골 연쇄로 연결되어 있다(그림 2-3). 추골은 7.5~8 mm로 가장 길고 두부, 경부 및 병(자루) 부분으로 되어 있다. 침골은 장각과 단각으로 되어 있고, 등골은 두부, 전각, 후각 및 족판으로 되어 있으며 족판은

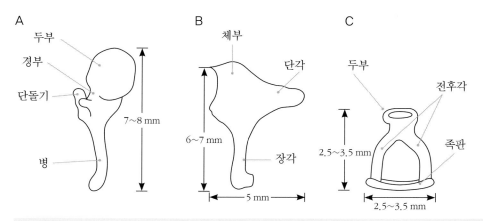

[그림 2-3] 이소골-A. 추골, B. 침골, C. 등골

출처: 조용범(2009).

3.5×1.5 mm의 크기이다.

　고막에 추골병이 붙어 있고 난원창 쪽에 등골족판이 연결됨으로써 고막을 진동하는 소리는 증폭되어 내이 쪽으로 전달된다. 이내근(intratympanic muscle)으로서 삼차신경의 지배를 받는 고막장근(tensor tympani m.)은 추골에 부착되어 있고, 안면신경의 지배를 받는 등골근(stapedius m.)은 등골의 경부 후면에 붙어 있다.

(3) 이관(eustachian tube)

이관은 고실과 비인강을 연결하는 공기 통로이며 31~38 mm의 길이에 고실 쪽 골

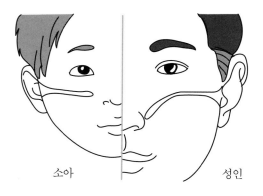

[그림 2-4] 소아와 성인의 이관 형태의 차이

출처: 안회영(2005).

부분이 1/3 그리고 인두 쪽 연골 부분이 2/3를 차지하고, 보통 때는 닫혀 있으나 침을 삼키거나, 입을 다문 상태에서 코를 막고 세게 부는 Valsalva 술식을 시행하면 열리게 된다(Grimmer & Poe, 2005; Seibert & Danner, 2006). 유소아의 이관은 성인보다 넓고 짧으며 수평에 가까운 경사를 갖고 있어 비인강의 이물질이 쉽게 중이 쪽으로 역류할 수 있으며, 이러한 해부학적 구조가 유소아에서 중이염이 호발하는 원인이 된다(그림 2-4).

(4) 유양돌기부(mastoid part)

측두골에서 골부 외이도 뒤쪽으로 두드러져 나온 부분이 유양돌기부 또는 유돌부이며 그 안쪽에 가장 큰 크기의 유양동(antrum)과 작은 크기로 넓게 퍼져 있는 벌집 모양의 함기세포들(air cells)이 있다. 유양동은 1세 때부터 발육하기 시작하여 2~3세경에 급격히 커지고 10세경에 발육이 멈춘다(Cinamon, 2009). 유돌봉소의 유형으로 함기세포 발달이 잘된 것을 함기형(pneumatic type), 유소아 때부터 만성중이염이 생겨서 발육이 불량한 것을 경화형(sclerotic type), 이들의 중간형을 판상형(diploic type)이라 한다.

3) 내이(inner ear)

내이는 와우, 전정 및 세반고리관의 세 부분으로 이루어지고 그 형태와 구조가 복잡하여 미로(labyrinth)라고도 한다. 우리 몸에서 가장 단단한 뼈로 된 골미로(bony labyrinth)로 되어 있고, 그 속에 외림프(perilymph)가 들어 있으며 그 외림프 속에 막미로(membranous labyrinth)가 들어 있고, 막미로 안쪽에 내림프(endolymph)를 포함하고 있다(Ulfendahl et al., 2000; Wright & Zhang, 2006). 미로는 난원창과 정원창에 의해서 고실과 만나고, 내이도, 전정도수관(vestibular aqueduct) 및 와우소관(cochlear aqueduct)에 의해서 뇌척수액강(cerebrospinal fluid space)과 소통한다. 청각은 세 부분의 내이 구조 중 와우에서 담당한다. 사람의 와우는 2와 3/4바퀴 도는 나선형으로 되어 있고, 펼쳤을 때 길이가 약 35 mm이며 폭은 기저 쪽이 직경 약 9 mm로 넓고 첨단 쪽으로 갈수록 직경 약 5 mm로 좁아진다. 와우축(modiolus)은 와우의 중심에 위치하고, 청신경과 와우에 혈액을 공급하는 혈관의 통로가 된다. 와우의 단면을 통해 그 구조를 볼 때

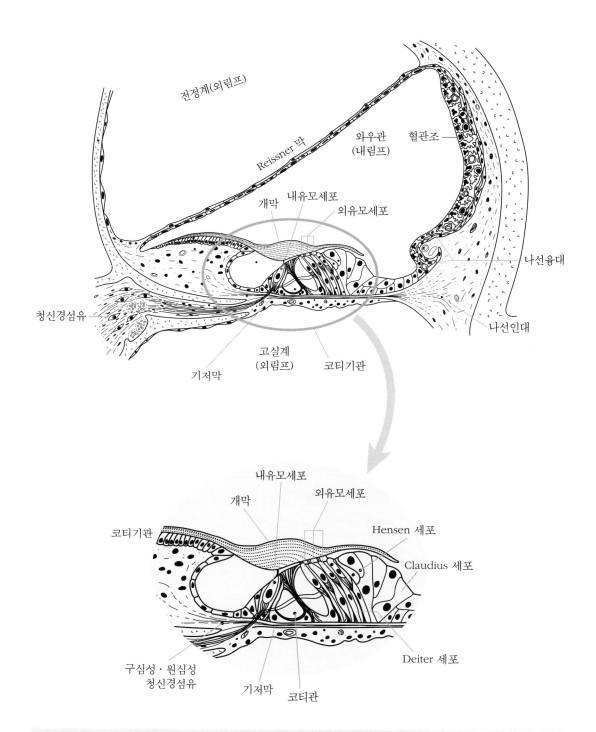

[그림 2-5] 와우 막미로의 단면 구조

출처: 이호기(2009).

중심부의 와우축으로부터 골나선판(osseous spiral lamina)이 기저막(basilar membrane)을 통하여 나선인대(spiral ligament)에 연결되어 바깥쪽의 와우 측벽에 붙어 있다(그림 2-5).

와우는 기저막과 Reissner막에 의해서 전정계, 와우관 및 고실계의 3부분으로 나누어지고 고실계와 전정계는 첨단회전부에 있는 와우공(helicotrema)에서 서로 통해 있다. 전정계와 고실계는 두 곳 모두 외림프액으로 차 있고, 전정계와 고실계로 둘러싸여 있는 와우관은 내림프액으로 차 있다(Schuknecht, 1964). 외림프액의 전해질 성분은 세포외액(extracellar fluid)과 유사하여 Na+가 135~150 mEq/L이고 K+가 7~8 mEq/L로 Na+ 농도가 K+ 농도보다 높고, 내림프액은 Na+가 27 mEq/L이고 K+가 145 mEq/L로 세포내액(intracellular fluid)과 유사한 액체 성분으로 되어 있다. 기저막은 와우 막미로에서 중요한 부분이며, 기저부 쪽에서 폭이 좁고 단단하며 첨부 쪽으로 갈수록 점차 폭이 넓어지고 경직도는 감소한다. 기저막 위에 코티기관이라고 하는 청각의 감수기관(receptor organ)이 있으며 소리를 감지하는 곳은 코티기관의 유모세포(hair cell)이다. 코티기관의 내측에는 1열의 내유모세포가, 외측에는 3열의 외유모세포가 있으며 이들 유모세포는 여러 종류의 지주세포(supporting cell)에 의해서 지지되고 있다.

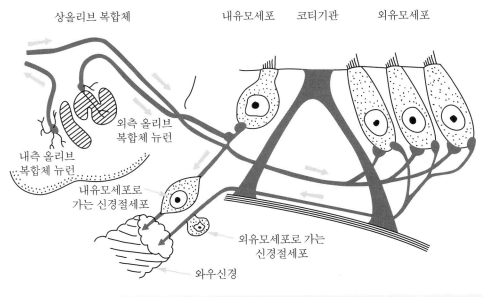

[그림 2-6] 유모세포와 청신경의 연결

출처: 이호기(2009).

유모세포는 소리 자극을 받아 뇌로 보내는 청각신호를 발생시키는 세포로서 부동모
(stereocilia)를 가지고 있고, 부동모의 끝이 개막(tectorial membrane)에 삽입되어 있어
내림프 흐름(endolymphatic flow)의 자극을 유모세포로 전달되게 한다. 유모세포의 하
부에는 와우 신경섬유의 말단이 부착하고 있다.

4) 청신경(auditory nerve)

청신경세포인 나선신경절(spiral ganglion) 세포에서 귀 쪽으로 가는 신경섬유는 종
착역인 코티기관의 유모세포에 무수섬유로 붙어 있다. 유모세포 대 신경섬유의 비율
은 내유모세포에서는 1:20으로 분포하여 한 개의 유모세포에 20개 정도의 신경섬유
가 붙어 있고(divergent)(Kiang et al., 1982; Gillespie, 1995), 외유모세포에서는 반대로
5~6:1로 여러 개의 유모세포를 한 개의 신경섬유가 담당한다(convergent)(그림 2-6).
나선신경절에서 뇌 쪽으로 가는 구심성 신경섬유의 1차 뉴런은 뇌간에 있는 배측 및
복측 와우핵으로 각각 들어가며 일부 뉴런은 같은 쪽으로, 상당 부분의 뉴런은 반대쪽
으로 교차된다.

5) 귀의 혈관분포(blood supply)

외이의 앞쪽에는 천측두동맥의 분지인 이개측두동맥이 분포하고, 뒤쪽에는 내상악
동맥의 분지인 심이개동맥이 분포하며 같은 이름의 정맥으로 돌아간다. 중이에서는
고막을 포함하여 고실 앞쪽으로 내상악동맥의 분지인 전고실동맥이 분포하고 고실의
아래쪽으로 상행인두동맥의 분지인 하고실동맥이 분포하며 고막, 갑각의 후방과 고
실의 내벽 일부에는 후이개동맥의 분지인 후고실동맥이 분포한다. 또한 고실의 위쪽
에는 중수막동맥의 분지인 상고실동맥과 천추체동맥이 분포하고, 고실 내부의 앞쪽
에는 내경동맥의 분지인 내경동맥고실지가 분포한다. 중이의 정맥은 동맥과 같은 이
름으로 되어 있고, 익돌근정맥총, 상하추체정맥동 및 측정맥동으로 모여 돌아간다. 내
이에서는 기저동맥에서 파생된 내이동맥에서 다시 분지한 와우동맥이 분포하고 내이
정맥으로 돌아간다. 와우의 혈액공급이 저하되면 청신경의 역치가 높아지고 주파수
선택도가 떨어진다.

2. 귀의 기능

1) 외이

깔대기 모양의 이개는 소리를 모아 주는 역할을 하며, 우리 몸의 머리 양측에 귀가 붙어 있는 것은 소리가 어디서 들려오는지 위치를 찾는 데 도움이 되고, 고주파수의 음을 선별 증폭하여 소음환경에서 잘 듣게 되는 기능과 관련이 있다. 음의 방향성 감지는 양쪽 귀가 있음으로써 가능한 것으로, 양측 귀에 도달하는 음의 시간적 차이와 강도의 차이를 뇌가 인지함으로써 결정된다(Wright & Zhang, 2006). 외이도는 3 cm 길이의 원통과 초당 340 m 속도의 음파의 관계에 의해서 2,500~4,000 Hz 사이 주파수에서 공명하며 이로 인해서 외이도는 1,500~7,000 Hz 범위의 음을 10~15 dB 정도 증폭하는 역할을 한다. 이것은 어음인지에 가장 중요한 주파수를 증폭해 주는 장점과 동시에 큰 소리에 많이 노출되는 경우 이 주파수를 담당하는 와우 외유모세포를 가장 먼저 손상시키는 단점이 된다.

2) 중이

소리의 본질은 음압의 변화이며 전달 매체가 필요한데, 외이에서는 공기가 매체이고 내이에서는 림프액, 즉 액체가 매체이다. 소리가 전달되는 과정에서 외이(기체)와 내이(액체)의 전달매체 간의 임피던스 차이가 커서 그 경계에서 99% 이상의 소리 에너지가 전달되지 못하고 반사된다. 이러한 반사를 극복하고 에너지 전달효율을 높여 주는 것이 중이의 임피던스 변환기(impedance mismatch transformer)이다. 이러한 중이의 역할은 이소골의 지렛대 작용(lever action)으로 1.3배 그리고 고막과 등골족판의 면적비(hydraulic ratio)에 의해 17배의 증강효과가 있어 1.3×17=22배, 즉 약 27 dB의 음압 증폭을 만들어 준다(그림 2-7). 또한 고막의 오목한 형태에 의한 현수선의 효과(catenary effect)로 약 2배의 압력상승효과가 있고, 고막과 난원창과 정원창의 역위상 위치관계에 의해 음압상쇄를 억제하는 효과가 있어 이것 모두를 합치면 총 31~37 dB의 음압증강효과가 있다.

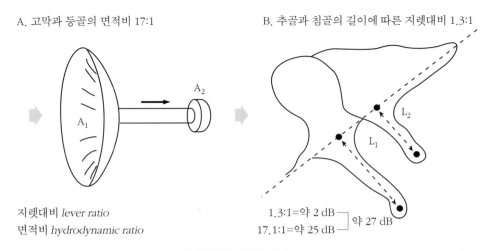

A. 고막과 등골의 면적비 17:1   B. 추골과 침골의 길이에 따른 지렛대비 1.3:1

지렛대비 *lever ratio*
면적비 *hydrodynamic ratio*

1.3:1=약 2 dB ┐ 약 27 dB
17.1:1=약 25 dB ┘

[그림 2-7] 중이음압증강의 작용 요소

출처: 이호기(2009).

중이에는 이내근이 있어 귀에 강한 음이 들어오면 반사적으로 수축하여 내이를 보호하는 역할을 한다. 이러한 음향반사(acoustic reflex)의 경로는 큰 소리에 이내근이 반응하는 일련의 반사 경로이고, 사람에게서는 등골근이 주로 역할을 하고 아주 큰 소리에는 고막긴장근도 반응하게 된다. 어느 정도 이상의 큰 소리가 들어오면 구심성 경로로서 청신경에서 복측 와우핵으로 들어가게 되고, 이 중 상당 부분은 능형체(trapezoid body)를 통해서 반대쪽의 상올리브 복합체(superior olivary complex)로 전달되며, 원심성 전달경로에서 최종적으로 양쪽의 안면신경을 자극하여 등골근 수축

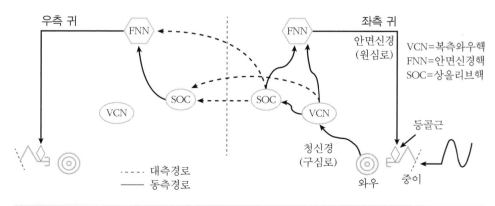

[그림 2-8] 큰 소리 자극에 의한 음향반사경로

을 일으키게 된다(그림 2-8). 이러한 이유로 한 귀만 자극하더라도 양쪽에서 음향반사가 일어나게 된다.

이 반사작용에 의한 보호기능은 저음에서 그 효과가 크며 근육 수축과 관계가 있기 때문에 발생시간이 아주 짧은 고주파수에 의한 충격파에서는 그 효과가 작다.

3) 내이

난원창으로부터 내이의 외림프액에 전달된 음파는 기저막을 진동시키며 이로 인해 코티기관의 유모세포가 자극되고, 이 자극이 와우신경을 거쳐 청각중추에 전달되며 이러한 경로의 어느 부분이라도 잘못되면 감각신경성 난청이 초래된다(그림 2-9).

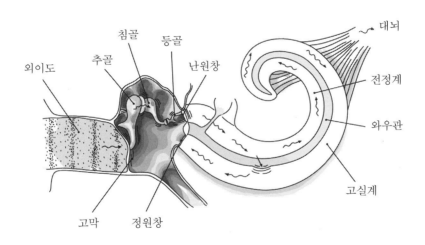

[그림 2-9] 소리가 내이를 통해 청신경으로 전달되는 경로

출처: 안회영(2005).

(1) 기저막(basilar membrane)

기저막 위에는 청각세포인 유모세포가 놓여 있어 소리 자극에 의해 발생된 기저막 진동을 신경 신호로 변환하는 역할을 할 뿐만 아니라 물리적 특성상 소리의 주파수 성분을 구분해 내는 기능도 있다. 즉, 기저부에서는 좁고 딱딱한 기저막이 첨부로 갈수록 넓어지고 부드러워지는 특성 때문에 내이로 전달된 소리 에너지는 기저막의 운동을 진행파 형태로 발생시키고, 이것은 다시 주파수에 따라 최대 진동을 보이는 기

저막의 부위가 달라진다(Hudspeth & Corey, 1977). 다시 말하면, 특정 소리의 주파수에 의해 가장 예민하게 반응하는 와우의 부위가 정해져 있어 고주파수 소리는 와우의 기저부에서 더 예민하게 감지하고, 저주파수 소리는 첨부에 가까운 부위에서 더 예민하게 감지된다.

(2) 유모세포(hair cell)

유모세포는 기저막 진동으로 전달된 소리 신호를 신경전기 신호로 변환하는 역할을 한다. 기저막과 개막의 상호 움직임에 의해서 유모세포의 가장 큰 부동모(stereocilia) 쪽으로 휘어지는 힘을 받게 되면 흥분성(excitatory) 자극이 되며, $K+$ 같은 양이온이 세포 내로 유입되고 축적되어 유모세포를 탈분극(depolarization)시키게 된다(Fettiplace, 1992). 한편, 탈분극 과정에서 전압에 예민한 $Ca++$이온도 유입되고, 이것은 유모세포와 청신경 사이의 시냅스 근처에서 글루탐산염(glutamate)과 같은 신경전달물질을 방출하게 된다. 신경전달물질의 축적은 시냅스후 전위(post-synaptic potential)를 일으키게 되고 이것은 다시 청신경에서의 활동전위를 발생시켜 대뇌 쪽으로 전달되게 한다. 또한 외유모세포의 탈분극 현상은 특이하게도 세포 자체가 수축되는 능동적 과정(active process)도 일으키는데, 이 능동적 과정은 와우의 비선형반응 특성 발현과 관련이 있으며 이음향방사(otoacoustic emission)의 생성과도 관련이 있다.

(3) 와우와 청신경 전위

유모세포에서 변환된 전기신호는 청신경을 자극하여 활동전위를 만들게 되고, 지속적으로 만들어져 전달되는 활동전위는 대뇌에서 소리로서 인식하게 된다. 활동전위라 불리는 신경전기 에너지는 이진부호 1 혹은 0(all or nothing)으로 되어 있고, 청각정보를 부호화하여 대뇌로 전달한다. 이외에도 청각과 관련이 있는 전기신호로서 음 자극 후 정원창 근처에서 기록되는 교류전위반응인 와우음전기반응(cochlear microphonics), 직류전위반응인 가중전위(summating potential), 청신경반응인 복합활동전위(compound action potential) 그리고 직류전위인 와우내 전위(endocochlear potential) 등이 있다(그림 2-10). 청각기관이 손상되면 이러한 전위들의 변화가 일어나므로 이것들을 측정함으로써 피검자의 청각 상태를 진단할 수 있다(Liberman, 1980).

A. 와우음전기전위(cochlear microphonic)

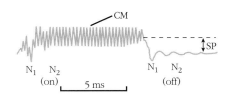

B. 전기와우도(electrocochleography)

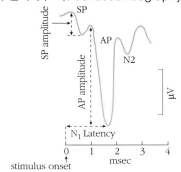

C. 청성뇌간반응

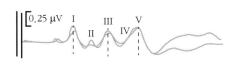

D. 잠복기에 따른 청성유발전위

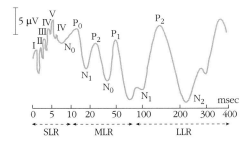

E. P300

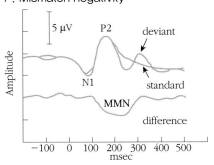

F. Mismatch negativity

CM: Cochlear microphonics(와우음전기반응), SP: Summating potential(가중전위), N1·N2: 활동전위, SLR: 청성초기
반응, MLR: 청성중기반응, LLR: 청성후기반응, deviant: 드문 자극, standard: 잦은 자극

[그림 2-10] 여러 종류의 유발전위 파형

출처: 이호기(2009).

3. 중추청각신경계의 해부와 기능

중추청각신경계는 와우핵으로부터 시작하여 뇌간의 신경핵들을 거쳐 시상의 내측
슬상체와 청각피질로 전달되는 경로를 의미하며(그림 2-11) 피질단계에서는 청각정
보를 해석하는 언어영역, 다른 감각정보와 통합을 이루는 다감각영역 등이 청각신경
계와 밀접한 관계를 가지고 있다. 최근 중추청각기능에 대한 관심이 늘면서 뇌파나 뇌
영상기법을 이용한 중추청각기능 연구들이 빠른 속도로 발전하고 있다(이효정, 2008).
이는 말초감각기에서 감지된 청각정보를 해석하고 실생활에 적용하는 단계까지 이해
하기 위해서는 중추청각신경계의 기능에 대한 이해가 필요하기 때문이다.

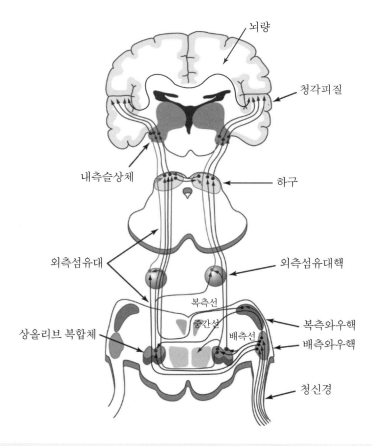

[그림 2-11] 중추청각신경계의 구심성 정보전달 경로

1) 와우핵(cochlear nucleus)

와우핵은 교뇌 미부(caudal pons)의 후외측에 존재하며 중추청각신경계의 첫 번째 해부학적 구조이다. 3개의 신경핵으로 구분되는데, 배측(dorsal), 전복측(anterior ventral), 후복측(posterior ventral) 와우핵이다. 세 신경핵으로부터 유출되는 섬유는 대부분 반대편의 상위 청각경로로 연결된다. 배측와우핵으로부터 나오는 배측선(dorsal stria)은 반대편의 하구로 연결되며, 후복측와우핵으로부터 유출되는 중간선(intermediate stria)과 전복측와우핵으로부터 나오는 복측선(ventral stria)은 상올리브핵으로 연결되며 대부분 대측으로 연결되나 일부 동측으로 주행한다. 청신경의 주파수 특이성은 와우신경핵에서도 유지되는데, 세 신경핵의 외측부위는 저주파를, 내측-배측영역은 고주파 정보를 담당한다. 청성뇌간반응의 III파의 기원으로 알려져 있다.

2) 상올리브핵(superior olivary nucleus)

상올리브핵은 교뇌의 미부에 위치하며, 크게 내측상올리브핵(medial superior olivary nucleus: MSO), 외측상올리브핵(lateral superior olivary nucleus: LSO), 능형체내측핵(medial nucleus of the trapezoid body)으로 나뉘고 주변에 여러 개의 올리브주위핵(periolivary nucleus)이 산재하여 있다. 상올리브핵은 양이의 소리정보가 모이는 최초의 중추청각구조로 소리방향성 정보를 분석하는 기능을 하는데, 내측상올리브핵은 이간시간차를, 외측상올리브핵은 이간강도차를 담당한다. 또한 소리를 감지(sound detection)하고 복잡한 소리를 분석하며, 원심신경섬유가 유출되어 와우와 와우신경핵에 되먹임(feedback)을 제공한다. 상올리브핵의 상행경로는 외측섬유대(lateral lemniscus), 외측섬유대핵(nucleus of the lateral lemniscus)을 거쳐 하구(inferior colliculus)로 전달된다. 상올리브핵으로부터의 하행경로는 올리브와우다발(olivocochlear bundle)로서 억제성 기능을 가지며, 내측상올리브핵로부터의 하행경로인 내측올리브와우다발(medial olivocochlear bundle)은 수초화된 섬유가 양측 와우의 외유모세포에 직접 연접하고, 외측상올리브핵으로부터의 하행경로는 수초화되지 않은 얇은 신경섬유로 양측의 내유모세포에 연접하는 구심성 신경종말에 연접한다(그림 2-6). 상올리브핵은 청각신경계의 구심성 상행경로와 원심성 하행경로 모두에 간여하여 신호대잡음비와 소음하청취능력에 중요한 영향을 미치는 것으로 추정된다. 상올리브핵은 음향반사경로에 속하며(그림 2-8), 청성뇌간반응의 IV파의 기원으로 추정된다.

3) 외측섬유대(lateral lemniscus)

외측섬유대는 연수(medulla)와 교뇌(pons)를 거친 청각신경로가 중뇌의 하구로 연결되는 주된 경로이며 복측핵과 배측핵 두 개의 신경핵이 포함된다. 외측섬유대로부터 유출되는 대부분의 섬유는 하구의 중심핵(central nucleus)으로 연접하는데, 일부는 하구에 인접한 상구(superior colliculus)로 연결되고 일부는 하행하여 상올리브핵과 능형체(trapezoid body)로 연결된다. 외측섬유대의 배측핵에서는 맞교차신경섬유(commissural fiber)가 있어 대측의 외측섬유대와 연접한다. 외측섬유대는 상올리브핵과 밀접히 연관되어 소리방향성 정보를 처리하는 데 중요한 역할을 하며, 청각놀람반사(acoustic startle reflex)의 주요 경로이기도 하다. 청성뇌간반응의 V파의 기원으로 추정된다.

4) 하구(inferior colliculus)

하구는 중뇌에 위치하며 중추청각신경계의 상부 및 하부의 영역과 밀접하게 연결되어 소리방향성분별과 소리주파수분별, 그리고 청각정보와 비청각정보를 통합하는 기능을 하는 것으로 알려져 있다. 하구는 신속보기눈운동(saccadic eye movement)을 담당하는 인접한 상구와 연결되어 있다. 하구는 크게 중심핵(central nucleus), 피질(the cortex), 중심옆핵(paracentral nucleus)의 세 구조로 크게 나뉜다. 중심핵이 주된 구조물이며, 층화구조를 가지고 있어 와우로부터 시작된 음조체계(tonotopic organization)와 관련된다. 중심핵으로의 청각정보 유입은 일부는 반대쪽의 와우핵으로부터 직접 전달되고, 간접적으로는 양쪽의 와우핵에서 상올리브핵을 거치거나 상올리브핵과 외측섬유대를 거쳐 간접적 신경 연접을 받는다. 하구의 피질은 일차 및 이차 청각피질로부터 원심성 신경섬유를 받으며 하부로부터는 대측 와우핵으로부터 직접 연결되고, 중뇌의 비청각 영역과도 연접한다. 중심옆핵 또한 비청각 영역과 연접하는데 주로 체성감각계와 연결된다. 하구로부터 상행하는 섬유는 내측슬상체의 신경원에 연접하여 대뇌피질의 청각

영역과 여러 비청각영역으로 연결된다. 외측섬유대와 함께 청성뇌간반응의 V파의 기원으로 추정된다.

5) 내측슬상체(medial geniculate body)

내측슬상체는 시상(thalamus)을 이루는 신경핵의 하나이며, 상행하는 청각신경정보를 피질로 전달하는 매개체이다. 내측슬상체는 복측, 배측, 내측 분할(ventral, dorsal, medial division)로 나뉜다. 복측분할은 다시 외측부(pars lateralis), 타원부(pars ovoidea), 경계영역(marginal zone)으로 나뉘는데, 그중 외측부가 주된 영역이며 층화구조를 가지고 있어 음조체계와 관련이 있다. 외측부의 bush cell은 청각피질의 layer III 와 IV에 연접한다. 배측분할은 하구로부터 수입섬유를 받으면서 시상의 다른 신경핵으로부터도 수입섬유를 받아 청각정보에 주의집중하는 데 관련되는 것으로 알려져 있다. 내측분할은 청각신경계뿐 아니라 전정신경핵 및 척수로부터도 수입섬유를 받으며, 청각피질뿐 아니라 비청각영역으로도 수출섬유를 낸다.

6) 청각피질과 관련 피질영역

대뇌의 일차청각피질(primary auditory cortex: AI)은 가쪽고랑(lateral sulcus, Sylvian fissure)의 안쪽, 상측두회(superior temporal gyrus)의 상단에 위치한 횡측두회(transverse temporal gyrus, Heschl's gyrus), 브로드만 영역의 구별에 따르면 41번 영역(Brodmann's area 41)에 위치한다. 원숭이를 대상으로 한 전기생리학적연구에 기반하여 청각피질을 기능적으로 분류하는 Core-Belt 개념에 따르면 일차청각피질은 Core 영역으로 횡측두회에 위치하며 내측슬상체로부터의 구심성 정보를 대부분 받는다(그림 2-12). 일차청각피질에서는 와우로부터 시작된 음조체계가 유지되어 있는데, 전외측은 저주파, 후내측은 고주파 정보를 담당한다. 이차청각피질(secondary auditory cortex: AII)은 belt와 parabelt 영역으로 나뉘는데, 횡측두회 일부와 상측두회, 측두평면(planum temporale) 등에 걸쳐 있으며, 일차청각피질로부터 전달된 청각정보를 세분하여 처리하고 다른 피질영역과의 상호작용을 담당하게 된다(Musiek & Baran, 2007). 청각피질은 중추언어영역과 같이 좌측 피질이 우세한 것으로 알려져 있다.

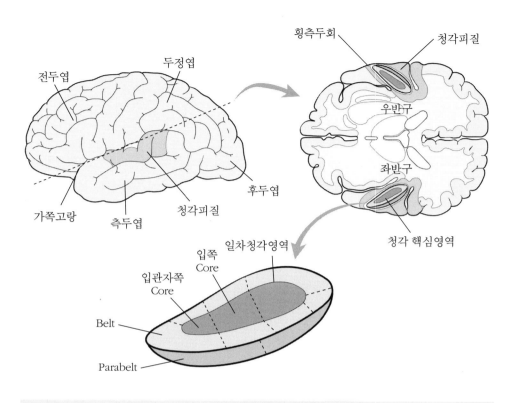

[그림 2-12] 피질의 위치와 구조

브로드만영역 22번 중 상측두회의 후부와 측두평면에 베르니케 영역(Wernicke's area)으로 이름 지어진 영역이 있으며 이는 수용언어중추이고 좌뇌가 우세영역이다. 상측두회의 후상방에 위치한 하두정소엽(inferior parietal lobule, 브로드만영역 39, 40번)에는 연상회(supramarginal gyrus)와 각회(angular gyrus)가 위치하며, 청각언어신경망의 고위기능 및 다른 감각과의 상호작용기능과 연관이 깊다. 하전두엽에서 전두덮개(frontal operculum) 영역은 베르니케 영역과 궁상다발(arcuate fasciculus)로 연결되며 브로카 영역(Broca's area)으로 불린다. 이는 브로드만 영역으로 44, 45번에 해당하며 표현언어중추로 좌뇌가 우세영역이다.

7) 뇌량(corpus callosum)

뇌량은 좌우 대뇌반구를 연결하는 백색질 다발로 사람의 뇌에서 가장 큰 백색질 구조이다. 길이는 6.5 cm 정도이며, 두께는 0.5~1 cm이고 뇌를 정중면에서 관찰할 때 가장 크고 분명하게 관찰된다. 뇌량의 백색질은 양 대뇌반구의 같은 영역끼리 연결하는 신경섬유(homolateral fiber)와 양 반구의 다른 영역을 연결하는 신경섬유(heterolateral fiber)로 구성되어 있다. 가장 뒤쪽 1/5의 두꺼워진 부분을 뇌량팽대(splenium)라 하며, 양측 후두엽을 연결하는 섬유로 구성되어 있다. 뇌량팽대 바로 앞의 얇은 부분을 뇌량구(callosal sulcus)라 하며, 양 반구의 측두회와 섬엽을 연결하는 신경섬유가 있고, 일부는 앞맞교차(anterior commissure)로도 양측 청각피질을 연결하는 섬유가 있다는 보고가 있다. 양쪽 청각피질을 연결하는 신경섬유는 3~6 ms의 빠른 전도시간을 가지는 흥분성 섬유와 100 ms정도의 느린 전도시간을 가지는 억제성 섬유로 구성되어 와우로부터 상행하여 한쪽 청각피질로 전달된 청각정보를 반대쪽 청각피질로 전달할 수 있다. 뇌량의 청각기능에 관해서는 뇌량절제술(callosotomy)을 시행받은 환자에게 양이이음청취(dichotic listening) 과제를 제시하여 연구된 바가 있다. 이 환자들에게 우측 귀로 자극이 제시되면 수행도에 영향을 받지 않으나, 좌측 귀로 자극이 제시되면 좌측 귀로부터 전달된 청각정보가 우측피질로 전달되지만 언어중추가 있는 좌뇌로 연결하는 뇌량이 제거되어 있으므로 수행도가 저하된다는 것이다.

8) 청각중추의 전위

소리 자극 이후에 청각 중추신경계에서 발생하는 전위를 자극 후 반응시간에 따라 청성초기반응(short latency response), 청성중기반응(middle latency response) 및 청성후기반응(long latency response)으로 분류하고, 이 전위들을 청각검사로서 이용할 수 있다(그림 2-10). 초기반응은 소리 자극 후 10 msec 이내에 나타나는 일련의 반응이고 전기와우도(Electrocochleography, ECoG)와 청성뇌간반응(auditory brainstem response)이 대표적이며, 제 I 파와 제 II 파를 제외하고는 파형마다 청각의 중추경로상 여러 부위의 발생원이 관여된다. 청성중기반응은 음 자극 후 10~50 msec 사이에서 나타나고, 청성중간반응(middle latency responses), 40-Hz 전위 및 청성지속반응(auditory steady state response)이 대표적이며, 청신경의 중추경로와 더불어 피질하 각성계도 관련되어 있다. 청성후기반응은 음 자극 후 50~300 msec 사이에서 나타나고, mismatch negativity 및 P300전위 등이 대표적이며 일차청각피질을 주 발생원으로 추정하고 있다. 청각중추의 반응 결과를 가지고 피검자의 청각 기능을 직접 판단하기가 쉽지 않지만, 청각중추의 손상에 의해 청각장애가 야기되는 것은 분명하며 앞으로 이 분야의 청각학 발전에 힘입어 보다 정확한 해석이 나올 것으로 기대된다.

4. 맺음말

이 장에서는 귀의 구조와 기능에 대해서 알아보았다. 청각검사를 직접 수행하거나 검사의 결과를 정확히 판독하기 위해서는 외부의 소리가 사람 귀의 어떠한 경로를 통해 뇌로 전달되어 어떻게 소리를 인식하게 되는지를 이해해야 한다. 동시에 소리의 물리적 에너지가 청각기관의 생리적 과정을 통해 생화학적 자극 전달로 변화하는 과정을 올바르게 이해함으로써 보다 정확한 청각검사를 수행할 수 있을 것이다.

■ 더 읽어 보기 ■

노관택. 이비인후과학-두경부외과. 서울: 일조각. 1996; 42-64.

안회영. 최신 임상이비인후과학. 서울: 군자출판사. 2005; 3-14.

이호기. 제2장 청각기관의 구조와 기능. In 김종선 외 공저, 대한이비인후과학회 편 이비인후과학-두경부외과학 제1권 기초. 이과, 서울: 일조각. 2009; 19-42.

이효정. 뇌 기능영상기법의 신경이과학적 적용. 대한이비인후과학회지. 2008; 51(4), 302-311.

조용범. 제1장 귀의 발생과 해부. 김종선 외 공저, 대한이비인후과학회 편. 이비인후과학-두경부외과학 제1권 기초. 이과, 서울: 일조각. 2009; 3-18.

野村 恭也. 耳の構造と機能. In: 聽覺檢査の實際, 1998.

Abbas, P. J., & Miller, C. A. Physiology of the auditory system. In Cummings C. W., et al (Eds), Otolaryngology-Head and Neck Surgery (3rd ed.). St Louis, Mosby-Year Book Inc. 1998; 2831-874.

Musiek, F. E., Baran, J. A. The Auditory System. Anatomy, Physiology, and Clinical Correlates. Boston; Pearson Education. 2007; 17-33.

제 **3** 장

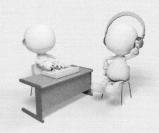

소리의 특성

서울대학교 의과대학 이비인후과 박민현

청각계가 하는 일은 소리를 듣는 일이다. 그렇다면 소리는 어떤 성질을 가지고 있는 것일까? 이 소리의 특성을 알고 이해하는 것이 우리의 청각계를 이해하는 첫걸음이 될 것이다. 소리는 물리적인 성질을 가지고 있고 에너지를 동반한다. 빛, 온도, 움직임, 중력 등의 여러 물리적인 성질 중에서 소리는 진동 에너지를 의미한다. 물체가 진동할 때 생기는 떨림을 우리는 소리로 인지하는 것이다. 이 장에서는 소리의 물리적인 특성을 소개하고 그것을 우리가 인지할 때 어떻게, 얼마나 되는 에너지의 양을 인지하게 되는지를 설명하고자 한다.

1. 진동(vibration)

소리는 물체의 움직임인 진동에 의해서 발생한다. 이 진동은 물체 주변을 둘러싸고 있는 매질에 압력의 형태로 전달되고 매질을 진동시키면서 전파된다. 매질은 일반적으로는 공기이지만 물이나 흙, 바위도 매질이 될 수 있다. 진동 에너지는 주변 매질을 진동시키면서 시작점에서부터 퍼져 나가며 이는 진동의 진행, 즉 소리가 퍼져 나가는 것이다. 이때 주변 매질이 이동하는 것은 아니고 매질을 구성하는 분자는 같은 자리에서 진동을 하며 에너지를 옆의 분자에 전달하는 역할을 한다. 이렇게 진동이 진행하는 것을 파동(wave)이라고 한다. 진동은 파동을 일으키며 진행하면서 점차 그 에너지가 분산되어 점점 약해지며 결국 어느 순간에는 느낄 수 없는 수준으로 감소하게 된다 (Miskolczy-Fodor, 1951).

진동이 발생하면 매질을 구성하는 물질들은 서로 간에 압축되었다가(응축상: condensation phase) 멀어지고(희박상: rarefaction phase) 다시 압축되었다가 또 멀어지는 과정을 되풀이하게 된다. 이를 설명하는 것이 질량-용수철(mass-spring) 모델이다.

용수철에 달려 있는 질량을 가지고 있는 물체를 당겼다가 놓으면 용수철이 당기는 힘에 의해 원래 자리로 돌아가는 힘을 가지게 된다. 물체가 제자리까지 돌아가는 힘을 복원력(restoring force)이라고 하며 이는 용수철이 가지고 있는 탄성(elasticity)에 의해 발생한다. 제자리에 도착했을 때 물체가 움직이던 관성에 의해 제자리에 서지 못하

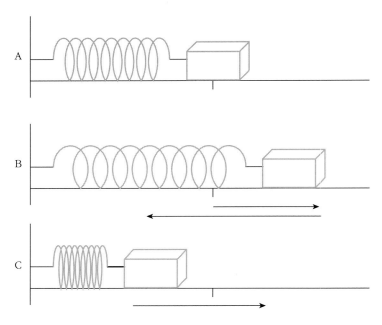

A는 질량을 가진 물체가 정지해 있는 상태이고 B는 이 물체를 잡아 당긴 상태이다. 물체는 용수철의 탄성에 의해서 당겨지면서 C와 같은 상태가 되고 다시 복원력에 의해 물체는 A의 위치를 거쳐 다시 B 쪽으로 이동하게 된다. 이와 같은 상태를 반복하면서 진동이 발생하게 된다.

[그림 3-1] 질량 용수철 모델

고 지나치게 되어 제자리에서 멀어지게 된다. 이는 용수철의 미는 힘에 의해 어느 점이 되면 움직임의 방향이 바뀌고 다시 제자리를 향하는 운동에너지가 발생한다. 이를 반복하게 되는 것이 진동이다. 이 진동은 물체가 놓여 있는 자리에서 주변과의 마찰력(friction)에 의해 점차 에너지가 감소하게 되어 진동의 폭은 진동의 횟수가 증가하면서 감소하다가 어느 순간에 정지하게 된다. 이를 이용하여 진동이 매질의 분자를 움직이는 원리를 설명하는 것이 질량-용수철 모델이며 소리의 전파 과정을 설명하는 모델이 된다.

소리의 가장 간단한 형태가 사인파(정현파, sine wave) 또는 사인곡선(정현곡선, sinusoid)이다.

사인파는 일정한 진폭(amplitude)과 주기(period)를 가지고 있는 단일 주파수 성분의 소리이다. 우리 청각계는 이 사인파를 순음(pure tone)으로 인지한다. 사인파의 특성은 주파수(frequency), 진폭, 위상(phase)의 세 가지에 의해 결정된다. 일상생활에서 들

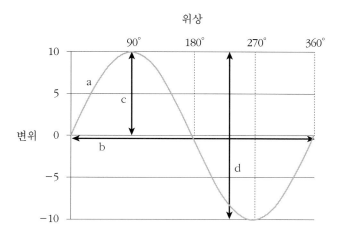

a: 사인 곡선, b: 주기, c: 최고진폭, d: 최고점 사이 진폭.

[그림 3—2] 사인 곡선과 파형의 구성요소

리는 소리는 이런 사인파가 여러 개 합쳐져 있는 복합음들이며 이런 사인파들의 조합
에 의해 다양한 소리가 생성된다.

2. 주파수, 파장, 위상, 진폭

1) 주파수(frequency)

주파수는 진동 또는 사인파가 1초 동안에 몇 번의 완전한 주기의 운동을 하였는지
를 나타내는 수치이다. 주파수의 단위는 헤르츠(Hertz; Hz)이고, 이는 1초 동안의 진
동수를 의미한다. 1초에 100회의 진동을 하게 되면 100 Hz, 1,000회의 진동을 하면
1,000 Hz 또는 1 kHz로 표시한다. 주기는 한 번의 진동이 일어나는 시간을 의미한다.
따라서 주기는 헤르츠의 역수이고 대개 백분의 1초(millisecond; msec) 단위로 기록하
게 된다. 주기는 사인파에만 해당하는 것은 아니고 복합음에서도 사용할 수 있는 용어
이다. 사인 곡선의 주파수는 사인곡선 주파수, 복합음의 주파수는 반복 주파수라고 정
의한다.

2) 파장(wavelength)

주파수와 연관된 소리의 특징은 파장이다. 음파의 길이는 사인파에서는 어떤 지점에서 시작하여도 다음 번 그 지점까지의 거리로 측정할 수 있다. 파장을 결정하는 공식은 w=v/f(w= wavelength, v=velocity of sound, f=frequency)이다. 속도를 구하기 위해서는 v=fw를 이용할 수 있다. 만약 주파수가 커지면 파장은 감소하게 된다. 예를 들어, 250 Hz 음파의 파장이 1.4 m일 때 8,000 Hz 음파의 파장은 약 0.04 m이다.

3) 위상(phase)

위상은 사인곡선이 시작하는 점이 물체가 진동할 때 어느 점에서 시작하는 것인지를 나타내는 것으로 진동이 시작하는 위상을 각도(degree of angle)로 표시한다. 진동의 시작점이 정지한 상태의 중간점에서 시작하게 되면 이를 제로 위상, 0도로 표기하고, 시간이 지나면서 변하는 위치를 각도로 표시하게 된다. 위상의 각도는 한 주기를 마치면 진동하는 물체의 위치가 처음 자리에 돌아오게 되므로 이를 원과 같이 생각하여 360도로 나누어 응축상이 끝나는 점을 90도, 복원력에 의해 돌아오다가 원래 위치에 도달할 때를 180도, 희박상이 끝나는 점을 270도라 한다. 따라서 위상각도가 180도의 차이가 나면 정 반대의 위상을 가지는 것으로 생각할 수 있다.

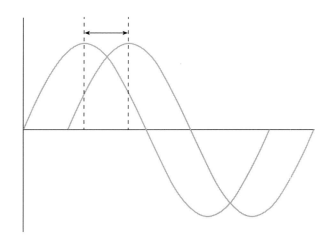

[그림 3-3] 두 개의 사인 곡선이 보여 주는 위상 각도의 차이

때로는 두 개의 사인 곡선이 있을 때 주파수는 같지만 서로 다른 위상을 가질 수 있다. 이럴 때는 위상의 차이를 위상 각도로 설명할 수 있고 만일 두 위상 각도가 180도의 차이가 날 때는 두 개의 사인 곡선이 서로의 에너지를 상쇄할 수 있기도 하다.

4) 진폭(amplitude)

진폭은 진동이 있을 때 물체가 이동하게 되는 정도를 나타낸다. 진동 시 진폭은 시간에 따라 계속 변하게 되며 이를 순간 진폭(instantaneous amplitude)이라고 한다. 결국 순간 진폭은 위상과 시간에 따라 결정된다(그림 3-2). 그래서 진폭을 결정하기 위해 사용하는 방법이 최고 진폭(peak amplitude), 최고점 사이 진폭(peak to peak amplitude) 또는 실효 진폭(제곱평균 진폭, root-mean-square amplitude) 등을 사용한다. 최고 진폭은 파형에서 가지는 가장 큰 양의 값을 말한다. 최고점 사이 진폭은 가장 큰 양의 값과 가장 큰 음의 값을 더한 값이다. 따라서 사인곡선에서는 최고 진폭의 2배 값이 최고점 사이 진폭이 된다. 실효 진폭은 사인곡선이 합쳐져서 생긴 복합음에서 유용하다. 일정 범위의 진폭의 값을 제곱한 후에 평균을 내고 다시 제곱근을 구하면 음의 값도 모두 양이 되고, 파형이 가지고 있는 에너지, 즉 압력을 계산할 수 있어 유용하다.

$$A_{rms} = \sqrt{\frac{1}{T\int_0^T d2(t)dt}} \quad or \quad \sqrt{\sum_{t=0}^{T} \frac{d2(t)}{N}}$$

사인곡선의 경우 실효 진폭의 값은 대략 최고 진폭의 0.707배이다($1/\sqrt{2}$). 일반적으로 특정하지 않고 진폭이라고 이야기하면 실효 진폭을 이야기하는 경우가 대부분이다. 그 이유는 대부분의 파형이 복합파형이기 때문에 비교를 위해서는 실효 진폭의 값이어야 하기 때문이다.

3. 소리의 크기

소리는 물리적 에너지이므로 소리의 크기 또한 에너지로 측정된다. 소리의 크기는 단위면적에 대한 압력으로 측정되고, 소리 크기의 변화는 압력의 변화로 환산된다 (Shaw, 1966, 1974). 압력의 단위는 파스칼(pascal)이며 이는 newton/m^2(힘/면적)로 계산할 수 있다. 소리를 구성하는 사인곡선에서는 압력을 실효 진폭의 값으로 생각할 수 있다. 상기 수식은 압력의 절대값을 나타내는 수식이다.

소리의 크기 변화를 나타내는 가장 좋은 방법은 기준 크기를 정하고 그 기준에 비해 얼마나 증가하였는지를 비교하는 것이다. 이 변화의 단위는 Alexander Graham Bell에서 유래된 bel을 사용하며, 이의 1/10 크기로 낮추면 decibel(dB)이 된다. 따라서 dB는

$$dB = 10 \log_{10}\left(\frac{소리크기}{기준크기}\right)$$

여기서 크기(intensity)는 압력의 제곱에 비례하기 때문에 수식을 압력을 기준으로 변환하면

$$dB = 20 \log_{10}\left(\frac{소리압력}{기준압력}\right)$$

으로 계산할 수 있다. 여기서 기준 압력을 정해 주어야 하는데 가장 일반적으로 쓰이는 기준 압력은 사람이 들을 수 있는 가장 작은 소리 압력이다. 이는 20 μPascal이며 표준 단위로 표시하면 2×10^{-5} N/m^{2}이다. 소리 압력을 실효 진폭의 값을 사용하여 수식을 다시 정리하면

$$dB = 20 \log_{10}\left(\frac{실효\ 진폭(RMS\ sound\ pressure)}{2x10^{-5}N/m^2}\right)$$

이 되고 이를 통해서 우리는 dB SPL(dB sound pressure level) 값을 환산해 낼 수 있다.

상기 수식을 통해서 소리의 크기가 2배가 되면 약 3 dB의 크기 변화가 생기고, 소리의 압력이 2배가 되면 6 dB의 변화가 생기는 것을 알 수 있다. dB SPL 단위는 소리의 크기를 압력의 절대값으로 표현하는 방식이다.

　　소리의 크기를 측정하는 것은 dB SPL 외에도 dB HL(hearing level), dB SL(sensation level) 등이 쓰인다. dB HL은 소리의 크기를 실제 정상청력인이 가지고 있는 청력 수준에 맞추어서 보정한 단위로 심리적 청력수준이라고 이야기한다. 실제 정상 청력인이 들을 수 있는 가장 작은 소리의 평균을 audiometric zero로 표기하고 이를 기준으로 dB HL을 정의한다. 이는 국제 표준협회(International Standard Organization: ISO)와 미국 국립표준기구(American National Standards Institute: ANSI)에서 제안한 국제적으로 통일된 수치를 사용해서 보정하게 된다(표 3-1). 즉, 500 Hz에서 11 dB SPL의 소리 크기는 실제 청력측정을 하는 청력검사기에서는 0 dB HL로 표기된다는 의미이다. 이렇게 0 dB HL에 해당하는 dB SPL 수치를 reference equivalent threshold sound pressure levels(RETSPLs)라고 한다(ANSI, 1996).

〈표 3-1〉 각 주파수에서 audiometric zero dB HL을 위한 dB SPL의 보정수치

주파수(Hz)	dB SPL
125	45.5
250	24.5
500	11.0
1,000	6.5
1,500	6.5
2,000	8.5
3,000	7.5
4,000	9.0
6,000	8.0
8,000	9.5

출처: ANSI S3.6-89

　　개인의 청력역치를 기준으로 감각수준(sensation level)을 표시하는 dB SL은 청력검사를 할 때 각 개인의 역치가 기준이 되어 산정한다. 즉, 어떤 개인이 1,000 Hz에서 20 dB HL의 청력역치를 가지고 있을 때 이 사람이 1,000 Hz의 40 dB HL의 소리자극을 듣게 되면 이 소리의 크기는 그 사람에게는 20 dB SL[40 dB HL - threshold(20 dB HL)]이 된다.

그 외에 클릭음이나 톤음은 순음과 달리 자극음의 지속 시간이 다양하게 변할 수 있어서 정상 청력의 성인이 겨우 들을 수 있는 정도를 0 dB nHL(normal hearing level)로 기준을 정하여 사용한다. 또 이런 경우에 물리적 음압을 직접 측정하기는 어려우므로 자극음과 같은 높이를 갖는 파형의 지속음을 산정하고 그 피크값을 dB peSPL(peak equivalent sound pressure level)로 표시하여 사용하고 있다.

소리의 크기를 이용하여 측정하는 값 중에 가청역치가 있다. 이는 정상청력의 성인이 겨우 들을 수 있을 정도의 음압이다. 개개인에서 소리의 크기가 커질 때 불편하게 들리는 수준을 불쾌수준(Uncomfortable level: UCL)이라고 하고, 편하게 들을 수 있는 수준의 음압을 쾌적수준(most comfortable level: MCL)이라고 한다. 가청역치와 UCL 사이의 범위를 동적 범위(dynamic range)라고 하고 이는 개인이 소리를 들을 수 있는 범위로 주파수마다 이 동적 범위는 달라질 수 있다. 난청이 있는 경우는 가청역치의 수준이 올라가고 UCL은 대부분 일정하므로 동적 범위의 폭이 감소하게 되고 이는 보청기나 인공와우로 청력재활을 시도할 때 고려해야 할 하나의 중요한 요소로 작용한다.

4. 심리음향학

소리는 물리적인 성질을 가지고 있다. 따라서 크기와 특성은 물리적인 수치로 측정, 표시가 가능하다. 하지만 실제로 사람이 느끼는 것은 소리의 물리적 성질과 비례하지는 않는다. 그래서 심리음향학(psychoacoustics)에서는 물리적인 단위와 다른 단위를 사용하여 소리를 표시한다.

1) 음량(loudness)

주관적 소리의 크기는 음량(loudness)으로 표시하고 Phon과 Sone이라는 단위를 사용한다. Phon은 1,000 Hz에서의 음압(decibel)을 기준으로 한다. 즉 1,000 Hz에서 40 dB HL의 소리 크기를 40 Phon, 60 dB HL은 60 Phon으로 정의한다. 주파수별로 주관적으로 같은 소리의 크기를 가지고 있는 물리적 단위를 따라서 곡선을 그릴 수 있고 이를 동량음량곡선(그림 3-4)이라고 하는데, 저주파 음과 고주파 음에서 중간주파

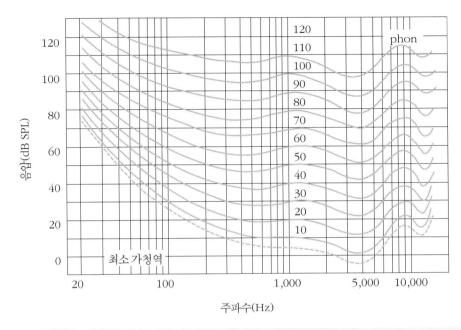

[그림 3-4] 동일 음량곡선

출처: Suzuki, Y. & Takeshima, H. (2002).

수의 음보다 더욱 크게 증가하는 것을 알 수 있다(ISO 226:2003). Sone이란 용어는 각각의 강도에서 1,000 Hz의 주파수를 주었을 때의 음량을 비교할 때 사용한다. 1 sone은 40 dB SL에서 1,000 Hz의 음량을 말한다(Stevens, 1936). 1 sone과 비교하여 주관적 소리의 크기가 2배가 되면 2 sone, 소리의 크기가 반으로 감소하면 1/2 sone이라고 표시한다. 대개 60 phon이 되면 4 sone, 80 phon은 16 sone이 된다.

2) 음조(pitch)

음조는 음의 고저에 따른 주관적인 느낌을 기술할 때 쓰는 용어이다. 음조는 음의 주파수와 관계가 있다. 일반적으로 적어도 인간의 가청영역 안에서는 진동의 주파수가 증가할수록 음조는 증가한다. 서양에서는 음악에 8음계를 사용해 왔다. 주파수가 2배가 되면 1옥타브가 올라가지만 한 옥타브가 올라간다고 해서 음조가 2배가 되지는 않는다. 강도 역시 주파수만큼은 아니지만 음조의 인지에 영향을 준다.

주관적 소리의 높낮이는 mel이라는 단위를 사용한다. Phon과 마찬가지로 1,000 Hz

를 기준으로 하며 40 dB SL의 소리 높이를 1,000 mel이라고 표시하고 이를 기준으로 주관적으로 소리의 높이가 2배가 되면 2,000 mel, 높이가 반으로 감소하면 500 mel이라고 표시한다. 이런 주관적 단위는 개인마다 다를 수밖에 없어서 개개인에 대한 평가에는 사용할 수 있지만 객관적으로 입증하지는 못하기 때문에 보편적으로 사용하고 있지는 않다.

3) 방향지각(localization)

청력이란 거리감으로 촉각이나 시각, 후각 등에 영향을 받지 않는다. 음이란 비록 주파수가 커질수록 방향성이 없어지기는 하지만 장애물을 넘을 수 있다. 많은 상황에서 음원이 보이지 않는다 하더라도 우리는 음이 어느 방향에서 오는지를 알 수 있다. Localization이라고 하는 이 능력은 양쪽 귀의 상호작용에 의한 복잡한 현상이다. 음의 localization은 인간이 위험을 인지할 수 있게 하고, 오래전부터 인간이 생존할 수 있었던 주 요인 중 하나였을 것이다.

Localization은 양쪽 귀로 도달하는 음의 시간차와 강도의 차에 의해 가능한데, 가장 중요한 요소는 양쪽 귀 사이의 저주파(1,500 Hz)에서의 위상차와 고주파에서 강도차이다. 자연적으로, 딱딱한 표면을 가진 청각 환경(acoustic environment)에서 음은 울려 퍼지게 되고, 음원보다 음의 반향을 인지하게 된다. 음의 반향을 일으키는 딱딱한 표면이 없는 공간을 자유 공간이라 부르는데 이는 산 정상이나 특별히 제작된 무향실에서만 존재한다.

4) 차폐(masking)

만약 두 음이 동시에 들리면, 하나의 음의 강도가 커서 다른 음이 들리지 않게 할 수 있다. 동시에 일어나는 하나의 음이 다른 음의 역치를 변화시키는 것을 차폐라고 한다. 이렇게 다른 음의 인식을 방해하는 소음을 차폐음(masker)이라고 하며, 여러 가지 청각검사에서 활용되어 중요한 역할을 한다.

5. 맺음말

소리의 특성을 파악하는 것은 청각계를 이해하기 위한 기초적인 지식이다. 소리를 이해하기 위해서는 소리를 발생시키는 진동이 어떻게 일어나는지를 알아야 한다. 소리를 구성하는 기본 요소인 사인 곡선의 특성과 이의 위상을 알면 순음뿐 아니라 복합음의 성질도 이해할 수 있다. 음의 높낮이를 인식하는 과정을 파악하기 위해서는 소리의 높낮이를 구성하는 주파수의 특성을 알아야 하며, 소리의 크기를 인식하는 과정을 이해하기 위해서는 소리의 압력이 어느 정도이고 어떻게 변하는지를 알아야 한다. 이는 청각학을 시작하기 위한 첫걸음에 해당한다고 할 수 있다.

■ 더 읽어 보기 ■

Moore, B. C. J. An introduction to the Psychology of Hearing (5th ed.). Burlington, MA: Academic Press, 2003.

Yost, W. A. Fundamentals of Hearing (5th ed.). Burlington, MA: Academic Press, 2007.

Pickles, J. O. An introduction to the Physiology of Hearing (3rd ed.). Bingley, UK: Emerald Group Publishing Limited, 2008.

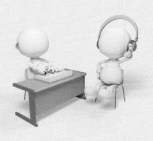

제 4 장

청각장애의 평가와 분류

성균관대학교 의과대학 이비인후과 문일준, 홍성화

　난청과 청각장애를 이해하기 위해서는 소리와 청각전달로의 해부학적/기능적 이해가 선행되어야 한다. '소리를 잘 듣는다'는 의미는 외이부터 대뇌피질까지 소리가 전달되고 해석되는 모든 해부학적 경로의 기능이 정상적으로 작동한다는 것이다. 일반적으로 소리는 공기 중 진동에 의해 발생한 음파(파동)가 귀에 전달되어 인지되는 것을 의미하며 소리의 전달과 인지 경로는 다음과 같다. 음파가 외이도를 통과하여 고막을 진동시키고 이 고막의 진동은 중이강 내에 위치한 세 개의 이소골을 지나면서 증폭되어 난원창으로 전달된다. 난원창의 진동은 와우 내에서 주파수별로 다른 위치의 기저막 진동을 유발하고 이러한 진동 에너지가 유모세포의 작용에 의해 전기적인 신호로 바뀌어 청신경을 거쳐 대뇌 청각피질로 전달되고 의미를 가지는 소리로서 인지되고 해석된다. 따라서 청각전달로인 외이부터 대뇌피질까지 전달 과정 중 어느 부분에서라도 이상이 발생하면 '소리를 잘 듣지 못하는' 난청이 발생한다.

　난청은 귀 질환에서 가장 흔하면서도 중요한 증상이며 난청이 발생하는 기전에 따라 '전음성 난청'과 '감각신경성 난청'으로 분류할 수 있다. 전음성 난청은 외이에서 중이까지 소리를 전달하는 경로에 손상이 생겨 발생한다. 반면에 감각신경성 난청은 소리 전도에는 아무런 문제가 없음에도 내이와 청신경계에 이상이 발생하여 소리를 잘 듣지 못하는 것을 뜻한다. 난청은 그 정도에 따라 경도, 중등도, 중등고도, 고도, 심도 난청으로 분류하는데 일반적으로 중등도 난청 이상일 때 사회생활에 제약을 초래할 수 있어 청각재활의 대상이 된다. 또한 난청은 원인 질환에 따라 선천성 난청과 후천성 난청으로 분류할 수 있으며 난청을 유발할 수 있는 원인은 유전적 소인부터 감염, 대사성 이상, 약물, 소음, 노화 등 매우 다양하다. 따라서 이러한 다양한 원인과 정도 및 발생 부위가 다른 난청에 대한 정확한 진단과 평가는 청각장애의 판정과 재활에 기초가 되며, 난청을 정확히 진단하기 위해서는 자세한 문진과 이과적 진찰, 영상 검사와 더불어 다양한 청각검사가 필요하다.

1. 청각장애의 평가

1) 문진

난청의 발현 시기, 경과, 정도, 동반증상, 가족력, 과거력, 직업력에 대한 문진이 난청 검사의 시작이다(고의경, 2003). 난청 발현 시점을 파악하여 선천성인지 후천성인지를 확인하는 것이 필요하고 선천성 난청의 경우에는 가족력과 다른 동반기형유무, 출산력, 주산기 감염 및 투약 병력에 대한 자세한 파악이 필요하다. 난청이 갑자기 발생하였는지, 서서히 진행되는지 급격하게 진행되는지를 확인하고, 돌발성 난청의 경우에는 이를 초래할 만한 음향외상이나 외상, 감염 등의 원인을 확인하는 것이 좋다. 또한 이통, 이루, 이명, 어지럼 등과 같이 난청과 동반하는 다른 증상을 확인하여야 한다.

2) 이과적 진찰

난청 환자의 이과적 진찰은 전음성 난청 환자에게서 난청의 원인과 수술적 교정 가능 여부를 파악하는 기본적인 절차이다. 외이도의 이구전색, 이물, 종양 등으로 인한 폐쇄 여부를 확인해야 하며 고막의 천공, 만성 중이염, 진주종, 중이강 내 삼출액 여부 등을 확인하여 외이도부터 중이강 내를 거쳐 와우로 이어지는 소리의 전도 과정이 제대로 이루어지고 있는지를 파악해야 한다. 진찰상 특이 소견을 보이지 않는 전음성 난청 환자의 경우는 측두골 CT 등을 통해 중이강 내 이소골의 기형/손상 여부나 이경화증 여부를 확인하여야 한다. 감각신경성 난청 환자의 경우에는 대부분 이과적 진찰상 특이 소견을 보이지 않는다.

3) 청각장애 진단을 위해 필요한 청각검사

(1) 순음청력검사(pure tone audiometry : PTA)

현재 「장애인 등에 대한 특수교육법」에 따른 특수교육대상자의 진단 평가 심사 및 선정의 기준과 「장애인복지법」에서의 청각장애 진단 및 장애 등급 결정 기준은 모두

청력역치를 기반으로 하며, 이때 가장 중요한 검사가 순음청력검사이다. 청력검사 중 가장 많은 정보를 비교적 손쉽게 얻을 수 있는 검사로 청력손실의 정도와 유형(감각신경성 난청/전도성 난청/혼합성 난청)을 알 수 있다. 여러 특정 주파수의 순음을 활용하여 검사를 진행하며 해당 주파수의 청력역치는 피검자가 들려준 횟수의 50% 정도를 들을 수 있는 최소한의 강도를 뜻한다. 기도와 골도를 측정하며 순음청력검사 시 특히 비대칭성 난청에서는 반드시 차폐를 시행하고 검사를 진행해야 한다. 기도청력 측정 시에는 검사 귀의 기도가 비검사 귀의 골도보다 40 dB 이상 차이가 있을 때 비검사 귀를 차폐하여야 하며, 골도청력 측정 시에는 검사 귀의 기도골도차가 10 dB 이상일 때 비검사 귀를 차폐하여 검사를 진행하여야 한다.

기도청력 측정은 보통 125, 250, 500, 1,000, 2,000, 3,000, 4,000, 8,000 Hz 주파수에서 시행하며 일반적으로 3분법(500, 1,000, 2,000 Hz) 또는 4분법(500, 1,000, 2,000, 3,000 Hz, 미국 AMA) 등을 이용하여 난청 정도를 평가하게 된다. 우리나라 장애등급 판정 기준은 500, 1000, 2000, 4000 Hz의 청력역치를 6분법으로 계산하여 이용한다(보건복지부, 2013). 골도청력은 일반적으로 250, 500, 1,000, 2,000, 4,000 Hz를 차폐하여 검사하며 자극음의 최대 강도는 대개 60~75 dB HL 정도이다.

기도청력역치와 골도청력역치를 비교하여 난청이 전음기관의 장애인지 소리를 감지하는 와우와 그 이상의 중추청각신경계의 장애인지 혹은 양자가 혼합된 것인지를 판단할 수 있으며, 기도-골도 청력역치의 차이가 있는 경우에는 외이와 중이에서 소리의 전도에 장애가 발생하였다는 것을 알 수 있다. 청력의 정도는 일반적으로 정상, 경도, 중등도, 중등고도, 고도 난청 및 농(심도 난청)의 6단계로 구분하게 된다(ISO, 1964).

(2) 어음청력검사(speech audiometry)

순음청력검사와 달리 어음청력검사는 어음을 자극음으로 사용하여 어음에 대한 청취와 이해 정도를 직접적으로 평가하는 검사로, 어음청취역치(Speech Reception Threshold: SRT)와 어음명료도(Speech Discrimination score: SD) 등을 측정하게 된다. 어음청취역치는 발성학적으로 양 음절의 음압이 비슷한 2음절어를 사용하여 50%를 알아들을 수 있는 역치를 dB로 나타내게 되며 일반적으로 순음청력검사를 통한 평균 역치와 10 dB 이내의 차이를 보이게 된다. 어음명료도는 발성 시 강도가 동일한 단음절어를 사용하며 피검자가 편안하게 들을 수 있는 쾌적수준(most comfortable level, MCL)의 강도로 측정을 진행한다. 알아들은 단어를 백분율(%)로 표현하게 되며 정상 청력이나 전음성 난청에서는 어음 강도를 높여 주면 100%의 명료도를 보이는 것이 일반적이다. 하지만 감각신경성 난청에서는 100%에 이르지 못하는 경우가 종종 발생하며, 어음 강도를 높여 주었을 때 명료도가 오히려 더 감소하는 말림현상(roll-over phenomenon)이 발생하기도 하는데 이러한 말림 현상은 후미로성 난청에서 특징적으로 많이 나타난다.

(3) 이명도(tinnitogram)

이명에 대한 객관적인 평가가 쉽지 않은 현실에서 환자가 느끼는 이명의 주파수와 강도를 대략적으로 정량화하여 파악할 수 있는 검사이다. 이명도 검사는 측정 주파수별 순음 또는 협대역잡음(narrow band noise)을 이용하여 이명음조검사를 시행하는 것이 가장 널리 이용되는데 이명의 음조(pitch)를 분석하는 방법이다. 즉, 신호음을 들려주고 환자의 이명과 가장 가까운 주파수를 찾는 방법으로 진행되며, 여러 주파수 대역의 순음, 대역잡음, 백색잡음 등을 들려주고 가장 유사한 주파수를 조사하게 된다. 이후 이명강도검사를 통해 환자가 실제로 받아들이는 이명이 얼마나 큰가를 알아 내게 된다. 이명음조검사에서 얻은 순음이나 대역잡음 등을 이용해 이명강도검사를 시행하며 주파수음을 2~3초간 이명이 있는 귀에 들려주는 방법으로 청력역치에서 일정하게 단계적으로 상승시켜 가며 이명의 크기를 찾게 된다. 또한 최소차폐수준 검사는 이명음조검사로 얻어진 주파수의 순음이나 대역잡음을 이용하여 이명을 느끼지 못하는 최소 차폐역치를 구하는 검사이며, 잔류억제검사는 차폐음에 노출시킨 후 이명의 양상이 변화하는 현상을 관찰하는 것이다. 일반적으로 이명주파수의 협대역잡음으로 이명의 크기보다 10 dB 높게 60초 정도 자극을 준 후 이명의 변화를 측정하게 된다.

(4) 청성뇌간반응(auditory brainstem response)

소리 자극 후 청각전달로, 그중에서도 뇌간에 나타나는 전기적 변화를 기록하는 청성뇌간반응은 소리 자극 후 10 msec 이내에 청신경과 뇌간에서 나타나는 반응으로 마취와 수면에 영향을 받지 않고 비침습적으로 측정이 가능하다. 자극음은 클릭음(click), 톤핍(tone pip), 톤버스트(tone burst) 등이 사용되며 이 중에서 클릭음은 주파수 특성이 없다는 단점은 있으나 생성 시간과 지속 시간이 짧고 청신경원을 동시에 널리 흥분시킬 수 있어 임상적으로 널리 사용된다. 톤핍이나 톤버스트는 특정 주파수에 특이적으로 역치를 추정할 수 있어 특히 저주파수 대역의 청력역치를 평가하기 위해 사용된다. V파의 파형을 임상적으로 가장 널리 분석하여 이용하며 V파의 반응역치를 청성뇌간반응의 역치라 하는데, 성인에서는 순음청력검사의 역치보다 5~10 dB, 소아에서는 10~20 dB 정도 높게 나타난다.

(5) 임피던스청력검사(impedance audiometry)

임피던스청력검사는 중이에 의해 반사되는 에너지(impedance) 혹은 중이에 의해 받아들여지는 에너지(admittance)를 이용하여 중이 기능을 측정하는 검사로 일반적으로는 고막운동성계측(tympanometry)과 등골반사(stapedial reflex)를 측정하게 된다(대한이비인후과학회 외, 2009). 등골반사는 강한 소리가 들어왔을 때 내이를 보호하기 위해 등골근이 수축하는 반사이고 정상인에게서는 70~100 dB HL의 소리 대역에서 나타난다. 이 반사는 전음성 난청에서 나타나지 않기 때문에 등골반사의 교차, 비교차 반사를 조합하여 난청의 유형을 판별하기도 한다.

4) 영상 검사

이학적 검사에서 만성 중이염이나 진주종성 중이염이 확인되고 전음성 난청이 있는 경우에 유양동의 침범 여부와 수술 범위를 확인하고 내이 누공 등의 다른 합병증이 존재하는지를 확인하기 위해 영상 검사를 시행하게 된다. 외이도 기형 및 폐쇄 여부나 이소골 연쇄의 선천적 기형 · 후천적 결손 여부 등을 확인하기 위해서도 영상 검사가 필수적이다. 감각신경성 난청이 있을 경우에는 내이와 내이도의 선천성 기형을 진단하기 위해 영상검사를 시행할 수 있으며 청신경 종양이나 뇌혈관 병변을 확인할 수도 있다. 유양동과 이소골의 상태 등 골조직을 평가하는 데는 컴퓨터 단층촬영(CT)이, 내이도 내의 청신경 등 연조직의 상태를 관찰하기 위해서는 자기공명영상(MRI)이 유리하다.

2. 청각장애의 분류

난청은 서론에서 언급한 바와 같이 난청을 유발하는 병변의 위치에 따라 전음성 난청, 감각신경성 난청, 혼합성 난청으로 구분할 수 있다. 전음성 난청은 소리의 전도 경로, 즉 외이와 중이에 병변이 있는 것을 뜻하며 감각신경성 난청은 내이부터 중추신경계까지의 청각전달경로에 병변이 있어 난청이 발생하는 것을 의미한다. 감각신경성 난청을 세분화해서 분류해 보면 와우 내의 병변으로 난청이 생기는 감각성 난청과 청신경의 병변으로 난청이 생기는 신경성 난청, 청각중추로와 청각중추의 병변으로 발생하는 중추성 난청이 있다. 전음성 난청과 감각신경성 난청이 동시에 있는 경우는 혼합성 난청이라 한다(대한이비인후과학회, 2009).

1) 전음성 난청

전음성 난청은 내이로 음을 전달해 주는 경로인 외이와 중이에 병변이 생겨 발생하고 대부분의 경우 수술로 청력 개선이 가능하기 때문에 수술적 난청(surgical hearing loss)이라고 불리기도 한다(박기현, 정연훈, 2003).

이개 결손, 선천성 외이도 협착증, 외이도 이물, 귀지 등 외이도 병변이 발생하여 외이도가 막히면 약 20 dB까지의 기도골도차를 보이는 청력감소가 발생한다. 전음성 난청을 초래하는 중이 병변으로 삼출성 중이염, 만성 중이염, 진주종, 고막 천공, 이소골 연쇄 단절, 이소골 기형, 이경화증, 종양성 병변 등의 다양한 원인이 있다. 이러한 중이 병변은 그 상태와 심한 정도에 따라 청력소실의 정도가 달라지지만 크게는 기도골도차가 60 dB에 이를 정도로 청력감소를 유발할 수 있다. 이러한 중이 병변으로 인한 청력감소는 중이 수술을 통해 어느 정도까지는 회복시킬 수 있다.

병변 위치에 따라 전음성 난청의 정도를 살펴보면, 고막 천공만 있는 경우의 청력소실 정도는 고막 천공의 크기와 위치에 따라 다르지만 일반적으로 30 dB 이내이다. 하지만 고막 천공과 이소골 연쇄의 단절이 함께 있는 경우에는 약 40 dB까지의 기도골도차를 초래할 수 있다. 이때 이소골 연쇄의 단절과 더불어 고막의 완전 천공이 있다면 정원창과 난원창에 도달하는 음파 간의 위상 차가 소실되어 50 dB 정도의 청력

소실을 유발하며, 이소골 연쇄의 단절이 있는데 고막이 정상이면 고막이 음파를 반사하여 오히려 더 큰 60 dB까지의 기도골도차를 유발할 수 있다. 따라서 전음성 난청의 정도를 보고 병변의 위치 및 성격을 대략적으로 유추할 수 있으며 술 후 청력 개선의 정도를 예상할 수 있다(Backous & Niparko, 1998). 전음성 난청을 유발하는 다양한 원인은 〈표 4-1〉과 같다.

〈표 4-1〉 전음성 난청의 원인

Congenital meatal atresia
Foreign body in external auditory canal
Impacted ear wax
Congenital ossicular anomaly without meatal atresia
Traumatic ossicular disruption and tympanic membrane perforation
Otosclerosis
Tumorous lesion (external and middle ear)
Tympanosclerosis
Otitis media with effusion
Chronic otitis media with or without cholesteatoma

2) 감각신경성 난청

감각신경성 난청의 분류는 다양하나 출생 때부터 나타나는 선천성 난청과 출생 후 발생하는 후천성 난청으로 분류하고, 이를 각각 유전성 난청 및 비유전성 난청으로 분류하거나 또는 진행성 난청과 비진행성 난청으로 구분할 수 있다(이승환, 2015; 대한이비인후과학회 외, 2009). 유전성 감각신경성 난청은 감각신경성 난청과 다른 장기의 이상을 동반하는 증후군성 난청과 감각신경성 난청만 독립적으로 나타나는 비증후군성 난청으로 다시 세분화할 수 있다. 감각신경성 난청을 유발하는 다양한 원인은 〈표 4-2〉와 같다.

〈표 4-2〉 감각신경성 난청의 원인

Noise-induced hearing loss
Infections of the labyrinth
Ototoxic drug

Age-related hearing loss
Trauma
Idiopathic sudden sensorineural hearing loss
Autoimmune inner ear disease
Genetic sensorineural hearing loss
Tumor
Systemic disease involving the inner ear

3. 청각장애의 판정

　우리나라에서는 2013년 11월 개정되어 시행되고 있는 보건복지부 고시 제2013-174호 기준에 따라 청각장애를 판정하게 된다. 청각장애 판정은 청력검사실과 청력검사기(오디오미터)가 있는 의료기관의 이비인후과 전문의가 진행하도록 되어 있고 청각장애 진단을 하는 전문의는 원인 질환 등에 대하여 6개월 이상의 충분한 치료 후에도 장애가 고착되었음을 진단서, 소견서, 진료기록 등으로 확인하여야 한다. 또한 이때 전음성 또는 혼합성 난청의 경우에는 장애 진단을 수술 또는 처치 등의 의료적 조치 후로 유보하여야 한다. 다만, 1년 이내에 국내 여건 또는 장애인의 건강상태 등으로 인하여 수술 등을 하지 못하는 경우는 예외로 하되, 필요한 시기를 지정하여 재판정을 받도록 하여야 한다. 전음성 난청 또는 혼합성 난청이 의심되는 경우 기도 및 골도 순음청력검사를 시행하여, 기도-골도차가 6분법에 의해 20 dB 이내일 경우 또는 수술후 난청이 고정되었을 것으로 판단되는 경우에는 재판정을 제외할 수 있다. 향후 장애정도의 변화가 예상되는 경우에는 반드시 재판정을 받도록 하여야 한다. 이 경우 재판정의 시기는 최초의 진단일로부터 2년 이상 경과한 후로 한다. 2년 이내에 장애상태의 변화가 예상될 때에는 장애의 진단을 유보하여야 한다.

　청력장애의 장애정도평가는 순음청력검사의 기도순음역치를 기준으로 하며, 2~7일의 반복검사주기를 가지고 3회 시행한 청력검사 결과 중 가장 좋은 검사 결과를 기준으로 한다. 또한 2급과 3급 장애를 판정하기 위해서는 유발반응청력검사를 이용한 역치를 확인하여 기도순음역치의 신뢰도를 확보하여야 한다. 청각장애 판정에 이용되는 평균순음역치는 청력측정기(오디오미터)로 측정하여 데시벨(dB)로 표시하고 장애등급을 판정하되, 주파수별로 500 Hz, 1,000 Hz, 2,000 Hz, 4,000 Hz에서 각각 청력 검사를 실시한 후 6분법[(a+2b+2c+d)/6; 500 Hz(a), 1000 Hz(b), 2000 Hz(c), 4000 Hz(d)]에 의하여 계산된 평균치를 이용한다. 청력의 감소가 의심되지만 의사소통이 되지 아니하여 청력검사를 시행할 수 없는 경우(만 3세 이하의 소아 포함)에는 유발반응청력검사를 시행하여 파형이 나타나지 아니하는 경우 3급에 준용할 수 있다. 그리고 이명이 언어의 구분능력을 감소시킬 수 있으므로 청력역치 검사와 이명도 검사를 같이 실시하여 다음과 같이 등급을 가중할 수 있다. 이명은 객관적인 측정이 어려우나, 2회 이상의 반복검사에서 이명의 음질과 크기가 상응할 때 가능하다. 1) 심한 이명이 있으며, 청력장애 정도가 6급인 경우 5급으로 한다. 2) 심한 이명이 있으며, 양측의 청력손실이 각각 40~60데시벨(dB) 미만인 경우 6급으로 판정한다. 청각장애의 등급 기준은 표와 같다. 의료기관에서 장애등급 1~3급으로 장애진단서를 발급하는 경우에는 이에 대해 심사전문기관에서 장애등급심사를 시행하며, 따라서 장애진단서와 함께 검사 결과, 진료기록지를 반드시 첨부하여 행정관청에 제출하여야 한다. 보건복지부가 고시한 장애등급기준은 〈표 4-3〉과 같다.

〈표 4-3〉 국내 청각장애등급 기준

장애등급	장애정도
2급	두 귀의 청력손실이 각각 90데시벨(dB) 이상인 사람
3급	두 귀의 청력손실이 각각 80데시벨(dB) 이상인 사람
4급 1호	두 귀의 청력손실이 각각 70데시벨(dB) 이상인 사람
4급 2호	두 귀에 들리는 보통 말소리의 최대 명료도가 50% 이하인 사람
5급	두 귀의 청력손실이 각각 60데시벨(dB) 이상인 사람
6급	한 귀의 청력손실이 80데시벨(dB) 이상, 다른 귀의 청력 손실이 40데시벨(dB) 이상인 사람

하지만 이와 같이 순음청력검사 결과로만 장애 정도를 분류하는 것에 대해서는 다음과 같은 제한점들이 있을 수 있다(Northern & Downs, 2002). 청력검사의 결과와 기준은 변화할 수 있으며, 청력검사도를 통해 잔존청력의 정도를 명확하게 알기는 어렵다. 또한 순음청력검사 결과가 보청기 등을 통한 청각재활 후 잠재적인 재활 후 상태를 반영하기 어려우며 소리가 청각피질로 전달되고 뇌에서 이해되는 과정에 대한 결과를

반영하지 못한다. 따라서 순음청력검사 결과를 해석하고 청각장애 판정을 내리는 데서는 이와 같은 점들을 주의하여야 하며, 특히 순음청력검사에서 나타나는 청력손실의 정도가 해당 환자의 의사소통능력을 완벽하게 반영하는 것은 아니라는 점을 유념해야 한다(Mahshie et al., 2006). 즉, 청각장애인이 사회생활을 하면서 어려움을 겪는 근본적인 이유는 소리를 잘 듣는지 듣지 못하는지보다는 언어의 이해와 의사소통능력의 제한이기 때문에 현재의 청각장애 평가법에 의한 청각장애 정도를 해석하는 데서는 주의를 기울이는 것이 좋겠다. 또한 이와 더불어 향후 청각장애의 평가에 의사소통능력의 평가를 포함시키는 것에 대한 논의가 필요할 것으로 생각된다.

4. 맺음말

난청과 청각장애를 정확히 이해하기 위해서는 청각장애의 다양한 원인과 정도에 대한 분류법을 숙지하고 질환 발생 부위에 대한 정확한 진단을 할 수 있어야 한다. 정확한 청각장애의 진단은 적절한 청각재활 치료법을 선택하는 데 필수적이다. 이 장에서는 임상에서 흔히 사용되는 청각장애의 평가방법과 청각장애의 분류에 대하여 간단히 기술하여 이 책의 사용자가 청각장애를 분류하고 진단하며 치료법을 결정하는 데 도움을 주고자 하였다.

■ 더 읽어 보기 ■

고의경. 난청의 진단. 임상이비인후과. 2003; 14: 161-167.

박기현, 정연훈. 전음성 난청의 치료. 임상이비인후과. 2003; 14: 18-197.

이승환. 감각신경성 난청의 원인과 재활. *Hanyang Medical Reviews*. 2015; 35: 55-56.

제 **5** 장

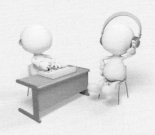

청각검사실 및
청각검사기의 정도관리

한림국제대학원대학교 청각학과 방정화

 청각검사 결과의 신뢰성 확보를 위해서는 청각검사를 시행하는 환경, 즉 검사실이 적절해야 하고, 검사기기의 정확성이 담보되어야 하며, 일정한 수준의 교육을 이수한 검사자의 숙련된 능력이 요구된다. 청각검사를 시행하는 환경의 적절성 여부를 평가하기 위해서는 검사실 배경소음이 기준에 맞는지를 확인해야 하고, 다음은 청각검사기의 정기적인 점검과 보정이 필요하다. 보정 혹은 교정(calibration)이란 청각검사기의 변환기(transducer)가 표준에서 규정하고 있는 기준에 따라 정확하게 출력되는지를 확인하고 기준에 어긋날 경우 이를 조정하는 작업을 의미한다. 보정 시에는 검사 시 사용하는 귀마개헤드폰(supra-aural headphone), 삽입이어폰(insert earphone), 골진동기(bone vibrator), 스피커(loudspeaker) 등의 변환기를 반드시 함께 점검해야 한다. 검사자는 해당 지식에 관하여 전문적인 교육을 정기적으로 받아야 하며 이에 대하여 전문가의 확인과 검증의 절차가 필요하다.

 청각검사실 및 청각검사기에 대한 국제표준은 국제표준화기구인 ISO(International Organization for Standardization), 국제전기기술위원회인 IEC(International Electrotechnical Commission)에서 제공하고 있다. 그리고 북미 표준인 미국국립표준협회 ANSI(American National Standards Institute), 유럽연합표준인 CEN(European Committee for Standardization)에서 관련 표준을 찾을 수 있다. 국내에서는 주로 국가기술표준원인 KATS(Korean Agency for Technology and Standards)의 기준을 따르고 있으나, 기관에 따라서는 다른 표준을 적용하기도 하므로 기관의 규정을 확인하고 규정에 맞게 보정을 실시하여야 한다.

 우리나라에서 청각검사에 대한 정도관리는 산업보건 분야에서 먼저 제도화되었다. 근로자들의 노동 환경 개선의 일환으로 1992년부터 작업환경측정 정도관리 프로그램이 운영되고 있으며, 1995년 「산업안전보건법」이 강화되면서 소음환경 노출 근로자 전체를 대상으로 청각정도관리 프로그램(audiometric quality assurance program)을 운영하고 있다. 청각정도관리에서는 근로자의 청각검사의 정확성과 신뢰성 확보를 위하여 청각검사자의 전문적 교육, 청각검사실 배경소음, 청각검사기 정도관리를 실시한다(김규상, 2009).

 본 장에서는 청각검사실의 환경과 청각검사기기의 정도 관리에 대한 기준과 실제에 대하여 살펴보고자 한다.

1. 청각검사실의 정도관리

1) 청각검사실 시설 요구사항

(1) 검사실 구조 및 요구사항

검사실에 대한 규정은 주로 IEC 60645-1, ISO 8253-1에서 규정하고 있다. 청각검사는 매우 낮은 수준의 배경소음이 유지되는 방음실(soundproof room)에서 시행해야 한다. 방음실의 문은 단단하여 밖의 음향과 차단되어야 하고 이를 위해 안과 밖의 문이 각각 있는 이중문을 사용하기도 한다. 단층벽(single-walled) 혹은 이중벽(double-walled)으로 이루어진 방음실의 경우, 이중벽 방음실이 단일벽 방음실보다 외부에서 유입되는 배경소음이 고주파수 부분에서 20~30 dB 정도 더 감소하는 효과가 있다 (Frank, 2000). 방음실 내부는 음의 흡수가 용이할 수 있게 하여 반향음(reverberation)이 최소화되도록 섬유조직 등의 기공이 많고 부드러운 재질로 이루어져 있어야 한다.

방음실의 방은 한 개 혹은 두 개로 이루어져 있는데, 방이 한 개인 경우 피검자는 내부에, 검사자와 검사장비는 외부에 위치한다. 방이 두 개인 경우는 검사자와 검사장비가 피검자와는 다른 방 안에 위치하게 된다. 정밀한 청각검사를 할 경우, 두 개의 방으로 이루어진 환경에서 검사를 실시하는 것이 바람직하다. 특히 어음청각검사 시 검사자의 육성으로 어음을 전달할 때, 어음과 함께 배경소음이 피검자에게 전달되어 검사점수에 영향을 줄 수 있다. 따라서 두 개의 방음실이 있는 곳에서 검사를 실시하는 것이 바람직하다. 방음실은 반드시 창 혹은 TV 시스템을 통해서 검사자가 검사 중에 피검자의 반응을 관찰할 수 있어야 하며, 피검자가 검사 도중 요구사항이 있을 시 즉시 요구사항에 대하여 응답해 줄 수 있어야 한다(한우재, 2014).

(2) 청각검사실 위치

소음을 발생시키는 기기, 예를 들어 에어컨 실외기, 잡음이 발생하는 출입문, 전화벨 소리가 큰 전화기 등과는 되도록이면 떨어진 곳에 위치하는 것이 바람직하다.

(3) 청각검사실의 온도 및 습도

IEC 60645-1는 방의 온도를 15~35℃, 상대습도는 30~90%의 범위를 권고한다(표 5-1).

〈표 5-1〉 청각검사실의 온도와 상대습도 조건

온도	상대습도
15(± 0.5) ℃	30(± 5) %
23(± 0.5) ℃	50(± 5) %
35(± 0.5) ℃	90(± 5) %

2) 청각검사실의 배경소음 관리

정확한 청각검사를 위해서는 숙련된 검사자, 청각검사기기의 적절한 작동, 피검자의 협조와 함께 적정 수준 이하의 배경소음이 있는 곳에서 검사가 이루어져야 한다. 과다한 배경소음은 청각검사 시의 신호음을 차폐하게 되어 피검자의 역치 상승의 원인이 될 수 있다. 청각검사실은 가능한 한 외부의 소리가 유입되지 않도록 해야 하며, 방음실 내부의 조명을 사용할 때는 청각검사기와 상호작용이 발생 가능한 60 Hz 소음을 통제하여야 한다. 배경소음의 측정은 실제 청각검사를 실시하는 상황과 동일한 환경에서 모든 공조시설(예를 들어, 공기정화기, 에어컨, 조명, 전원, 청각검사기 등)을 가동한 상태에서 측정한다.

(1) 전기음향적 보정

피검자는 부스 내에 앉아 있고 소음계(sound level meter)를 귀 높이(약 1.2 m)에 두고 측정한다(그림 5-1). 소음계로는 전체 배경소음과 함께 1/3 옥타브 대역에서의 125, 250, 500, 1,000, 2,000, 3,000, 4,000, 6,000과 8,000 Hz에서 주파수별 음압을 측정한다. 최근 한국산업안전보건공단은 소음 노출 근로자의 청각검사를 시행할 때 청각부스 내의 허용소음을 기존 ANSI 기준에서 ISO 8253-1에서 제시하는 기준으로 변경하였다. 〈표 5-2〉와 〈표 5-3〉은 순음청각검사 시의 공기전도와 골전도 검사 시 최대허용대기음압수준이다.

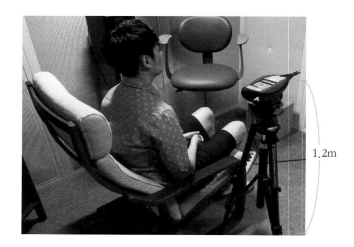

1.2m

[그림 5-1] 배경소음 측정 시 소음계의 위치

검사실 안 배경소음을 측정할 시 소음계는 앉아 있는 피검자의 귀 높이인 1.2 m 정도의 높이에 위치하도록 한다. 배경소음 측정 시에는 실제 검사 시 작동하는 모든 기기를 켜 놓은 상태에서 측정하는 것이 원칙이다.

〈표 5-2〉 공기전도검사 시(귀를 막은 상태) 1/3 옥타브 대역에서의 최대허용대기음압수준

1/3 옥타브 대역에서의 중심 주파수 Hz	최대허용대기음압레벨 L_{max} dB(기준: 20 μPa)		
	청각검사 주파수 범위		
	125 Hz~8,000 Hz	250 Hz~8,000 Hz	500 Hz~8,000 Hz
31.5	56	66	78
40	52	62	73
50	47	57	68
63	42	52	64
80	38	48	59
100	33	43	55
125	28	39	51
160	23	30	47
200	20	20	42
250	19	19	37
315	18	18	33
400	18	18	24

500	18	18	18
630	18	18	18
800	20	20	20
1,000	23	23	23
1,250	25	25	25
1,600	27	27	27
2,000	30	30	30
2,500	32	32	32
3,150	34	34	34
4,000	36	36	36
5,000	35	35	35
6,300	34	34	34
8,000	33	33	33

비고: 주어진 값을 사용할 때 측정된 최소 청각 역치 레벨은 0 dB이며 대기 소음에 의해 최대 +2 dB 정도의 불확실
　　성이 존재할 수 있다. 최대 +5 dB의 불확실성이 허용된다면 그 값은 8 dB만큼 증가할 수 있다.
출처: ISO 8253-1.

〈표 5-3〉 골전도검사 시(귀를 연 상태) 1/3 옥타브 대역에서의 최대허용대기음압수준

1/3 옥타브 대역의 중심 주파수 Hz	최대허용대기음압레벨 L_{max} dB(기준: 20 μPa) 청각검사 주파수 범위	
	125 Hz~8,000 Hz	250 Hz~8,000 Hz
31.5	55	63
40	47	56
50	41	49
63	35	44
80	30	39
100	25	35
125	20	28
160	17	21
200	15	15
250	13	13
315	11	11
400	9	9
500	8	8
630	8	8
800	7	7
1,000	7	7

1,250	7	7
1,600	8	8
2,000	8	8
2,500	6	6
3,150	4	4
4,000	2	2
5,000	4	4
6,300	9	9
8,000	15	15

비고: 주어진 값을 사용할 때 측정된 최소 청각역치 레벨은 0 dB이며 대기소음 때문에 최대 +2 dB의 불확실성을 가진다. 대기소음에 의한 불확실성이 최대 +5 dB까지 허용된다면 그 값은 8 dB만큼 증가할 수 있다.
출처: ISO 8253-1.

전기음향적 보정을 위한 배경소음의 측정은 특별한 변동 사항이 없다면 1년에 1회씩 측정하도록 한다. 그러나 소음이 발생하는 기기 설치 등의 변화가 있을 경우 바로 측정하여 배경소음이 허용범위의 수준인지 확인하여야 한다. 측정한 기록은 반드시 일정 기간 보존하도록 한다.

(2) 심리음향학적인 보정

ISO 8253-1의 표준에 의하면, 전기음향적인 음압수준 측정이 어려울 경우 일반적으로 모든 주파수에서 좋은 청력을 가진 2명 이상의 피검자의 청력을 측정하여 수행할 수 있다. 이러한 측정은 양 귀를 연 상태에서 골도청각검사를 실시하여 확인하며, 측정 결과 5 dB 이상의 역치 차이를 보일 경우 주변 배경소음을 줄이도록 한다.

2. 청각검사기의 정도관리

검사실 배경소음의 점검과 함께 청각검사기를 정기적으로 점검하고 보정하는 작업이 필요하다. 청각검사기기는 매일 보정 및 정밀 보정을 정기적으로 실시하여 이상 유무를 확인하도록 한다. 전기음향학적 보정을 통하여 정밀 보정을 실시하며 청각검사기기의 경우 3개월 간격으로 시행하는 것을 권장하며, 최대한 12개월을 넘기지 않아야 한다. 또한 검사실에서는 이러한 점검 여부를 기록하여 보관 한다(참고자료).

1) 매일 보정해야 할 항목

전기음향학적 보정 외에 청각검사자 중 정상 청각을 가진 검사자가 매일 보정을 실시하여 검사기기에 이상이 없는지 이상 유무를 확인하여야 한다. 되도록이면 같은 검사자가 매일 확인할 것을 권고하고 있다 보정방법은 다음과 같이 ISO 8253-1과 IEC 60645-2에서 제시한 방법을 따른다.

- 청각검사기의 부속품, 예를 들어 이어폰, 골진동자 등의 변환기, 마이크 등은 항상 깨끗한지 확인한다. 또한 각 부속품의 연결선 등이 마모 혹은 손상되어 있는지 확인한다.
- 청각검사기를 켜고 5분 정도 그대로 둔 후 작동 이상 여부를 확인한다. 제조사에서 특정한 시간을 제시한 경우 그 시간에 따른다.
- 양쪽 출력이 동일한지 확인하고, 10~15 dB HL에서 주파수를 연속적으로 변화시켜 골진동자와 이어폰의 출력에 이상이 있는지 확인한다.
- 모든 주파수에서 왜곡, 잡음 등이 들리는지 확인하며, 플러그, 연결선, 스위치, 램프지시등의 이상 여부를 확인한다.
- 피검자의 말응답(talk-back) 시스템 및 반응이 제대로 전달되는지 확인한다.
- 낮은 레벨에서 신호음이 출력될 때 잡음, 차폐 시 소리의 음질변화를 확인하고 감쇠기(attenuator)로 소리의 크기를 변화시킬 때 제대로 작동하는지 확인한다.
- 어음청각검사(speech audiometry)를 위하여 순음뿐만 아니라 어음의 출력정도를 확인한다.
- 이어폰의 헤드셋, 골도진동자의 머리띠 등의 조이는 정도를 확인한다.

다음 〈표 5-4〉는 이러한 사항을 간단하게 확인할 수 있도록 정리한 항목이다 (Lightfoot, 2000).

〈표 5-4〉 매일 보정 시 점검할 항목 및 점검 방법

번호	점검 항목	점검 방법
1	이어폰 코드 (earphone cords)	2,000 Hz의 50 dB HL 순음을 출력할 때 코드의 연결 부위를 흔들면서 잡음 혹은 단절음이 들리는지 확인함
2	강도 (output levels)	각 주파수에서 30 dB HL로 이어폰으로 통한 소리의 강도가 양 귀에 동일한지 확인함
3	주파수 (frequencies)	60 dB HL에서 250~8,000 Hz까지 옥타브 간격으로 변화시키며 주파수의 변화량이 일정한지 확인함
4	강도 변화 (attenuator)	2,000 Hz에서 0~90 dB HL까지 5 dB 간격으로 강도를 증가시키며 강도의 변화량이 일정한지 확인함
5	출력음 버튼 (interruptor switch)	2,000 Hz의 60 dB HL 음에서 버튼을 누를 때 잡음 없이 부드럽게 출력음이 나오는지 확인함
6	어음회로 (speech circuit) 및 스피커 강도 (speaker output)	50 dB HL에서 출력음을 VU meter를 0으로 고정하고, 마이크를 통해 말할 때 청자에게 이어폰의 음질 이상 유무를 확인시킴
7	골진동자 (bone oscillator)	2,000 Hz의 50 dB HL 순음을 출력할 때 지직거리는 소리 혹은 끊어지는 소리가 없는지 확인함

2) 청각검사기의 객관적 확인을 위한 장비

• **소음계**(sound lever meter)

1 또는 1/3 옥타브밴드(octave band)별로 측정할 수 있는 소음계를 사용한다. 송화기(microphone)는 1inch의 크기를 사용하며 1/2inch를 쓰는 경우도 있다.

• **커플러**(coupler)**와 인공유양돌기**(artificial mastoid)

커플러는 측정장비의 송화기와 변환기를 연결하는 관과 같은 형태의 장치로 인공귀(artificial ear)라고도 부르기도 한다. 이어폰의 종류에 따라 착용하고 난 후의 인간의 외이도를 포함한 귀의 용적을 측정한 값을 고려하여 적절한 커플러를 선택한다(Wilber and Burkard, 2009). 삽입형 이어폰은 2cc 커플러를, TDH-39/49/50은 6cc 커플러를 연결한다. 골진동자는 인공유양돌기(artificial mastoid)에 연결해 보정을 실시한다.

[그림 5-2]는 TDH-50을 6cc 커플러에 연결한 후 청각검사기에서 1,000 Hz, 70 dB HL

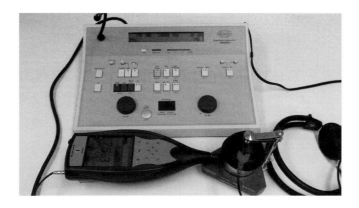

[그림 5-2] 커플러와 소음계의 연결 방법

의 소리를 제시하고 소리의 음압을 측정하는 모습이다. 소음계로 측정한 결과는 각 기준의 주파수별 허용값과 비교하도록 한다.

3) 장비를 활용한 청각검사기 보정 절차

(1) 음압체크(sound pressure out check) 방법

음압은 변환기에 따라 기준을 체크하여 확인하여야 한다(표 5-5). 기준등가역치음압레벨(reference equivalent threshold sound pressure level: RETSPL)은 음향 커플러로 측정하게 되며, 기준등가역치힘레벨(reference equivalent threshold force level)은 기계적 커플러로 측정한다. 다음은 측정 절차이다.

① 이어폰의 커플러를 소음계의 송화기 위에 위치시키고, 보정하려는 이어폰의 종류에 따라 커플러를 선택하여 이어폰을 위치시킨다. 골진동자는 인공유양돌기에 위치시킨다.

② 소음계(sound lever meter)가 제대로 작동하는지 보정한다. 보정음은 1 kHz, 94 dB SPL의 값이다. 소음계의 보정은 다른 특별한 기기를 필요로 한다.

③ 이어폰 보정 시에는 청각검사기에서 70 dB HL의 음을 출력한다. 골진동자 보정 시에는 주파수마다 값을 달리한다. 250과 500 Hz에서는 20 dB HL, 500~4,000 Hz에서는 50 dB HL의 출력음을 사용한다.

④ 소음계에서 측정단위가 dB SPL인지 확인한다.

⑤ 시험 주파수를 변화시켜 각각의 음압을 측정한다.

⑥ 각각의 주파수에서 측정한 음압의 값을 다음의 〈표 5-5〉에서 제시한 값과 비교한다. 예를 들어, 청각검사기에서 1,000 Hz의 70 dB HL 음을 제시하였을 때 TDH-39를 사용하였을 때는 77 dB SPL, ER-3A를 사용하였을 때는 70 dB SPL이 측정되어야 한다. 골진동자의 경우는 주파수별로 다른 음압을 발생시켜 측정하기 때문에 주파수에 따른 확인이 반드시 필요하다.

〈표 5-5〉 ISO 389-1(TDH-39), 2(ER-3A), 3(골진동자)에서 제시하는 변환기에 따른 기준 영점 레벨

주파수	RETSPL(기준: 20 μPa) dB		RETFL(참고: 1 μN) dB
	TDH-39	ER-3A	골진동자(Bone vibrator)
125	45	26	–
160	37.5	22	–
200	31.5	18	–
250	25.5	14	67
315	20	12	64
400	15	9	61
500	11.5	5.5	58
630	8.5	4	52.5
750	7.5	2	48.5
800	7	1.5	47
1,000	7	0	42.5
1,250	6.5	2	39
1,500	6.5	2	36.5
1,600	7	2	35.5
2,000	9	3	31
2,500	9.5	5	29.5
3,000	10	3.5	30
3,150	10	4	31
4,000	9.5	5.5	35.5
5,000	13	5	40
6,000	15.5	2	40
6,300	15	2	40
8,000	13	0	40

이러한 절차를 통해 허용치에서 벗어난 경우 제조사에 요청하여 청각검사기를 조절(adjustment)한다. 청각검사기 조절 이후 다시 한 번 이와 같은 절차를 거쳐 보정을 실시하는 확인작업이 필요하다. 제조사의 조절이 빠르게 이루어지기 어려울 경우, 수정계수(correction factor)를 사용할 수 있다. 예를 들어, 실제 1,000 Hz에서 70 dB HL의 역치를 가진 피검자를 검사할 때, 1,000 Hz에서 77 dB SPL이 발생하여야 하나 보정실패로 71 dB SPL이 실제적으로 출력될 때, 피검자의 청력은 실제보다 상승하여 75 dB HL이 측정될 것이다. 이때, 수정계수를 사용하면 피검자의 역치를 70 dB HL로 조정해 줄 수 있다. 청각검사를 5 dB 단위로 검사할 경우 허용치는 기준치 ±5 dB이 될 수 있다(Frank, 2000).

(2) 선형측정방법(linear check)

선형측정방법에서는 청력수준이 감소할 때 이와 비례하여 청각검사기의 출력음이 감소되는지 확인하기 위하여 시행한다. 2채널 청각검사기일 경우는 채널별로 검사를 실시한다.

- 위에서 설명한 방법으로 소음계와 커플러 혹은 인공유양돌기를 변환기와 위치시킨다.
- 청각검사기에서 1,000 Hz, 70 dB HL 음을 출력한다.
- 청각검사기에서 10 dB 음압이 감소할 때, 소음계에서도 10 dB 음압이 감소하는지 확인한다.

(3) 주파수 범위 확인

주파수가 정확하게 산출되는지 확인한다. ISO 60645-1에 따르면 청각검사기의 종류에 따라 허용 주파수 범위가 다르다. 보통 임상에서 사용하는 청각검사기의 경우는 각 주파수에서 ±1.5%의 범위를 허용한다.

(4) 조화음왜곡(harmonic distortion)

순음(pure tone)은 순수하게 하나의 주파수가 산출되어야 한다. 혹시 하나 이상의 주파수가 산출될 경우 피검자는 다른 음의 소리를 듣고 반응할 가능성도 있다.

만약 500 Hz의 음을 출력할 때 조화음이 같이 산출된다면 피검자는 1,000 Hz 혹은 1,500 Hz음을 듣고 반응할 가능성도 있다(Frank, 2000). 총조화음왜곡(Total Harmonic Distortion, THD)의 확인은 ISO 60451-1에서 규정하고 있다.

〈표 5-6〉 공기전도와 골전도 검사 시 주파수 범위에 따른 최대허용음향 총조화음왜곡
(maximum permissible acoustic total harmonic distortion)

주파수 범위(Hz)	공기전도			골전도		
	125 ~ 200	250 ~ 400	500 ~ 8,000	250 ~ 400	500 ~ 800	1,000 ~ 4,000
청력레벨(dB)	75	90	110	20	50	60
THD(%)	3	3	3	6	6	6

청각검사기 최대출력음압이 주어진 수치보다 낮을 경우 그 수치를 이용하도록 한다. 귀덮개이어폰(Circumaural headphone)과 삽입이어폰의 경우는 본 수치보다 10 dB 낮은 수치를 이용하도록 한다.

3. 맺음말

바쁜 임상 현장에서 배경 소음의 관리 혹은 검사기기의 관리는 소홀해지기 쉽다. 그러나 신뢰성 있는 청각검사 결과를 얻기 위해서 이 장에서 언급한 정도관리는 필수 제반 조건임을 인지하고 정도관리를 정기적으로 정확하게 실시하는 것이 반드시 필요하다. 단, 이 장에서는 ISO 표준에 의거하여 기술하고 수치를 제시하였지만 ANSI 등 그 외 기준을 따르는 경우도 있어서 각 기관에서 선택한 규정에 따라 알맞은 표준을 참고하여 보정을 실시할 수 있어야 하겠다.

참고자료

한림국제대학원대학교
청각언어연구소

AUDIOMETER CALIBRATION SHEET

☐ New Instrument
☐ Annual Calibration
☐ Quarterly Calibration

AUDIOMETER
MODEL NO. _____ SERIAL NO. _____
MANUFACTURER _____

SOUND LEVEL METER
MODEL NO. _____ SERIAL NO. _____
MANUFACTURER _____

MICROPHONE
MODEL NO. _____ SERIAL NO. _____
MANUFACTURER _____

EARPHONE TYPE
Type _____
LEFT PHONE SERIAL NO. _____
RIGHT PHONE SERIAL NO. _____

SOUND CALIBRATOR
MODEL NO. _____ SERIAL NO. _____
MANUFACTURER _____

ARTIFICIAL MASTOID
MODEL NO. _____ SERIAL NO. _____
MANUFACTURER _____

BONE VIBRATOR CALIBRATION REFERENCE

MODEL NO. _____ SERIAL NO. _____

FREQ(Hz)		FREQ(Hz)	
250		1500	
315		1600	
400		2000	
500		2500	
630		3000	
750		3150	
800		4000	
1000		5000	
1250		6000	

EARPHONE CALIBRATION REFERENCE

									Frequency	CENTER
	Earphone				Speaker				Range	FREQ.
	CH. 1		CH. 2		CH. 1		CH. 2			
	LEFT	RIGHT	LEFT	RIGHT	LEFT	RIGHT	LEFT	RIGHT		
									121-128	125
									242-257	250
									485-515	500
									728-772	750
									970-1030	1000
									1455-1545	1500
									1940-2060	2000
									2910-3090	3000
									3880-4120	4000
									5820-6180	6000
									7760-8240	8000
									11640-12360	12000

Calibrated by

Name _____

Signature _____

Date _____

Intensity (dB SPL)

Frequency	TDH 39	ER-3A	Earphone CH. 1 Left	Earphone CH. 1 RIGHT	Earphone CH. 2 LEFT	Earphone CH. 2 RIGHT	Speaker CH. 1 LEFT	Speaker CH. 1 RIGHT	Speaker CH. 2 LEFT	Speaker CH. 2 RIGHT
125	45	26								
160	37.5	22								
200	31.5	18								
250	25.5	14								
315	20	12								
400	15	9								
500	11.5	5.5								
630	8.5	4								
750	7.5	2								
800	7	1.5								
1000	7	0								
1250	6.5	2								
1500	6.5	2								
1600	7	3								
2000	9	5								
2500	9.5	3.5								
3150	10	4								
4000	9.5	5.5								
5000	13	5								
6000	15.5	2								
6300	15	2								
8000	13	0								

Frequency (Hz)

	Earphone				Speaker			
	CH. 1		CH. 2		CH. 1		CH. 2	
	LEFT	RIGHT	LEFT	RIGHT	LEFT	RIGHT	LEFT	RIGHT

■ 더 읽어 보기 ■

김규상. 우리나라의 청력검사 정도관리-특수건강진단기관을 중심으로. 대한청각학회지. 2009; 13: 91-107.

ISO 8253-1 2012 Acoustics-Audiometric test methods-Part 1: Basic pure-tone air and bone conduction threshold audiometry.

IEC 60645-1 2012 Electroacousitcs: Audiometric equipment-Part 1: Equipment for pure-tone audiometry.

ISO 389-1 Acoustics: Reference zero for the calibration of audiometric equipment. Part 1: Reference equivalent threshold sound pressure levels for pure tones and supra-aural earphones. 2000.

ISO 389-2 Acoustics: Reference zero for the calibration of audiometric equipment. Part 2: Reference equivalent threshold sound pressure levels for pure tones and insert phones. 1997.

ISO 389-3 Acoustics: Reference zero for the calibration of audiometric equipment. Part 3: Reference equivalent threshold force levels for pure tones and bone vibrator. 1999.

제**2**부

기본 청각검사

제6장 순음청력검사: 기도–골도검사와 차폐법
제7장 어음청각검사
제8장 임피던스청력검사와 이관기능검사

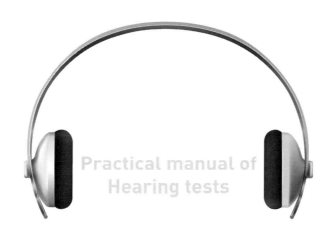

Practical manual of
Hearing tests

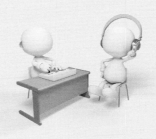

제 6장

순음청력검사:
기도-골도검사와
차폐법

한림국제대학원대학교 청각학과 이재희

순음청력검사는 청각검사 중 가장 기본이 되는 검사로 주파수별로 난청의 정도, 종류, 형태를 확인하고 경우에 따라 난청을 유발하는 병리기전을 추정할 수 있다. 순음청력역치로 평가하는 난청 정도와 종류는 난청의 치료 방법을 선택하거나 치료 효과를 판정하는 기준이 되며, 각종 장애판정 및 법적 보상의 기준으로 사용하기도 한다.

1. 검사의 개요

순음청력검사란 순음을 통해 주파수별 청력민감도(hearing sensitivity)를 평가하는 것이다. 순음청력검사의 목적은 1) 주파수 별 난청 유무를 확인하고, 2) 난청이 있다면 난청의 정도(degree), 종류(type), 형태(configuration)를 평가하여 난청의 유발 기전을 추정하는 것이다. 순음청력역치 측정 시 공기를 통해 소리를 전달하는 기도(air-conduction)청력검사와 골 진동을 통해 소리를 전달하는 골도(bone-conduction)청력검사를 모두 시행해야 한다. 청력의 경우 인간의 두개골 진동을 통해 양이 간 교차청취(cross hearing)가 가능하므로 검사 시 이러한 가능성이 판단되면 차폐(masking)를 시행하여 각 귀의 난청 정도, 종류, 형태를 올바르게 파악해야 한다.

이 장에서는 국제표준 ISO 8253-1, 국내표준 KS I ISO 8253-1에서 규정하는 청력검사 방법을 최대한 반영하여 임상 현장에서 청력검사를 시행할 수 있도록 지침을 작성하였다. 또한 난청인의 보장구 착용 후 보장구 혜택을 평가하기 위한 음장검사(sound-field test)의 방법 및 표기 방법 등을 설명하였다.

2. 검사 방법

임상에서 순음청력검사를 시행할 때는 짧은 시간 내에 정확하고 신뢰도 있는 청력역치를 측정하는 것이 중요하다(ASLHA, 2005). 검사 전 준비사항을 점검한 후 양측 귀의 기도청력역치를 측정하고 골도청력역치를 확인한다. 만약 교차청취가 의심되는 경우 기도 혹은 골도 차폐를 시행해야 한다. 보청기 및 인공와우 등의 보장구 혜택을 평가하기 위해서는 스피커를 통해 소리를 전달하는 음장검사를 시행한다.

1) 검사 전 준비사항

정확하고 신뢰도 있는 청력역치의 측정을 위해 ISO 389 시리즈(ISO 389-1, ISO 389-2, ISO 389-3, ISO 389-4, ISO 389-8)에 따른 교정(calibration)이 이루어진 청력검사기를 이용하여야 하며, IEC 60645-1, IEC 60645-2에서 명시한 구성요소가 포함된 청력검사기를 사용하여야 한다. 1년에 1회 시행하는 전기음향학적 교정(electro-acoustic calibration)을 시행하여 사용하고자 하는 변환기에 따라 청각검사기기에서 발생하는 소리가 국제표준의 기준에 적합한지를 확인하고 조절하여야 한다.

전기음향학적 교정 외에 검사 시작 전 5~10분 이상 검사기기를 예열(warm-up)한 후 매일교정(daily calibration)을 시행하여 정상청력 귀로 들었을 때 검사기기에 이상이 없는지를 확인하여야 한다(제5장 청각검사기의 정도관리 참조).

검사자는 순음청력검사를 시행하기 전 다음의 사항을 준비한다.

1. 순음청력검사 시작 전 5분 이내에 갑작스러운 큰 강도의 소음에 노출되지 않도록 검사 시작 5분 전에 피검자를 조용한 곳에 대기시킨다.
2. 이경 검사(otoscopy) 및 육안 검사를 통해 이개(pinna) 및 외이도(external ear canal)의 문제, 과도한 귀지 등이 없는지 확인한다.
3. 순음청력검사의 진행에 방해를 줄 수 있는 액세서리(머리카락, 안경, 귀걸이, 이어폰 등)를 제거한 후 검사를 진행한다. 검사자가 피검자에게 직접 변환기를 씌워 주어야 하며, 골진동기의 경우 두개골과 닿는 면적이 넓을수록 좋으므로 이개(pinna) 뒤 유양돌기(mastoid prominence) 부분에 위치시킨다.
4. 임상현장에서는 주로 두 개의 방으로 이루어진 방음실(sound-isolated room)에서 순음청력검사를 시행한다. 두 개의 방으로 이루어진 곳에서 검사를 할 경우 한 방에는 검사자가 자리하고 다른 방에는 피검자를 위치시키되, 검사자가 피검자를 잘 볼 수 있도록 한다. 한 개의 방으로 이루어진 방음실에서 검사를 진행해야 하는 경우 피검자가 검사자의 검사기기 조작이나 검사내용 기록 등을 볼 수 없도록 위치시킨다(ANSI, 1997).

5. 검사자는 피검자의 연령, 교육수준 등에 상관없이 순음청력검사의 목적 및 절차, 주의할 점 등을 잘 이해할 수 있도록 설명해 준다. 검사 시작 전 대상자에게 어느 귀에서 먼저 소리를 들을 것이고 어떤 종류의 소리를 듣게 되는지 설명한다. 대상자가 소리를 듣고 어떻게 반응해야 하는지 응답방법(버튼을 누를지, 손으로 신호할지, 소리가 들리면 누르고 들리지 않으면 멈추는 등)에 대해 설명하며, 특히 대상자의 어느 귀에서 들리든, 얼마나 작게 들리든 간에 소리가 들리면 즉시 반응하게 한다.

2) 기도청력검사의 절차

1. **검사 귀의 결정**: 양이 중 보통 청력이 좋은 귀를 먼저 검사한다. 피검자가 양 귀의 청력을 잘 모르거나 청력에 차이가 없다고 하면 오른쪽 귀부터 검사를 시행한다.

2. **출력변환기의 결정**: 귀마개헤드폰(supra-aural headphone) 혹은 삽입이어폰(insert earphone)을 사용할 수 있다. 귀마개헤드폰의 경우 피검자의 귀에 헤드폰 쿠션이 틈 없이 잘 밀착되도록 씌워 주어야 하며, 검사 도중 피검자가 스스로 헤드폰을 다시 쓰거나 위치를 바꾸지 않도록 주의를 주어야 한다. 삽입이어폰의 경우 팁을 눌러 외이도 안에 잘 위치하도록 삽입한다.

3. **검사 순서**: 순음 제시시간은 1~2초가량으로 하며, 순음 간 간격(interval)은 불규칙적이고 최소 2초 이상이 되도록 한다. 검사는 1,000 Hz에서 먼저 시작하여 옥타브 간격 주파수인 2,000, 4,000, 8,000 Hz의 순서로 고주파수 역치를 측정한 후 500, 250 Hz의 저주파수 역치를 측정한다. 검사의 신뢰도를 확인하기 위해 1,000 Hz의 역치를 재평가한다. 예전에는 옥타브 단위 주파수 간 청력 역치가 20 dB 이상 차이가 날 경우에만 반옥타브 주파수(750, 1,500, 3,000, 6,000 Hz)에서 검사를 시행하였으나, 최근에는 노인성 난청 혹은 소음성 난청의 증가 추세로 3,000 Hz, 6,000 Hz의 청력역치를 측정하는 기관이 많다.

4. **역치 확인**: 역치란 일련의 소리를 50% 탐지하는 최소강도레벨을 의미한다. 국내 표준인 KS I ISO 8253-1에서는 증감방법(bracketing method)과 증가방법(ascending method)을 이용한 역치 확인 방법을 소개하고 있다. 짧은 시간 내에 신뢰도 있는 역치 측정을 하기 위해 임상에서는 주로 10-dB-down, 5-dB-up의 수정상승법을 이용하여 주파수별 순음청력역치를 구한다.

먼저, 피검자가 충분히 들을 수 있는 강도[정상 청력을 가진 경우 보통 40 dB HL, 난청인의 경우 역치보다 약 30 dB 큰 강도이나 너무 크지 않은 강도(보통 80 dB HL 미만의 강도)]에서 소리를 제시한다. 제시한 소리를 못 들으면 들을 때까지 10 dB 간격으로 강도를 증가시킨다. 제시한 소리를 들었다고 반응하면 강도를 10 dB 작게 하고, 못 들어서 다시 반응이 없으면 강도를 5 dB 크게 한다. 이와 같은 10-dB-down, 5-dB-up의 수정상승법 과정을 반복하여 보통 4회 중 2회(50%)를 같은 강도에서 반복적으로 탐지 반응을 보이는 최소강도레벨을 청력역치로 결정한다. 3회 이상 측정한 결과 간 차이가 15 dB 이상 나는 경우에는 다시 한번 피검자에게 응답방법에 대해 설명한 후 재검사를 시행한다.

5. **청력도 표기**: 주파수별 청력역치는 ISO 8253-1, KS I ISO 8253-1에서 규정한 기호를 통해 청력도(audiogram)에 표기한다(표 6–1). 청력도에서 가로축은 소리의 주파수(단위는 Hz)를, 세로축은 소리의 강도(단위는 dB HL)를 표시한다. 차폐를 시행하기 전 우측 귀의 기도청력역치는 빨간색 ○으로 표기하며, 차폐 시행 후 우측 귀의 기도청력역치는 빨간색 △으로 표기한다. 차폐를 시행하기 전 좌측 귀의 기도청력역치는 파란색 ✕로 표기하며, 차폐 시행 후 좌측 귀의 기도청력역치는 파란색 □으로 표기한다. 주파수별 기도청력역치는 직선으로 연결하여 난청의 형태를 쉽게 파악할 수 있도록 한다. 청력측정기기의 최대출력에 해당하는 소리를 제시하였는데도 피검자가 반응이 없으면 각 기호 아래에 화살표를 붙여 반응이 없었음을 표기한다.

〈표 6–1〉 기도 및 골도 청력검사 결과 표기 기호

	우측 귀		좌측 귀	
	차폐 전	차폐 후	차폐 전	차폐 후
기도 역치 (air conduction, AC)	○	△	✕	□
기도 무응답 (AC no response)	○↙	△↘	✕	□↘
골도 역치 (bone conduction, BC)	<	⊐	>	⊏
골도 무응답 (BC no response)	↙	↓	↘	↓

출처: ISO 8253-1, KS I ISO 8253-1.

6. **주의할 점**: 청력역치 측정은 피검자가 탐지 가능한 가장 작은 소리를 찾는 것이므로 어느 귀에서 들리든지 소리가 아주 작게 들려도 반응해야 함을 이해시켜야 한다. 이명이 있는 피검자의 경우 순음과 이명을 혼동할 수 있으므로 주파수 변조음(frequency modulated tone)을 사용하여 역치를 측정할 수 있다.

3) 골도청력검사의 절차

1. **검사 귀의 결정**: 차폐를 시행하기 전 골도청력검사에서 골진동기(bone vibrator)를 왼쪽 혹은 오른쪽에 위치시켜도 실제 어느 귀가 반응한 것인지 정확히 알 수 없다. 따라서 양이 중 청력이 더 나쁜 귀를 먼저 검사하는 것이 일반적이다.

2. **출력변환기의 결정**: 청력이 나쁜 귀의 유양돌기 부위에 골진동기를 위치시켜 두개골(skull)을 진동시킨다. 경우에 따라 유양돌기가 아닌 이마(forehead)에 골진동기를 위치시킬 수 있다.

3. **검사 순서**: 골도청력검사에서는 기도청력검사와는 다르게 8,000 Hz를 제외한 나머지 주파수(250~4,000 Hz)에서만 골도청력역치를 측정한다. 기도청력검사와 마찬가지로 1,000 Hz에서 먼저 시작하여 2,000, 4,000 Hz의 고주파수 역치를 먼저 측정하고, 500, 250 Hz의 저주파수 역치를 확인한다.

4. **역치 확인**: 기도청력검사와 같이 주파수별로 10-dB-down, 5-dB-up의 수정상승법을 이용하여 일련의 소리를 50% 탐지하는 최소강도 레벨을 골도역치로 정한다.

5. **청력도 표기**: 주파수별 골도청력역치 역시 국제 표준(ISO 8253-1, KS I ISO 8253-1)에서 규정한 기호를 통해 표기한다. 〈표 6-1〉를 통해 확인할 수 있듯이 차폐 시행 전 우측 귀의 골도역치는 '<'으로 표기하며(우측 차폐 시행 후: '[') 차폐를 시행하기 전 좌측 귀의 골도역치는 '>'으로 표기한다(좌측 차폐 시행 후: ']').

6. **주의할 점**: 골진동기의 경우 최대 출력음이 낮으므로 고심도 청력손실을 측정하는 데 한계가 있다. 또한 250 Hz 이하의 저주파수 고강도음을 제시한 경우 청자가 소리로 듣기(hearing)보다는 촉각(tactile)으로 느끼고 반응할 수 있기 때문에 결과 판독 시 검사자의 세심한 주의가 필요하다. 따라서 난청의 정도가 심한 경우 250 Hz에서 골도역치 측정을 생략할 수도 있다.

4) 음장청력검사의 절차

보청기 및 인공와우 등의 보장구를 착용하는 난청인의 경우 보장구의 혜택을 측정하기 위해 음장청력검사(sound-field audiometric test)를 시행해야 한다. 음장청력검사에서는 주로 보장구를 착용하지 않은 상태의 청력역치(unaided threshold)와 보장구착용 후의 역치(aided threshold)를 비교하여 주파수별 기능이득(functional gain)을 계산한다. 보장구 착용이 의사소통에 미치는 영향을 확인하기 위해 일상 대화음 수준(conversational speech level)에서 보장구 착용 전후 어음인지능력을 비교하여 청각재활 및 상담에 활용한다(ASLHA, 1991).

국제 표준 ISO 8253-2 'Acoustics-Audiometric test methods-Part 2: Sound field audiometry with pure-tone and narrow-band test signals'와 국내 표준 KS I ISO 8253-2 '음향-청력검사방법-제2부: 순음과 협대역 검사 신호에 의한 음장 청력측정'에서는 음장검사 시 최대로 허용 가능한 배경소음 레벨, 적절한 검사환경, 청력역치측정법, 검사 시 주의할 점을 명시하고 있다. 음장청력검사의 방법은 순음청력검사의 방법과 대부분 유사하며, 자세한 검사방법은 이 책 18장에 설명되어 있어 여기서는 생략하나 다음에 주의할 점을 기술한다.

- 한쪽 귀에 보장구를 착용한 경우 비검사 귀에 귀마개를 착용하거나 비검사 귀에 차폐 소음을 제시하여 비검사 귀가 대신 들어 주는 것을 막는다. 만약 귀마개를 사용하고자 한다면 검사 시 어떤 귀마개를 사용하였는지 그 종류를 기록하도록 하고, 차폐 소음을 제시하고자 한다면 삽입이어폰으로 협대역 잡음을 제시하는 것이 좋다.
- 양 귀에 보장구를 모두 착용하고 음장청력검사를 한다면 일상생활에서의 듣기능력을 가장 잘 반영한다는 장점이 있으나 두 귀 중 좋은 귀의 반응임에 주의하여야 한다. 만약 양이에 보장구를 착용하고 있고 각 귀의 보장구 혜택을 확인하고 싶다면 한쪽 보장구를 착용하고 비검사 귀의 보장구는 뺀 채 검사를 진행하여야 한다.
- 음장청력검사 결과를 보고할 때 국제적으로 통용된 기호를 사용하여 청력도에 표기하여야 한다. 이때 국제 표준 ISO 8253-2 혹은 국내 표준 KS I ISO 8253-2에

서 명시한 기호를 사용하도록 한다(표 6-2). 보장구 착용 전, 좌측 귀와 우측 귀의 음장청력역치는 파란색 ✕와 빨간색 ○을 사용한다. 보청기 착용 전 양측 귀의 음장청력치는 B로 표기한다. 좌측 귀에만 보청기를 착용하고 음장청력역치를 측정하였다면(aided, left-monaural) ◇로 표기하고, 우측 귀에만 보청기를 착용하고 음장검사를 했다면(aided, right-monaural) ◇로 표기한다. 양측 보청기를 모두 착용하고 음장검사를 했다면(aided, binaural) ⟨B⟩로 표기한다. 즉, 보청기 착용 전 기호에 ◇을 추가로 그려 보청기 착용 후 기호로 사용한다. 위의 보장구 착용 전후 역치 차이를 통해 기능이득(functional gain)을 확인할 수 있다.

⟨표 6-2⟩ 음장청력검사 결과 표기 기호

	기호
보장구 착용 전 좌측 귀(unaided, left-monaural)	✕
보장구 착용 전 우측 귀(unaided, right-monaural)	○
보장구 착용 전 양측 귀(unaided, binaural)	B
좌측 귀에만 보장구 착용한 경우(aided, left-monaural)	◈
우측 귀에만 보장구 착용한 경우(aided, right-monaural)	◇
양측 귀 모두에 보장구 착용한 경우(aided, binaural)	⟨B⟩

출처: ISO 8253-2, KS I ISO 8253-2

3. 기도 및 골도 청력검사 차폐법

시력검사에서 우측 눈의 시력을 측정할 때 눈 가리개로 좌측 눈을 막고 우측 눈의 시력을 측정한다. 청력의 경우 인간의 두개골 진동을 통해 양이 간 교차청취가 발생할 수 있다. 예를 들어 난청이 있는 우측 귀(검사 귀)의 청력역치를 측정하기 위해 큰 강도의 순음을 우측 귀에 제시한 경우, 골진동을 통해 청력이 좋은 좌측 귀(비검사 귀)로 소리에너지가 전달되어 좌측 귀가 대신 듣고 반응할 수 있다.

기도 혹은 골도 순음청력검사 시 이러한 교차청취(cross hearing)의 가능성이 판단되면 검사 귀(test ear: TE)에 제시한 소리를 비검사 귀(non-test ear: NTE)가 대신 듣지 못하도록 차폐 소음(masking noise)를 제시하여야 한다. 실제로 차폐의 순서와 방법 은 연구자 혹은 기관마다 다양하게 적용하고 있으나(Hood, 1960; Turner, 2004a, 2004b; Yacullo, 2009) 기본 개념은 동일하다. 따라서 차폐에 대한 이해 없이 단순히 차폐 수식 만을 외워 시행하기보다는 차폐의 기본개념을 이해하는 것이 중요하다.

　모든 피검자에게 차폐를 시행해야 하는 것이 아니므로 검사자는 차폐를 언제, 어떻 게 시행해야 하는지를 숙지하고 있어야 한다. 일부 국제표준에 부합하지 않는 청각검 사기기 혹은 휴대용 청력검사기의 경우 차폐 기능이 없어 차폐 소음 제시 자체가 불가 능할 수 있다. 이와 같이 검사기의 기능에 한계가 있거나 혹은 검사자가 차폐의 개념 을 이해하지 못하여 차폐를 제대로 시행하지 못하는 경우 대상자의 양이 난청의 정도, 종류, 형태를 올바르게 파악하기 어렵다(Martin & Clark, 2014; Roeser & Clark, 2000).

1) 기도청력검사 차폐

　기도청력검사 차폐를 위해서는 이간감쇠(interaural attenuation: IA)를 이해해야 한 다. 앞에서 기술하였듯이 교차청취가 발생하면 한쪽 귀에 제시한 큰 소리가 반대쪽 귀 로 전달된다. 이때 큰 소리의 에너지가 모두 전달되는 것이 아니라 변환기에 따라 어 느 정도 소리에너지가 감소되어 반대쪽 귀로 전달된다. 이와 같이 교차청취 시 소리에 너지가 감소하는 현상 혹은 소리에너지가 감소하는 정도를 이간감쇠라 한다.

　이간감쇠(IA) 값은 변환기와 주파수마다 다르며, 개인 간 차이도 크다. 임상에서는 개인별 이간감쇠 값을 모두 측정할 수 없으므로 최소 이간감쇠 값을 이용한다. 헤드폰 을 사용할 경우 최소 이간감쇠 값인 40 dB를, 삽입이어폰의 경우 평균 60 dB를 최소 이간감쇠 값으로 적용한다. 보통 삽입이어폰의 IA는 저주파수에서 75 dB, 고주파수에 서는 50 dB라 보고되었으나 임상에서 편의를 위해 평균 수치인 60 dB를 IA 값으로 사 용한다.

• **기도청력검사 시 차폐가 필요한지 판단:** 기도청력검사에서 검사 귀(청력이 나쁜 귀, TE)에 제시한 큰 소리가 반대 측 귀로 전달되어 비검사 귀(청력이 좋은 귀, NTE)의 기도 혹은 골도로 이를 들을 수 있다면 차폐가 필요하다. 즉, 검사 귀의 기도청력

역치에서 이간감쇠를 뺀 값이 비검사 귀의 기도청력역치 혹은 골도청력역치와 같거나 큰 경우 기도청력검사 차폐가 필요하다.

〈표 6-3〉 기도 및 골도 차폐의 필요 및 최소 유효차폐레벨

	차폐가 필요한 경우	최소 유효차폐레벨
기도 차폐 검사	TE ACT − IA ≥ NTE ACT 혹은 TE ACT − IA ≥ NTE BCT	TE unmasked ACT − IA + 10(SV) (간략법으로 NTE ACT + 10(SV)을 사용 가능하나 저차폐에 주의)
골도 차폐 검사	TE ABG ≥ 15	TE unmasked BCT + 10(SV) + OE*

TE(test ear): 청력이 나쁜 검사 귀; NTE(non-test ear): 청력이 좋은 비검사 귀; ACT(air conduction threshold): 기도청력역치; BCT(bone conduction threshold): 골도청력역치; IA(interaural attenuation): 이간감쇠; SV(safety value): 안전값; ABG(air-bone gap): 기도골도역치차; OE(occlusion effect): 폐쇄값. *주파수별 OE값은 〈표 6-4〉를 참조한다.

- **최소 유효차폐레벨 결정**: 비검사 귀에 전달된 신호음보다 큰 소리를 차폐 소음으로 제시하여야 한다. 따라서 비검사 귀에 전달된 TE unmasked ACT − IA에 해당하는 소리보다 10~15 dB가량 더 큰 소리를 차폐 소음으로 제시하면서 동시에 검사 귀에는 TE ACT에 해당하는 검사 신호음을 제시한다. 이를 최소유효차폐레벨로 결정하며, 수식으로 표현하면 TE unmasked ACT − IA + 10(SV)이다(표 6-3). 학자마다 SV(safety value, 안전값)으로 10 dB 혹은 15 dB를 사용한다.
- **차폐 방법**: 순음과 유사한 주파수 특성을 보이는 협대역잡음(narrow-band noise)을 차폐 소음으로 사용한다. 비검사 귀에 귀마개헤드폰 혹은 삽입이어폰을 통해 차폐 소음을 제시하면서 검사 귀에는 검사 신호음을 제시한다. 피검자의 양측 귀에 서로 다른 종류의 소리를 제시하게 되므로 검사자는 피검자에게 "쉬~" 하는 차폐 소음을 무시하고 이제까지 들은 "삐~" 하는 검사 신호음을 듣고 반응을 해 줄 것을 설명한다.

만약 검사 귀로 신호음을 들었다면 차폐 소음의 레벨을 5 dB 또는 10 dB씩 상승시키고, 소리를 듣지 못하였다면 검사 신호음을 5 dB 또는 10 dB씩 상승시킨다. 차폐 소음을 5~10 dB씩 연속 증가시켜 15 dB 이상 증가하였음에도(최소 15 dB plateau 필요) 검사 귀에 제시한 신호음을 연속하여 모두 들었다고 반응하였다면

참 역치로 결정한다.

- **차폐 후 역치 표기**: 차폐 후 기도청력역치는 차폐 전 기도역치와 함께 기입한다. 차폐 시행 후 우측 귀의 기도청력역치는 빨간색 △, 차폐 시행 후 좌측 귀의 기도청력역치는 파란색 □으로 표기한다(표 6-1). 청력측정기기의 최대출력에 해당하는 소리를 제시하였는데도 검사 귀에서 들었다는 반응이 없으면 화살표를 붙여 반응 없음을 표기한다.

- **차폐음 범위 표기**: 검사 귀의 반응에 따라 차폐음의 범위가 함께 변화하므로 몇 dB부터 몇 dB의 차폐음을 제시하였는지 기록해야 한다. 차폐음의 최소 레벨부터 최대 레벨을 모두 적는 것이 아니라 차폐 소음을 연속 증가시켰을 때 검사 귀에서 연속 반응한 범위, 즉 15 dB plateau에 해당하는 범위를 써야 함에 주의하도록 한다. 만약 우측 귀가 청력이 나쁜 귀(검사 귀)였고 좌측 귀가 청력이 좋은 비검사 귀였다면 차폐음 범위는 실제로 차폐음을 제시한 좌측 귀의 범위란에 수치를 기입한다.

- **결과 해석**: 차폐는 비검사 귀가 소리를 대신 듣고 반응할 가능성이 있어서 시행하는 것이므로 실제로 비검사 귀가 대신 들었을 수도 있고 듣지 않았을 수도 있다. 차폐 전 기도역치가 비검사 귀가 대신 듣고 반응한 것이었다면 차폐 후 검사 귀의 기도역치는 더 증가할 것이다. 반대로 차폐 전 기도역치가 검사 귀의 참반응이었다면 차폐 전후 역치의 차이가 10 dB 이하일 것이다. 따라서 검사자는 차폐 전후 측정된 기도역치의 변화에 따라 난청의 정도가 바뀔 수 있음을 숙지하여야 한다.

- **주의할 점**: 비검사 귀에 차폐음을 제시하였으나 너무 저강도였다면 차폐를 시행하였더라도 검사 귀에 제시한 소리를 여전히 비검사 귀가 듣고 대신 반응할 수 있다. 이러한 경우 저차폐(undermasking)가 발생하였다고 한다. 반대로 너무 고강도의 차폐음을 비검사 귀에 제시한 경우 그 소리가 비검사 귀에서 검사 귀로 전달되어 검사 귀가 신호음을 듣는 것을 방해할 수 있다. 이러한 경우 과차폐(overmasking)가 발생하였다고 한다. 위에서 설명한 저차폐 혹은 과차폐가 발생하면 차폐 소음을 주었다 하더라도 검사 귀의 참 역치를 제대로 구할 수 없다. 따라서 최종 차폐음 범위를 살펴보고 저차폐 혹은 과차폐가 발생하지 않았는지 확인해야 한다.

2) 골도청력검사 차폐

좌측 귀의 골도청력검사를 위해 좌측 유양돌기에 골진동기를 위치시키고 소리를 제시하면 좌측 내이뿐 아니라 우측 내이에도 소리에너지가 전달된다. 다시 말해, 어느 쪽 귀에 골진동기를 위치시키든 상관없이 양이에 모두 소리가 전달되므로 골도검사 시 이간감쇠 값으로 0 dB을 적용한다.

- **골도 차폐가 필요한지 판단**: 검사 귀의 기도와 골도 청력역치 차이가 15 dB이면 검사 귀의 반응인지 비검사 귀가 대신 들은 반응인지 알 수 없으므로 비검사 귀를 차폐하여야 한다(표 6-3). 즉, 골도 차폐를 통해 검사 귀의 골도역치가 검사 귀의 참 역치인지 아닌지를 확인한다.
- **최소 유효차폐레벨 결정**: 골진동기를 사용할 경우 이간감쇠가 없으므로(IA=0) 기도청력검사와 다른 방법으로 차폐를 실시해야 한다. 골도 차폐를 위해 비검사 귀에 차폐음을 제시하기 위해 헤드폰이나 삽입이어폰을 착용하게 한다. 이와 같이 헤드폰 혹은 삽입이어폰으로 외이도를 막을 경우 저주파수 소리가 더 잘 들리는 현상인 폐쇄효과(occlusion effect: OE)가 발생한다(Dean & Martin, 2000; Yacullo, 2009). 더 잘 들리게 된 값만큼 차폐 소음의 강도를 더 크게 하여 최소 유효차폐레벨을 구하며, 이를 수식으로 표현하면 TE unmasked BCT + 10(SV) + OE이다(표 6-3, 표 6-4).

〈표 6-4〉 **주파수별 폐쇄효과 값(Yacullo, 2009)**

	250 Hz	500 Hz	1,000 Hz	2,000 Hz	4,000 Hz
헤드폰	30	20	10	0	0
삽입이어폰	10	10	0	0	0

- **차폐 방법**: 기도청력검사 차폐와 마찬가지로 골도 차폐를 위해 협대역잡음을 차폐 소음으로 사용한다. 위에서 설명하였듯이 비검사 귀에 귀마개헤드폰 혹은 삽입이어폰을 착용하여 (기도로) 차폐 소음을 제시하고, 검사 귀에 골진동기를 착용하여 (골도로) 검사 신호음을 제시한다. [그림 6-1]은 골도 차폐를 위해 골진동기

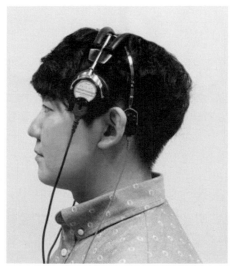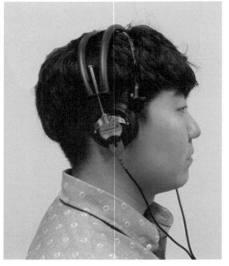

[그림 6-1] 골도 차폐를 위해 골진동기(왼쪽 귀)와 헤드폰(오른쪽 귀)을 함께 착용한 예시

(왼쪽 귀에 검사 신호음)와 헤드폰(오른쪽 귀에 차폐 소음)을 함께 착용한 모습이다.

골도청력검사 차폐 시 헤드폰과 골진동기를 함께 착용하여야 하므로 대상자가 불편할 수 있음을 미리 알려 주는 것이 좋다. 피검자에게 "쉬~" 하는 차폐 소음은 무시하고 이제까지 들은 "삐~" 하는 검사 신호음을 듣고 반응을 해 줄 것을 설명한다. 검사 귀에서 소리를 들었다면 차폐 소음의 레벨을 5 dB 또는 10 dB씩 상승시키며, 검사 귀에 제시한 소리를 듣지 못하였다면 검사 신호음을 5 dB 또는 10 dB씩 상승시킨다. 기도 차폐와 마찬가지로 차폐 소음을 5~10 dB씩 연속 증가시켜 15 dB 이상 증가하였는데도(최소 15 dB plateau 필요) 검사 귀에 제시한 신호음을 연속하여 모두 들었다고 반응하였다면 참 역치로 결정한다.

• **차폐 후 역치 표기**: 차폐 후 골도역치는 차폐 전 골도역치와 함께 기입한다. 차폐 시행 후 우측 귀의 골도 역치는 '[', 차폐 후 좌측 귀의 골도역치는 ']'로 표기한다 (표 6-1). 검사기기의 최대출력에 해당하는 소리를 제시하였는데도 참 역치를 구하지 못하였다면 기호 아래에 화살표를 붙여 반응 없음을 표기한다.

• **차폐음 범위 표기**: 기도 차폐와 유사하게 골도 차폐 후 골도 차폐음의 범위를 표기하도록 한다. 만약 좌측 귀가 검사 귀였고 우측 귀가 비검사 귀였다면 차폐 소음을 제시한 우측 귀의 범위란에 제시한 차폐음의 범위를 기록한다. 차폐음의 최소

레벨부터 최대 레벨을 모두 적는 것이 아니라 차폐 소음을 연속 증가시켰을 때
검사 귀에서 연속 반응한 범위, 즉 15 dB plateau에 해당하는 범위를 써야 함에
주의하도록 한다.

- **결과 해석:** 기도차폐의 경우 차폐 전후 측정된 역치 변화에 따라 난청의 정도가
바뀔 수 있다고 설명하였다. 골도차폐에서는 차폐 전후 측정된 골도역치 변화에
따라 난청의 종류가 바뀔 수 있다.
- **주의할 점:** 골도청력검사 시 8,000 Hz에서 역치를 구하지 않으므로 차폐 또한 시
행하지 않는다. 기도 차폐와 마찬가지로 골도 차폐 시 저차폐(undermasking) 혹
은 과차폐(overmasking)가 발생하지 않았는지 확인해야 한다. 특히 양이 모두 전
음성 난청을 가진 경우 헤드폰 사용 시 과차폐의 가능성이 있으므로 이러한 경우
삽입이어폰을 사용하거나 고막운동성 검사 결과를 참고하는 등의 방법으로 차폐
딜레마를 해결할 수 있다.

4. 검사 결과의 해석

1) 기도청력검사 결과의 해석

250~8,000 Hz 범위의 주파수별 기도청력역치 중 어음의 주파수에 해당하는 500,
1,000, 2,000 Hz의 세 개 주파수의 기도청력역치를 평균하여(삼분법) 난청의 정도를
평가한다. 〈표 6-5〉는 삼분법을 통한 순음역치평균(puretone threshold average: PTA)
에 따라 난청 정도를 분류한 것(ANSI, 2010)을 보여 준다. 최근의 추세로는 25 dB HL
이 아닌 15 dB HL을 기준으로 정상 청력을 분류하고 있다(Martin & Champlin, 2000).
앞에서 소개한 삼분법(500, 1,000, 2,000 Hz의 PTA) 외에 검사의 목적에 따라 사분법
혹은 육분법 등을 이용하여 순음역치평균을 판단하기도 한다. 난청의 형태(shape,
configuration)의 경우 형태를 정의하거나 분류하는 기준이 학자마다 조금씩 다르나
보편적으로 사용하는 난청 형태에 대한 기준은 〈표 6-6〉과 같다(Schlauch & Nelson,
2009).

〈표 6-5〉 순음역치평균을 기준으로 한 난청의 정도 분류(ANSI, 2010)

난청 정도	순음역치평균
정상(normal)	15 dB HL 이하
미도(slight)	16~25 dB HL
경도(mild)	26~40 dB HL
중도(moderate)	41~55 dB HL
중고도(moderately severe)	56~70 dB HL
고도(severe)	71~90 dB HL
심도(profound)	91 dB HL 이상

〈표 6-6〉 난청의 형태별 기준

난청 형태	분류 기준
수평형(Flat)	옥타브 단위의 주파수 간 역치가 5 dB 이내로 주파수 간 난청의 정도가 비슷한 형태
경사형(Gradually Falling)	고주파수로 갈수록 옥타브 단위의 주파수 간에 5~12 dB씩 청력이 떨어지는 형태
급경사형(Sharply Falling)	고주파수로 갈수록 옥타브 단위의 주파수 간에 15~20 dB씩 청력이 떨어지는 형태
고음급추형 (Precipitously Falling)	저주파수에서는 수평형 혹은 경사형의 난청 형태를 보이다가 고주파수로 갈수록 옥타브 단위의 주파수 간에 25 dB 이상 청력이 급격하게 떨어지는 형태
역경사형(Rising)	고주파수로 갈수록 청력이 떨어지는 경사형 난청과 반대로 고주파수에 비해 저주파수로 갈수록 청력이 떨어지는 형태
산형(Peaked or saucer)	중주파수에 비해 500 Hz의 저주파수와 4,000 Hz의 고주파수에서 20 dB 이상 더 떨어지는 청력손실을 보임
접시형(Trough)	저주파수와 고주파수에 비해 1,000~2,000 Hz의 중주파수에서 20 dB 이상 더 떨어지는 청력손실을 보임
톱니형(Notched)	특정 주파수에서 20 dB 이상 급격하게 청력이 나빠졌다가 회복되는 형태(참고: 특히 소음성 난청에서 주로 볼 수 있음. 3,000~6,000 Hz에서 청력이 떨어졌다가 8,000 Hz의 청력이 좋아지는 형태)

출처: Schlauch & Nelson(2009).

2) 골도청력검사 결과의 해석

골도청력검사에서는 외이와 중이의 소리 전달 기관을 거치지 않고 두개골 내 내이를 직접 자극한다. 골도검사와 달리 기도청력검사에서는 외이, 중이, 내이의 소리 전달 과정을 모두 거치게 되므로 두 검사 결과를 비교하여 난청의 종류를 확인한다. [그림 6-2]에서 A, B, C, D의 순서대로 정상 청력, 전음성 난청, 감각신경성 난청, 혼합성 난청의 청력 예시를 보여 준다. [그림 6-2 A]는 주파수별 기도역치와 골도역치가 15 dB 이하인 양이 모두 정상 청력인 예시를 보여 준다. [그림 6-2 B]는 우측 귀는 정상 청

A: 정상 청력

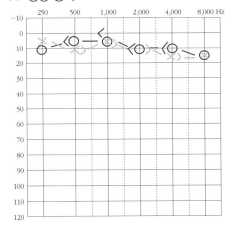

C: 좌측 감각신경성 난청

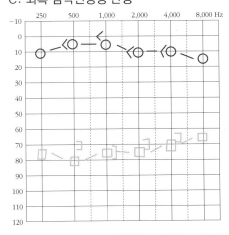

B: 좌측 전음성 난청

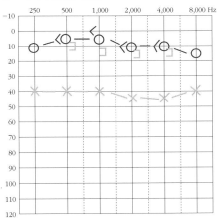

D: 좌측 혼합성 난청

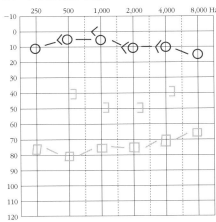

[그림 6-2] 기도 및 골도 청력역치에 따른 네 가지 난청 종류

력, 좌측 귀의 골도역치는 정상이나 기도역치는 비정상이고 기도골도역치차(air-bone gap, ABG)가 10 dB을 초과한(ABG > 10 dB) 외이나 중이의 기능에 이상이 있는 전음성 난청(conductive hearing loss)의 예시이다. [그림 6-2 C]는 우측 귀는 정상 청력, 좌측 귀의 기도와 골도 역치가 모두 비정상이고 기도골도역치차가 10 dB 이하인(ABG ≤ 10 dB) 좌측 귀의 내이 혹은 그 이후 청신경 및 중추신경계에 이상이 있는 감각신경성 난청(sensorineural hearing loss: SNHL)의 예시이다. 마지막으로 [그림 6-2 D]는 우측 귀는 정상 청력, 좌측 귀의 기도역치와 골도역치가 모두 비정상이며 골도역치에 비해 기도역치가 더 떨어지는(ABG > 10 dB) 혼합성 난청(mixed hearing loss)의 예시를 보여 준다. 다시 말해, 혼합성 난청은 전음성 난청 요소와 감각신경성 난청 요소가 혼합되어 나타난 난청 종류를 의미한다.

3) 음장청력검사 결과의 해석

보장구 착용 전 주파수별 청력역치(unaided threshold)와 보장구 착용 후의 역치(aided threshold)를 비교하여 주파수별 기능이득(functional gain)을 계산할 수 있다. 보청기 및 인공와우 등의 보장구 혜택을 측정하기 위해 기능이득(functional gain)을 확인하는 것 외에 일상 의사소통 능력이 얼마나 개선되었는지를 측정하는 것이 중요하다. 이를 위해 일상 대화음 레벨에 해당하는 45 dB HL(귀마개헤드폰의 경우 한국어는 68 dB SPL, 영어는 65 dB SPL에 해당)에서 단어 혹은 문장을 제시하여 단어인지도(word recognition score: WRS) 혹은 문장인지도(sentence recognition score: SRS)를 비교한다(18장 참조).

예를 들어, 70 dB HL의 수평형 감각신경성 난청을 가진 난청인에게 일상 대화음 레벨인 45 dB HL에서 단어인지도와 문장인지도를 측정하면 보청기 없이는 매우 저조한 인지도를 보일 것을 예상할 수 있다. 이는 보청기 없이 의사소통이 어렵다는 것을 객관적 수치로 보여 주는 것이다. 이 피검자에게 35 dB의 이득을 제공하는 보청기를 착용시키고 동일 레벨(45 dB HL)에서 인지도를 측정하면 보청기 착용 전보다 착용 시 어음인지도가 더 개선될 것을 기대할 수 있다. 이와 같이 동일 레벨에서 측정한 결과를 객관적 수치로 제시하면 난청인 본인 혹은 보호자에게 보장구 적합 효과를 확인시키거나 상담을 할 때 보다 유용하게 사용할 수 있다.

5. 맺음말

이 장에서는 기도 및 골도 순음청력검사, 음장청력검사의 방법, 기도 및 골도 차폐 절차, 검사 결과의 해석 등에 대해 알아보았다. 순음청력검사는 난청인의 청능평가 및 청각재활에 중요한 기초 자료가 되므로 검사 결과에 영향을 줄 수 있는 모든 요소에 주의를 기울여야 한다. 국제표준에 부합하는 청력검사 환경, 교정된 검사기기의 사용, 숙련된 검사자, 피검자의 이해, 이 네 가지 요소는 순음청력검사 결과의 정확도 및 신뢰도에 큰 영향을 미친다. 피검자의 청력상태를 보다 신뢰성 있고 효율적으로 평가하기 위해 검사자는 순음청력검사에 대해 체계적인 지식을 갖추고 임상 실습 및 훈련을 받아 숙련된 기술을 가지고 있어야 한다. 검사 시 청력검사 결과 해석에 영향을 미칠 수 있는 요소들에 주의를 기울여 올바르게 결과를 해석할 수 있도록 해야 한다.

CASE 1: 54세 남성 난청 환자

다음과 같은 청력도를 보였다면 양이의 난청 형태와 종류는?

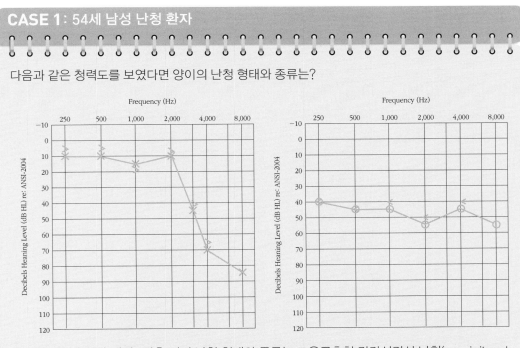

순음청력검사 결과 해석: 좌측 귀의 난청 형태와 종류는 고음급추형 감각신경성 난청(precipitously falling sensorineural hearing loss)이며, 우측 귀의 경우 수평형 감각신경성 난청(flat sensori-neural hearing loss)이다.

CASE 2: 35세 남성 난청 환자

다음과 같은 청력도를 보였다면 양이의 난청 형태와 종류는?

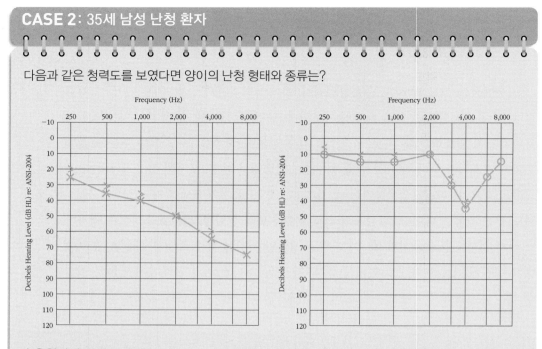

순음청력검사 결과 해석: 좌측 귀의 난청 형태와 종류는 경사형 감각신경성 난청(gradually falling sensorineural hearing loss)이며, 우측 귀의 경우 톱니형/노치형 감각신경성 난청(notched sensorineural hearing loss)이다.

CASE 3: 30세 여성 난청 환자

다음과 같은 청력도를 보였다면 양이의 난청 정도, 형태, 종류는?

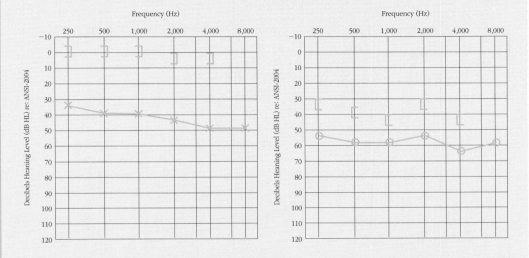

순음청력검사 결과 해석: 좌측 귀의 난청 정도, 형태, 종류는 중도의 수평형 전음성 난청(moderate, flat, conductive hearing loss)이며, 우측 귀의 경우 중고도의 수평형 혼합성 난청(moderately severe, flat, mixed hearing loss)이다.

■ 더 읽어 보기 ■

김규상, 김진숙, 김형종, 방정화, 이경원, 이재희, 이정학, 이호기, 이효정, 임덕환, 장현숙, 조수진, 최철희, 한우재. 청각학개론 (1st ed.). 서울: 학지사. 2014.

이정학, 이경원, 이재희, 방정화. 청각학용어집(1st ed.). 서울: 학지사. 2014.

KS I IEC 60645-1. 전기음향. 청력검사 장비. 제1부: 순음 청력검사를 위한 장비. 2012.

KS I IEC 60645-2. 오디오미터. 제2부: 어음 청각검사용 기기. 2012.

KS I ISO 8253-1. 음향. 청력검사방법. 제1부: 기본 순음 공기 및 골전도 청력 역치 측정. 2014.

KS I ISO 8253-2. 음향. 청력검사방법. 제2부: 순음과 협대역 검사 신호에 의한 음장 청력측정. 2014.

American Speech-Language-Hearing Association. Pure-tone threshold audiometry [Guidelines]. Available from www.asha.org/policy. 2005.

American Speech-Language-Hearing Association. Sound-field Measurement Tutorial. ASHA, 33(suppl. 3), 25-37. 1991.

ANSI S3.6. American National Standard specification for audiometers. New York; American National Standards Institute, Inc. 2010.

ANSI S3.21. American National Standard Method for Manual Pure-Tone Threshold Audiometry New York; American National Standards Institute, Inc. 1997.

제 **7** 장

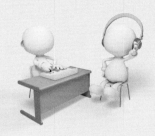

어음청각검사

한림국제대학원대학교 청각학과 이정학

어음청각검사(speech audiometry)는 말소리, 즉 어음을 이용하여 일상생활에서의 의사소통능력을 측정하는 검사로서 순음청력검사와 더불어 가장 기본적으로 사용하는 청각검사이다. 어음을 이용한 청력검사가 1920년대 중반 처음으로 개발된 이래 제2차 세계대전 이후 청력이 손상된 군인들의 재활을 위하여 미국 재향병원을 중심으로 보다 체계적인 어음청각검사 방법들이 개발되었다(McArdle & Hnath-Chisolm, 2009). 어음을 이용한 청각검사는 순음을 이용한 청각검사보다 의사소통능력을 평가하고 예측하기에 더 적절하며, 유소아의 경우 순음보다 어음을 사용하는 것이 청력역치검사에서 성공 확률이 더 높을 수도 있다(이정학, 2016). 최근 인구의 고령화로 난청인구가 증가하면서 보청기 적합 또는 인공와우이식수술 후의 재활에 대한 관심이 커지고 있다. 이러한 보장구 착용 후 종합적인 청각재활효과를 판단하기 위해서는 순음청력검사와 더불어 반드시 어음청각검사를 보완적으로 시행하여야 한다. 어음청각검사 결과는 기본적인 어음인지능력뿐만아니라 검사-재검사를 통하여 이과적 치료효과, 보청기, 인공와우(cochlear implant) 등 청각보조장치의 착용 효과, 청능훈련의 평가 및 중추청각장애(central auditory processing disorder: CAPD)를 평가하는 데도 유용하다(한우재 & 방정화, 2013; 이정학 외, 2010).

1. 어음청각검사의 개요

어음청각검사(speech audiometry)는 주로 단음절, 이음절, 문장 등을 이용하여 청력역치 및 어음인지도를 측정하는 데 사용한다. 이러한 어음청각검사를 통해서 어느 정도 신뢰성과 동질성이 있는 객관적인 평가결과를 얻기 위하여 검사어표와 검사절차의 표준화가 필요하다. 이러한 표준화를 위해서는 공업규격에 맞는 어음청각검사기, 방음실, 녹음방식 등을 사용하여야 한다. 대부분의 선진국에서는 국제표준화기구(International Organization for Standardization: ISO)에서 권장하는 어음청각검사 도구의 개발 절차(ISO 8253-3, 1996)를 따라서 자국의 어음표를 개발하였다. 그리고 신뢰도를 구축하여 국가표준(national standard) 또는 지침(guideline)을 확립하여 임상에서 사용할 것을 권장하고 있다. 우리나라에서도 국가기술표준원 주관 연구과제(총괄 책임자:

이정학)로 5개 대학교의 청각학 전공 교수팀과 6개 대학병원의 이비인후과 교수팀이 협력하여 기존의 연구결과(함태영, 1962, 1986; 변성완 외, 2007)와 후속 연구결과(김진숙 외, 2008a, 2008b; 장현숙 외, 2008a, 2008b; 조수진 외, 2008a, 2008b)를 바탕으로 어음청각 검사도구를 개발하였다. 이 연구 결과는 국가표준(KS I ISO 8253-3, 2009)과 『어음청각 검사 전문가지침서』(이정학 외, 2010)에 자세히 수록되어 있으며, 일부 내용은 개정된 국제표준(ISO 8253-3, 2012)에 등록되어 있다. 이러한 기본적인 어음청각검사도구는 주로 조용한 환경에서 측정하도록 개발되어 있는데, 실제 일상생활에서의 대화는 대부분 소음이 있는 환경에서 이루어지고 있다. 따라서 조용한 환경에서의 어음청각검사는 진단적 측면에서 중요하지만 재활적 측면에서는 소음 하 어음청각검사 결과가 실질적인 의사소통능력에 대한 더 많은 정보를 제공할 수 있다.

1) 용어의 정의

어음청각검사에서 사용하는 대표적인 용어에 대한 정의를 어음청각검사에 대한 국가표준(KS I ISO 8253-3, 2009)과 국제표준(ISO 8253-3, 2012)을 중심으로 살펴보겠다.

• 어음인지도(speech recognition score)

피검자, 명시한 어음신호, 신호제시방법 및 듣기 편안한 어음레벨에서 올바르게 인지하거나 점수를 산출할 수 있는 항목의 비율. 예전에는 '어음명료도(speech discrimination score)'라고 불리었으며, 대표적 어음인지도는 단어인지도(word recognition score)와 문장인지도(sentence recognition score)를 포함한다.

• 어음인지역치레벨(speech recognition threshold level)

피검자, 명시한 어음신호 및 신호제시방법에 대해 어음인지도가 50%와 상응하는 최저어음레벨. 어음인지역치는 예전에는 '어음청취역치(speech reception threshold)'라고 불리었다.

• 기준어음인지역치레벨(reference speech recognition threshold level)

명시한 어음신호 및 신호제시방법, 적절한 검사자료에 대해 충분히 많은 수의 정상적인 청력을 가진 18~25세 남녀 피검자의 어음인지역치레벨의 중간값(median value)을 의미한다. 기준어음인지역치레벨은 어음청각검사의 기준음압(reference sound pressure level for speech audiometry), 즉 0 dB HL에 해당하는 값이다.

• 어음탐지역치레벨(speech detection threshold level)

피검자, 명시한 어음신호 및 신호제시방법에 대해 시도횟수의 특정 백분율, 보통 50%에서 탐지(이해가 아님)되는 레벨. 어음탐지역치는 예전에는 '어음인식역치(speech awareness threshold)'라고 불리었다.

2) 검사 장비

(1) 어음청각검사기

초기의 어음청각검사기는 순음청력검사기와 분리되어 있었으나 현대식 검사장비는 통합하여 사용한다. 측정범위는 보통 120 dB(−10~110 dB HL)이며 CD 음원의 사용을 권장하지만 육성으로 검사할 경우에는 검사자가 VU 미터의 사용에 익숙하여야 한다.

(2) 어음청각검사기의 기준음압

어음청각검사용 기기에 대한 국가표준(KS C IEC 60645-2, 2010)에 의하면 검사실에서 주로 사용하고 있는 TDH 49 귀마개헤드폰(supra aural headphone)에 대한 0 dB HL의 한국어 기준음압을 14 dB SPL로 규정하였다. 이는 영어 기준음압(20 dB SPL)보다는 일본어 기준음압(14 dB SPL)과 유사할 것으로 판단하였기 때문이었다. 하지만 한국표준 이음절어표(KS I ISO 8253-3, 2009)가 개발되고 국제표준에서 권장하는 절차에 따라 측정한 한국어 기준어음인지역치레벨이 23 dB SPL로 보고(Han et al., 2011; 이정학 & 김진숙, 2014)되어, 국제표준(ISO 8253-3, 2012)에 등록되었다. 따라서 현재 관련 국가표준(KS C IEC 60645-2, 2010)도 23 dB SPL로 개정이 진행 중이다.

2. 어음청각검사의 종류와 방법

모든 어음청각검사는 시작하기 전에 먼저 각 검사의 어음자극을 적절한 강도로 제시하기 위하여 교정(calibration)을 실시한다. 일반적으로 교정은 CD와 연결된 청력검사기(audiometer)를 외부모드(external mode)로 지정하고 50 dB HL로 맞춘다. 그런 다음 각 CD 음원의 트랙 1을 사용하여 1,000 Hz 교정음을 제시하고 VU 미터를 '0'에 맞도록 조절해야 한다. 이 단원에서는 어음청각검사 방법을 조용한 환경에서의 어음청각검사와 소음 하 어음청각검사로 구분하여 설명하겠다.

1) 조용한 환경에서의 어음청각검사

임상에서 기본적으로 사용하는 조용한 환경에서의 어음청각검사는 어음인지역치, 단어인지도 및 문장인지도를 포함한다. 이 장에서는 국가표준(KS I ISO 8253-3, 2009)으로 개발되었고 국제표준(ISO 8253-3, 2012)에 등록된 방법에 기반하여 검사법을 설명한다. 이 표준에서 사용하는 어음목록과 CD 음원, 지시사항 등은 피검자의 연령대(13세 이상 일반인, 6~12세 학령기아동, 3~5세 학령전기아동)에 따라서 선택하는 것이 중요하다. 특히 피검자의 생활연령보다는 언어발달연령을 고려해서 선택해야 더 정확한 측정이 될 것이다. 여기서는 검사 시 중요한 사항을 간략하게 설명하며, 보다 구체적인 방법은 상기한 국가표준과 국제표준 및 『어음청각검사 전문가지침서』(이정학 외, 2010)에 기술되어 있다.

(1) 어음인지역치

어음인지역치 검사는 어음인지역치레벨을 측정하는 폐쇄형응답검사(closed-set test)로 순음역치평균(pure tone threshold average: PTA)과의 일치 여부에 근거하여 순음청력검사로 측정된 청력역치의 신뢰도(reliability)를 확인하고자 한다. 또한 단어인지도 혹은 문장인지도 검사의 기초 자료로 사용한다. 어음인지역치를 검사하는 절차는 다음과 같다.

• 이음절어 목록의 선택

주로 일상생활에서 친숙하게 사용되는 이음절어(bisyllabic words)로써 친숙성(familiarity), 음소 간의 비유사성(phonetic dissimilarity), 어음의 대표성(normal sampling of speech sounds) 및 단어 간 가청범위(난이도)의 동질성(homogeneity with respect to audibility) 등의 선정기준(Hudgins et al., 1947)과 기존의 연구결과(함태영, 1962, 1986; 변성완 외, 2007) 및 국제표준 절차(ISO 8253-3, 2012)에 근거하여 이음절어표(Korean standard-bisyllabic word lists, KS-BWL)를 개발하였다(조수진 외, 2008a, 2008b; KS I ISO 8253-3, 2009; 이정학 외, 2010). 이음절어 목록(bisyllabic word list: BWL)은 각 연령대에 따라서 일반용(KS-BWL for adults: KS-BWL-A), 학령기용(KS-BWL for school children: KS-BWL-S) 및 학령전기용(KS-BWL for preschoolers: KS-BWL-P)으로 구성되어 있다. KS-BWL-A는 각 12개 단어로 구성된 3개의 목록(표 7-1)을, KS-BWL-S는 각 12개 단어로 구성된 2개의 목록(표 7-2)을 포함하고 있으며 목록 간 음소별 빈도수와 난이도는 통계적으로 유의한 차이가 없다(조수진 외, 2008a, 2008b). KS-BWL-P는 총 12개 단어로 구성되어 있으며, 각 단어에 대한 그림도 포함되어 있다(그림 7-1).

〈표 7-1〉 한국표준 일반용 이음절어표(KS-BWL-A)

KS-BWL-A1	편지	달걀	시간	육군	신발	땅콩	안개	마음	허리	욕심	노래	저녁
KS-BWL-A2	사람	토끼	병원	등대	논밭	과일	송곳	딸기	문제	나무	극장	가위
KS-BWL-A3	그림	아들	팥죽	동생	목표	냄새	바다	자연	접시	권투	방석	느낌

〈표 7-2〉 한국표준 학령기용 이음절어표(KS-BWL-S)

KS-BWL-S1	날개	창문	동생	약국	호박	자연	거울	토끼	회사	노래	신발	딸기
KS-BWL-S2	나무	참새	달걀	우산	학교	장갑	그림	풍선	전화	병원	과일	땅콩

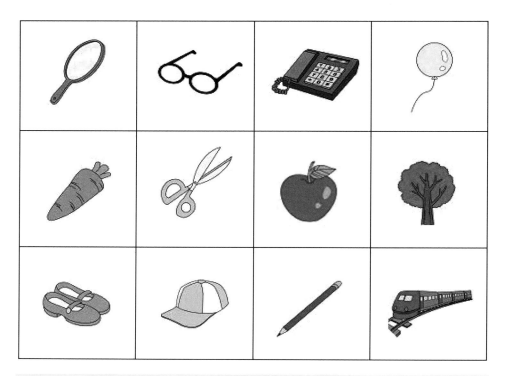

[그림 7-1] 한국표준 학령전기용 이음절어표(KS-BWL-P) 그림판

(정답: 거울, 안경, 전화, 풍선, 당근, 가위, 사과, 나무, 신발, 모자, 연필, 기차).

1. 친숙화 과정

어음인지역치 검사는 친숙화 단계부터 시작한다. 이를 위해 각 연령대에 맞는 단어를 선정하여 피검자의 순음역치평균보다 보통 30~40 dB 더 높은 레벨 혹은 쾌적수준 (most comfortable loudness level: MCL)에서 들려주며 검사어음에 친숙해질 수 있도록 한다. 만약 모르거나 틀린 단어는 표시하고, 다시 확인할 수 있도록 한다. 학령기 및 학령전기 아동의 경우 검사의 신뢰도를 높이기 위해서 가능하면 제1검사자와 제2검사자가 함께 검사를 시행할 수 있도록 하며, 언어발달 단계에 따라 그림판을 활용할 수 있다.

2. 지시사항

검사단계에서는 피검자가 지시사항을 정확하게 이해할 수 있도록 전달해야 한다. 각 연령에 따라 지시사항을 변경하여 피검자가 충분히 이해할 수 있도록 한다. 연령대에 따른 지시사항의 예는 『어음청각검사 전문가지침서』(이정학 외, 2010)에 수록되어 있다.

3. 어음인지역치 결정

역치를 결정하기 위해서 일반적으로 청력이 좋은 쪽 귀를 먼저 검사한다. 먼저 순음
역치평균(500, 1,000, 2,000 Hz)보다 30 dB 더 높은 레벨에서 10개 이상의 단어를 들
려주어 정반응률이 50%를 초과하도록 한다. 그다음에는 50% 이하를 들을 때까지
20 dB 단위로 하강하여 정확하게 50%에 상응하는 레벨(예: 12개 단어 중 6개 또는
10개 단어 중 5개 등)을 찾는다. 정확히 50%가 나오면 그 레벨이 역치이고, 50% 미만
일 경우 50% 초과 레벨 중 가장 낮은 레벨과 50% 미만 레벨에 근거한 선형보간(linear
interpolation)법으로 50% 레벨을 구하고, 필요시 반올림한다. 가능하면 틀린 단어는
표시하거나 기록한다(사례 참조).

또 다른 방법으로 5개 단어 중 3개(60%) 혹은 3개 단어 중 2개(67%)를 맞히는 레벨
을 역치로 결정하기도 한다. 이를 위해 순음역치평균보다 20~25 dB HL에서 검사를
시작하여 피검자가 정확히 따라 말하면 10 dB 단위로 검사 강도를 줄여 가고, 틀리거
나 못 들으면 다시 맞힐 때까지 5 dB 단위로 올려 주면서 역치를 구하는 수정상승법을
주로 사용한다.

학령전기아동의 경우 반응이 느리면 검사어음을 충분히 듣고 그림을 지적할 수 있
도록 반응시간을 조절할 수 있다. 하지만 집중력과 검사 성공률을 높이기 위해서 전체
적으로 가능한 짧은 시간 내에 검사를 시행하도록 한다.

(2) 단어인지도(word recognition score: WRS)

단어인지도는 의사소통 장애의 정도, 청력손실 병변부위에 대한 정보, 보청기의
선택, 청능재활의 평가와 계획, 중추청각처리장애 판별 및 재활 등에 필요한 정보
를 제공한다. 이러한 단어인지도 검사를 위해서 개발된 단음절어표(Korean standard-
monosyllabic word list: KS-MWL)는 기존 목록(함태영, 1962, 1986)의 장점을 유지하면서
현대의 일상회화체 음소를 대표하고, 시대의 흐름에 뒤떨어지지 않으면서도 친숙한 단
음절어를 중심으로 목록 간 동질성을 확보하였다(김진숙 외, 2008a, 2008b; KS I ISO 8253-
3, 2009; 이정학 외, 2010). 한국어의 특성 및 연령을 고려하여 일반용, 학령기용 및 학령
전기용으로 구분되어 있고, CD 음원과 학령전기용 아동을 위한 그림도 포함하고 있다.

• **단음절어 목록의 선택**

단어인지도 검사를 위한 단음절어 목록은 피검자의 연령대와 배경정보를 고려하여 선택하여야 한다. 단어목록은 다음과 같이 구성되어 있다.

일반용 단음절어표(KS-MWL-A)는 4개의 목록을 포함하며 각 목록은 50개의 단음절어로 구성되어 있다(표 7-3). 목록별로 상황에 따라서 신속한 임상적 사용이 용이하도록 1~10항목, 1~25항목, 1~50항목으로 검사할 때 변수가 최소화되도록 10, 25, 50개 단어의 음소균형과 동질성을 조절하였다. 단어인지도 검사는 50개의 단어를 모두 사용하는 것이 좋으나 25개 항목까지 검사하는 동안 틀린 수가 2개 이하이면 25개에서 검사를 종료할 수 있다. 또한 권장하지는 않으나 아주 간단한 검사가 요구되고, 틀린 개수가 10개까지 1개 이하일 때는 10개의 목록을 사용할 수 있도록 항목 간 신뢰도를 확보하였다. 각 단음절어표는 남성과 여성 화자에 의해 녹음된 CD 음원이 있으며 1,000 Hz의 보정음(calibration tone)을 포함하여 9개의 트랙으로 구성되어 있다.

⟨표 7-3⟩ 한국표준 단음절어표 – 일반용(KS-MWL-A)

	목록1(A1)		목록2(A2)		목록3(A3)		목록4(A4)	
1	귀	벌	난	미	국	틀	산	배
2	남	추	위	솔	마	나	두	솜
3	해	만	죽	벼	봄	곳	공	화
4	밀	죄	더	담	이	운	말	절
5	옷	일	값	처	농	덤	넛	뇌
6	잔	구	모	강	학	주	방	귤
7	댁	삼	금	띠	들	침	힘	여
8	겹	도	효	전	간	억	야	칼
9	시	알	성	늘	컵	후	짐	씨
10	병	꽃	빛	양	새	당	그	돈
11	소	연	서	회	등	매	차	엿
12	점	달	날	겹	개	신	읍	꿀
13	키	혀	깨	인	징	뼈	수	막
14	앞	녹	잠	답	손	낫	돌	비
15	무	김	표	노	유	교	넷	궁
16	논	약	눈	불	밤	발	검	단

2. 어음청각검사의 종류와 방법 **125**

17	자	덕	길	목	예	저	놀	요
18	글	조	코	계	십	굴	한	빵
19	용	군	숯	실	얼	꾀	포	늪
20	겉	잎	오	애	쥐	살	의	옥
21	다	폐	강	널	또	님	섬	재
22	뜰	꿈	외	안	파	왕	은	탈
23	피	터	장	쑥	너	곰	때	기
24	상	샘	대	종	맛	면	사	멋
25	네	능	육	음	끼	열	집	우

학령기용 단음절어표(KS-MWL-S)는 4개의 목록을 포함하며 각 목록은 25개의 단음절어로 구성되어 있다(표 7-4). 일반용과 마찬가지로 목록별로 1~10항목, 1~25항목까지 검사할 때 변수가 최소화되도록 10, 25개 단어의 음소균형과 동질성을 조절하였기 때문에 신속한 임상적 사용이 가능하다. 학령기용은 처음 10개 항목은 초등학교 저학년을 위하여 11~25항목보다 쉬운 단어로 구성되어 있다.

〈표 7-4〉 한국표준 단음절어표 - 학령기용(KS-MWL-S)

	목록 1(S1)	목록 2(S2)	목록 3(S3)	목록 4(S4)
1	귀	강	곰	종
2	산	십	예	남
3	들	햄	쥐	빛
4	용	끈	둘	동
5	감	잠	앞	애
6	돈	비	씨	글
7	짐	추	등	서
8	물	겉	논	통
9	입	매	수	미
10	셈	조	피	배
11	귤	김	꽃	눈
12	너	닭	자	활
13	끝	옆	육	꿈
14	소	줄	침	약

15	해	왕	겁	길
16	공	네	방	탑
17	집	흙	힘	국
18	코	무	말	달
19	쌀	뒤	떡	점
20	멋	손	개	초
21	이	일	혀	형
22	깨	또	칼	은
23	북	상	양	사
24	차	털	금	뼈
25	영	오	새	위

학령전기용 단음절어표(KS-MWL-P)도 4개의 목록이며 각 목록은 25개의 단음절어(표 7-5)와 그에 따른 그림판(그림 7-2)으로 구성되어 있다. 그림판은 아동이 알아보기 쉽도록 특징적으로 묘사하였으며, 각 단음절 어음에 대해 6개의 그림 중 정답을 고르도록 하여 우연히 정반응할 확률을 낮추었다. 첫 예시 그림을 포함하여 총 26장의 그림으로 구성되어 있다.

〈표 7-5〉 한국표준 단음절어표 – 학령전기용(KS-MWL-P)

	목록 1(P1)	목록 2(P2)	목록 3(P3)	목록 4(P4)
1	새	해	배	개
2	집	일	입	이
3	꿀	불	귤	물
4	피	쥐	비	귀
5	콩	돈	공	손
6	풀	붓	뿔	윷
7	잎	씨	빗	침
8	벌	성	별	형
9	초	눈	코	문
10	햄	잼	뱀	책
11	실	십	칠	김
12	종	총	용	똥

13	털	몸	절	톱
14	강	발	왕	달
15	뼈	영	허	병
16	밤	활	감	탈
17	꽃	점	솥	섬
18	금	육	은	흙
19	산	파	삼	차
20	춤	국	꿈	북
21	칼	말	쌀	팔
22	떡	컵	턱	껌
23	방	빵	창	양
24	오	곰	소	돌
25	약	탑	닭	밥

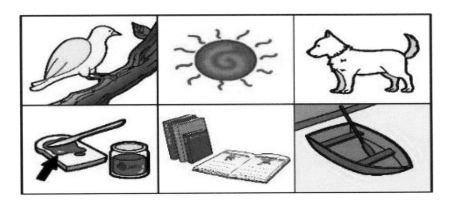

[그림 7-2] 한국표준 학령전기용 단음절어표(KS-MWL-P) 그림판 예

(정답: 새, 해, 개, 배).

1. 지시사항

단어인지도 검사는 어음인지역치 검사와는 달리 친숙화 과정이 필요 없기 때문에 먼저 피검자 지시사항을 연령대에 따라 적절한 문구로 정확하게 전달하는 것이 중요하다. 연령대에 따른 지시사항의 예는 『어음청각검사 전문가지침서』(이정학 외, 2010)에 수록되어 있다.

2. 단어인지도 결정

단어인지도 검사는 보통 청력이 좋은 쪽 귀를 먼저 측정한다. 제시 강도는 피검자의 어음인지역치보다 30~40 dB 더 높은 레벨 또는 쾌적레벨에서 검사 강도를 조정하고 사용하고자 하는 목록을 선택하여 제시한다. 각 트랙은 25개 단어로 구성되어 있으며 검사 설명과 함께 제시한다.

목록 간의 동질성을 고려하여 개발하였으므로 어떠한 목록을 선택하여도 검사상 변수가 없다. 하지만 목록을 반복해서 사용하면 학습효과가 검사결과에 영향을 미칠 수 있으므로 검사한 목록번호를 기록해 두었다가 다음 검사에서는 다른 목록을 사용하는 것이 좋다. 일반 성인의 경우 50개 단어를 모두 사용하는 것이 바람직하나, 불가피할 경우 25개 또는 10개의 단어를 사용 할 수 있다. 각 단어 개수에 따른 정반응률을 백분위로 표시하여 단어인지도를 결정한다.

(3) 문장인지도(sentence recognition score: SRS)

문장인지도 검사는 일상생활의 듣기능력에 대한 실질적 정보제공, 청력손실 병변 부위에 대한 정보, 보장구의 선택, 청능재활의 평가와 계획, 중추청각처리장애 판별 등 여러 가지 목적으로 사용한다. 이러한 문장인지도 검사용 문장표(Korean standard-sentence lists: KS-SL)를 연령, 한국어 및 청각학적 특성을 고려하여 일반용, 학령기용 및 학령전기용으로 개발하였다(장현숙 외, 2008a, 2008b; KS I ISO 8253-3, 2009; 이정학 외, 2010).

• 문장 목록의 선택

문장인지도 검사를 위한 문장 목록도 다른 검사와 마찬가지로 피검자의 연령대와 배경정보를 고려하여 선택하여야 한다. 이 문장표는 목록마다 음소, 어휘와 문장구조, 주파수 및 심리음향분석 등을 통하여 검사 목록 간 난이도를 동등하게 조절하였으므로 어떠한 목록을 사용하여도 검사 결과의 유의미한 차이가 없다(장현숙 외, 2008a, 2008b). 연령대에 따른 문장 목록은 다음과 같이 구성되어 있다.

일반용 문장표(KS-SL-A)(표 7-6) 및 학령기용 문장표(KS-SL-S)는 각각 8개의 목록으로 구성되어 있다. 각 목록은 10개 문장과 40개의 목표단어가 있으며, 각 문장은

2~6개의 목표단어를 포함하고 있다. 문장표들은 남성과 여성 화자에 의해 녹음되어
CD로 제작되었으며 1,000 Hz의 교정음(calibration tone)을 포함하여 9개의 트랙으로
구성되어 있다. 학령전기용 문장표(KS-SL-P)는 총 4개의 목록으로 구성되어 있으며 각
목록은 10개 문장으로 1회에 1개의 목록을 사용한다. KS-SL-P의 각 문장에 대한 그림
판은 6개의 그림이 있으며 그 중 4개의 그림이 검사에 사용된다(그림 7-3). 학령전기용
문장표도 남성과 여성 화자의 CD 음원이 있으며 5개의 트랙으로 구성되어 있다.

〈표 7-6〉 한국표준 문장표(일반용)의 예(KS-SL-A1)

일반용 목록 1:　dB HL (Rt / Lt)		정반응률	
		문장 수	목표단어 수
1	백화점에 가서 목걸이와 반지를 샀습니다.		/ 5
2	휴지를 버려 주세요.		/ 3
3	우체국은 병원 앞에 있어요.		/ 4
4	약을 하루에 두 번씩 드세요.		/ 5
5	감기에 걸리지 않도록 조심해라.		/ 4
6	내가 퇴근하는 시간은 항상 같다.		/ 4
7	물이 차다.		/ 2
8	오늘처럼 눈이 오는 날은 조심해서 운전해야 한다.		/ 5
9	당신이 만든 작품을 설명해 보세요.		/ 5
10	당근은 무슨 색입니까?		/ 3
		/ 10	/ 40

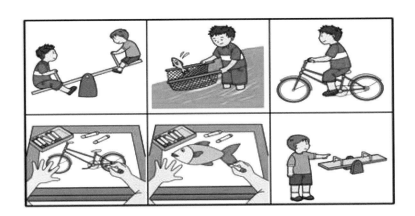

[그림 7-3] 한국표준 학령전기용 문장표(KS-MWL-P) 그림판 예

(정답: 자전거 그려, 그네 타, 물고기 그려, 자전거 타).

1. 지시사항

문장인지도 검사도 단어인지도 검사와 마찬가지로 친숙화 과정은 필요 없고 피검자 지시사항을 연령대에 따라 적절한 문구로 정확하게 전달하는 것이 중요하다. CD 음원의 각 트랙은 1개의 목록에 연습 문장 2개를 포함하고 있다. 연령대에 따른 지시사항의 예는 『어음청각검사 전문가지침서』(이정학 외, 2010)에 수록되어 있다.

2. 문장인지도 결정

문장인지도 검사절차와 어음제시강도는 단어인지도와 동일하다. 문장 목록의 반복사용으로 인한 학습효과가 검사결과에 영향을 미칠 수 있으므로 검사를 실시할 때 동일한 검사일에 동일한 목록을 사용하는 것을 피해야 한다. 다른 검사일이라도 가능하면 바로 전 검사에서 사용한 목록을 피하기 위해서 검사 시 사용목록을 기록하는 것이 바람직하다. 문장인지도의 산출을 위해 문장을 들려주고 따라 말하게 하거나 그림을 짚도록 한 다음 정확하게 반응하는 문장 수 또는 문장 내의 단어 수를 계산하여 점수화한다. 각 목록에서 10개의 문장을 각 10점씩 계산하거나 문장 내의 정반응 단어 수를 계산하여 백분율(%)로 표시한다. 이를 문장인지도라고 하며 목표단어의 %를 기준으로 해석한다.

학령전기아동의 경우 제2검사자가 아동과 입실하여 그림판을 들고 아동을 주의 집중시키며 검사방법에 대하여 아동에게 충분히 설명해야 한다. 또한 2개의 연습문장을 사용하여 아동이 검사를 적절히 이해한 것을 확인한 후에 본 검사를 시작한다. 제2검사자는 아동이 반응한 문장을 제1검사자가 알 수 있도록 말해 준다. 아동의 반응속도가 느려지면 다음 문장 제시 전에 잠시 중단하여 충분한 반응시간을 주어야 하며, 필요시 아동이 검사에 대한 흥미를 잃지 않도록 강화방법을 사용할 수 있다.

2) 대측차폐(contralateral masking)

헤드폰을 사용하는 어음인지역치, 단어인지도 및 문장인지도 검사에서 청력이 나쁜 쪽 귀의 어음인지역치와 좋은 쪽 귀의 골도 순음역치평균의 차이가 최소양이감쇠치(minimal interaural attenuation value), 즉 40 dB 이상일 경우에는 나쁜 쪽 귀에 제시하는 자극어음(이음절어, 단음절어, 문장)을 좋은 쪽 귀에서 듣지 못하도록 차폐해야 한다(ISO 8253-3, 2012; Martin & Clark, 2012). 이때 차폐음으로 가중랜덤잡음(weighted random noise)을 사용하며(KS C IEC 60645-2, 2010), 유효차폐범위(effective masking range)의 최소레벨(Lm)은 다음과 같다(KS I ISO 8253-3, 2009; ISO 8253-3, 2012).

$$L_m = L_t - 40 \text{ dB} + (L_{Am} - L_{Bm})$$

- Lt : 검사 귀 어음인지역치 레벨
- L_{Am} : 차폐 귀 평균 기도순음역치 레벨(500, 1 000, 2,000 Hz 중 역치가 낮은 2개 주파수)
- L_{Bm} : 차폐 귀 평균 골도순음역치 레벨(500, 1 000, 2,000 Hz 중 역치가 낮은 2개 주파수)

대부분의 경우 검사 귀 어음인지역치보다 20 dB 정도 낮은 레벨의 차폐음을 사용하면 효과적이다. 보다 구체적인 내용은 『어음청각검사 전문가지침서』(이정학 외, 2010)를 참고하기 바란다.

3) 소음하 어음청각검사

소음하 어음청각검사는 신호대잡음비(signal-to-noise ratio: SNR) 제시 방법에 따라서 고정(fixed) SNR검사와 조정(adaptive) SNR 검사로 구분할 수 있다(이재희, 2014). 고정 SNR 조건의 문장인지검사에서는 하나의 고정된 SNR에서 목표 문장을 제시하여 정반응을 백분율(%)로 표시하고, 조정 SNR 조건의 문장인지검사에서는 SNR을 증가 또는 감소시키면서 50% 문장인지도를 나타내는 SNR을 구한다. 또한 제시 문장의 종류에 따라서 일반생활문장검사와 매트릭스문장검사로 구분할 수 있다.

(1) 고정 SNR에서의 소음하 어음청각검사

현재 고정 SNR에서 사용하고 있는 소음하 한국어음지각(Korean Speech Perception in Noise: K-SPIN)검사는 영어권의 SPIN 검사(Kalikow et al., 1977)와 유사한 방법으로 개발하였다(김진숙 외, 2000). 검사 문장은 6개의 목록으로 구성되어 있고, 각 목록에 40문항(문장과 질문)씩 총 240문항이 있다. 모든 목록은 예측이 쉬운 질문과 어려운 질문을 50%씩 포함하고 있는 것이 특징인데, 청력평가용보다는 청능훈련용으로 더 많이 사용되고 있다.

상기한 조용한 환경에서의 기본적 어음청각검사(SRT, WRS, SRS)도 고정 SNR에서 동일한 방법으로 측정하면 또 다른 소음하 어음청각검사 도구가 될 수 있다. 단, 소음하에서 각 어음표에 대한 결과를 정확하게 해석할 수 있도록 소음하에서의 검사-재검사 자료가 필요하다.

(2) 조정 SNR에서의 소음하 어음청각검사

미국의 House Ear Institute와 공동으로 개발한 조정 SNR에서의 소음하 한국어음청각검사(Korean-Hearing in Noise Test: K-HINT)는 조용한 조건과 정면 및 좌·우측 스피커에서의 어음스펙트럼소음(speech spectrum noise)을 제시한다(문성균 외, 2005). 그리고 각 조건에서 소음레벨을 65 dBA로 고정하고 어음레벨을 조정하면서 목표 문장을 50% 인지하는 SNR을 측정하여 어음인지역치(reception threshold for speech: RTS)로 표시한다. K-HINT 시행 시 소음 방향에 따른 문장인지역치를 비교할 수 있는 장점이 있지만 고심도 난청인에게 소음이 충분히 전달되지 않을 경우 결과해석 시 주의가 필요하다(이재희, 2014).

(3) 매트릭스 문장인지검사

지금까지의 소음하 어음청각검사에서 사용하는 문장표는 일상생활 문장으로 구성되어 있어서 연습효과 때문에 동일 피검자에게 한 번만 사용해야 하는 단점이 있다. 이러한 단점을 극복하기 위하여 최근 매트릭스 문장인지 측정법이 주목을 받고 있다. 매트릭스 문장인지검사는 Hagerman(1982)에 의해서 처음 개발되었는데 현재는 15개 이상의 국가에서 개발되어 있고 한국에서도 개발이 진행 중이다. 매트릭스 문장은 일상생활 문장과는 달리 문법적 구조가 고정되어 있고 제한된 단어를 사용하지만 각 단어를 무작위로 선택하기 때문에 쉽게 예측할 수 없는 것이 장점이다(Akeroyd et al., 2015; Kollmeier et al., 2015).

3. 어음청각검사 결과의 해석

1) 기본 검사 결과의 해석

어음인지역치와 기도 순음역치평균과의 관계를 살펴보면, 그 차이가 ±6 dB 이내면 검사의 신뢰도가 우수한 것으로, ±7~12 dB이면 보통인 것으로 해석한다. 그리고 그 차이가 ±13 dB 이상이면 검사의 신뢰도가 저조하거나, 위난청(malingering)을 의심할 수 있다(McArdle & Hnath-Chisolm, 2009). 만약 고주파수 대역에서 청력역치가 급격하게 하강하는 청력도(audiogram)라면 어음인지역치가 순음청력역치평균보다 상당히 낮게 측정될 수 있으며, 이런 경우 어음인지역치가 난청인의 상태를 보다 정확히 반영하는 것으로 알려져 있다(채성원, 2008). 그리고 신경성난청 또는 지적장애 등과 같이 어음에 대한 이해 정도가 낮아서 어음인지역치를 정확하게 측정하기 어렵거나 어음인지역치가 순음역치평균보다 상당히 높게 나타나는 경우에는 검사 어음의 유무만을 감지할 수 있는 어음탐지역치검사를 시행하는 것이 더 유용할 수도 있다. 일반적으로 어음인지역치는 어음탐지역치보다 10 dB 정도 높게 측정되는데, 청력도의 형태에 따라 차이가 있다(Egan, 1948).

단어인지도 또는 문장인지도는 일반적으로 정반응을 기준으로 백분율을 정한 후 어음인지능력을 판정한다. 동일한 dB SL에서 정상청력과 전음성 난청인 경우 유사한 어음인지력을 보이는 것으로 알려져 있다. 그러나 감각신경성 난청의 경우 난청 정도가 심할수록 점수가 감소하는 현상이 나타나는데, 특히 후미로성 난청인 경우에는 더 저조한 어음인지도를 보이며 자극강도가 커질수록 점수가 더 떨어지는 롤오버(rollover) 현상이 나타난다. 그러므로 어음인지도 검사는 청각장애를 진단하는 데 보조자료로 사용이 가능하다. 단어인지도 또는 문장인지도를 근거로 일반적인 어음인지능력을 다섯 단계로 분석할 수 있다(표 7-7)(Goetzinger, 1978; Schoepflin, 2016).

그러나 어음인지도의 점수만으로 시각 단서, 문맥 상황 단서, 구순 능력, 주변 소음, 화자의 발음 명료성 등에 영향을 받는 실제적인 의사소통 상황에서의 어음인지능력을 평가하기에는 제한성이 있다. 실제 의사소통상황에서는 더 좋은 어음인지능력을 보일 수 있다는 점을 고려하여 어음인지도검사 결과를 해석하면 청각장애의 평가뿐

〈표 7-7〉 어음인지도에 따른 어음인지능력평가

어음인지도 (%)	판정	일반적 어음인지능력
90~100	정상	의사소통에 어려움이 없다.
78~88	약간 어려움	일반적인 의사소통 상황에서 마치 전화기를 통해서 대화를 하는 것 같이 느낀다.
64~76	보통 어려움	일반적인 의사소통 상황에서 어려움을 느끼는 경우가 종종 나타나며 주변 소음이 있거나 시각적 단서가 없으면 더욱 어렵게 느낀다.
52~62	현저히 어려움	대화에 현저한 어려움을 보이며 청각적 단서로만 의사소통이 매우 어려우며 청각보조수단이 필요하다.
≤ 50	매우 어려움	일상적인 대화를 이해하기가 거의 불가능하며 청각보조수단이 필요하다.

아니라 상담이나 재활에도 유용한 자료로 활용할 수 있을 것이다.

2) 재검사 결과의 해석

　임상적으로 어음청각검사 결과는 진단 목적 외에 개개인의 이과적 치료, 보청기 적합, 청능재활 전후의 어음인지능력을 비교, 평가하는 데 유용하다. 이러한 경우 재검사에서 개인의 어음인지능력이 의미 있게 변화하였는지를 확인하기 위해서는 검사-재검사 신뢰도에 근거한 95% 신뢰구간(confidence interval: CI) 또는 예측구간(prediction interval: PI)을 사용한다(ISO 8253-3, 2012; 이정학, 2016). 예측구간은 개개인의 신뢰구간을 의미하는 용어로 집단의 신뢰구간과 구분하기 위하여 사용하기도 한다. 최근 여러 연구에서 각 연령대에 따른 단음절어표, 이음절어표 및 문장표에 대한 검사-재검사 신뢰도 검정을 국제표준(ISO 8253-3, 2012)에서 권장하는 절차에 따라서 시행한 결과를 보고하였다(유병민 & 이정학, 2014; 진소영 & 이정학, 2015; 이정학 외, 2015; 이혜원 & 이경원, 2014; 윤지영 & 이정학, 2015; Kim et al., 2015). 이 연구들은 재검사 신뢰도를 확립하기 위해서 먼저 전구간에 대한 검사-재검사 점수의 상관분석, 평균과 표준편차(standard deviation, SD)의 분석 및 95% 신뢰구간을 구하였다. 그리고 재검사 신뢰도에 근거하여 임상에서 활용하기 쉽도록 처음 검사에서 단어인지도 또는 문장인지도의 각 점수에 대한 95% 예측구간을 제시하여 개인의 재검사 시보다 정확한

⟨표 7-8⟩ 한국표준 일반용 단음절어표(KS-MWL-A)를 사용하여 측정한 단어 개수에 따른
단어인지도(WRS)의 각 점수에 대한 재검사 점수의 95% 예측구간(PI)

% Score	No. test words			% Score	No. test words		
	50	25	10		50	25	10
0	0~10	0~8	0~10	56	40~72	40~72	
2	0~12			58	42~74		
4	0~14	0~12		60	44~76	44~76	40~80
6	0~16			62	46~78		
8	0~18	0~16		64	48~80	48~80	
10	0~20		0~20	66	52~80		
12	2~22	4~24		68	54~82	42~84	
14	4~24			70	56~84		50~90
16	4~28	4~32		72	58~86	56~88	
18	6~30			74	60~88		
20	8~32	4~36	0~40	76	64~88	60~92	
22	10~34			78	66~90		
24	12~36	8~40		80	68~92	64~96	60~100
26	12~40			82	70~94		
28	14~42	12~44		84	72~96	68~96	
30	16~44		10~50	86	76~96		
32	18~46	16~48		88	78~98	80~96	
34	20~48			90	80~100		80~100
36	20~52	20~52		92	82~100	84~100	
38	22~54			94	84~100		
40	24~56	24~56	20~60	96	86~100	88~100	
42	26~58			98	88~100		
44	28~60	28~60		100	90~100	92~100	90~100
46	30~62						
48	32~64	32~64					
50	34~66		20~80				
52	36~68	36~68					
54	38~70						

〈표 7-9〉 한국표준 일반용 문장표(KS-SL-A)를 사용하여 측정한 문장인지도(SRS)의 각 점수에 대한 재검사 점수의 95% 예측구간(PI)

SRS* (%)	95% PI		SRS* (%)	95% PI	
	Lower limit	Upper limit		Lower limit	Upper limit
0	0	20	53	23	83
3	0	23	55	25	85
5	0	25	58	28	88
8	0	28	60	30	90
10	0	30	63	33	92
13	0	33	65	35	93
15	0	35	68	40	94
18	0	43	70	45	95
20	0	45	73	48	98
23	0	48	75	50	100
25	0	50	78	53	100
28	3	53	80	55	100
30	4	55	83	58	100
33	5	60	85	60	100
35	6	65	88	68	100
38	8	68	90	70	100
40	10	70	93	73	100
43	13	73	95	75	100
45	15	75	98	78	100
48	18	78	100	80	100
50	20	80			

* 소수점 이하 반올림

해석을 할 수 있는 근거를 마련하였다. 이러한 예측구간의 특징은 단어인지도와 문장인지도 모두 재검사에서 의미 있는 차이를 보이기 위해서는 처음 검사 점수가 중간지점(50점) 부근일 때가 양쪽 끝 지점(0점, 100점)에 가까울 때보다 더 많은 점수 차이가 필요하다는 점이다. 또한 검사 단어 수가 적을수록 단어인지도의 변동 폭은 커지며, 전반적으로 문장인지도의 변동 폭이 단어인지도보다 크다. 따라서 재검사 결과를 해석할 때는 상기 논문에서 제시한 각 점수에 대한 95% 예측구간의 상·하한선(표 7-8, 표 7-9)을 사용하면 편리할 것이다.

4. 맺음말

어음청각검사는 순음청력검사와 더불어 종합적인 청력측정에 필수적인 검사도구라고 할 수 있다. 국가표준으로 공시되어 있는 한국어음청각검사 방법은 기존의 연구 결과를 바탕으로 국제표준에서 권장한 절차에 따라 개선하였기 때문에 현재의 검사 방법을 준수하여 측정한 결과는 신뢰할 수 있을 것이다. 따라서 이러한 결과는 국내의 여러 검사기관 간 비교가 가능하고 국제적으로 비교해도 오차가 크지 않을 것으로 판단한다.

또한 일반용 단음절어표와 문장표를 사용한 어음인지도의 예측구간은 전국적 분포의 피검자를 대상으로 한 자료를 바탕으로 구축하였으므로 진단 목적 외에 개개인의 재검사 결과를 보다 정확하게 해석할 수 있는 근거가 될 것이다. 하지만 학령기와 학령전기 아동은 대상 수가 적고 지역적으로 편포되어 있어서 결과 해석 시 주의가 필요하며 추가 자료를 보완하여 예측구간을 확인할 필요가 있다. 향후 소음하 어음청각검사의 예측구간을 구축하면 임상에서 더욱 다양하게 활용할 수 있을 것이다. 특히 현재 개발이 진행 중인 매트릭스 어음인지도 검사도구를 완성하여 표준화하면 일상적인 소음환경에서의 어음인지능력을 평가하는 데 유용할 것이다.

CASE: 어음인지역치 검사의 예

1. 다음의 검사결과는 순음역치평균(500, 1,000, 2,000 Hz) 50 dB HL보다 30 dB 높은 레벨 (80 dB HL)에서 이음절 CD 음원 10개를 순차적으로 제시하고 따라 말하는 방식을 사용하여 얻은 결과이다.

어음인지역치 검사 결과

검사강도 dB HL	정반응(+) 오반응(−)										정반응률
80 KS-BWL-A1	편지 (+)	목표 (+)	신발 (−)	딸기 (+)	논밭 (+)	달걀 (+)	시간 (+)	땅콩 (+)	안개 (+)	허리 (−)	80%
60 KS-BWL-A2	사람 (+)	창문 (−)	병원 (+)	땅콩 (−)	저녁 (+)	토끼 (+)	등대 (−)	과일 (−)	딸기 (+)	나무 (−)	50%

임상적 해석: 이 검사에서는 피검자가 50% 정반응률을 보인 60 dB HL이 어음인지역치가 된다.

2. 1과 동일한 순음청력역치를 가지고 있는 피검자에게 동일한 방법으로 검사를 시행하여 다음의 결과를 얻었다.

어음인지역치 검사 결과

검사강도 dB HL	정반응(+) 오반응(−)										정반응률
80 KS-BWL-A3	그림 (+)	아들 (+)	팥죽 (+)	동생 (+)	목표 (+)	냄새 (+)	바다 (+)	자연 (+)	접시 (+)	권투 (+)	100%
60 KS-BWL-A1	편지 (+)	달걀 (+)	시간 (+)	육군 (−)	신발 (+)	땅콩 (−)	안개 (+)	마음 (+)	허리 (−)	욕심 (+)	70%
40 KS-BWL-A2	사람 (−)	토끼 (+)	병원 (−)	등대 (−)	논밭 (−)	과일 (−)	송곳 (−)	딸기 (+)	문제 (+)	나무 (−)	30%

임상적 해석: 이 결과를 바탕으로 50% 정반응률을 보인 레벨(X)을 선형보간법으로 계산하면 50 dB HL이 어음인지역치가 된다.

(X−40) dB : (50−30)% = (60−40) dB : (70−30)% [A:B = C:D ⇒ AD = BD 공식 적용]
⇒ (X−40)(70−30) = (50−30)(60−40) : X = 400/40 + 40 = **50 dB HL**

■ 더 읽어 보기 ■

KS I ISO 8253-3. 음향학 – 청력검사방법 – 제3부: 어음청각검사. 음성: 국가기술표준원. 2009.

이정학. 조수진. 김진숙. 장현숙. 임덕환. 이경원 외. **어음청각검사 전문가지침서.** 서울: 학지사. 2010.

조수진, 임덕환, 이경원, 한희경, 이정학. 어음인지역치검사를 위한 한국표준 일반용 이음절어표 개발. **청능재활.** 2008; 4(1): 28-36.

진소영, 이정학. 한국표준 일반용 이음절어표를 사용한 어음인지역치의 검사−재검사 신뢰도. **청능재활.** 2015; 11(2): 156-162.

김진숙, 임덕환, 홍하나, 신현욱, 이기도, 홍빛나 외. 한국표준 일반용 단음절어표 개발. **청능재활.** 2008; 4(2): 126-140.

Kim, J. S., Lee, J. H., Lee, K. W., Bahng, J. H., Lee, J. H., & Choi, C. H. et al. Test-retest reliability of word recognition score (WRS) using Korean standard monosyllabic word lists for adults (MWL-A) as a function of the number of test words. *J Audiol Otolaryngol. 2015; 19(2): 68-73.*

장현숙, 이정학, 임덕환, 이경원, 전아름, 정은조. 문장인지검사를 위한 한국표준 문장표 개발. **청능재활.** 2008; 4(2): 161-177.

이정학. 이경원. 이재희. 방정화. 김진숙. 최철희 외. 한국표준 일반용 문장표를 사용한 문장인지도의 검사−재검사 신뢰도. **청능재활.** 2015; 11(1): 17-25.

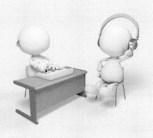

제 8 장

임피던스청력검사와
이관기능검사

한양대학교 의과대학 이비인후과 이승환

 소리의 파동 에너지는 전달하는 매질의 종류에 따라 효율이 달라지는데 매질의 밀도가 높으면 반사되는 에너지의 양이 커진다. 외이도를 지나면서 저항이 낮은 공기를 통해 전달된 음향 에너지는 저항이 높은 고막에 부딪혀 대부분은 반사(impedance)되고 일부분만이 통과하여 중이/내이로 에너지가 전달된다(admittance). 임피던스청력검사는 이러한 특성을 이용하여 중이의 상태를 평가하는 가장 기본적인 청력검사 중의 하나이다. 이관기능검사는 중이와 대기의 압력을 맞추어 주는 기능을 검사하며, 그렇지 않은 경우도 있으나 대부분 임피던스청력검사를 응용하므로 이 장에서 함께 기술하였다.

1. 검사의 개요

1) 임피던스청력검사

 임피던스청력검사는 객관적인 검사의 하나로, 기본적인 검사로는 고막운동성계측(tympanometry), 등골반사검사(stapedial reflex test or acoustic reflex test), 등골반사피로검사(stapedial reflex decay test)가 있다. 또한 임피던스청력검사를 이용하여 이관기능을 평가할 수 있다. 그러나 임피던스청력검사로는 정확한 청력역치를 알 수 없다.

(1) 임피던스청력검사 기기의 기본 구성(그림 8-1)

- **음향변환기**(acoustic transducer or loud speaker): 음향변환기는 검사 시 사용할 특정 주파수(frequency)와 강도(intensity)의 프로브음과 자극음을 발생시킨다. 프로브음으로는 226 Hz, 678 Hz 또는 1,000 Hz 등의 음이 이용되며, 일반적으로 226 Hz의 음을 기본으로 사용하는데, 이는 어드미턴스(admittance)의 단위인 1 mmho이 226 Hz에서 1ml의 공기용적 변화에 해당하여 어드미턴스를 ml 혹은 cm^3로 표시할 수 있기 때문이다(Shanks et al., 2009). 등골반사역치검사 시 사용하는 자극음은 250~6,000 Hz까지의 순음을 최대 110 dB HL까지 생성할 수 있다.

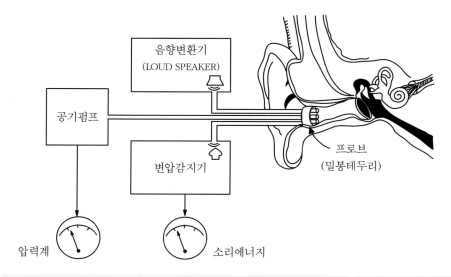

음향변환기
(LOUD SPEAKER)

공기펌프

변압감지기

프로브
(밀봉테두리)

압력계

소리에너지

[그림 8-1] 임피던스청력검사의 모식도

임피던스청력검사에 사용하는 기기는 소리에너지를 발생시키는 음향변환기, 반사되어 나오는 소리를 측정하는 변압감지기, 외이도 내의 공기압력을 조절할 수 있는 압력계가 있는 공기펌프로 구성되어 있다.

- **변압감지기**(analysis system: microphone): 진동자에서 발생한 프로브음이 고막에서 반사되어 나오는 소리에너지를 포착한다. 반사된 음과 프로브음의 에너지를 비교하여 반사 혹은 흡수된 양을 측정할 수 있다.
- **공기펌프**: 외이로 공기를 주입하거나 빨아내어 외이도 내의 공기압력을 조절하며 압력계가 부착되어 외이도 내 공기의 압력을 확인할 수 있다. 공기펌프는 검사 기기에 따라 조금씩 차이가 있으나 외이도의 압력을 -400 mmH$_2$O에서 $+400$ mmH$_2$O까지 변화시킬 수 있다. 일반적으로 양압에서 음압으로 이동하면서 압력을 부가한다. 외이도의 압력단위는 mmH$_2$O를 사용하거나, Pascal의 미세단위인 deca-Pascal(daPa)을 사용한다(1 daPa=1.02 mmH$_2$O).

(2) 임피던스청력검사의 종류

• 고막운동성계측(tympanometry)

외이도 입구가 밀폐된 상태에서 압력을 변화시키면 고막이 밀려들어 가거나 빨려 나오면서 탄성이 변하게 된다. 즉, 가해지는 압력(양압 혹은 음압)이 커질수록 음향에너지의 반사가 증가하며, 이에 어드미턴스가 감소하게 된다. 이와 같이 외이도 내의 압력을 연속적으로 변화시키면서 압력 변화에 따른 고막의 탄성 변화, 즉 어드미턴스의 변화를 측정하여 그래프로 그린 것을 고실도(tympanogram)라고 한다. 중이 내의 압력, 삼출액 저류 여부, 고막 천공 여부를 확인할 수 있으며 이관 기능의 평가에도 이용할 수 있다(Fligor, 2014).

특정 압력에서 고막을 통한 소리에너지의 흡수(admittance) 정도를 정적탄성(static compliance)이라 한다. 외이도와 중이강의 사이의 압력 차이가 없을 때 고막의 탄성 (compliance)은 가장 커져 에너지 흡수가 최고가 되고 고실도상에서 가장 높은 피크로 나타난다. 이 피크의 높이가 정적 탄성이고, 피크가 나타날 때의 압력이 중이 내부의 압력이 된다. 또한 이론적으로 +200 mmH$_2$O의 압력에서 고막의 탄성은 가장 떨어져서, 고막으로의 에너지 흡수는 0이 된다. 그리고 이때의 정적 탄성은 밀폐된 외이강의 용적을 의미하게 된다(Eliachar & Northern, 1974). 따라서 전체 탄성에서 외이도 용적을 빼면 순수하게 고막만의 탄성을 구할 수 있다.

• 등골반사검사(stapedial reflex test)

외이도로 강한 음 자극이 들어오면 반사궁(reflex arc)을 통해 등골근이 반사적으로 수축하고 등골족판의 움직임이 억제되어 내이로 전달되는 에너지를 줄여 줌으로써 강한 음 자극으로 인한 내이손상을 막는다(Møller, 2000)(그림 8-2). 등골근이 수축하면

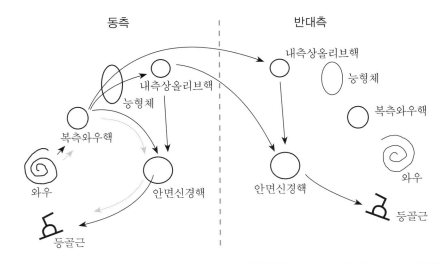

[그림 8-2] 등골반사의 반사궁

고막의 움직임(위치)과 임피던스에도 영향을 주어 외이도 용적의 변화를 초래한다. 등골반사검사는 음자극을 줄 때 외이도 용적의 변화 유무를 측정하여 등골반사와 관련된 구조물의 기능, 즉 중이상태와 등골반사에 작용하는 청신경, 안면신경, 뇌간 하부의 이상 등을 간접적으로 평가할 수 있다.

2) 이관기능검사

이관의 대표적인 기능은 첫째로 중이와 대기의 압력을 맞추어 주는 환기기능과 둘째로 이관운동과 점막의 점액섬모작용으로 인한 정화작용이다. 이관은 평소에 닫혀 있다가 침을 삼키거나 하품을 하는 등의 경우에 잠시 열리어 중이의 압력을 조절한다. 이러한 이관의 기능은 정량적인 평가가 어렵고, 검사-재검사 결과의 차이가 커 이관의 상태를 객관적으로 평가할 방법은 확립되어 있지 않다. 이관기능검사는 고막이 정상일 때와 천공이 있을 때 시행하는 검사, 이관의 능동적 및 수동적 개방 검사 등으로 나뉘며, 검사의 원리에 따라 크게 압력을 이용하는 방법과 음향을 이용하는 방법으로 구분할 수 있다(표 8-1). 압력 변화를 이용하는 방법은 고막천공 여부에 따라 검사 방법에 약간 차이가 있으나 기본적으로는 임피던스청력검사용 장비의 공기펌프와 변압감지기를 이용하여 시행한다. Valsalva 혹은 Toynbee 수기를 시행하거나 외이도에 양압이나 음압을 가한 후 능동적 이관 개방 혹은 수동적 개방 상태를 확인하여 이관의 기능을 검사한다(Bhat et al., 2009; Bluestone et al., 1988). 음향을 이용하는 방법은 외비공에 스피커로 소리를 주면서 침을 삼킬 때 이관을 통해 소리가 외이로 전달되는지를

〈표 8-1〉 이관기능검사의 구분

이관의 단순 통기 여부를 보는 검사	Valsalva 수기, Politzerization
이관의 환기능력을 보는 검사	• 압력을 이용 　-Active : Pressure-swallow equalization test 　-Passive : Forced response test • 음향을 이용 　-Sonotubometry
이관의 정화작용을 보는 검사	• Mucocilliary clearance tests • Muscular clearance tests

확인함으로써 이관의 기능을 간접적으로 평가한다. 고막의 천공 여부에 상관없이 시행할 수 있으며, 비침습적인 검사이다(Borangiu et al., 2014).

2. 검사방법

1) 임피던스청력검사

(1) 고막운동성계측

1. 외이도에 프로브를 삽입하여야 하므로 외이도에 염증, 이물, 귀지 등이 없는 것이 확인된 상태에서 시행하여야 한다.
2. 프로브의 구멍이 이물질로 막혀 있거나 고무관이 파손되어 있는지 확인한다.
3. 프로브와 외이도 사이에서 공기가 새지 않도록 피검자 외이도 크기를 고려하여 적절한 크기의 소독된 프로브팁을 프로브에 장착한다. 이때 프로브가 외이도 벽에 막히지 않도록 프로브 방향이 고막을 향하도록 한다.
4. 피검자는 편안한 자세로 앉아 움직이지 않도록 하고, 프로브팁을 외이도에 밀착 삽입한다.

   검사 중 움직이거나 말을 하거나 침을 삼키지 않도록 주지시키고, 검사가 진행되는 동안 피검자는 "뿌~" 하는 작은 소리를 듣게 되며 외이도 내 압력변화를 느낄 수 있음을 사전에 설명한다.
5. 시작 버튼을 누르면 자동적으로 가압 및 감압이 되면서 고실도가 기록된다(그림 8-3).
6. 피검자의 연령이 6개월 이상인 경우 226 Hz의 프로브음을 사용하며, 검사압력은 +200 daPa에서 시작하여 초당 약 50 daPa의 속도로 감압하여 −200~−300 daP까지 변화된 후 자동 종료된다(Garcia et al., 2009).

• 6개월 미만의 영아에서는 외이도 연골부가 약하여 중이 내 삼출액이 있는 경우에도 정상 고실도가 나올 수 있어 주의하여야 한다. 영아 검사 시에는 1,000 Hz의 프로브음을 사용하며, 압력은 +200~−400(600) daPa의 범위로 빠른 변화(초당 600 daPa)를 주어 시행하는 것이 좋으나 아직 표준화되어 있지 않다(Baldwin

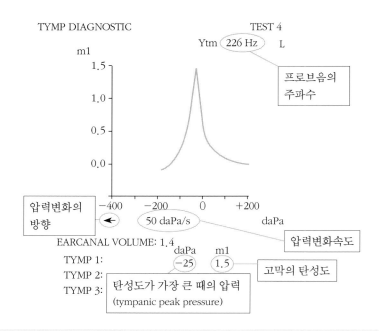

**[그림 8-3] 고막운동성계측(tympanometry) 시행으로 얻어진
정상 고실도(tympanogram)의 예**

가로축은 압력을 표시하고, 세로축은 외이도의 용적을 뺀 고막의 탄성도(admittance)만을 용적(ml)으로 표시하였다. 외이도의 용적(Ear Canal Volume)은 (아래쪽에) 따로 표시되어 있다. 탄성도가 가장 큰 때의 압력이 중이내의 압력에 해당한다.

2006; Hunter et al., 2013).

- 검사 도중 프로브가 빠져 공기가 새어 나가 검사가 자동 중단되거나, 피검자가 움직여 완전한 고실도 그래프가 얻어지지 않으면 검사를 다시 시행하여야 한다.

(2) 등골반사검사

1. 고막운동성계측의 방법으로 프로브팁을 위치시킨다.

2. 검사의 조건은 동측 자극(ipsilateral stimulation)과 반대측 자극(contralateral stimulation)으로 나누는데, 체적의 변화를 측정하는 프로브를 삽입한 귀와 동측에 음을 주는 경우 동측 자극, 반대쪽에서 음을 주는 경우가 반대측 자극 조건이 된다. 동측 자극 때는 삽입한 동일한 프로브에서 음 자극과 반사의 측정이 이루어지며, 반대측 자극 시에는 별도의 이어폰을 반대측 귀에 삽입하여 자극음을 준다(그림 8-4).

3. 검사는 자극음의 주파수를 500, 1,000, 2,000, 4,000 Hz 등으로 변화시키면서 주파수별로

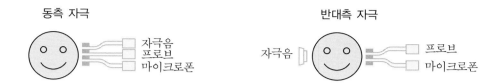

[그림 8-4] 음자극과 측정 귀의 관계

동측 자극(Ipsilateral)이란 자극음과 프로브음을 같은 귀에 주어 동측의 등골반사를 보는 것이고, 반대측 자극(contralateral)은 등골반사를 측정하는 귀의 반대쪽 귀에 자극음을 주는 것을 말한다.

자극음의 크기에 따른 그래프의 변화 유무를 보고 등골반사가 나타나는지 확인한다. 스크리닝 목적으로는 1,000 Hz의 음을 사용한다.

4. 자극음은 80 dB HL의 순음으로 시작하여 5 dB씩 증가시키면 자극음의 크기가 커져 감에 따라 반응의 크기가 점점 커지다가 일정해지는 지속(plateau) 상태를 보이는데, 고막의 탄성이 외이강 전체 용적의 1%인 0.02 cc 이상 감소하는 최소의 음 강도를 찾아 등골반사역치(stapedial reflex threshold)로 판별한다(그림 8-5). 반대로 90~100 dB에서 시작하여 5 dB씩 감소시키면서 측정할 수도 있다.

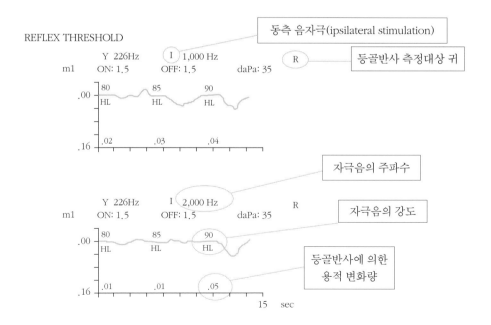

[그림 8-5] 정상 피검자의 우측 귀의 동측 음자극 시 등골반사역치 측정의 예

1,000 Hz에서 85, 2,000 Hz에서 90 dBHL에서 역치를 확인할 수 있다.

• 최근 자극음을 복합 광대역 굴절음(125~10,000 Hz 범위)을 이용한 검사기법이 개발되어 더욱 신뢰도가 높은 역치를 얻을 수 있다는 결과들이 보고되고 있다 (Feeney et al., 2004).

(3) 등골반사피로검사(stapedial reflex decay test)

1. 고막운동성계측의 방법으로 프로브팁을 위치시킨다.
2. 검사하려는 귀의 반대 측에 500 Hz 또는 1,000 Hz의 소리를 검사 측 등골반사의 역치 보다 10 dB의 높은 강도(10 dB SL) 혹은 90~105 dB HL의 크기로 10초 동안 연속적으로 주면서, 검사 측 귀에서 등골반사 파형의 진폭의 감퇴가 나타나는지를 확인한다.

2) 이관기능검사

(1) 압력변화를 이용하는 방법

① Valsalva / Toynbee 고막운동성계측

고막이 정상인 경우에 시행하는 능동적 이관기능검사이다. 검사 방법은 다음과 같다(그림 8-6).

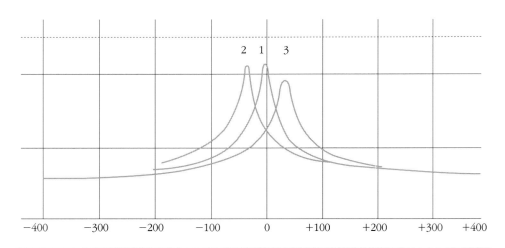

[그림 8-6] 이관기능평가를 위한 Valsava/Toynbee manuever 시 고실도의 변화

1 기본 고실도, 2 Toynbee maneuver 후의 고실도, 3 Valsava maneuver 후의 고실도

1. 일반적인 고막운동성계측을 시행하여 고실도를 얻는다.

2. 피검자에게 입을 다물고 코를 손으로 막은 후 세게 코를 풀어 공기가 귀로 들어가게 한다(Valsalva maneuver).

3. 즉시 다시 한번 고막운동성계측을 시행하여 처음 얻어진 고실도와 비교하여 압력의 변화가 나타나는지를 확인한다(고실도가 우측으로 이동).

4. 피검자에게 코를 막고 침을 삼키도록 하고(Toynbee maneuver) 시행 전후의 고실도를 비교하여 압력변화가 생기는지를 확인한다(고실도가 좌측으로 이동).

② 9단계 가압-감압 검사(9 step inflation-deflation tympanometry test)

고막이 정상인 경우에 시행하는 능동적 이관기능검사이다(Adali & Uzun, 2005; Bluestone et al., 1975).

1. 안정된 상태에서 고막운동성계측을 실시하여 첫 번째 고실도를 얻는다.

2. 외이도 압력을 +200 daPa로 올린 후 침을 3회 삼키게 한다.

3. 피검자에게 삼키지 말도록 지시한 상태에서 외이도에 가한 압력을 풀고 고막운동성계측을 시행하여 두 번째 고실도를 얻는다(중이 내가 음압인 상태가 되어 고실도가 좌편위된다).

4. 다시 침을 3회 삼키게 한다.

5. 세 번째 고막운동성계측을 시행하여 중이 내 압력이 정상으로 되돌아오는지를 확인한다.

6. -200 daPa의 압력을 주고 침을 3회 삼키게 한다.

7. 피검자에게 삼키지 말도록 지시한 상태에서 외이도에 가한 압력을 풀고 고막운동성계측을 시행하여 네 번째 고실도를 얻는다(중이 내가 양압인 상태가 되어 고실도가 우편위된다).

8. 다시 침을 3회 삼키게 하여 중이 내 압력이 평형이 되도록 한다.

9. 마지막 다섯 번째 고막운동성계측을 시행하여 고실도가 정상 위치로 오는지 확인한다.

③ 가압-감압검사(inflation-deflation test) 및 강제적 반응검사
(Forced response test)

고막에 천공이 있거나 환기관이 삽입되어 있는 귀에서 시행할 수 있는 검사이다(그림 8-7).

A. 가압–감압 검사(inflation–deflation test)   B. 강제적 반응검사(forced response test)

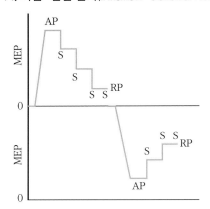 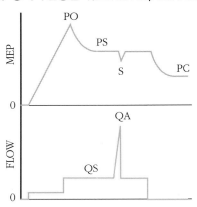

[그림 8-7] 가압–감압 검사 및 강제적 반응검사

(MEP: middle ear pressure; S: swallow; PO: opening pressure; PS: steady-state pressure; PC: closing pressure; AP: applied pressure; RP: residual pressure; QS: steady-state flow; QA: peak flow during a swallow)
출처: Doyle et al., 2013b.

- 가압–감압검사

1. 압력튜브 앞에 프로브를 꽂은 후 외이도가 밀폐되도록 삽입한다.

2. 외이도와 중이에 +200 daPa의 양압을 가한 후 피검자가 연속적으로 침을 삼키게 하여 이관을 능동적으로 개방하였을 때 압력의 변화를 측정하고, 이관이 닫히고 난 후의 잔류 압력을 측정한다.

3. 이어서 음압을 주고 마찬가지로 검사한다.

4. 변형된 가압–감압 검사에서는 수동적으로 이관이 열릴 때까지 가압을 하여 수동적 이관 개방압력을 측정하고 이후 능동적 개방 시 압력의 변화를 보는 방법을 사용하기도 한다(Smith et al., 2015).

- 강제적 반응검사

1. 앞의 가압–감압 검사와 같이 압력튜브 앞에 프로브를 외이도에 삽입한다.

2. 외이의 압력을 이관이 수동적으로 개방될 때까지 올린다.

3. 이후에도 지속적으로 공기를 주입하면서 열린 이관을 통한 공기의 흐름과 압력을 측정하여 이관의 저항(압력/공기의 흐름)을 측정할 수 있다(Doyle et al., 2013a; Doyle et al., 2013b).

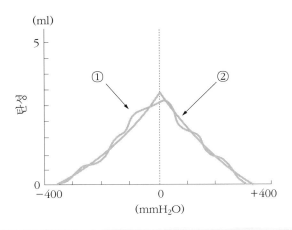

[그림 8-8] 이관개방증의 고실도

① 이관개방증의 고실도: 입을 다물고 코로 숨을 쉴 때(호흡에 의한 고막의 움직임이 반영)
② 정상고실도: 선 자세에서 숨을 참고 있을 때

    4. **이관개방증 검사**: 입을 다물고 코로 크게 숨을 쉬도록 하면서 고막운동성계측과 동일하게 검사를 시행하며 고실도의 모양이 숨 쉬는 주기에 따라 파동형으로 나타나는지 확인한다(이흥엽, 2004) (그림 8-8).

(2) 음향을 이용한 방법

① 음향이관측정법

소리를 발생시키는 이어폰 모양의 스피커와 소리를 감지하는 마이크로폰으로 구성된 장비를 이용한다. 외비공을 통해 제시되는 음은 연하나 호흡 시에 발생하는 저주파의 소리의 영향을 배제하기 위해 고주파(6~8 KHz)의 음을 사용하며 소리의 크기는 100~110 dB로 설정한다(Smith et al., 2015; Swarts et al., 2015) (그림 8-9).

    1. 외이도에 마이크로폰을 삽입하고 외비공에 스피커를 삽입하여 손잡이 부분을 피검자에게 잡고 있게 한다.
    2. 스피커로 소리를 주면서 피검자에게 침을 삼키도록 하고 외이도의 마이크로폰에 전달된 소리를 측정한다.

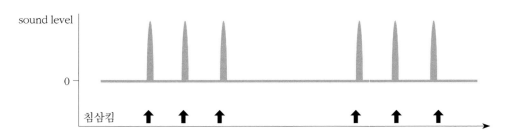

[그림 8-9] 음향이관측정법(Sonotubometry)

출처: Smith et al., 2015

3. 결과의 해석

1) 임피던스청력검사

(1) 고막운동성계측

① 고실도 형태에 따른 분석(그림 8-10)
- A형: 정적 탄성의 최고치(peak)가 −100~+100 mmH$_2$O 사이에서 관찰되는 것으로 중이의 상태가 정상임을 의미한다. 즉, 중이강이 공기로 차 있고, 고막은 정상이며, 중이 내 압력이 정상 범위이고, 고막과 이소골의 연결상태가 양호함을 뜻한다.
  - −As(shallow)형: 정적 탄성의 최고치는 A형과 같은 범위에 있으나 최고치의 높이가 감소된 경우로, 이소골경화, 이경화증, 고실경화증, 삼출성중이염 등으로 고막의 움직임이 작아진 경우 As형으로 나타난다(Ivey, 1975).
  - −Ad(deep)형: 탄성의 최고치는 A형과 같은 범위에 있으나, 위축성 고막 등과 같이 고막의 움직임이 비정상적으로 증가된 것을 의미한다.
- B형: 탄성의 최고치 없이 완만한 곡선을 보이는 경우를 의미한다. 중이 내 삼출액의 저류나 종양, 고막의 심한 비후, 고막 천공 등 고막탄성의 변화가 나타나지 않는 경우이다.
- C형: 탄성의 최고치가 −100 daPa 이하에서 보이는 경우로 중이 내에 음압이 형

성되어 있음을 의미한다.

• 고막이 천공되어 있거나 프로브가 막힌 경우는 평행한 선으로 나타난다.

② 중이 내 압력

고실도의 피크가 나타나는 때의 압력으로, 고실도상 가로축에 해당하는 값이 중이 내의 압력이다. 정상적으로는 0 daPa이며, +50~−100 daPa의 범위는 임상적으로 문제가 없는 것으로 본다. 소아의 경우 −200 daPa까지 정상 범위로 보기도 한다.

③ 정적 탄성

고실도에서 세로축에 표시되는 값으로 단위는 mmho이며 ml 혹은 cm^3로 표시하기도 한다(226 Hz의 프로브음을 사용한 경우). 고실도상에서 가장 높은 값이 중이(고막)의 탄성으로 정상 범위는 0.3~1.6 cm^3이고, 6개월~6세의 소아에서는 0.2 cm^3까지도 정상으로 본다. 나이에 따라 증가하는 경향을 보이다가 35세 이상에서는 다시 감소하기 시작하며, 중이 질환의 여부에 큰 영향을 받는다. 정상수치의 범위가 넓어 질환의 진단이나 감별에는 큰 의미가 없지만, 다른 청각검사와 신체검사 결과를 참고하여 중이의 상태를 평가할 수 있다.

• 정상범위: 소아 0.5~1.0, 성인 0.6~2.0
• 낮음 < 0.25: 유착성 중이염, 삼출성 중이염, 이소골 고정

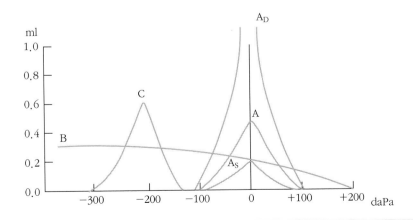

[그림 8-10] 고실도의 형태에 의한 분류

• 높음 > 2.0 : 이소골 단절, 고막의 위축, 치유된 고막
• 매우 높음: 소아 > 2.0, 성인 > 2.5 : 고막천공(그래프가 수평의 직선으로 나타남)

④ 외이도 용적

고막운동성계측 시 기록되는 음향학적 특성은 프로브팁에서 고막까지의 공간에서 발생하는 현상을 모두 포함한다. 따라서 고막의 탄성값이 0인 상태, 즉 +200 daPa로 가압한 상태에서의 정적 탄성은 외이도의 탄성으로 생각할 수 있으며 226 Hz의 프로브음을 사용하였을 때 용적값과 동일하므로 이때의 정적 탄성이 외이도(프로브의 안쪽)의 용적이 된다. 외이도 용적은 성인에서 $0.6\sim1.5$ cm^3, 소아에서 $0.4\sim1.0$ cm^3 정도이다. 고막천공이 있는 경우는 외이도 용적과 중이 및 유양동의 용적까지 포함되어 측정된다(Shanks et al., 2009; 이승환 외, 2001).

(2) 등골반사검사

① 정상 청력의 등골반사역치검사 결과

주파수, 연령, 음자극의 종류에 따라 다양하지만 정상 역치의 범위가 넓다. 정상인에서 반대측 자극 시 $85\sim100$ dB HL에서 반사가 나타나며, 동측 자극 시에는 이보다 $2\sim16$ dB 낮은 강도에서 반사가 나타난다(Kei, 2012; Wiley et al., 1987).

② 질병에 따른 등골반사역치검사 결과(그림 8-11)

• **전음성 난청**: 전음성 난청귀에 음자극을 줄 경우에는 등골반사가 약하거나 나타나지 않는다. 반사가 나타나지 않을 확률은 전음성 난청이 있는 귀의 기도골도차에 비례하여 40 dB HL 이상의 전음성 난청시 80%에서 반응이 나타나지 않는 것으로 알려져 있다(Jerger et al., 1974). 전음성 난청이 있는 귀의 등골반사를 평가하면, 대부분 등골반사가 나타나지 않다. 따라서 B형의 고실도가 나타나는 쪽의 등골반사검사는 시행하지 않는다.
• **감각신경성 난청**: 감각신경성 난청이 있는 쪽에 음자극을 주었을 경우 동측 혹은 반대 측 반사가 감소하거나 나타나지 않는다. 그러나 누가현상(recruitment phenomenon)이 있는 미로성 난청의 경우 경도 혹은 중등도 난청에서도 반응역

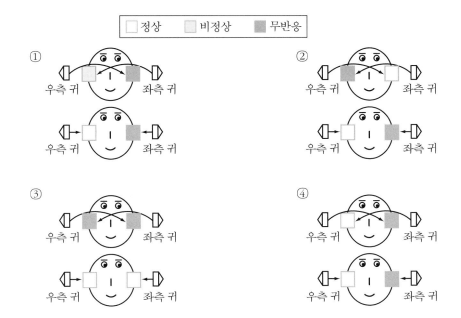

[그림 8-11] 등골반사의 해석

① 좌측의 전음성 난청, ② 좌측감각신경성 난청, ③ 뇌간장애, ④ 좌측 안면신경 마비

치가 정상으로 나타날 수 있다(Bezerra & Iório, 2006; Jerger et al., 1972). 반면, 등골반사역치가 주파수, 청력과 상관없이 비정상적으로 높은 경우 후미로성 난청을 의심할 수 있다.

- **뇌간장애의 감별:** 경막외 병변은 환측에 음자극을 가했을 때 건측, 환측 모두 반사가 소실되고, 건측에 자극을 하면 건측, 환측 모두 반사가 나타난다. 뇌간내 병변의 경우 자극을 준 귀에는 반사가 나타나지만, 반대 측은 반사가 일어나지 않는 특징이 있다(Jerger & Jerger, 1977) (그림 8-12).
- **안면신경장애:** 안면신경 마비가 있는 쪽은 동측, 반대측 자극 모두에서 등골반사가 나타나지 않는다. 또한 등골반사 여부를 통해 안면신경 마비의 위치를 추정할 수 있다(Kumar & Barman, 2002).

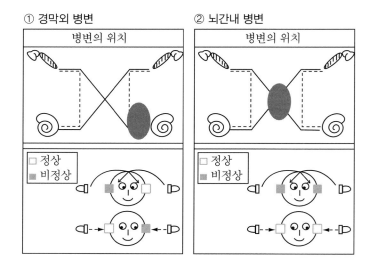

[그림 8-12] 경막외 병변과 뇌간내 병변의 감별

① 병변 측 자극 시 병변 측과 건측 모두 반사가 소실되고, 건측 자극 시 병변 측, 건측 모두 반사가 나타난다.
② 자극을 준 귀에는 반사가 나타나지만 반대 측 자극 시에는 반사가 없다.

(3) 등골반사피로검사

정상에서는 소리를 주는 10초 동안 등골반사가 최고의 크기로 유지된다. 등골반사가 유지되지 않고 50% 이하로 감퇴되면 양성으로 판정하며, 후미로 난청의 10~30% 정도에서 등골반사피로검사 양성이 나타난다(Sanders et al., 1981)(그림 8-13).

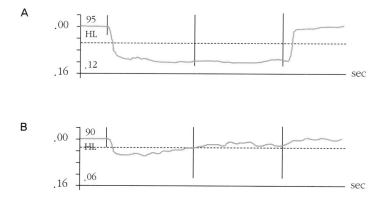

[그림 8-13] 등골반사피로검사 결과의 예

정상에서는 10초간 음자극을 주는 동안 반사가 지속되고(A), 50% 이상 감퇴가 일어나면 후미로 병변을 의심할 수 있다(B).

2) 이관기능검사

(1) 압력을 이용한 검사

- Valsalva 혹은 Toynbee 수기 시행 전후 중이 내 압력이 10 daPa 이상의 차이가 생기면 이관의 기능이 양호한 것으로 판정한다. 9단계 검사에서도 3, 5, 7, 9단계마다 최소 10 daPa의 압력변화가 보이고 최종적으로 정상압력으로 돌아오면 이관기능이 정상인 것으로 판단한다(Adali & Uzun, 2005; Duplessis et al., 2008; Hidir et al., 2011).

- 가압–감압검사에서는 수차례 침을 삼키면 잔류압력이 거의 정상수준으로 회복되나, 잔류압력이 높게 유지될수록 이관기능장애가 심한 것으로 생각할 수 있다.(Choi et al., 2009; Kurien et al., 2009)

- 강제적 반응검사 시 수동적으로 이관이 열리는 압력은 평균 $+300 \sim +330\ \mathrm{mmH_2O}$로 알려져 있으며, 이관기능 부분폐쇄가 있는 경우 약 $+500 \sim +600\ \mathrm{mmH_2O}$의 압력에서 수동적으로 열리고, $1,000\ \mathrm{mmH_2O}$의 압력에도 열리지 않으면 완전 폐쇄가 있는 것으로 추정된다. 이관기능의 장애가 있는 경우 수동적 개방 후 이관의 저항이 크게 나타난다(Cantekin et al., 1976; Munjal et al., 1999).

(2) 음향이관측정법

- 이관이 열리는 순간 최대 강도로 측정이 되며, 이관이 닫히는 경우 음의 크기는 급격히 줄어든다.

- **이관기능이 정상인 경우**: 연하 시에 이관이 열렸다가 곧바로 닫힌다. 이관 개방 지속 시간은 대개 300 msec이다.

- **이관개방증**: 이관이 항상 열려 있어 최대 강도의 소리가 일정하게 측정된다. 눕거나 머리를 앞으로 숙이면 혈류량의 증가로 인한 이관 부종으로 이관이 닫히고 다시 일어서면 이관이 열리는 현상을 볼 수 있는 경우가 있다.

- **이관협착증**: 이관이 열리지 않아 연하 시에도 외이도에서 음압의 파형이 관찰되지 않는다.

4. 맺음말

　　임피던스청력검사는 순음청력검사, 어음청각검사와 함께 임상에서 가장 많이 사용하는 검사 중의 하나이다. 그러나 순음 및 어음청력검사와는 달리 청각역치를 파악하는 검사는 아니며, 중이의 상태와 기능을 평가하는 객관적인 검사로서 중요한 의미를 갖는다. 등골반사검사, 등골반사피로검사 등을 시행하면 중이뿐만 아니라 와우, 청신경, 안면신경 및 뇌간의 병변 유무를 추측할 수 있으나 최근에는 영상의학의 발달로 그 중요성이 상대적으로 떨어지고 있다. 임피던스청력검사기의 공기펌프와 변압감지기를 이용한 이관기능검사는 고막의 천공 여부에 따라 검사법을 달리하여 이관의 능동적 혹은 수동적 개방 기능을 평가할 수 있다. 이와 같이 임피던스청력검사는 다양한 목적으로 임상에서 활발하게 사용되는 검사로, 여러 검사 방법과 결과의 해석에 대한 이해를 잘 하여, 정확한 검사 결과를 얻을 수 있도록 노력해야 할 것이다.

■ 더 읽어 보기 ■

정명현. 임피던스 청력검사. 임상이비인후과. 1996; 7: 261-73.

김리석. 청력검사. 대한이비인후과학회. 이비인후과학–두경부외과학 (2nd ed.). 서울: 일조각. 2009; 485-516.

Fligor, B. The assessment of hearing and middle ear function in children. In: Bluestone C. D., Simons, J. P., Healy, G. B., editors. Bluestone and Stool's Pediatric Otolaryngology (5th ed.). *People's Medical Publishing House. 2014*; 325-34.

Gelfand, S. A. The Acoustic reflex. In: J Kartz, et al., Handbook of clinical audiology (6th ed.). *Baltimore: Lippioncott Williams & Wilkins, 2009*; 189-221.

Hunter, L. L., & Shahnaz, N. Acoustic immittance measures. Basic and advanced practice. San Diego: *Pleural Publishing; 2014.*

Recommended procedure Tympanometry, British Society of Audiology, 2013, Campbell KC. Immittance Audiometry: Essential Audiology for Physicians. Singular Publishing Group

Inc. 1998.

Shanks, J., & Shohet, J. Tympanometry in clinical practice. In: J Kartz, et al., Handbook of clinical audiology (6th ed.). Baltimore: Lippioncott Williams & Wilkins; 2009; 157–88.

Smith, M. E., & Tysome, J. R. Tests of Eustachian tube function: a review. *Clin Otolaryngol. 2015*; 40(4): 300–11.

제**3**부

특수 청각검사

제9장   청성유발반응검사 I: 전기와우도

제10장   청성유발반응검사 II: 청성뇌간반응

제11장   청성유발반응검사 III: 청성지속반응

제12장   전정유발근전위

제13장   이음향방사

제14장   신생아청각선별검사

제15장   유소아청력검사

제16장   이명검사

제17장   기능성 난청검사

제18장   보청기적합확인검사

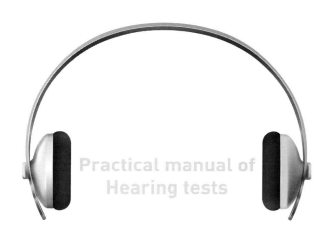

Practical manual of
Hearing tests

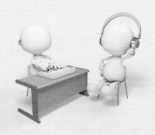

제 9 장

청성유발반응검사 I: 전기와우도

가톨릭대학교 의과대학 이비인후과 박경호
부산대학교 의과대학 이비인후과 고의경

청각신호는 내이의 코티기관에서 대뇌까지 연결되는 각 전달 단계에서 활동전위 (action potential)로 바뀌어 전달된다. 소리 자극으로 유발된 활동전위인 청성유발 전위(auditory evoked potential: AEP)를 두피에 위치시킨 전극을 통하여 비침습적으로 기록하는 객관적인 검사법을 청성유발반응이라 한다. 청성유발전위는 소리 자극 후 반응이 나타나는 잠복기(latency)가 10 msec 이내로 짧은 단잠복기반응(short-latency response: SLR), 15~70 msec의 잠복기를 보이는 중잠복기반응(middle-latency response: MLR) 및 90 msec부터 수 초에 이르는 잠복기를 가지는 장잠복기반응(long-latency response: LLR 또는 cortical auditory evoked potential: CAEP)의 세 가지로 나눌 수 있는데, 그 중 단잠복기반응에 해당하는 것이 전기와우도(electrocochleography: ECoG)와 청성뇌간반응(auditory brainstem response: ABR)이다(홍성화, 고문희, 2009) (표 9-1). 전기와우도는 소리 자극으로 내이에서 발생하는 청성유발반응의 초기 반응 중 가장 먼저 나타나는 반응으로, 임상적으로는 메니에르병을 비롯한 내림프수종 (endolymphatic hydrops)의 진단과 내이 기능의 확인에 이용된다.

〈표 9-1〉 청성유발전위의 분류

Early latency components	Electrocochleography(ECoG) Auditory brainstem response(ABR)
Middle latency components	Auditory middle latency respnose(AMR) 40 Hz response
Long latency components	Auditory late latency response(ALR) P300 response

1. 검사의 개요

ECoG는 와우와 와우신경의 병태에 관하여 상세한 정보를 얻어 손상부위의 진단, 메니에르병의 진단, 돌발성 난청의 예후 판정 등의 목적으로 실시한다. 검사받지 않는 귀의 차폐(masking)가 필요 없으며, 의식 수준의 변화나 중추로부터의 영향을 거의 받지 않아, 수면 및 전신 마취 시에도 시행이 가능하다. 또한 반응의 재현성, 민감도 (sensitivity)가 다른 유발 반응에 비해 우수하다는 장점이 있다(고의경, 1996).

1) 전기와우도(ECoG)의 구성 전위 및 기원

ECoG는 와우의 인접한 곳에 전극을 위치시키고 소리를 자극하는 동안 와우에서 발생하는 유발전위를 측정하는 방법으로 와우음전기전위(cochlear microphonics: CM), 가중전위(summating potential: SP), 복합활동전위(compound action potential: AP)의 세 가지 전위를 측정하게 된다.

세 가지 전위 중 가장 먼저 나타나는 CM은 소리 자극이 와우에 도달한 후 즉시 나타나는 자극음과 같은 교류 전위로 그 기원은 외유모세포라고 알려져 있다. CM은 저주파 혹은 중간 주파수의 소리 자극으로 기저막의 전이(displacement) 혹은 왜곡 (distortion) 양상을 반영한다. 그러나 자극음에서 나오는 인위적 반응과 구분이 어렵기 때문에 임상적으로 널리 이용되지 않고 있다. 대부분의 검사실에서는 압축상 (condesation polarity)과 희박상(rarefaction polarity)의 클릭음을 교대로 자극하여 CM을 억제시켜 SP의 검출 및 해석을 용이하게 하고 있다. CM은 압축상과 희박상의 클릭음을 사용해야 기록할 수 있으며, 교대상 자극음을 사용할 경우 CM이 상쇄된다. 압축상 혹은 희박상을 사용하여 CM을 측정하는 경우 잡파(artifact)와의 감별이 어려운 단점이 있다(고의경, 1996).

SP는 같은 외유모세포에서 발생하며 자극음의 지속시간과 일치하여 나타나는 직류 전위로 와우 내에서 일어나는 비선형성 왜곡의 축적을 나타내는 복합적 반응이다. 정상 귀에 작은 음을 가할 때 기저막은 동일한 음전위(negative potential)와 양전위 (positive potential)를 나타내지만 강한 음으로 자극하면 고실계(scala tympani)보다는 중간계(scala media) 쪽으로 진동되어 음의 SP(-SP)가 나타난다. CM이 교대상 클릭음에 의해 억제되면 더 분명하게 SP를 관찰할 수 있다. 이 SP는 적응현상(adaptation)이 나타나지 않는다.

AP는 와우신경섬유의 집합이 동시에 나타나는 활동전위다. 주로 클릭음으로 자극하여 나타나는 AP는 주로 와우의 기저부에 있는 청신경에서 유래한 것으로, 청성뇌간반응의 I파에 해당한다. 이 AP는 SP와 다르게 적응현상이 나타나 자극 속도를 빨리하면 AP의 크기는 작아진다. AP를 이용하는 검사의 경우는 저주파 영역에서는 주파수 특성이 없다(고의경, 1996).

2) 전극의 위치

전극의 위치에 따라 정원창법(round window recording), 경고막법(transtympanic recording), 고막법(tympanic recording), 고막외법(extratympanic recording) 등이 있다. 전극의 위치에 따라 전기와우도의 진폭(amplitude)은 변화한다. 와우에 가까울수록 진폭이 큰 전위를 얻을 수 있으므로 전기와우도에서 전극의 위치는 가장 중요한 요소이다.

정원창법은 전극이 와우와 가장 가까워 좋은 전위를 얻을 수 있으나 전극을 위치시키기 위해서는 마취를 하여야 하기 때문에 수술 중에만 가능하여 많이 쓰이지 않는다.

경고막법(그림 9-1, ①)은 고막을 통하여 중이 내벽에 있는 갑각(promontory)에 전극을 위치시키는 방법으로 전위가 크고, SP의 검출 및 해석이 쉽고, 재현성이 좋으며, 통증이 적다(고의경, 1994). 그러나 부분 마취, 이과적 술기가 필요한 단점이 있다. 경고막법은 술기가 어렵고 침습적이며, 유·소아와 같이 피검자의 협조가 없을 경우 전신 마취 혹은 잠을 재워야 가능하다.

고막법이나 외이도법 같은 고막외법은 마취와 특별한 술기가 필요 없는 비침습적 방법이지만 외이도나 고막의 통증을 호소할 수 있으며, 전위가 너무 작고, 재현성이

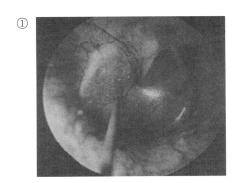
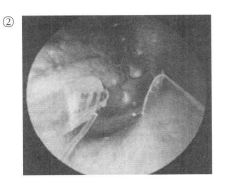

[그림 9-1] ① 경고막법 전극 ② Coat 고막외법 전극

좋지 않으며, 진단에 기본이 되는 SP의 검출이 어렵다는 단점이 있다. Silver ball 전극, Coat 전극(그림 9-1, ②), HN-5, Tymptrode 등이 고막 혹은 고막 바깥에 설치하는 전극으로 개발되어 있다(전경명 외, 1994b).

2. 검사방법

1) 검사 전 피검자의 준비

방음실 내에서 바로 편안히 눕게 한다. 유·소아의 경우는 진정제나 수면제가 필요하지만 성인인 경우는 진정제를 투여할 필요가 없다.

2) 전극 부착 방법

경고막법은 고막을 EMLA 크림이나 95% 페놀, 4~10% xylocaine을 이용하여 부분 마취를 한 후 바늘전극(needle electrode)을 설치한다. 전극은(그림 9-1, ①)과 같이 오른쪽 고막인 경우 고막의 제(umbo)와 고막륜(fibrous annulus)의 7시 방향을 연결하는 선상의 중간점을 찌르면 전극은 고실 갑각(promotory)에 위치하게 된다(고의경, 1994).

HN-5, Tymptrode, Coat 전극 같은 고막법이나 고막외법을 쓰는 경우는 고막과 외이도를 깨끗이 한 후 뇌파검사를 할 때 사용하는 접착물질을 이용하여 접착시킨다(그림 9-1, ②). 이때 통증이 있을 수 있으므로 고막과 외이도를 잘 보면서 다치지 않도록 하여 접착시킨다.

두 방법 모두 기준전극(reference electrode)은 귓바퀴나 이개 후부 유양돌기 부위, 접지전극(ground electrode)은 두정부 혹은 비근부(nasal root)에 접착시킨다.

3) 소리 자극

임상에서 가장 많이 쓰이는 자극음은 광대역 클릭음(broadband click)이나 톤버스트(tone burst)를 이용하기도 한다. 광대역 클릭음은 100 msec electrical pulse, 톤버스트음은 2 msec 상승/하강, 5~10 msec의 지속시간을 가진 음을 사용한다. 음의 강도의 단위는 dB HL 또는 pe SPL(peak equivalent sound pressure level)을 사용한다. 광대역 클릭음의 0 dB HL은 약 30 dB pe SPL의 크기이다(Stapells et al., 1982). 소리 자극은 10~30회/초의 빈도로 자극한다(Suzuki & Yamane, 1982).

4) 기록 조건

가산 횟수는 고막외법의 경우 1,000~2,000회, 고막법의 경우 500~1,500회, 경고막법의 경우 100~200회 정도이다. 기록용 필터 대역은 0.3~3,000 Hz를 사용한다. 성분의 명칭은 SP, CM, AP 등으로 표시한다. 잠복기가 대개 5 msec 이내이며, 진폭은 경고실법은 1~15 μV, 고실외법은 1 μV 정도다.

3. 결과의 해석

1) 정상 전기와우도(ECoG)

임상에서 응용되는 전기와우도는 교대상 클릭음을 이용하여 CM을 억제시켜 SP의 검출을 용이하게 하고 있다. 일반적으로 경고막법으로 얻은 전기와우도의 활동전위

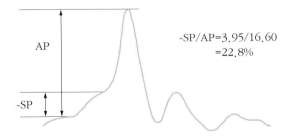

- Click: 87 dB(alternatively polarity)
- 반복 횟수: 10회/초
- 신호평균 횟수: 300회

AP

-SP

-SP/AP=3.95/16.60
=22.8%

[그림 9-2] 정상인의 경고막법 전기와우도

는 청력역치상 5~10 dB에서 나타나기 시작하여 자극음의 강도가 증가함에 따라 활동전위의 진폭이 커지며, 반대로 잠복기는 짧아지는 변화를 보인다. 따라서 정상인에게서 전기와우도는 [그림 9-2]와 같이 자극강도가 클수록 SP와 AP의 검출이 쉽다.

임상적으로 가장 의미가 있는 AP에 대한 SP의 비율, 즉 SP/AP는 동일한 자극강도에서 자극속도(repetition rate)가 매초 10번인 경우 가장 적으며, 같은 자극속도(10회/sec)에서는 자극강도가 클수록 가장 크다(Frrano & Durrant, 2006). 따라서 AP의 진폭이 가장 큰 매초 10회의 자극에서 87 dB 혹은 그 이상의 자극강도에서 AP의 진폭이 크며, SP의 검출이 용이하여 임상적으로 의의 있는 전기와우도를 얻을 수 있다.

이와 같이 경고막법으로 얻은 전기와우도는 청력을 평가할 수 있는 좋은 객관적 방법이나 침습적이기 때문에 잘 이용되지 않는다. 반면 고막법과 고막외법은 그 전위가 작아 청력역치 평가의 방법으로는 부족하다.

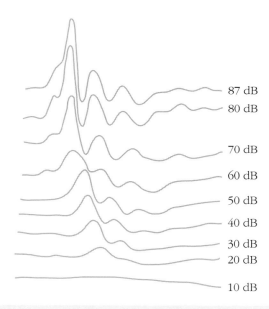

[그림 9-3] 자극음 강도에 따른 전기와우도

87 dB 혹은 그 이상의 자극강도에서 AP의 진폭이 크며, SP의 검출이 용이하다.

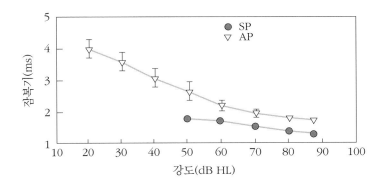

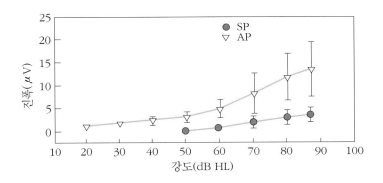

[그림 9-4] 자극음 강도에 따른 잠복기와 진폭의 변화

자극강도의 증가에 따라 잠복기가 감소하고 진폭이 증가한다.

2) 전기와우도의 임상적 응용

전기와우도 검사는 임상적으로 메니에르병을 비롯한 내림프수종의 진단에 매우 유용한 검사이다. 이와 함께 청신경종양 수술 시 내이 기능의 감시와 내림프낭 수술의 감시에 사용된다. 돌발성 난청의 예후 추정과 난청의 선별검사 진단, 특히 청신경병증의 진단에도 이용된다. 또한 외림프 누공(perilymphatic fistula)의 진단과 수술에도 사용된다.

(1) 전기와우도를 이용한 메니에르병을 비롯한 내림프수종의 진단

메니에르병을 비롯한 내림프수종의 진단에서는 매우 특징적인 소견을 보인다. 메니에르병은 와우 내림프수종에 의해 어지러움, 이충만감, 이명, 청력 저하 등의 증상

을 유발하는 질환이다. 메니에르병의 진단에서 가장 중요한 전기와우도 소견은 두드
러진 음의 SP이다. SP가 증가하는 기전에 대해서는 확실하지 않지만 내림프압의 증가
로 기저막이 고실계(scala tympani) 쪽으로 전위되기 때문이라고 생각한다. 그러나 SP
와 AP의 진폭은 개체 간의 차이, 자극음의 종류, 전극의 위치에 따라 차이가 있기 때문
에 SP/AP가 가장 믿을 수 있는 소견으로 임상에 응용된다. 이 비율은 검사실에 따라
차이가 있으나 정상군은 0.23~0.27이며 경고막법 ECoG의 경우 0.37~0.40 이상이면
내림프수종으로 진단할 수 있다(Ge & Shea, 2002). 고막법 ECoG의 경우 0.5 이상이면
내림프 수종이 있다고 본다. 이외에도 AP 잠복기의 연장, positive SP 등도 내림프수
종에서 나타날 수 있다(Ikino & Almeida, 2006). 또한 글리세롤 투여 전후의 전기와우도
를 비교하는 ECoG-탈수검사(dehydration test)도 임상에서 응용된다.

(2) 전기와우도를 이용한 청각신경병증(auditory neuropathy)의 진단

청각신경병증은 이음향방사(otoacoustic emission: OAE)나 CM은 나타나지만 청성뇌
간반응(auditory brainstem response)은 나타나지 않거나 매우 비정상적인 소견을 보이
는 감각신경성난청이다. 청각신경병증은 내유모세포에서 제1형 청신경세포로 이어
지는 청각전달로의 이상이 난청의 원인이며, 외유모세포는 정상적으로 기능한다. CM
측정보다는 이음향방사의 측정이 용이하기 때문에 일반적으로 임상에서는 청성뇌간
반응과 이음향방사 검사의 조합을 이용하여 청각신경병증을 진단한다. 그러나 이음
향방사는 외유모세포의 능동적 작용에 의해 발생하여 중이를 거쳐 외이도에서 기록
되는 낮은 강도의 신호이기 때문에, 외유모세포가 정상이라도 중이강 내 병변이 있으
면 반응이 감소하거나 나타나지 않을 수 있다. 반면에 CM은 피부에 부착된 전극을 통
해 기록되는 유발 전위이기 때문에 중이강 내 병변이 있는 경우에도 기록될 수 있는
장점이 있다.

(3) 난청에서의 전기와우도 변화

와우의 병변은 유모세포의 소실로 다양한 수준의 난청을 야기할 수 있다. 유모세포
의 광범위한 소실은 고도의 난청을 유발하며 이 경우 전기와우도를 검사하면 높은 자
극강도에서 AP파가 소실되고, 경도의 유모세포의 소실은 다양한 수준의 AP역치 상승
을 보일 수 있다. 이는 행동청력검사나 어음청력검사 시 협조가 어려운 소아의 고도

난청을 진단하는 데 도움이 될 수 있다.

4. 맺음말

　전기와우도는 소리 자극으로 내이에서 발생하는 청성유발반응의 초기 반응 중 가장 먼저 나타나는 반응이다. 전극의 위치에 따라 정원창법, 경고막법, 고막법, 고막외법 등이 있으며 와우에 가까울수록 좋은 전위를 얻을 수 있다. 그러나 실제 임상에서는 술기의 침습성 등으로 고막법과 고막외법을 주로 사용하고 있으며 메니에르병을 비롯한 내림프수종의 진단과 내이 기능의 확인에 이용된다.

62세 남성 환자가 2년 전부터 시작된 반복적인 어지럼과 청각 저하를 주소로 내원하였다. 환자는 고혈압으로 투약 중인 것 외에는 특이한 기저질환은 없었고 2달 전 촬영한 MRI에서도 정상 소견을 보였다. 내원 당시 환자는 좌측 귀의 먹먹함과 청각 저하를 호소하였고 내원전날에도 2시간 이상 어지럼과 구토가 지속되었다. 이 환자는 다음과 같은 검사를 시행하였다.

(A)

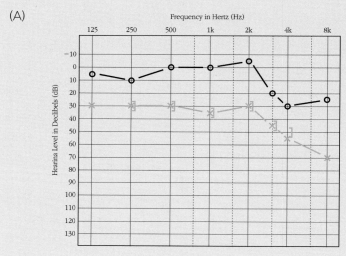

(B) Caloric Summary

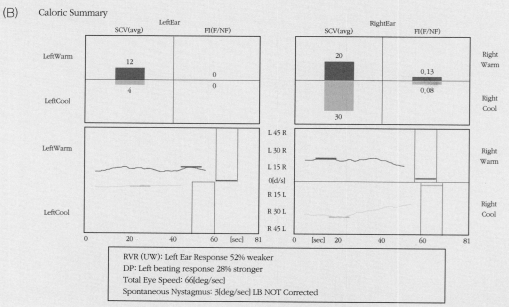

RVR (UW): Left Ear Response 52% weaker
DP: Left beating response 28% stronger
Total Eye Speed: 66[deg/sec]
Spontaneous Nystagmus: 3[deg/sec] LB NOT Corrected

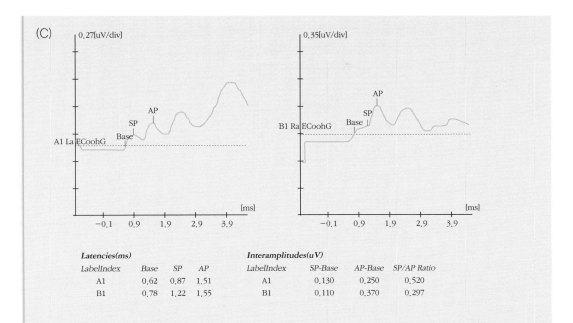

Latencies(ms)				Interamplitudes(uV)			
LabelIndex	Base	SP	AP	LabelIndex	SP-Base	AP-Base	SP/AP Ratio
A1	0.62	0.87	1.51	A1	0.130	0.250	0.520
B1	0.78	1.22	1.55	B1	0.110	0.370	0.297

임상적 의미

메니에르병의 진단은 임상적 증상에 근거하여 진단하지만 ECoG는 내이의 상태에 대한 정보를 제공하기 때문에 중요한 진단적 보조자료로 사용될 수 있다. 환자는(A) 순음청력검사에서 좌측 35 dB의 감각신경성 난청을 보이며, (B) 온도안진검사에서 좌측의 52%의 반고리관 마비 소견을 보인다. 좌측 청각전정기능의 전반적인 저하 소견을 보이면서, (C) 전기와우도에서 좌측의 SP/AP ratio = 0.520으로 높게 측정되어 기저막이 고실계 쪽으로 전이된 내림프수종을 의심할 수 있는 소견이다.

■ 더 읽어 보기 ■

김리석. 청력검사. 대한이비인후과 두경부외과학. 일조각. 2009; 502-503.

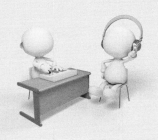

제 10 장

청성유발반응검사 II: 청성뇌간반응

서울대학교 의과대학 이비인후과 이준호
충북대학교 의과대학 이비인후과 신시옥

청성뇌간반응(auditory brainstem response: ABR)은 음 자극 후 1~10 msec 사이에 청신경 및 뇌간 내 청각전도로에서 일어나는 일련의 전기적 변화를 표면전극을 이용하여 기록하는 검사로 비교적 마취나 신경안정제, 수면 등의 영향을 받지 않고 비침습적이어서 임상에서 널리 이용된다. 이 장에서는 청성뇌간반응의 원리와 측정방법, 판독 및 임상적 적용에 대하여 알아보고자 한다.

1. 검사의 개요

1) 청성뇌간반응 파의 발생 위치

정상적으로 청성뇌간반응은 5~7개의 파를 보이며, 각 파를 순서대로 로마자로 표기한다. 이 중 I, III, V파가 잘 나타나고, V파가 가장 크고 안정적으로 기록되며 반응분석의 기본이 된다(그림 10-1).

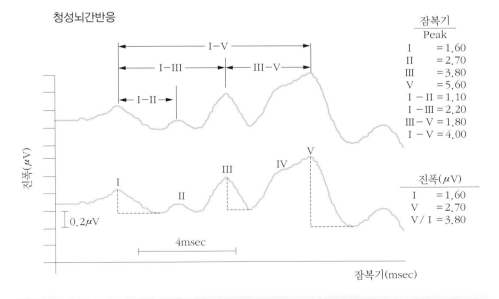

[그림 10-1] 청성뇌간반응에서 나타나는 파형

I파는 청신경(cochlear nerve)의 말단부, II파는 청신경의 근위부에서 발생하는 것으로 추측되며 III~V파는 뇌간의 신경핵에서 발생하는 것으로 추측된다. 각 파형의 발생 부위가 1:1로 지정되는 것은 아니나, III파는 와우핵(cochlear nucleus), IV파는 상올리브핵(superior olivary complex), V파는 외측 융대(lateral lemniscus tracks)에서 주로 유래하는 것으로 추측된다(Moller & Jannetta, 1985). 청신경의 원위부와 근위부에서 2개의 전위를 보이는 것은 청신경의 경로에 따른 구조적 변화에서 야기된다고 설명하고 있다. 즉, 청신경의 슈반세포로 이루어진 신경내막(endoneurium)은 내이도의 입구(porus acusticus) 부위에서 신경교질막(neuroglial cover)으로 변하게 되므로 청신경은 2개의 다른 전위를 가지는 활동전위를 보인다.

2) 청성뇌간반응 파의 분석

청성뇌간반응은 뚜렷한 파의 정점(positive peak)과 골(negative trough)을 가진 5개의 파형을 보이나, 정상적으로도 II파와 IV파의 소실이 관찰될 수 있다. 그리고 ABR의 초기, 즉 I~II파 혹은 II~III파 사이에 주파형외파가 나타나거나, 흔히 IV~V 복합파(wave IV~V complex wave)가 관찰되는데 이는 정상적인 변이로 판단한다.

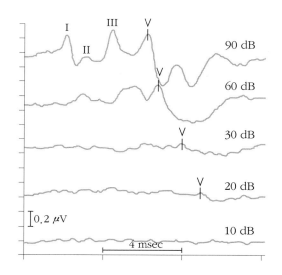

[그림 10-2] 자극강도의 변화에 따른 파형 및 잠복기의 변화

잠복기와 진폭을 분석할 때는 비교적 안정된 파형을 보이는 I, III, V파를 주로 이용한다. 특히 잠복기는 ABR의 판독에 이용되는 가장 중요하고 안정된 요소이다. I, III, V파의 잠복기, I~V, I~III, III~V파 간 잠복기(inter-peak latency: IPL), I파와 V파의 진폭비 등의 평가요소들을 정상치와 비교하거나 양측을 비교해 평가할 수 있다. I파와 V파 간의 잠복기는 IPL I-V로 표시하며, III~V파 간의 잠복기는 IPL III-V로 표기한다. 좌우 양측의 잠복기를 비교하여 그 차이를 측정할 경우, 양측 V파의 이간잠복기차(interaural latency difference wave V: ILDV)를 이용하거나, 양측 I~V 파간잠복기의 비교(interaural difference of IPL I-V: ID I-V)를 임상적으로 주로 사용한다. 자극음의 강도가 커질수록 잠복기가 짧아지며 대체로 90 dB nHL 이상에서는 포화되어 더 이상 짧아지지 않는다(그림 10-2). 충분한 강자극인 60~95 dB nHL에서 I파의 잠복기는 약 1.5~2.0 msec, V파의 잠복기는 약 5.5~6.0 msec, I~V 파간잠복기는 약 4.0 msec이다. 정상 성인의 충분한 자극음 강도에서 I파는 대개 0.25~0.35 μV(micro voltage), V파는 0.50 μV의 진폭을 보이며, V/I파 진폭비는 약 1.5~2.0으로 0.5 이하는 비정상으로 판정한다. 정상 성인에서 역치 수준의 자극(10~20 dB nHL 이내)에서는 V파만 관찰되며, 이때 V파의 잠복기는 약 7.5~8.0 msec이다. 25~35 dB nHL의 강도에서 I파와 III파가 관찰되고, I파의 잠복기는 약 3.5~4.0 msec, I~III, III~V 파간잠복기는 약 2.0 msec이다(Glasscock et al., 1987)(그림 10-1).

3) 새로운 시도

청성뇌간반응을 좀 더 효율적으로 얻기 위한 시도들이 현재도 진행 중이다. 그중 대표적인 것이 자극음으로 chirp음을 사용하는 것이다. chirp음은 시간이 흐름에 따라 주파수가 증가되는 소리로, 시간에 따라 주파수가 변함으로써 와우 내 진행파 지연(traveling wave delay)을 극복하여 기존의 클릭음을 이용한 청성뇌간반응보다 큰 반응을 얻을 수 있다(Dau et al., 2000; Wegner & Dau, 2002). 또 다른 시도로 Kalman averaging 방법이 있다. 이는 소음의 크기에 따라 가중치를 달리하는 방법으로 소음이 적은 스위프(sweep)는 가중치를 높이고 소음이 큰 스위프는 가중치를 낮추어 청성뇌간반응에서 소음을 줄이고 신호대잡음비(signal to noise ratio)를 향상시키는 방법이다(Omar et al., 2012).

2. 검사 방법

1) 검사 전 피검자의 준비

검사를 시행할 때에는 피검자에게 청성뇌간반응은 어떤 검사이고, 어떻게 진행되며, 검사 중에 어떻게 협조해 주어야 할 것인가 등을 사전에 상세하게 알려 주는 것이 첫 과정이다. 이는 검사에 임하는 피검자가 마음을 준비할 수 있는 중요한 상담 과정이다. 협조가 어려운 유·소아는 낮잠 시간을 이용하여 자연 수면상태에서 검사하거나 포크랄 시럽(chloral hydrate)을 구강 또는 항문을 통해 주입하여 수면시킨 후 검사한다. 성인의 경우 자연 수면 또는 수면하는 것처럼 편안한 휴식의 자세를 취하게 한다. 이때 경부 근육이 최대한 이완될 수 있게 하며, 필요하다면 안정제를 사용하기도 한다(Elberling & Osterhammel, 1988).

전극 부착 부위를 피부세정제 또는 알코올 스펀지로 깨끗하게 닦고 전극을 부착하며 헤드폰을 쓰고 수 분 정도 자세를 편안히 취하게 한 후 검사를 시작한다. 검사 장치의 화면상에 나타나는 파형은 유발전위가 계속 평균가산되어 나타나므로 검사 시작 직후를 제외하고는 갑자기 크게 변화되지 않는다. 만약 특정 잠복 시간에서 급격한 변화가 관찰되거나 화면상에서 잡파의 출현을 경고하면 검사를 중단하고 피검자의 상태를 확인하거나 전극의 저항을 다시 확인해야 한다.

2) 검사 결과에 영향을 끼치는 변수

(1) 자극변수

① 트랜스듀서

트랜스듀서(transducer)는 전기적 신호를 음향에너지로 변환하여 소리를 발생시키는 장치를 말한다. 모양과 기전에 따라 헤드폰, 삽입송화기(insert microphone), 음장수화기(loud speaker), 골진동기(bone vibrator) 등이 있다.

헤드폰으로는 TDH-39, TDH-49 형식이 널리 사용된다(Laukli, 1983). TDH-49 헤드

폰은 고음역이 약간 연장된 광역스펙트럼을 보이고, TDH-39 헤드폰은 전자장이 형성되는 단점이 있으나 전기 저항이 낮은 특성이 있다. 헤드폰은 미끄러져 외이도 중심을 벗어나면 약 10~15 dB의 역치 손실이 발생하므로 주의해야 한다. 이러한 미끄러짐을 방지하기 위하여 삽입송화기를 사용하기도 한다. 삽입송화기의 경우에는 음도관 길이에 따른 잠복시간 손실(ER-3A 형식의 경우 0.9 ms)을 보상해 주어야 한다. 골진동기는 B-70A, B-71, B-72 등이 있으며, 2 kHz 범위에서 최대출력을 보이며 모두 35~45 dBHL 정도 출력 가능하다. 일반적으로 유양돌기 부위에 대지만, 전두부에 대었을 때에는 500 Hz에서 15 dB, 1 kHz에서 10 dB, 2 kHz에서 8.5 dB 그리고 4 kHz에서 6.5 dB 정도 높은 에너지가 와우에 전달된다. 골진동기를 이용한 청성뇌간반응은 파형의 왜곡이 잘 생기고, 진동기를 대는 위치, 피부의 두께, 두개골의 저항 등에 영향을 받으므로, 피검자 간에 파형이 다양하게 나타난다. 차폐는 성인의 경우에는 항상 해야 하며, 신생아는 양측 청력차가 25~35 dB, 1세 전후는 15~25 dB 이상일 때 시행한다. 골진동기를 이용한 골도 청성뇌간반응의 파형은 기도 자극에 의한 반응보다 약 0.3~0.5 msec 빠르게 나타난다(James, 1992).

② 자극음의 종류

자극음의 종류에는 클릭음(click), 여과된 클릭음(filtered click), 톤버스트(tone burst), logon 등이 있다. 이 중 클릭음은 주파수 특성은 없지만 생성시간과 지속시간이 짧고 넓은 주파수 대역의 청신경원(auditory neuron)을 동시에 효과적으로 흥분시킬 수 있으므로 임상에서 널리 사용된다. 다만, 주파수별 역치를 구할 수 없는 단점이 있으나 1,000~4,000 Hz의 역치를 추정할 수는 있다.

톤버스트는 주파수 특이 청성뇌간반응의 자극음으로 이용된다. 기본주파수(fundamental frequency)의 에너지가 집중되는 주파수 특성을 가지므로, 저주파수로 갈수록 지속시간이 길어지고 파형의 잠복기가 길어지며 파형이 모호하고 넓은 형태의 파형을 보이게 된다.

③ 자극음의 강도

자극음 강도의 단위로는 dB nHL(normalized hearing level)이 흔히 사용된다. 클릭음은 짧은 자극음이며, 순음과 같은 긴 자극음(> 100 msec)에서 사용하는 dB HL 단위와는 구별된다. 0 dB nHL은 10~15명의 정상 청력을 가진 성인에게 초당 10~20회의 클릭음을 주고 구한 ABR의 최소반응역치 dB HL이다. 대개 0 dB nHL은 28 dB peSPL(peak equivalent sound pressure level)이다. 자극음 강도를 높이면 파의 잠복기는 짧아지고 진폭은 커지는데, 90 dB nHL 정도에 이르면 포화되어 변하지 않는다. 이러한 자극 강도와 반응기간의 상관관계를 잠복기–강도 함수(latency-intensity function)라 한다. 성인 정상 청력자의 V파 잠복기는 역치 부근의 자극 강도에서는 7.5~8.0 msec 이상을 보이며, 10~20 dB nHL 이하의 낮은 자극 강도에서는 파형이 나타나지 않는다. 약 60 dB nHL 이하의 자극강도까지는 10 dB nHL마다 0.5~0.6 msec, 60~90 dB nHL 범위의 자극강도에서는 10 dB nHL마다 0.1~0.2 msec 짧아지며, 최단 잠복기는 5.5~6.0 msec이다.

④ 자극 간격과 자극 빈도

자극 빈도는 1초 동안 주어지는 자극음의 수를 의미한다. 자극 빈도를 높이면 자극 간격이 짧아져 잠복기가 길어지고 I파가 소멸된다. 즉, 자극 빈도가 20/sec 이내로 자극 간격이 충분한 경우에는 자극 간격에 따른 파형의 변화가 미세하다. 그러나 80~90/sec로 자극 간격이 좁아지면 파형이 작아지고, 잠복기가 길어진다. 때문에 10~20/sec의 자극빈도가 임상에서 주로 사용된다. 자극 빈도를 결정할 때 전력선 잡음(power-line interference)의 가능성을 최소화하기 위하여 60 Hz로 균등하게 나뉘는 수를 피하는 것이 가장 좋다. 따라서 11.1/초, 21.1/초 또는 37.7/초 등의 자극 빈도를 이용한다(James, 1992).

⑤ 극성

극성(polarity)은 수화기의 박막에 의해 결정된 공기압의 상태를 표현한 것으로 압축상(condensation polarity), 희박상(rarefaction polarity), 교대상(alternating polarity)이 있다. 압축상은 수화기 박막이 고막 쪽으로 밀려서 외이도 내부 공기압이 표준보다 높아진 상태이며, 고막은 중이 쪽으로 밀리고 와우의 기저막은 아래쪽으로 움직인다.

희박상은 수화기 박막이 고막의 반대쪽으로 당겨져서 외이도 내부 공기압이 표준 상태보다 낮아진 상태이며, 고막은 중이 바깥쪽으로 당겨지고, 와우의 기저막은 위쪽으로 움직인다. 희박상 자극을 이용하면 I파의 잠복기가 짧아지고 파형이 커진다고 알려져, 일반적으로 추천된다.

교대상은 희박상과 압축상을 교대로 사용하는 것으로, 초기에 나타나는 자극 잡음과 와우음전기반응(cochlear microphonic)을 상쇄시킬 수 있어서 가끔 사용된다 (Emerson, Ronald G. et al., 1980).

⑥ 차폐

클릭음은 매우 짧은 지속시간을 갖기 때문에 성인에게서 이간감쇠(interaural attenu- ation)는 65 dB 정도로 높아서 차폐가 필요한 경우가 적다. 그러나 양이 간 역치의 차가 이보다 클 때에는 자극강도에서 양이감쇠지수 65를 빼고, 예비잡음량(safety margin) 10을 더한 잡음량을 반대 측 귀에 자극한다. 사용되는 차폐음은 넓은 주파수 범위를 가지는 것이 좋으며, 20~10,000 Hz의 광대역 잡음(broadband noise)이 널리 사용되고 있다. 이외 백색잡음(white noise)이나 1,000 Hz 이하가 배제된 고역통과잡음 (high pass noise) 등도 사용된다.

(2) 기록변수

전극의 배치 및 기록위치, 필터, 증폭기, 평균가산 등의 기록조건에 따라 검사 결과가 달라진다.

① 기록시간

유발전위의 기록시간은 음자극 후 발생한 전위를 기록하는 시간이다. 정상 성인의 경우 충분한 자극음 강도에서 V파의 잠복기는 약 5.5~6.0 msec이다. 신생아, 청력장애, 후미로성 병변, 낮은 자극강도, 삽입이어폰 등의 경우에는 V파의 잠복기가 길어지기 때문에 충분한 시간(10 msec 이상) 동안 기록해야 한다. 또한 소리 자극 이전부터 기록을 하거나, 자극 빈도를 높여 줄 경우에는 2~5 msec 기록을 연장해야 한다.

② 전극의 종류 및 부착 위치

청성뇌간반응 검사의 전극은 형태와 재질에 따라 디스크형, 이어클립(earclip)형, skin-staple형, 외이도(ear canal)형, 고막형 등이 있다. 전극과 전극상자의 연결은 전자파 방해 등을 고려하여 1미터 전후의 차폐전선을 사용한다.

디스크형은 전극의 중앙에 2 mm의 구멍이 있고 외부 직경이 4~10 mm인 돔 형태가 널리 사용된다. 전기 전도성이 높은 금속 재질로 된 디스크 표면에는 금, 은, 주석, 백금 등이 도포되어 있으며, 염화은이 도포된 것을 많이 사용하고 있다. 이어클립(earclip)형은 두 개의 디스크형 전극에 스프링을 장치하여 이개를 물 수 있게 설계된 것으로, 헤드폰을 쓰면 유양돌기에 닿아 이개뿐만 아니라 유양돌기의 전위도 기록되어 I파의 진폭이 증강되는 장점이 있다. Skin-staple형은 심한 화상이나 피부이식환자를 위한 전극으로 접착력이 있는 전도성 물질을 사용하는 전극이다. 외이도형과 고막형은 전기와우도검사에서 비침습적으로 사용할 수 있도록 설계된 것으로, 디스크형에 비하여 I파의 진폭이 커지고 전기와우도 검사와 청성뇌간반응을 동시에 시행할 수 있다.

전극의 부착위치는 두정부(central zero)를 Cz, 전두정중부(frontal pole zero)를 Fz, 좌우 측 이개를 A1, A2, 좌우 측 유양돌기를 M1, M2 등으로 하는 국제전극배치법(10-20 international electrode system)을 기준으로 하고 있다(그림 10-3). 부착된 전극을 전극상자에 연결하는 방법에 따라 파형의 위상이 바뀌게 되는데, 청성뇌간반응에서는 활동전극(active or non-inverting electrode)을 일반적으로 Cz에 연결하나 검사의 편의를 위하여 Fz에 연결하기도 하며, 기준전극(reference or inverting electrode)은 검사 측 이개(A1 혹은 A2)에, 접지전극(ground electrode)은 채널 수에 따라 반대 측 이개(A1 혹은 A2)나 Fpz에 각각 연결한다(그림 10-3). 이 여러 가지 방법에 따라 잠복기와 진폭에 차이가 생긴다(Deborah, 1990).

부착된 전극의 저항은 충분히 낮고 일정하게 유지하여야 하는데, 모든 전극의 저항은 3 kΩ 이하가 적당하고 최대 5 kΩ을 넘지 않아야 한다. 검사 전과 검사 중 그리고

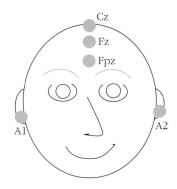

[그림 10-3] 전극의 위치

검사 후 지속적으로 측정하여 피검자의 움직임이나 전자파의 혼입 등을 감시하는 것이 바람직하다.

③ 증폭기

증폭기에서 증폭시키는 정도는 대개 10만 배 정도가 사용되고 있으며, 10의 배수 단위나 대수 단위(dB=20log10gain)로 표현한다.

④ 필터

청성뇌간반응 검사에서 고역통과 감쇄주파수는 신생아난청선별검사 시에는 10~50 Hz, 그 외의 경우에는 50~300 Hz로 한다. 10 Hz 이하에서는 뇌파가 혼입될 수 있고 150 Hz 이상에서는 유발전위의 손실이 많다. 저역통과 감쇄주파수를 1,500 Hz 로 사용할 경우 파형이 비교적 깨끗하게 관찰되지만, V파의 잠복기가 연장되는 단점이 있어서 일반적으로 3,000 Hz가 사용되며 1,500 Hz 이하로 낮추지 않는다. 즉, 청성 뇌간반응의 측정 시 보통 100~3,000 Hz의 주파수 대역통과 필터를 사용한다.

⑤ 평균가산

유발전위의 진폭이 잡음의 진폭보다 4배 정도(신호대잡음비가 4)가 클 때 파형관찰에 이상적이어서 평균가산 처리를 위한 자극 횟수는 2,000회 정도가 적당하다. 만약 피검자의 협조상태가 양호하고 검사실이 전자파 방해로부터 안정되어 있다면 512회 이상으로도 만족할 만한 파형을 관찰할 수 있으나, 역치 부근에서는 평균가산 횟수를 충분히 하여야 한다.

3) 실제 검사의 세팅의 예

실제 검사를 위한 세팅의 대표적인 예는 다음과 같다.

(1) 자극변수
- 자극음: 클릭음

- 자극음 길이: 100 μsec
- 자극 횟수: 11.3/sec(7~20)
- 극성: 희박상 혹은 교대상
- 자극강도: 10~90 dB nHL in 10 dB step(site of lesion testing 때는 70~90 dB nHL)
- 트랜스듀서: TDH-39(ER-3A)
- 차폐: (양이 간 청력 차이가 65 dB 이상일 때) 50 dB 광대역 잡음

(2) 기록변수

- 증폭: 100,000
- 전극 부착 부위: Cz(또는 Fz) to A1, A2(또는 Fpz) 접지
- Filter setting: 100~3,000 Hz
- Notch filter: out 또는 in
- Filter slopes: 6 dB/octave
- 분석기간: 10 msec(삽입송화기의 경우 12~15 msec)
- 반복횟수(Number of sweeps): 1,024(최소 500 이상); two replications

3. 결과의 해석

1) 파형의 정상범위와 결과에 영향을 미치는 요소

충분한 강자극인 60~95 dB nHL의 자극을 주었을 때 나타나는 I파의 잠복기는 약 1.5~2.0 msec, V파의 잠복기는 약 5.5~6.0 msec, I~V파 간 잠복기는 약 4.0 msec이며, I파는 진폭은 0.25~0.35 μV, V파의 진폭은 0.50 μV, V/I파 진폭비는 약 1.5~2.0이다. 자극음의 강도 등 검사조건에 의해서 정상 청성뇌간반응 파의 잠복기나 진폭은 변화할 수 있다. 또한 피검자의 신체적 상태에 따라서도 파형이나 잠복기가 변화할 수 있다고 알려져 있다.

(1) 연령

연령에 따른 변화로, 출생 직후 신생아의 청성뇌간반응은 I, III, V파만 기록되고, I 파의 진폭은 V파의 진폭과 비슷하거나 더 크다. 그리고 I, III, V파의 잠복기와 I~V, I~III 파간잠복기는 정상 성인의 기준치보다 길다. 생후 2년 동안 잠복기와 파간잠복 기는 짧아지고, II, IV파는 점점 뚜렷해지며 V파의 진폭도 증가해 정상 성인의 기준치 에 이른다. 반면에 I파의 잠복기는 생후 6주경에 성인 수준에 이른다고 알려져 있다 (Gorga et al., 2006; Stapells et al., 1995).

(2) 성별, 체온

성인의 경우 남성은 III~V 파간잠복기(IPL III-V)와 I~V 파간잠복기(IPL I-V)가 여성 보다 0.12~0.3 msec 길며, III, IV, V파의 진폭이 상대적으로 낮다고 알려져 있다(Lofti et al., 2012).

체온이 낮아지면 신경전도가 지연되며, 전위가 감소하게 된다. 따라서 체온이 떨어 지면 청성뇌간반응 파의 잠복기가 길어지고 진폭이 작아진다고 알려져 있다. 정상체 온에서 1℃ 낮아지면 I~V 파간잠복기는 0.2 msec 길어지며, 1℃ 높아지면 0.15 msec 씩 짧아진다. 또한 체온이 20℃ 이하가 되면 청성뇌간반응은 나타나지 않는다(Lotfi et al., 2012).

(3) 긴장, 각성 상태 및 약물

목과 턱 주위의 근육이 긴장하거나 움직여서 생기는 근전위는 유발전위에서 주된 잡파(artifact)의 원인이 되며 파형을 얻을 수 없게 될 수도 있다. 따라서 잡파를 줄이고 검사의 질을 높이기 위해서는, 수면을 취하는 것처럼 편안한 자세에서 검사를 진행하 는 것이 좋다. 반면에 주의 집중이나 수면, 혼수 등은 청성뇌간반응에 영향을 주지 않 는다. 따라서 협조가 곤란한 유 · 소아를 검사할 때에는 수면제를 사용하여 수면을 유 도한 상태에서 검사를 진행한다.

2) 청성뇌간반응의 임상적 적용

청성뇌간반응의 비정상적 소견은 말초성 및 중추성 청각전달로의 다양한 병변뿐 아니라 피검자, 자극, 기록법, 검사자 등의 많은 비병적 요소 때문에 발생할 수도 있다. 그러므로 청성뇌간반응을 임상에서 효과적으로 활용하기 위해서는 이러한 병적·비병적 요소들로 인한 청성뇌간반응의 변화 양상을 충분히 이해하고 임상적 응용에 따른 검사법과 판독의 차이를 잘 알고 있어야 한다. 정확한 판독을 위해서는 검사실마다 독자적인 표준치를 반드시 가지고 있어야 한다. 또한 임상 평가를 할 때 청성뇌간반응에만 의존하면 오류를 범하기 쉬우므로 반드시 다른 청각학적 및 이신경학적 검사 소견과 함께 이용해야 한다.

(1) 청력역치평가

① 배경잡파 및 평균가산(background noise and averaging sweeps)

[그림 10-4]에서와 같이 배경잡파의 정도는 청성뇌간반응 역치 측정에 큰 영향을 미쳐 정상 청력(S)이나 전음성 난청의 경우 청력역치는 실제 역치에 비해 성인에게서 5~10 dB, 소아에게서 10~20 dB 높게 나타난다. 평균가산을 위한 자극 횟수를 증가시킴에 따라(N→2N) 배경잡파가 감쇄하면서 역치가 낮아짐을 알 수 있다(A→A′). 이는 특히 정상인이라도 낮은 유발전위를 발현하는 사람(L)에게서 현저하다(C→C′). 즉, 낮은 유발전위와 높은 배경잡파가 역치측정에 부정적 영향을 미치며, 각 청각검사실

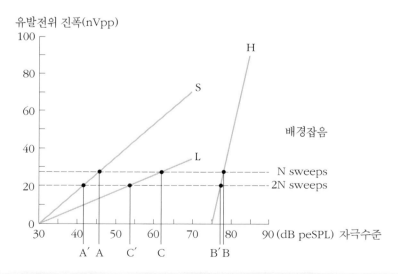

[그림 10-4] 평균가산 횟수에 따른 청력역치의 변화

에서는 최적으로 결정된 고정된 측정변수(protocol)하에 검사를 시행하여야 한다.

② Temporal integration

청성뇌간반응은 짧은 자극음을 사용하므로 긴 순음을 사용하는 순음청력검사에 비하여 역치가 상승한다. 지속시간이 1 sec인 자극음에 비해 지속 시간이 1 msec인 경우 역치가 정상인에게서 약 25 dB 상승한다. 이러한 음의 지속시간이 길고 짧은 음 펄스 (tone pulse) 사이의 역치상이를 temporal integration이라 한다. 이미 우리는 청성뇌간반응 자극음의 경우 25~35 dB peSPL을 0 dB nHL로 정함으로써 이를 보정해 준 바 있다. 그러나 감각신경성 난청의 경우 정상청력에 비해 temporal integration이 현저하게 감소하고, 누가현상으로 배경잡파의 영향도 덜 받게 되므로 오히려 실제 청력역치에 비해 5~10 dB 낮게 역치가 측정될 수도 있다.

③ 역치의 측정

청성뇌간반응은 V파의 반응역치를 통해 청력역치를 평가할 수 있어 유·소아, 협조가 곤란한 피검자, 위난청자의 청력검사에 임상적으로 널리 이용되고 있으며, 난청의 유형 감별에도 도움이 된다. 그러나 청력역치 평가에서 클릭음을 이용한 청성뇌간반응은 주파수 특이적이지 않다. 일반적으로 클릭음을 이용한 청성뇌간반응 역치는 순음청력검사를 통해 얻은 2 kHz와 4 kHz의 역치의 평균, 또는 1~4 kHz 역치의 평균과 상관관계가 높으며, 1 kHz 이하 주파수대의 청력과는 관련이 없다(Hyde, 1985). 청성뇌간반응의 역치는 순음청력검사에서 수평형의 청력도를 보이는 경우 청력역치보다 성인에게서 5~10 dB, 소아에게서 10~20 dB 정도 높게 나타난다. 고음역의 평균 청력역치와 청성뇌간반응의 역치 사이의 상관관계는 대략 PTA* = 0.6 × ABR 역치(PTA* = 1 kHz + 2 kHz + 4 kHz/3) 정도로 나타난다(Jerger & Mauldin, 1978; Werner et al., 1993).

④ 청력손실 유형에 따른 변화

청력손실은 청성뇌간반응의 역치를 상승시킬 뿐 아니라 잠복기와 진폭을 변화시킨다. 난청의 유형에 따라 파형의 변화가 다르게 나타난다. 전음성 난청은 내이로의 음 전도 장애로 인한 것으로, 청성뇌간반응에서 자극음 강도가 감소되는 영향을 미쳐 모든 파의 진폭이 작아지고 잠복시간은 연장되나 파간잠복기는 정상 범위를 벗어나지 않으며, 이러한 영향은 자극강도를 충분히 높여 줌으로써 상쇄시킬 수 있다(Fria TJ et al., 1980). 미로성 난청의 경우 역치상 강자극 시 I파의 잠복기가 연장되고 V파의 잠복기는 미세하게 연장되어 I~V 파간잠복기는 오히려 단축된다. 또한 역치 근처에서는 누가현상으로 자극강도의 증가에 비해 V파의 잠복기가 현저하게 짧아진다. 후미로성 난청은 파형이 다양하게 나타나며, 각 파를 뚜렷이 구분하기 어려운 경우가 많고 파간 잠복기의 변화가 크다.

⑤ 주파수별 역치 및 골도역치 측정

주파수 특이성이 없는 클릭음 대신 톤버스트 등을 이용한 주파수별 청성뇌간반응 역치측정이 가능하다. 특히 클릭음이 반영하지 않는 1 kHz 이하의 저음역대 역치를 측정할 수 있는 장점이 있다. 그러나 저주파수 자극음은 지속시간이 길어지면서 깨끗한 파형을 얻기가 어려워지고, 파형이 모호해져 청력역치가 높게 평가되는 경우가 많다. 따라서 검사자의 숙련도와 좋은 검사 조건이 요구된다.

골도 청성뇌간반응은 차폐, 잡파, 자극음의 강도 제한(35~45 dB nHL) 등의 여러 가지 한계성이 있어 임상적 가치는 크지 않다. 그러나 정상 신생아에게서 반응률이 높아 신생아의 청력손실 유무 판정에 이용할 수 있으며, 기도 청성뇌간반응 역치와 비교함으로써 난청 형태를 구분할 수 있는 이점이 있다(Campbell et al., 2004).

(2) 신경학적 진단

과거에는 청성뇌간반응 파형의 소실과 잠복기 변화에 대한 분석이 후미로성 병변의 진단에 주로 이용되었다. 하지만 자기공명영상이 발달함에 따라 후미로성 병변의 진단에 청성뇌간반응의 사용이 줄어들고, 진단 시 후미로성 병변의 크기가 줄어들고 있어 후미로성 병변의 진단에서 청성뇌간반응의 민감도는 떨어지고 있다. 하지만 자기공명영상 촬영이 어려운 경우 청성뇌간반응은 여전히 후미로성 병변의 진단 도구로 사용될 수 있으며, 특히 청신경 종양 진단에 90% 이상의 높은 민감도를 보인다. [그림 10-5]는 좌측 청신경종양을 가진 환자의 청성뇌간반응 검사 결과이며, 좌측 I~V 파간잠복기(IPL I-V)가 증가하였고, 양이 간 I~V 파간잠복기 차이(ID I-V)가 커진 소견을 볼 수 있다. 후미로성 병변을 진단하는 청성뇌간반응의 진단기준은 연구자마다 다양하며, 일반적으로 사용되는 기준들은 다음과 같다(Koors et al., 2013).

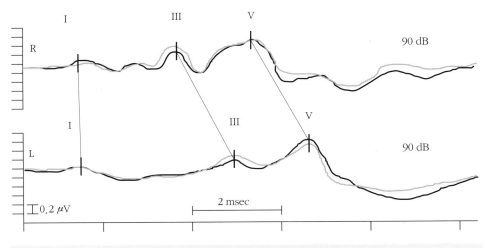

[그림 10-5] 좌측 청신경종양 환자의 청성뇌간반응 파형

- 청성뇌간반응의 모든 파형 소실
- I파의 잠복기가 길어져 있으며 이후의 모든 파형이 소실
- V파의 잠복기가 그 검사기관 정상 잠복기 표준편차의 2.5배를 벗어나거나, 절대
  치가 6.2 msec보다 긴 경우
- V파의 ILD가 0.3 또는 0.4보다 큰 경우
- I~V 파간잠복기가 비정상적으로 연장된 경우(4.5 msec 이상)
- I~V 파간잠복기의 양이 간 차이가 0.3 msec 이상 차이가 나는 경우

　1997년 Don 등은 후미로성 병변 진단에 있어 청성뇌간반응의 진단적 가치를 높이
기 위해 중첩청성뇌간반응(stacked ABR)을 개발하였다(Don et al., 1997). 중첩청성뇌간
반응은 클릭음과 차폐소음(masking noise)를 동시에 가하여 5개 주파수대의 derived-
band ABR을 얻은 후, derived-band ABR을 합하여 얻어진다. Don 등은 중첩청성뇌
간반응이 기존의 ABR보다 후미로성 병변 진단에 우수하다고 보고하였지만(Don et
al., 2005), 중첩청성뇌간반응을 얻기 위한 소프트웨어가 시판되고 있지 않으며 기존
청성뇌간반응에 비해 검사 시간이 길어 널리 사용되고 있지는 않다.

(3) 신생아청각선별검사

청성뇌간반응은 신생아에게 쉽게 시행할 수 있는 객관적인 검사로 신생아청각선별검사에 널리 이용되고 있다. 모든 신생아에게 일률적으로 검사를 시행하는 것은 권하지 않지만, 난청의 가족력, 주산기 감염, 외이기형, 미숙아, 고빌리루빈혈증, 세균성 뇌막염, 출생 시 심한 질식, 신생아중환자실 체류, 인공호흡기 적용 등이 있는 경우에는 청성뇌간반응을 3개월 이내에 시행하는 것을 권장하고 있다. 1990년 Joint Committee of Infant Hearing에서는 통과 기준을 40 dB nHL 이하의 자극음에 반응하는 경우로 규정하고 통과하지 못한 신생아는 3~6개월 후 철저한 이과학적 검사를 포함한 재검사를 받아야 한다고 명시하였다(14장 신생아청각선별검사 참고).

(4) 환자 상태 감시

청성뇌간반응은 중환자실 환자의 지속적인 중추 및 말초신경 기능의 평가, 뇌사의 진단에도 이용되고 있다(Hall et al., 1985). 이외 이신경과적 수술 시 와우, 청신경 및 청각전달로의 기능적 보전을 위한 감시에도 이용되고 있다. 수술 중 저혈압, 저산소증, 청신경과 뇌 조직의 견인이나 압박 등에 의한 청신경 및 중추신경계의 신경생리상태 변화를 V파의 잠복기나 I~V 파간잠복기를 연속적으로 모니터링하여 감시할 수 있다. 이를 통해 청력 보존과 뇌손상을 최소화할 수 있다. 하지만 이는 평균가산 과정을 거쳐서 측정되므로 청신경 손상을 즉시 알려 줄 수는 없다.

4. 맺음말

청성유발전위 중 초기 반응에 해당하는 청성뇌간반응은 여러 청성유발전위 중에서도 가장 널리 쓰이는 검사로 청력역치 추정 및 이신경학적 검사, 술 중 모니터링 등 여러 목적으로 쓰인다. 또한 신생아청각선별검사에 이음향방사와 함께 자동적으로 반응을 잡아내는 자동청성뇌간반응(Automated ABR)이 쓰이기도 한다. 그러나 자동화된 검사의 경우 선별 검사 외 진단 검사로 쓰이기엔 부족한 점이 있다. 진단 검사에서는 검사자가 여러 변수를 고려하여 청성뇌간반응을 정확히 잡아내는 것이 중요하며, 신뢰성 있는 검사를 위해서는 숙련된 검사자가 필수적이라고 할 수 있겠다.

CASE: 좌측 이명을 주소로 내원한 62세 남성 환자

3년 전부터 시작된 좌측 이명을 주 호소로 내원한 62세 남성 환자에게(A) 순음청력검사와 (B) 청성
뇌간반응을 시행한 후 검사 결과에 따라 추가적으로 (C) 내이도 자기공명영상(MRI)을 시행하였다.

(A)

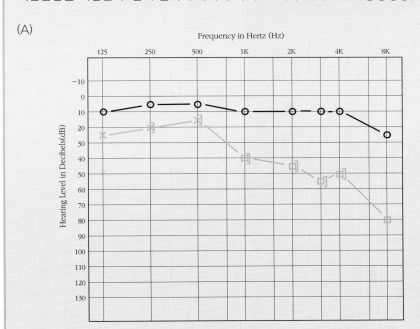

(B)

	Collection Parameters					Latencies(ms)					Interlatencies(ms)		
Wave	Transducer	Ear	Intensity	Type	Frequency	I	II	III	IV	V	I-III	III-V	I-V
A1	InserEarphones	Left	90dBHL	Click	N/A	1.66		4.41		6.24	2.75	1.83	4.58
A2	InserEarphones	Left	90dBHL	Click	N/A	1.66		4.49		6.20	2.83	1.71	4.54
B1	InserEarphones	Right	90dBHL	Click	N/A	1.57		3.66		5.49	2.08	1.83	3.91

Interaural Latency Differences						Interaural Interlatency Differences			
LabelIndex	I	II	III	IV	V	LabelIndex	I-III	III-V	I-V
A1	1.66		4.41		6.24	A1	2.75	1.83	4.58
B1	1.57		3.66		5.49	B1	2.08	1.83	3.91
Interaural Dif.	0.08		0.75		0.75	Interaural Dif.	0.67	0.00	0.67

(C)

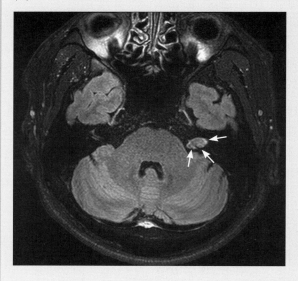

임상적 의미: 이 환자는 순음청각검사에서 우측은 10 dB로 정상청력이나 좌측은 39 dB의 감각신경성 난청 소견을 보이고 있다. 순음청각검사의 결과를 감안하더라도 청성뇌간반응에서 보이는 I–V의 양이 간 파간잠복기의 차이가 0.67로 좌측이 크게 지연된 소견을 보이고 있어 전정신경초종의 감별을 위해 MRI를 촬영하였고 MRI에서는 좌측 내이도의 전정신경초종이 관찰되었다.

■ 더 읽어 보기 ■

Glasscock III, M. E., Jackson, C. G., Josey, A. F. The ABR handBook: auditory brainstem response. New York: Thieme medical publishers, Inc., 1987.

Koors, P. D., Thacker, L. R., Coelho, D. H. ABR in the diagnosis of vestibular schwannoas: a meta-analysis. *Am J Otolaryngol. 213; 34*(3): 195–204.

Norrix, L. W., Trepanier, S., Atlas, M., Kim D. The auditory brainstem response: latencies obtained in children while under general anesthesia. *J Am Acad Audiol. 2012; 23*(1): 57–63.

Stapells, D. R., Gravel, J. S., Martin, B. A. Thresholds for auditory brainstem responses to tones in notched noise from infants and young children. *Ear & Hearing. 1995; 16*: 361–71.

Werner, L. A., Folsom, R. C., Mancl, L. R. The relationship between brainstem response and behavioral thresholds in normal hearing infants and adults, *Hear Res. 1993; 68*: 131–41.

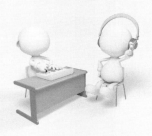

청성유발반응검사 III:
청성지속반응

경북대학교 의과대학 이비인후과 이규엽

청성유발반응(auditory evoked response)은 객관적인 청력검사로 청력역치를 측정하는 데 이용된다. 이 중에서 신뢰성이 높은 청성뇌간반응이 임상에서 가장 많이 이용되었으나 최근 다양한 청성유발반응이 소개되고 있다. 여기에서는 현재 임상에서 많이 이용되고 있는 청성지속반응에 대한 검사방법과 그 의의를 기술하고자 한다.

1. 검사의 개요

청성지속반응(auditory steady-state response: ASSR)은 청성중기반응의 특수한 형태로 1981년 Galambos가 40 Hz 유발반응전위(40 Hz event-related potential)로 처음 소개하였다(Galambos et al., 1981). 일시적인(transient) 자극음에 대한 청성뇌간반응과는 달리 청성지속반응은 지속적인(continuous) 자극음에 대한 유발반응이다(Picton et al., 1987). 청성지속반응은 청성뇌간반응과 비교할 때 몇 가지 장점을 가지는데 주파수 특이적인 청력역치를 제공하고, 지속적인 자극음을 사용하므로 톤버스트(tone burst) 음이나 클릭음을 이용했을 때보다 높은 자극수준(higher stimulus level)을 얻을 수 있어 120 dB HL까지 검사가 가능하다. 또한 지속적인 자극음으로 주파수와 자극음에 대한 검증(calibration)이 쉽고 정확하다. 70 Hz 이상의 변조주파수를 이용할 경우 수면에 영향을 받지 않으며, 컴퓨터에서 분석되는 자동화된 역치 측정 방식으로 비숙련자도 검사하기 용이한 장점이 있다(Cohen et al., 1991). 반면, 청성뇌간반응보다는 반응의 강도가 크지 않기 때문에 주위 소음과 전기적인 잡파(artifact)를 잘 차단하는 것이 중요하며, 현재까지는 청성지속반응과 순음청력검사의 역치 사이에는 난청의 정도와 주파수에 따라 차이가 나는 경우도 있어 해석에 주의를 요한다(Picton et al., 2003). 임상적으로는 1997년 적용되기 시작해 현재에는 AUDERA™(GSI/VIASYS, Madison, Wisconsin), MASTER II™(Biologic), SmartEP™(intelligent Hearing), AUDIX™(Neuronic S.A.), Chartr EP™(Madsen), Eclipse systems™(Interacoustics) 등의 제품이 사용되고 있다.

1) 청성지속반응의 자극음

청성유발반응에 사용하는 자극음으로는 주파수 특이성이 없는 클릭음 등과 같은 광대역 자극음과 주파수 특이성이 있는 여과된 클릭음(filtered click), 톤버스트, 순음, band-limited chirp 음 등이 있으나 청성지속반응에서 주로 사용되는 자극음으로는 진폭(amplitude)이나 주파수(frequency)가 변조(modulation)된 소리를 이용하며 반송주파수(carrier frequency)에 의해 자극주파수가 정해진다. 예를 들면, 50 dB HL 강도의 1,000 Hz 소리에 대해 진폭을 100% 변조하고, 변조 주파수(modulation frequency)를 90 Hz로 설정하여 시간 도메인(time domain)에 따라 음을 나타내면 [그림 11-1]과 같이 나타낼 수 있다.

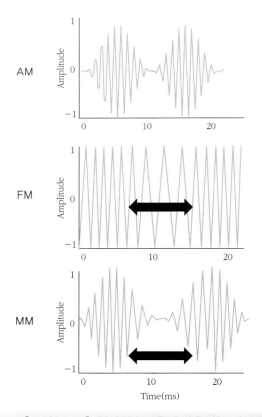

[그림 11-1] 청성지속반응에 사용하는 자극음

음의 진폭을 변화시키는 진폭변조(amplitude modulation: AM), 주파수를 변화시키는 주파수변조(frequency modulation: FM), 진폭변조와 주파수변조를 함께 하는 혼합변조(mixed modulation: MM).

즉, 진폭변조(amplitude modulation: AM)는 음의 강도를 0 dB HL에서 50 dB HL까지 주기적으로 변화시켜 자극하는 것이고, 주파수변조(frequency modulation: FM)는 1,000 Hz 순음에 90 Hz의 속도로 자극을 변화시키는 것이고, 혼합변조(mixed modulation: MM)는 진폭변조와 주파수변조를 함께 하는 것이다. 90 Hz의 변조주파수는 소리자극에 대해 약 11 ms마다 유발반응이 나타난다(Cohen et al., 1991). 진폭변조의 다른 형태인 exponential modulation(AM2) 방식도 진폭의 크기를 증가시키는 변조로, 특히 500 Hz와 4 kHz 자극음에 대한 반응의 크기를 증가시킨다. 임상적으로 이용하는 측정기계들은 그 자극 방식에 차이가 있다. 예를 들면, Audera™와 MASTER II™는 모두 혼합변조가 가능한데, Audera™에서는 AM과 FM, 그리고 MASTER II™에서는 AM2과 FM의 혼합변조를 추천한다. 자극음은 한 가지 반송주파수만을 검사할 수도 있고 MASTER II™처럼 몇 가지 반송주파수를 한번에 검사할 수도 있다.

최근 Chirp를 자극음으로 한 CE-Chirp 청성지속반응이 소개되었다. Chirp 자극음은 광대역의 사인파형 광대역 자극음으로 저음부가 먼저 시작되고 고음부가 뒤따라나오는 연속적인 소리로 CE-Chirp는 주파수 특이성이 있는 협대역 자극음으로 Claus Elberling(CE)이 처음 chirp 자극음을 이용한 청성지속반응을 보고하였으며, 기존 청성지속반응보다 좀 더 정확한 청력역치를 보여 준다(그림 11-2) (Elberling et al., 2007).

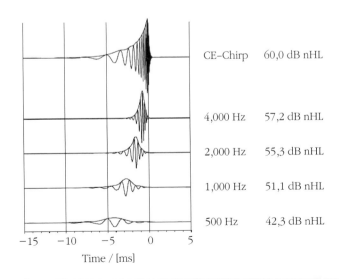

[그림 11-2] 광대역 CE-chirp과 협대역 chirp 자극음

(adapted from Elberling C, & Don M. J Acoust Soc Am 2010)

CE-Chirp를 이용한 자극음은 MASTER II™와 Eclipse systems™ 등의 기계에 적용되어 있다.

　청성지속반응의 자극음은 변조주파수에 따라 유발전위의 발생 위치가 달라지는데, 변조주파수가 40 Hz보다 낮을수록 청각피질에서 반응을 나타내며 70 Hz 이상에서는 피질하반응(subcortical response)으로 청성뇌간반응처럼 주로 뇌간에서의 반응을 나타낸다(Picton et al., 1987). 변조주파수가 70 Hz보다 빠를 경우에 40 Hz에서보다 장점을 가지는데, 첫째로 수면에 영향을 적게 받으며 둘째로 유아도 측정이 가능하고 셋째로 동시에 여러 자극음으로 검사할 수 있다(Cohen et al., 1991). 진폭변조음을 자극음으로 이용할 수 있어 톤버스트를 이용한 청성뇌간반응보다도 더 좁은 주파수 스펙트럼, 즉 더 높은 주파수 특이성을 가지게 된다(Picton et al., 1987). 청성지속반응은 변조 주파수가 낮을수록 주파수 특이성은 향상되며 변조주파수가 커질수록 반응의 진폭은 감소하지만 신호대잡음비는 증가한다(Rickards & Clark, 1984).

　몇 개의 다른 주파수를 각각 다른 변조주파수를 이용하여 다발성 동시자극에 의한 청성지속반응(Multiple ASSR)을 검사할 수 있으며, 이런 다발성 동시 자극에 의한 측정 방식은 단자극(single response)에 비하여 동시에 여러 자극음으로 검사할 수 있어 측정 시간을 단축시키는 장점을 가지고 있다(John et al., 2002)(그림 11-3). 그러나 이론과는 달리 측정시간 감소는 크지 않다고도 하며, 양측을 동시에 검사하는 경우 여덟 가지

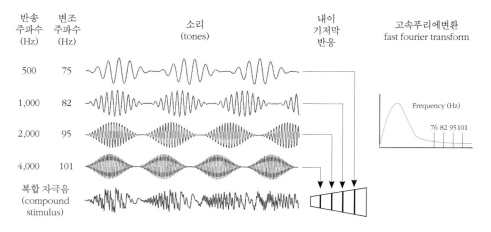

[그림 11-3] 4가지 변조주파수를 적용한 4가지 반송주파수 자극에 의한 내이 기저막에서의 반응 위치와 고속푸리에변환을 통한 주파수 도메인으로 표시한 결과

출처: John et al. (2008).

자극으로 검사를 하는 시간이 한 가지 음을 한 번씩 8번 검사할 때보다 8배 감소하는 것은 아니다(John et al., 2002).

청성지속반응으로는 직접 골전도 변환기(transducer)를 이마나 유양돌부에서 자극하는 방법으로 골도청력역치를 검사할 수 있다. 80~100 Hz 반응에서의 골도청력역치는 골전도 행동역치보다는 10 dB 정도 높게 나온다. 검사 시 주의할 점은 골진동기에 의해 발생하는 전달경로에 의한 전기적 잡파(artifact)가 발생할 수 있다는 것이다. 이 잡파는 차폐 잡음을 사용 시 제거할 수 있으나 추가적인 검사가 필요하게 되며, 잡파가 제거되지 않으면 골도청력역치는 부정확하게 검사된다(Dimitrijevic et al., 2002).

2. 검사 방법

1) 검사 전 유의사항

피검자는 편안하게 침대에 누워 안정된 상태에서 측정을 해야 하며 검사 시 주위를 어둡게 해서 수면을 유도해도 된다. 피검자는 화장실에 다녀온 후 측정을 시작하며, 소아인 경우 허기가 지지 않게 하고 수면을 유도 후 측정한다. 반응 뇌파의 크기가 청성뇌간반응보다 작기 때문에 소음을 차폐하고 컴퓨터 같은 전기기기는 멀리 떨어지게 하여 물리적, 전기적 잡파를 줄이는 것이 중요하다.

2) 전극 위치

AUDERA™처럼 한 번에 한 가지 자극음을 검사하는 기계는 활성전극(active electrode, positive)을 천문(fontanelle)보다는 아래쪽으로 될 수 있는 한 높은 이마 부분(high forehead, Fz)에, 기준전극(reference electrode, negative)을 검사 측 유양돌기나 목 뒤(nape)에, 접지전극(ground electrode, common)은 어깨나 다른 전극과 4cm 떨어진 부위에 부착한다.

MASTER II™처럼 양측 귀를 동시에 자극할 경우에는 활성전극을 천문보다는 아래쪽으로 될 수 있는 한 높은 이마 부분에, 기준전극을 목 뒤에, 접지전극은 어깨나 다른 전극과 4 cm 떨어진 부위에 부착한다. Eclipse systems™은 왼쪽 기준전극은 왼쪽 유양돌기에, 오른쪽 기준전극은 오른쪽 유양돌기에 부착한다.

전극의 저항치는 5.0 kOhms 이하가 되어야 하고 양쪽 전극의 차이가 2.0 kOhms 이하가 되게 한다.

3) 자극 소리

(1) 변조주파수(modulation frequency)

MASTER II™는 AM2과 FM의 혼합변조를, Audera™에서는 AM과 FM를 추천하며 특히 MASTER II™나 Eclipse systems™처럼 동시에 여러 주파수를 측정하는 경우 진폭변조는 20%±10%로 한다.

대부분 측정기계 내부에 기본 변조주파수가 정해져 있어 기본 변조주파수를 사용할 수도 있고 검사자가 조정할 수도 있다. 예를 들면, 변조주파수(반송주파수)를 단회 자극 검사에서는 74 Hz(500 Hz), 81 Hz(1,000 Hz), 88 Hz(2,000 Hz), 95 Hz(4,000 Hz)로 할 수도 있고, 소아에게는 우측 귀 88 Hz(500 Hz), 80 Hz(1,000 Hz), 96 Hz(2,000 Hz), 92 Hz(4,000 Hz), 좌측 귀 90 Hz(500 Hz), 82 Hz(1,000 Hz), 98 Hz(2,000 Hz), 94 Hz(4,000 Hz)로 할 수도 있다.

(2) 반송주파수(carrier frequency)

반송주파수에 따라 측정주파수가 결정된다. 250 Hz에서 8,000 Hz까지의 자극음을 생성할 수 있으며 일반적으로 500 Hz, 1,000 Hz, 2,000 Hz, 4,000 Hz의 네 가지 자극음을 사용한다.

MASTER II™나 Eclipse systems™은 chirp 자극음을 이용한 검사가 가능하다.

(3) 자극 강도

회사에 따라 자동화되어 있어 초기 설정이 다를 수 있지만, 초기 피검자의 청력을 모를 때는 50 dB HL에서 시작하며 10 dB 단위로 증감한다. 주의할 점은 양측이나 복수자극으로 검사할 때 80 dB HL 이상에서는 너무 장시간 검사를 피해야 한다는 것이다. 지속적인 자극음을 사용하기 때문에 120 dB HL까지 측정 가능하다. 측정오차를 줄이기 위해서는 측정기계에 대한 주기적인 보정(calibration)이 꼭 필요하다.

(4) 차폐

80~110 Hz로 변조될 때 청성지속반응은 반대편 잡음에 큰 영향을 받지 않으므로 대부분에서는 차폐가 필요 없다(Lins et al., 1995).

4) 헤드폰, 이어폰, 골진동자(bone oscillator)

전극을 부착하고 자극음에 대한 설정이 끝나고 나면 헤드폰 또는 이어폰을 착용시키고 검사를 시작한다.

골도 청성지속반응을 검사하기 위한 골진동자는 유양돌기 부분에 위치시키는 것이 역치가 가장 정확하게 측정된다. 전극과 너무 가까이 위치시킬 경우 측정 시 오차가 발생할 수 있으므로 주의해야 한다. 골도 검사에서는 30 dB HL의 강도로 시작해서 50 dB HL까지 검사하도록 한다.

5) 필터(filter)

일반적으로 고역통과필터(high-pass filter)는 3 Hz에서 10 Hz로, 저역통과필터(low-pass filter)는 1,500 Hz에서 2,000 Hz로 3 Hz에서 1,500 Hz 사이의 대역필터(band-pass filter)를 사용하지만 대부분 기계 자체에 정해진 수치를 권장한다.

6) 측정과 분석

청성지속반응은 자극음에 대한 뇌파반응을 고속푸리에 변환(fast Fourier transform: FFT) 분석을 통해 주파수 도메인으로 변환시킨 후 분석한다(그림 11-3). 두 가지 방법을 통해 분석을 하는데, 위상일관성(Phase coherence) 방법과 F-test 방법이 있다.

위상일관성(Phase coherence) 방법은 Audera^{TM}에서 적용하고 있으며 이것은 반응신호와 잡음신호의 차이에 따른 분석으로 [그림 11-4]에서처럼 벡터 궤적(polar plot)에서 뇌파반응은 벡터로 나타내며 벡터의 길이는 반응의 크기를 나타내고 벡터의 각도는

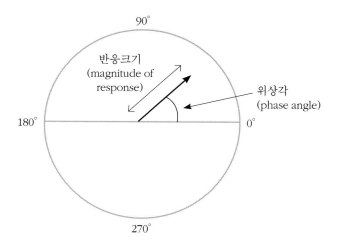

[그림 11-4] 벡터 궤적(polar plot)

뇌파반응은 벡터로 나타내며, 벡터의 길이는 반응의 크기를, 벡터의 각도는 위상(반응시간지연, time delay)을 나타낸다.

(가)

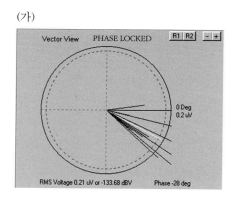

(나)   (다)

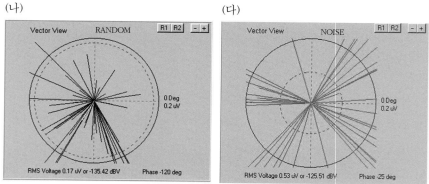

[그림 11-5] 소리자극에 대한 뇌파 반응의 벡터 궤적(polar plot)

(가) 위상고정(phase locked) 반응, (나) 랜덤 반응, (다) 소음

(가)

(나)

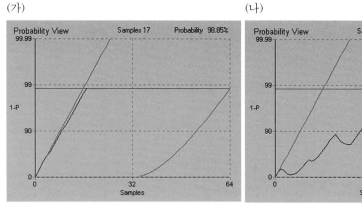
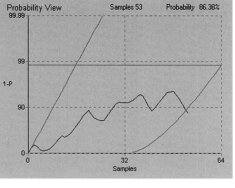

[그림 11-6] probability view의 측정 결과 예

(가) 17회 sampling 동안 98.85% probability를 나타내어 유효한 반응이 측정된 경우, (나) 53회 sampling 동안 86.38% probability로 유효한 반응이 없는 경우

위상(반응시간지연, time delay)을 나타낸다. 유효한 반응인 경우 뇌파 반응을 나타내었을 때 전체형태의 벡터(vector)가 [그림 11-5 (가)]와 같이 벡터가 한쪽(한쪽 사분면)에 치우쳐 나타나는 동시성(phase coherence)을 가져 '위상고정(phase locked)'된 상태로 나타난다. [그림 11-5 (나)]는 뇌파 반응이 없거나 유효하지 않은 반응인 경우로 벡터의 길이가 짧고 위상각이 여러 방향으로 분포하는 랜덤반응을 나타낸다. [그림 11-5 (다)]는 미리 설정된 소음 기준(noise criteria) 보다 진폭이 클 경우 잡음으로 처리되며 보라색 벡터로 표시된다.

　Audera™에서는 반응의 vector view와 probability view를 제공한다. Vector view (그림 11-5)는 반응의 진폭과 위상을 벡터로 나타낸 것이다. probability view(그림 11-6)는 반응의 위상이 일치하는 정도를 실시간으로 보여 준다. 샘플링은 최소 16회에서 최대 64회까지 이루어지며 샘플링하는 동안 유효반응이 97% 선에 도달하면 p value가 0.03으로 반응이 있는 것으로 처리되어 한 단계 낮은 자주음으로 넘어가고 [그림 11-6 (가)], 64회가 될 때까지 유의수준(p-value)에 0.03에 도달하지 못하거나 한 계선에 도달하면 반응이 없는 것으로 처리되고 한 단계 높은 강도의 자극음으로 넘어간다.

　Audera™에서는 측정된 주파수별 결과를 함께 기존의 연구 결과를 토대로 주파수별로 설정된 회귀식(regression formula)에 의해 행동반응역치의 추정치와 오차범위가

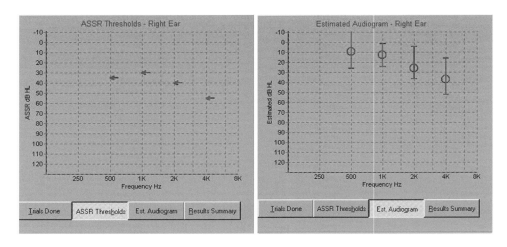

[그림 11-7] 청성지속반응역치(ASSR threshold)와
추정된 청력도(estimated audiogram)

함께 표시된 청력도(estimated audiogram)를 결과로 나타낸다(그림 11-7).

청성지속반응을 분석하는 다른 한 가지는 Master II™에서 적용하고 있는 방법으로 통계학적으로 F-test를 이용하는 방법이다. 측정된 뇌파신호를 고속푸리에변환(fast Fourier transformation, FFT)으로 변환하여 변조주파수 부근에서 반응의 진폭(amplitude)이 기준 뇌파신호보다 유의하게 클 경우에 유의한 반응이 있다고 평가된다.

Master II™에서는 지속적인 음자극에 대해 1초 동안의 뇌파 반응이 1 epoch로 기록되고 16 epoch이 1 sweep이 되며 최대 32 sweep까지 한 가지 dB HL에서 측정된다. 시간 도메인으로 기록된 뇌파를 FFT에 의해 주파수 도메인으로 전환하여 자극음의 변조주파수와 동일한 주파수를 가지는 뇌파 성분의 진폭을 측정한다. 반응의 진폭이 주변 뇌파의 진폭과 유의한 차이가 있을 경우 반응이 있는 것으로 처리된다. 3~4 sweep 정도에 의미 있는 반응(녹색으로 표시)으로 기록될 때는 중단하고 다음으로 넘어가도 된다. 80 dB 이상의 강도에서는 너무 많은 sweep은 주의해야 한다. 대부분 8~10 sweep에서 충분히 의미 있는 결과를 얻을 수 있다. 화면에는 유의수준과 함께 색깔이 제시되는데, 유의수준이 0.05 미만인 반응이 있는 경우에 녹색이, 0.10 이상인 반응이 없는 경우에 빨간색이, 0.05~0.10인 경우에는 노란색이 함께 표시된다(그림 11-8).

Master II™의 주 검사 화면(main collection window)에는 실시간 뇌파의 epoch 상태

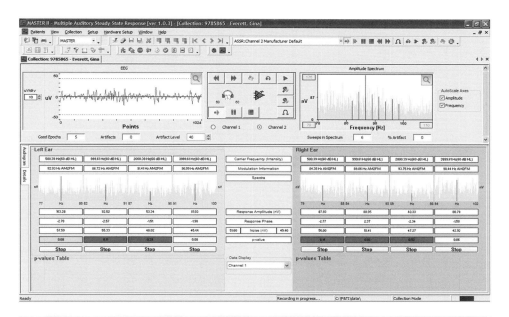

[그림 11-8] Master II의 주검사 화면(main Collection window)

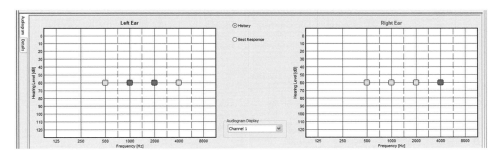

[그림 11-9] Master II의 결과 청력도

를 볼 수 있는 EEG 창과 각 sweep에 대한 청성지속반응의 스펙트럼을 볼 수 있는 진
폭 스펙트럼창(amplitude spectrum window)이 있다([그림 11-8]). 빨간 선은 우측 귀의
반응 상태를 나타내며, 파란 선은 좌측 귀의 변조주파수를 반영한다. 주 검사 화면의
아래쪽 Detail Tab에서 반송주파수, 변조주파수, 반응의 스펙트럼, 반응 강도를 보여
주며 잡파(noise)의 상태와 유의수준을 보여 준다. 유의수준이 0.05 미만일 때 녹색으
로 표시되며 의미 있는 반응이다. 측정된 결과에 대한 청력도는 [그림 11-9]에서처럼
나타난다.

3. 결과의 해석

청성지속반응의 주된 목적은 순음청력검사가 어려운 환자에서 청력역치를 측정하는 것이다. 청성지속반응은 검사하는 컴퓨터에서 분석되어 역치가 표시되므로 비숙련자도 쉽게 검사와 분석을 할 수 있는 장점이 있다. 청성유발반응 중 가장 임상에서 많이 사용되고 있는 청성뇌간반응에 비해 청성지속반응의 검사 결과의 신뢰성에 대한 이견이 있지만 많은 연구에서 검사의 신뢰성과 정확성에 대한 검증이 이루어졌다. 청성지속반응은 검사-재검사 신뢰도가 높게 보고되었고(D'Haenens et al., 2008), 정상인을 대상으로 한 검사에서 순음청력검사와의 역치의 차이가 단자극 검사에서는 −3.7~14 dB, 다자극(multiple stimulation) 검사에서는 4~17 dB 정도의 차이를 보였으며, 통계학적으로 두 검사 간에 유의한 차이가 없이 신뢰할 만한 청력역치 결과를 보인다고 확인되었다(Lins et al., 1995; Cone-Wesson et al., 2002; Dimitrijevic et al., 2002; Herdman & Stapells, 2003). 난청 성인 환자를 대상으로 한 연구에서도 순음청력검사와 비교하여 8~13 dB 정도의 유의하지 않는 차이로 신뢰성 있는 검사임이 증명되었다(Lins et al., 1995; Dimitrijevic et al., 2002). 또한 난청의 정도나 난청의 형태에 따른 차이도 크지 않은 것으로 보고되었다(Herdman & Stapells, 2003; Rance et al., 1995). 하지만 소아를 대상으로 한 검사에서는 주의를 요하는데, 소아의 경우에는 방음부스에서 측정이 이루어져야 하며 충분한 측정 시간을 가져야 한다. 나이가 어린 소아일수록 청력역치가 10~15 dB 정도 높게 나올 수 있다. 특히 신생아나 조산아인 경우 역치가 높게 나오는 경향이 있다(Korczak et al., 2012).

4. 맺음말

청성지속반응은 청성뇌간반응과 더불어 현재 임상에서 가장 많이 이용하는 청성유발반응 검사로 자리 잡고 있다. 특히 높은 주파수 특이성을 가지고 있으며 높은 강도인 120 dB HL까지 역치를 검사할 수 있고, 소아도 검사할 수 있는 장점을 가지고 있다. 동시에 많은 자극음을 이용한 검사로 검사시간을 단축할 수 있고, 자동화된 역치

측정 방식으로 비숙련자도 쉽게 검사할 수 있는 방법이며 그 결과 또한 높은 신뢰성을 가진다. 최근 chirp 음을 적용한 검사가 추가되어 좀 더 정확한 검사로서 앞으로 최신 기술이 발달함에 따라 임상에서의 적용이 더욱더 늘어날 것으로 기대된다.

CASE: 신생아청각선별검사에서 재검(refer)으로 내원한 생후 3개월의 여아

재태 39주, 몸무게 3.3 kg, 정상분만으로 출생한 생후 3개월의 여아가 산부인과 신생아실에서 검사한 자동화이음향방사에서 좌측 통과(Pass), 우측 재검(refer)으로 판정되어 외래로 내원하였다. 출생 시 황달을 포함한 특이 소견이 없었으며, 난청의 가족력은 없었다.

클릭음을 이용한 청성뇌간반응 결과

측정기계: GSI–Audera

Stimulus Sound: Click, Averaging number: 1024, Acoustic Polarity: Rarefaction

Masking: Contra, White Noise, High pass filter: 100 Hz, Low pass filter: 3 kHz

ABR threshold: 우측 40 dB nHL, 좌측 30 dB nHL

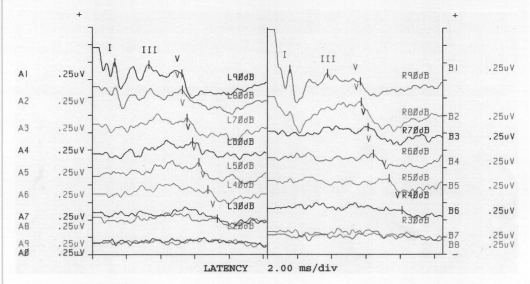

제11장 청성유발반응검사 III: 청성지속반응

214

톤핍(tone pip) 1,000 Hz 청성뇌간반응 결과

우측 (역치 20 dB nHL)　　　　　좌측 (역치 30 dB nHL)

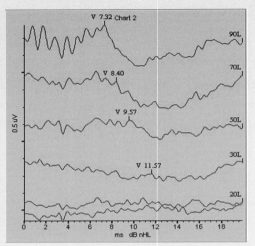

청성지속반응 결과

측정기계: GSI−Audera

Parameter: 기계 default (10세 미만, 수면 중)

Carrier frequency(modulation frequency)

250 Hz(67 Hz), 500 Hz(74 Hz), 1,000 Hz(81 Hz), 2 kHz(88 Hz), 4 kHz(95 Hz), 8 Kz(102 Hz)

Amplitude modulation(100%), Frequency modulation(10%)

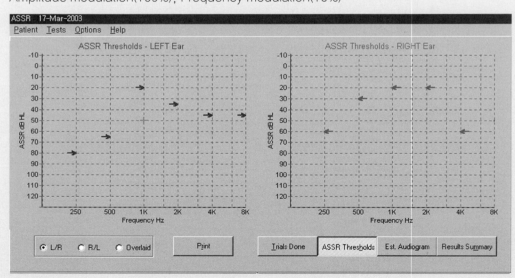

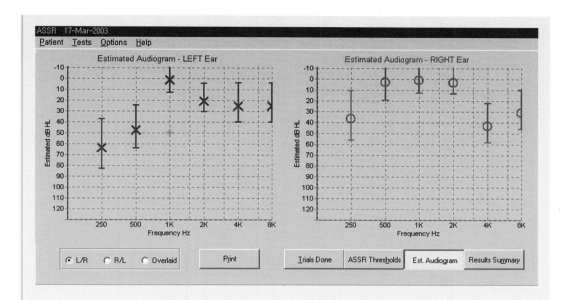

임상적 의미: 신생아청각선별검사로서 자동화이음향방사에서 좌측 pass, 우측 refer로 나온 3개월 된 영아의 클릭음 유발 청성뇌간반응 검사상 좌측 30 dB nHL, 우측 40 dB nHL에서 V파가 관찰되는 역치를 보이고, 1,000 Hz 톤핍 유발 청성뇌간반응에서는 좌측 30 dB nHL, 우측 20 dB nHL의 역치가 측정된다. 청성지속반응에서 좌측은 1 kHz에서 20 dB HL 역치와 그 외 주파수에서 30 dB HL 이상의 역치소견, 우측은 1 kHz와 2 kHz에서 20 dB HL 역치와 그 외 주파수에서 30 dB HL 이상의 역치소견으로 영아에게서 주파수별 역치를 검사할 수 있다.

▒ 더 읽어 보기 ▒

Cone-Wesson, B., Dowell R. C., Tomlin D, Rance, G., & Ming, W. J. The auditory steady-state response: comparisons with auditory brainstem response. *J Am Acad Audiol.* 2002; 13: 173-187.

Korczak, P., Smart, J., Delgado, R., Strobel, T. M., & Bradford, C. Auditory steady-state responses. *J Am Acad Audiol.* 2012; 23(3): 146-70.

Picton TW (2006). Audiometry using ASSR. In Auditory evoked potentials basic principles and clinical application. Burkard, R. F. Eggermont, J. J., Don, M (Eds.), Lippincott, Williams and Williams, Baltimore.

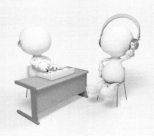

제 12 장

전정유발근전위

울산대학교 의과대학 이비인후과 안중호

1964년 Bickford 등은 강한 소리 자극에 의해 경부 근육에서 근전위반응이 나타남을 보고하였고(Bickford et al., 1964) 후에 많은 연구자는 이석기관(otolithic organs), 특히 구형낭(saccule)을 근전위반응의 기원으로 추정하였다. 1994년 Colebatch 등은 클릭음을 이용하여 구형낭에서 하전정신경에 이르는 전정경부반사(vestibulocolic reflex)를 평가할 수 있는 검사 방법을 처음 제안하였다. 현재 전정유발근전위(Vestibular Evoked Myogenic Potentials: VEMPs)검사는 이석 기능의 평가를 위해 널리 이용되고 있다(Colebatch et al., 1994).

전정유발근전위검사 초기에는 주로 목 근육에서 억제성 반응을 측정하는 경부전정유발근전위(cervical VEMPs)를 임상에 적용하였다. 그러나 외안근에서도 소리나 진동자극에 의해서 유발전위가 발생하며 경부전정유발근전위와는 그 기원이 다르다는 사실이 발표되었고(Iwasaki et al., 2008; Rosengren et al., 2007), 논란의 여지는 있지만 난형낭(utricle)이 안구전정유발근전위(ocular VEMPs)의 중요 기원임이 밝혀졌다. 이 장에서는 현재까지 알려진 경부/안구전정유발근전위의 기본 원리에 대해 알아보고, 측정하는 방법, 판독 및 임상적 적용에 대하여 기술하고자 한다.

1. 검사의 개요

경부전정유발근전위의 기본 원리는 소리 또는 진동에 의해 반응하는 이석기관의 기능을 근전위를 통하여 측정하는 것이다(Curthoys et al., 2006; Murofushi & Curthoys, 1997). 그러나 반고리관 역시 이러한 자극들에 의해서 반응할 수 있다는 사실들을 우선 고려해야 한다(Xu et al., 2009; Zhu et al., 2011).

1) 경부전정유발근전위의 기본 원리

경부전정유발근전위는 구형낭과 하전정신경의 기능을 평가한다(Didier & Cazals, 1989; Murofushi et al., 1998; Robertson & Ireland, 1995). 이는 전정경부반사(vestibulocolic reflex)가 소리 자극에 의하여 구형낭에서 하전정신경, 전정신경핵 그리고 부신경핵을 거쳐 경부의 근육인 흉쇄유돌근(sternocleidomastoid muscle)으로 향하는 전정척수로를 통하여 작동하기 때문이다. 단일 운동단위 측정 결과에 따르면, 경부전정유발근전위는 소리(또는 진동)에 의해 근전도 전기신호가 일시적으로 변동하는 반응이다(Colebatch & Rothwell, 2004). 즉, 신경 유발 전위가 동기화되어 합쳐진 청성뇌간반응(Auditory Brainstem Response: ABR) 등 일반적인 유발반응 검사와 다르게 지속적으로 수축하고 있는 근육의 방해작용 또는 억제 작용의 결과물이다(Wit & Kingma, 2006).

2) 안구전정유발근전위의 기본 원리

안구전정유발근전위는 이석－안반사궁(otolith-ocular reflex)의 경로를 가진다고 알려져 있어 경부전정유발근전위와 마찬가지로 이석기관의 기능을 평가할 수 있다(Rosengren & Kingma, 2013). 반응의 경로를 살펴보면 소리 및 진동 자극에 의한 신호가 동측 이석기관 및 전정핵들을 거쳐 반대편 내측 종속(medial longitudinal fasciculus)으로 교차한 후에 동안신경핵(oculomotor nuclei)을 지나서 외안근 중 주로 하사근(일부에서는 하직근도 같이 관여한다고 함)에 도달한다. 따라서 주로 자극의 반대쪽 외안근에서 반응이 측정된다는 점과 억제성 반응이 아니라 흥분성 반응이라는 점에서 경부전정유발근전위와 구분된다. 단일 운동단위 측정 결과에 따르면, 안구전정유발근전위의 기원은 외안근 중에서도 하직근보다는 하사근에서 유래하는 것으로 추정된다(Weber et al., 2012). 그러나 여전히 안구전정유발근전위의 정확한 기원에 대해서는 논란이 있다. 현재까지 일치된 결과는 안구전정유발근전위 검사가 상전정신경과 난형낭의 기능을 주로 평가한다는 것이다(Curthoys et al., 2012; Rosengren & Kingma, 2013).

2. 검사방법

1) 경부전정유발근전위

(1) 검사 전 고려사항

경부전정유발근전위는 소리자극에 의해 반응하는 구형낭의 기능을 측정하기 때문에 와우의 기능장애는 검사에 영향을 주지 않으나, 외이나 중이의 병변은 반응에 영향을 줄 수 있기 때문에 검사 전 반드시 외이나 고막의 이상 여부를 확인해야 한다.

(2) 자극 방법

소리자극 외에 골전도 진동자극, 전기적 자극, 의료용 망치 두드림 자극 등 다양한 방법이 이용될 수 있다(Halmagyi et al., 1995; Monobe & Murofushi, 2004; Murofushi et al., 2003; Sheykholeslami et al., 2001). 그러나 임상에서 많이 사용하는 것은 클릭음(clicks) 혹은 톤버스트(tone burst) 등의 청각자극이다. 보통은 90~100 dB nHL 강도의 자극에 의해 안정적인 반응을 얻을 수 있다. 주파수 특이성이 없는 클릭음과 달리 톤버스트를 사용할 경우에는 500 Hz 내외의 주파수 영역에서 가장 안정적인 반응을 볼 수 있다. 이는 인간의 구형낭이 소리를 듣는 데 특화된 기관이 아니기 때문에 역치가 약 85~95 dB nHL 정도로 높다는 사실과 가장 민감한 영역이 500 Hz 근처라는 생리학적인 사실과 일치한다(Welgampola & Colebatch, 2001). 따라서 500 Hz 톤버스트는 해당 주파수 영역에만 에너지가 집중된 소리로 구형낭의 주파수 특성이 보다 잘 반영된 자극음이라고 할 수 있다. 톤버스트의 경우 특정한 주파수에 맞춘 진동을 만들어 내기 위해서는 진동 에너지가 점점 증가하는 상승시간(rise time), 진동이 일정하게 유지되는 안정기(plateau), 진동 에너지가 점점 사라지는 하강시간(fall time) 등 일정한 시간이 필요하다. 500 Hz 톤버스트는 1초에 500번 진동이 발생하는 소리이므로 한 사이클의 진동을 만들기 위해 1/500 sec, 즉 2 msec의 시간이 필요하다. 따라서 일반적으로 사용하는 상승시간 2 msec, 안정기 4 msec, 하강시간 2 msec로 자극음을 구성하는 경우 총 자극 시간은 8 msec이며, 한 사이클 동안 자극음이 점점 커지고, 500 Hz의 일정한 자극음이 두 사이클 재생되며 마지막 한 사이클 동안 자극음이 작아짐을 알 수 있다.

클릭음이나 500 Hz 톤버스트를 사용하는 경우 큰 차이는 없으나 일반적으로 500 Hz 톤버스트를 이용하는 경우 클릭음에 비해 반응의 크기가 조금 더 크게 측정되고 역치가 낮아지며 잠복기가 조금 더 늦어진다고 알려져 있다(Cheng et al., 2003). 자극의 빈도는 일반적으로 3~7 Hz로 설정하며, 자극음의 크기는 90~100 dB nHL, 반복횟수는 100~256번으로 설정하는 것이 일반적이다.

(3) 검사방법

1. 경부전정유발근전위를 측정할 때 최적의 지점은 주로 흉쇄유돌근이다. 반응을 측정하는 전극의 부착부위는 검사실마다 다르나 일반적으로 활성전극(active electrode)을 흉쇄유돌근의 중간 혹은 위쪽 1/3 지점에 부착하고, 기준전극(reference electrode)을 흉골 근처나 흉쇄유돌근의 아래쪽 힘줄(tendon)에, 공통전극(common electrode)을 이마의 정중앙이나 반대 측 흉쇄유돌근 가운데 근처에 부착한다.

2. 검사의 특성상 경부근육이 강하게 수축될수록 진폭이 크고 측정이 잘되기 때문에 눕거나 앉은 자세에서 검사하는 방향의 반대 방향으로 고개를 돌린 상태로 검사를 시행한다(Ochi et al., 2001; Todd et al., 2000)(그림 12-1 ①). 더 강한 흉쇄유돌근의 수축 유도를 위해 누워서 고개를 거상한 상태에서(Wang & Young, 2006)(그림 12-1 ②) 검사를 하거나 고개를 거상한 상태에서 검사 측 반대 방향으로 돌리는 방법을 사용하기도 한다.

① ② ③

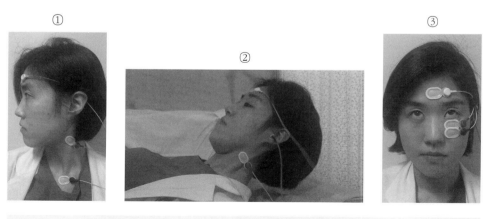

[그림 12-1] 전정유발근전위 측정방법
① 앉은 자세에서 머리를 측정하고자 하는 귀의 반대 방향으로 돌리는 방법
② 누운 자세에서 머리를 침대로부터 거상하는 방법
③ 외안근 전정유발근전위 측정자세

- 경부근육이 약하게 수축하는 경우는 위음성률이 높아지는 반면, 강하게 수축을 유도하는 자세에서는 양성률이 높아지고 진폭이 커진다. 그러나 근육의 피로현상으로 환자들이 검사를 어려워하거나 위양성률이 높아질 수 있어 경부근육의 수축을 강하게 유도하는 자세가 무조건 바람직한 것은 아니다. 따라서 일측 검사 중에 근육의 피로현상이 나타나면 환자에게 충분한 정도의 휴식을 취하게 한 이후 반대측 검사를 시행한다.

- 유의할 점은 흉쇄유돌근의 수축 정도에 따라 경부전정유발근전위의 진폭이 달라지기 때문에 좌우 측정 시 흉쇄유돌근의 수축 정도를 대칭적으로 맞추어 주어야 한다는 점이다(Wang and Young, 2006). 이를 위해 근전도 평균 정류전압 장치를 사용하거나 혈압계를 사용하여 수축 정도를 일정하게 하는 방법을 사용하는데, 비용과 방법론적인 문제로 대부분의 검사실에서는 양측 경부근육의 수축 정도를 정확히 보정하지 않은 상태에서 검사를 시행하고 있다.

2) 안구전정유발근전위

(1) 검사 전 고려사항

경부전정유발근전위는 억제성 반응이기 때문에 억제가 일어나는 경부근육을 수축시키기 위한 방법과 자세가 상대적으로 중요하지만, 안구전정유발근전위는 흥분성 반응이기 때문에 이러한 고려 사항이 비교적 작다. 그러나 안구전정유발근전위는 특징적으로 눈의 주시 방향에 따라 반응의 크기가 달라질 수 있음에 주의를 하여야 한다.

(2) 자극 방법

안구전정유발근전위 측정에서 소리의 자극은 경부전정유발근전위와 크게 다르지 않다. 즉, 500 Hz 톤버스트를 사용하며 소리의 크기는 100~110 dB nHL, 자극빈도는 5 Hz 전후로 설정한다. Epoch은 50~100 msec, 반복횟수는 100~250번 정도가 적절하다. 연구자에 따라서는 소리 자극의 크기가 120~130 dB SPL 정도로 커야 적절한 반응이 나타난다고 발표하기도 한다. 진동자극 혹은 골도자극을 사용하는 경우도 흔히 500 Hz 자극을 사용한다. 안구전정유발근전위는 경부전정유발근전위에 비하여 진폭이 약 1/10로 작고, 반응이 순수하게 일측에서만 나타나지 않으며 양측에서 동시에 반응이 나타날 수 있다. 그러나 동측 반응은 반대쪽 반응에 비하여 일반적으로 그 크기가 작고 발생률 또한 작은 것으로 알려져 있다(Chihara et al., 2007).

(3) 검사방법

1. 안구전정유발근전위의 경우 하사근의 반응을 측정하기 때문에 전극을 눈 아래에 붙이게 된다. 활성전극(+)을 눈 바로 아래 정중선에 맞추어 붙이고, 비활성전극(−)을 그보다 1~3 cm 아래 붙인다. 접지전극은 이마 중앙에 붙인다(그림 12−1 ③). 외안근전정유발근전위는 반대쪽으로 정보가 교차하기 때문에 우측 귀에 자극을 주는 경우 전극은 좌측 눈 아래 붙이게 된다.

2. 다양한 주시 방향에 따라 실험을 시행한 결과 눈을 20~30도 위쪽으로 바라보는 경우 진폭이 가장 큰 반응을 얻을 수 있다는 보고가 있다(Govender et al., 2009). 따라서 눈을 움직여 주시 방향을 위쪽으로 하는 방법이 흔하게 사용되며, 이외에도 눈은 정면을 주시하되 머리를 숙여 동일한 안구 위치를 유지하며 검사를 시행하는 것도 가능하다.

3. 결과의 해석

1) 경부전정유발근전위

(1) 결과의 기본 파형

소리자극에 의해 흉쇄유돌근에서 나타나는 전정유발근전위는 초기 파형과 후기 파형으로 구분된다. 초기 파형은 13 msec 내외의 잠복기를 가지는 양전위와 23 msec 내외에서 관찰되는 음전위로 구성되며 각각을 p13과 n23으로 명명한다. 정상적으로 억제성 양전위(initial positivity or inhibition, p13)가 먼저 나타나고, 이어서 흥분성 음전위(negativity or excitation, n23)가 나타난다. 간혹 p13, n23 이후에 n34, p44와 같은 추가 파형이 나타나는 경우가 있다. n34, p44는 정상인의 60%에서 나타나며 와우에 의한 반응으로 추정된다(Colebatch et al., 1994).

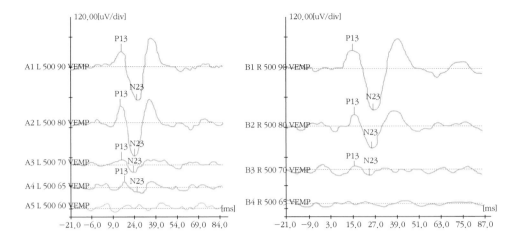

[그림 12-2] 경부전정유발근전위의 기본 파형

(2) 결과의 지표

- 진폭(p13-n23 amplitude, 안구전정유발근전위: n10-p15 amplitude): 두 peak 사이의 근전위 차이
- 양이 간 진폭 차(interaural amplitude difference, IAD): 양쪽 귀의 소리자극에 의해 나타나는 초기 파형의 진폭의 차이를 양쪽의 합으로 나눈 값

IAD = [│ (우측 진폭-좌측 진폭)/(우측 진폭+좌측 진폭) │ ×100%]

- 잠복기(latency, msec): 각각의 peak까지의 시간
- 파간잠복기(interpeak latency: IPL, msec): 두 peak 사이의 잠복기 차이
- 역치(threshold): p13n23 또는 n10p15(안구전정유발근전위)의 파형이 나올 수 있는 최소 자극음의 강도로 정의하며, 검사실마다 고유의 정상치를 기준으로 하여 정상과 비정상을 구분한다.

2) 안구전정유발근전위

(1) 결과의 기본 파형

안구전정유발근전위의 기본 파형은 10 msec 내외의 잠복기를 가지는 음전위와 15 msec 내외에서 관찰되는 양전위로 구성되며 각각을 n10과 p15으로 명명한다. 정상적으로 흥분성 음전위(negativity or excitation, n10)가 먼저 나타나고, 이어서 억제성 양전위(initial positivity or inhibition, p15)가 나타난다. 이 중 n10은 반대측 난형낭의 기능을 파악하는 중요한 지표이다.

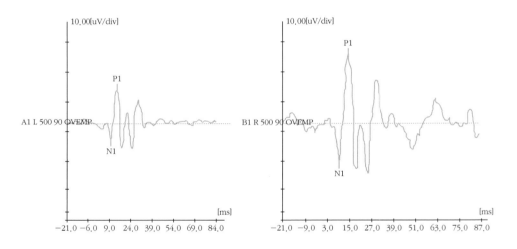

[그림 12-3] 안구전정유발근전위의 기본 파형

(2) 결과의 지표

경부유발근전위검사에서 기술된 것처럼 n10-p15의 진폭, 양이 간 진폭 차, 잠복기, 파간잠복기, 역치 등을 계산한다.

3) 임상적 적용

현재 전정신경염, 메니에르병, 상반고리관 결손 증후군, 청신경 종양, 겐타마이신 치료 등 말초성 전정장애뿐만 아니라 소뇌 및 뇌간의 중추성 전정장애에도 전정유발근전위의 임상적 유용성이 증명되었다.

(1) 전정신경염(CASE I)

Murofushi 등은 일측성 전정병증환자의 34%에서 VEMP의 p13-n23파형이 관찰되지 않았다고 보고하였다(Murofushi et al., 1996). 다른 연구에서도 마찬가지로 전정신경염과 같은 일측성 급성 전정병증 환자의 30~50% 정도에서 전정유발근전위의 반응이 관찰되지 않았다(Ochi et al., 2003).

(2) 메니에르병

메니에르병(Meniere's disease)은 변동성 전정기능이 특징이므로 어떤 시기에 검사를 했는지에 따라 안진은 병변 측(흥분기, 회복기)을 향할 수도, 건측(마비기)을 향할 수도 있다. 마찬가지로 전정유발근전위 또한 고정 손상이 얼마나 되는지 그리고 어떠한 병기에 평가를 하였는지에 따라 다양한 양상으로 표현될 수 있다. 먼저 전정유발근전위의 반응이 없는 경우는 검사자에 따라 차이가 있어 12%에서 54%까지 다양하게 보고되고 있다(Murofushi et al., 2001; Rauch et al., 2004; Young et al., 2003). 또한 탈수검사 전후의 전정유발근전위 반응을 관찰하였을 때 파형의 변화를 본 연구도 있었다(Murofushi et al., 2001).

(3) 상반고리관결손증후군(CASE II)

상반고리관결손증후군(superior canal dehiscence syndrome: SCDS)은 상반고리관의 골결손으로 막성미로가 중두개와로 노출되어 임상적으로 큰 소리에 의해 어지럼을 호소하는 증상(Tullio phenomenon)을 보인다(Minor, 2000). 상반고리관의 골결손은 골성미로에 제3의 창(window)이 있는 셈이므로, 난원창을 통한 압력 변화에 의해 더욱 쉽게 내림프액이 움직여 전정기의 민감도가 증강된다. 이러한 이유로 상반고리관결손증후군이라면 전정유발근전위 역치는 낮아지게 된다(Minor et al., 2003; Watson et al., 2000).

(4) 중추성 질환

중추성질환에서는 뇌간에 국소화된 병변이 있을 경우 전정유발근전위를 이용하면 해부학적 신경경로에 대한 기능적인 평가가 가능하다. 전정유발근전위는 교뇌나 수뇌 등을 통한 뇌간의 하행경로를 평가하는 검사로 하부 뇌간에 경색을 가지는 중추성 어지럼증 환자 평가에 도움을 줄 수 있다. 한 연구에서 교뇌와 수뇌에 병변을 가지는 어지럼 환자를 대상으로 전정유발근전위를 시행한 결과 약 73%에서 이상소견을 보였으며 하부 뇌간의 경색 평가에서 전정유발근전위의 척도 중 특히 p13의 연장이 가장 유용한 척도로 사용될 수 있음을 확인하였다(홍석민 외, 2006).

4. 맺음말

임상에서 이석기관을 평가하는 검사도구로서 전정유발근전위검사는 간단한 방법으로 검사가 가능하며 재현성이 있고 검사 도중에 오심이나 구토 등이 일어나지 않아 현재 다양한 전정기능검사의 일부분으로서 널리 이용되고 있다. 단, 나이나 반응을 측정하는 근육의 긴장 여부에 따라 결과가 다양하게 나타날 수 있어 결과 해석에는 주의가 필요하다. 검사 결과의 신뢰성을 담보하기 위해서는 숙련된 검사자 그리고 검사실마다 일관성 있는 결과에 의한 적절한 정상지표를 확보하는 것이 필수적이라 하겠다.

CASE 1: 3일 전 갑자기 발생한 어지럼을 주소로 내원한 59세 남성 환자

별다른 기저질환이 없는 59세 남성 환자가 3일 전부터 발생한 어지럼과 구토를 주 호소로 내원하였다. 내원 당시 좌측으로 향하는 자발안진(spontaneous nystagmus)과 두진후안진(head shaking nystagmus)이 관찰되었고, 두부충동검사(head thrust test)에서는 우측 방향으로 따라잡기신속안구운동(catch up saccade)이 관찰되었다. 검사실 소견은 다음과 같다.

온도안진검사

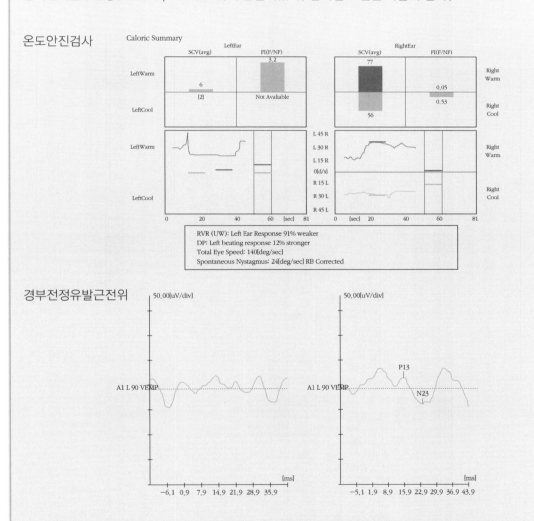

경부전정유발근전위

임상적 의미: 상전정신경의 기능을 반영하는 온도안진검사에서 좌측의 기능저하가 관찰된다. 하전정신경의 기능을 반영하는 경부전정유발근전위에서는 좌측에서 반응을 보이지 않는다. 이는 상전정신경과 하전정신경이 동시에 이환된 전정신경염의 소견을 보여 준다.

CASE 2: 3년 전부터 발생한 순간적인 어지럼과 자가강청(Autophony)을 주소로 내원한 33세 여성 환자

16년 전부터 소리가 울려 들리는 증상이 있었으나 별다른 검사나 치료를 하지 않은 상태로 지내오다 3년 전부터 전화를 할 때 어지러운 증상이 자주 반복되어 내원하였다. 양측 고막은 정상이었고 자발안진은 관찰되지 않았다. 검사실 소견은 다음과 같다.

순음청력검사

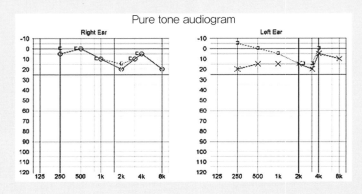

청각유발안진검사

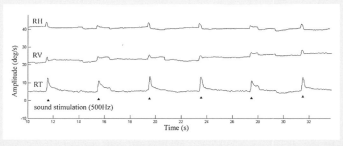

경부전정유발근전위
역치검사

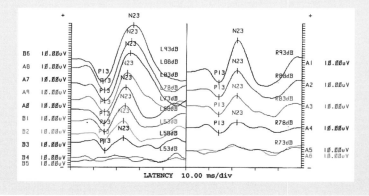

측두골 단층촬영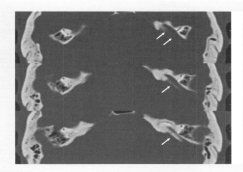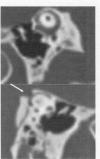

임상적 의미: 자가강청과 소리자극에 의해 발생하는 어지럼은 상반고리관결손증후군의 특징적 증상이다. 제3의 창(third window)에 의하여 골전도의 역치가 낮아지고 경부전정유발근전위의 역치 또한 정상측에 비하여 낮아진다. 이 환자의 경우 CT에서 보는 것처럼 좌측 위암석동(superior petrosal sinus)에 의해 상반고리관의 결손을 보이고 있으며, 청각유발안진검사에서는 500 Hz 소리자극에 강한 회선성분의 안구운동이 관찰되고, 경부전정유발근전위에서 정상 측(78 dB)에 비하여 병변 측의 역치 감소(58 dB)는 상반고리관결손 등 제3의 창의 존재를 시사하는 특징적인 소견이다(Koo et al., 2010).

■ 더 읽어 보기 ■

Curthoys, I. S. A. critical review of the neurophysiological evidence underlying clinical vestibular testing using sound, vibration and galvanic stimuli. *Clin Neurophysiol. 2010; 121*(2): 132-44.

Halmagyi, G. M., & Carey, J. P. Vestibular evoked myogenic potentials–we live in interesting times. *Clin Neurophysiol. 2010; 121*(5): 631-33.

Daube, J. R., & Rubin, D. I. Clinical Neurophysiology. Oxford: Oxford University Press; 2009.

Murofushi, Toshihisa, & Kimitaka Kaga. Vestibular evoked myogenic potential: its basics and clinical applications. Springer Science & Business Media. 2009.

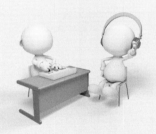

제 13 장

이음향방사

가톨릭대학교 의과대학 이비인후과 오정훈

이음향방사(otoacoustic emission)는 자발적 또는 소리자극에 대한 반응으로 생성된 와우의 능동적 미세 에너지가 중이와 외이도를 통해 전달되는 음향반응을 측정하는 검사로 1978년에 Kemp에 의해 처음 보고된 이후 청각검사의 표준도구 중 하나로서 그리고 난청의 선별검사를 위한 목적으로 유용하게 사용되고 있다. 이 장에서는 이음향방사의 기본 원리에 대해 알아보고, 측정하는 방법, 판독 및 임상적 적용에 대하여 기술하고자 한다.

1. 검사의 개요

이음향방사는 와우 외유모세포의 능동적 증폭 작용의 부산물로 알려져 있다 (Kemp, 1978). 와우의 외유모세포는 수축과 이완에 의해 기저막과 덮개막의 움직임을 야기해 이온통로의 변화를 가져오는데, 이런 능동적인 움직임은 적은 에너지로도 유모세포의 흥분반응을 일으켜 와우 증폭기(cochlear amplifier)로 작용하게 된다 (Kemp, 1979, 1998). 이음향방사는 이러한 음향에너지의 진동파를 외이도에 위치한 마이크로폰을 이용해 비침습적으로 측정할 수 있으며, 외유모세포에 대한 특이적 검사로 비침습적이고 조작이 간편하며 짧은 시간에 검사할 수 있는 객관적인 검사이다. 이음향방사는 청각신경의 전단계인 와우 내에서 이루어지는 반응이므로 청각신경이 심하게 손상된 경우에도 측정이 가능하며, 신경반응과 달리 자극의 빈도와 극성에 의해 영향을 받지 않는다(Kemp, 1978). 또한 내유모세포의 선택적 손상에 의해서는 반응이 저하되지 않는 것으로 알려져 있지만 외유모세포의 손상을 유발하는 소음성 외상과 저산소증, 이독성 약물 등에 의해서는 반응이 감소되는 것을 볼 수 있다(Shera & Guinan, 1999). 이처럼 이음향방사가 와우의 외유모세포에서 발생한다고 생각할 수 있는 이론적 배경은 다음 〈표 13-1〉과 같다.

〈표 13-1〉 이음향방사가 외유모세포에서 기원할 것이라는 증거

- 청신경이 절단되어도 나타난다.
- 이독성 약제와 소음에 의해 감쇄된다.
- 30 dB 이상의 감각신경성 난청에서 발현이 감소한다.
- 비선형적(non-linear)인 입/출력 곡선(I/O function)
- 원심성 청신경섬유의 대부분이 외유모세포에 분포한다.
- 내유모세포가 없는 돌연변이 생쥐에서도 발현된다.

이음향방사는 크게 자발이음향방사(Spontaneous Otoacoustic Emissions: SOAE)와 유발이음향방사(Evoked Otoacoustic Emissions: EOAE) 두 가지로 분류되며, EOAE는 다시 일과성음유발이음향방사(Transient Evoked Otoacoustic Emissions: TEOAE)와 주파수반응이음향방사(Stimulus Frequency Otoacoustic Emission: SFOAE), 변조이음향방사(Distortion Product Otoacoustic Emissions: DPOAE)로 나눌 수 있다.

1) 자발이음향방사(Spontaneous Otoacoustic Emissions: SOAE)

SOAE는 음자극이 없는 상황에서 외이도에서 측정되는 좁은 음대역의 자발적인 음향방사이다. 검사기기의 마이크로폰을 통해 기록된 방사음을 증폭시켜 고속 푸리에 변환(Fast Fourier transformation: FFT)에 의해 분석하며, 외부 음자극이 없는 상태에서

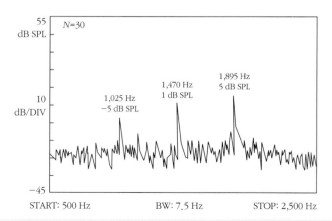

[그림 13-1] 정상 청력을 가진 성인에게서 발현되는 자발이음향방사의 예

세 개의 주파수에서 에너지가 측정된다.

기록되므로 다른 이음향방사에 비해 더 조용한 장소에서 측정하여야 한다. 25~30 dB 이내의 정상 청력을 가진 사람에서도 50% 정도에서만 발현되므로 임상적으로는 잘 사용되지 않는다(Penner & Zhang, 1997). 발생되는 음향은 500~3,000 Hz 사이에서 10~20 dB 강도로 발현되며, 50 Hz 이내의 간격을 가진 여러 개의 좁은 음역의 순음과 유사한 방사음의 집합인 것으로 알려져 있다.

2) 일과성음유발이음향방사(Transient Evoked Otoacoustic Emissions: TEOAE)

귀에 짧은 소리자극을 주면 얼마간의 잠복기가 지난 후에 방사음이 발생하는 것을 측정할 수 있으며, 이를 TEOAE라고 한다. 1978년 Kemp에 의해 처음 소개된 이래 현재에도 임상에서 가장 활발히 적용되는 이음향방사 중 하나이다. 자극음 중 클릭음은 짧은 시간 안에 넓은 음역의 주파수 부위를 검사하기 위하여 사용되며, 짧은 지속 시간을 가지고 있는 톤버스트(tone burst)도 좁은 부위의 주파수대를 평가하는 데 사용된다(장선오 외, 1992). 자극의 종류에서 클릭음과 톤핍(tone pip) 중 어느 것이 유리한지에 관해서는 많은 의견이 있지만, 자극음의 특성으로 인해 클릭음을 사용하는 경우에는 에너지의 방사가 더 넓은 주파수 대역에 걸쳐서 일어나므로 각각의 주파수에서는 반응의 강도가 낮아지는 경향이 있다(Jedrzejczak et al., 2012). 이를 보정해 주면 클릭음과 톤버스트 자극 시의 반응 강도와 양상은 서로 비슷하다.

TEOAE는 검사 시에 평균가산 또는 주파수가산을 시행하며, 자극음에 의한 잡파(artifact)를 제거하기 위해 여러 가지 방법을 사용한다. 잠복기가 있어서 소리자극 직후에는 자극음의 흔적(stimulus artifact)이 훨씬 크기 때문에, 자극을 준 후의 처음 몇 msec를 제외하고 평균가산을 시행한다. 평균가산된 반응은 독립된 두 개의 저장소에 교대로 저장되므로 모니터상에 두 개의 파형으로 나타나게 되며(그림 13-2), 이 두 파형을 서로 비교하면 TEOAE에서의 측정 변수들을 결정할 수 있다. [그림 13-2]는 Otodynamics ILO V6 Clinical OAE 소프트웨어를 이용한 TEOAE 검사 결과의 한 예로, 좌측 하단에서 자극음으로 사용된 클릭음의 파형을 확인할 수 있고 상단의 큰 박스(Response waveform)에는 평균가산 후 저장된 두 파형이 시간에 따라 표시된다. 다음의 'OAE spectrum'은 두 파형의 cross-power spectrum을 나타내며, TEOAE의 강도와 잡음 강도의 차이를 겹쳐진 음영의 차이로 보여 준다. 이음향방사의 발현을 나타내는 지표로서 방사음의 강도(dB SPL, 'Response'로 표시), 재현성(Reproducibility(%)), 방사음과 소음의 신호대잡음비(TEOAE/noise, signal-to-noise ratio: SNR) 등이 있는데, 재현성(%)은 각각 1,000, 2,000, 3,000, 4,000, 5,000 Hz에서 두 파형 사이의 상관관계를 나타내며 전체 주파수 대역에서의 상관관계도 함께 표시한다. TEOAE가 존재하는지를 판단하는 기준은, 첫째, 비선형적으로 높은 자극음에서 포화되는 성질을 보이는 파형이 확인되어야 하고, 둘째, 뚜렷하게 돌출되는 주파수 특이적인 첨부를 보이면서 높

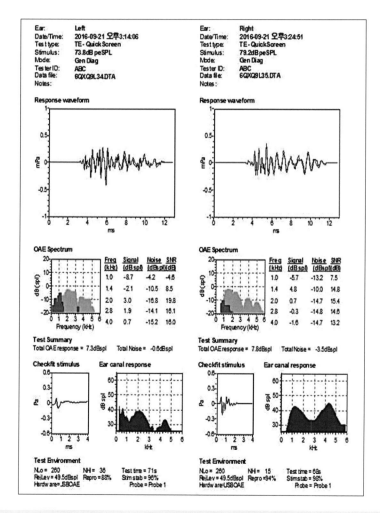

[그림 13-2] Otodynamics ILO V6 Clinical OAE 소프트웨어를 이용한
일과성음유발이음향방사 검사의 예

은 상호 연관성 혹은 재현성을 보이는 것이다. 이음향방사의 잠복기는 Kemp에 의하면 1~12 msec의 분포를 보이며, 5 msec 정도의 잠복기가 가장 많다(Kemp, 1978). 그러므로 반응의 분석구간을 2.5~12 msec로 설정하여 측정하며(그림 13-2), 자극음의 평균 가산은 보통 260회가 적당하다. 또한 이음향방사 파형의 주파수 분석을 해 보면 1~4 kHz의 광대역 잡음이 나타나고, 그 위에 여러 개의 방사음 고점(peak)이 나타난다. 가장 높은 고점은 주로 1~2 kHz에서 발견되고, 자극음이 커지면 비선형적 형태로 방사음도 커지며 인접 주파수대로 확대된다.

3) 주파수반응이음향방사(Stimulus Frequency Otoacoustic Emission: SFOAE)

Kemp와 Chun은 일정한 주파수 범위에서 저음에서 고음으로 연속적으로 이동하며 자극하는 순음에 대해 반응하는 이음향방사에 대해 보고하였고, 이를 주파수반응이음향방사(Stimulus Frequency Otoacoustic Emission: SFOAE)로 명명하였다. 이러한 SFOAE에서는 자극음과 음향방사가 동일한 주파수를 가지기 때문에 자극음과 방사음을 구별하는 데 기술적인 어려움이 있다. SFOAE는 계속적으로 주파수가 변하는 자극에 대하여 반응의 위상(phase)과 정도(level)가 변하는 것을 감지하며, 이를 위해 lock-in amplifier라는 장치가 필요하다. 기술적인 어려움으로 이 검사는 다른 유발이음향방사에 비해 임상적 혹은 연구 목적으로 그리 많이 사용되지는 않는다. SFOAE 는 일정한 반응양상을 보이고 TEOAE와 비슷한 특징을 가지므로 동일한 기원에서 발생하는 것으로 생각된다. SFOAE는 몇 개의 연속적인 방사파의 고점(peak)과 저점(trough)으로 나타나며, 반응의 진폭은 −20~10 dB SPL이다. 발현율은 보고자마다 차이가 있으나 88~100% 정도로 알려져 있다.

4) 변조이음향방사(Distortion Product Otoacoustic Emissions: DPOAE)

변조이음향방사(Distortion Product Otoacoustic Emission: DPOAE)는 서로 다른 순음 자극이 동시에 주어질 때 이에 대한 반응으로 나타나는 방사음을 말한다. 'f1'과 'f2'로 명명되는 두 자극음의 주파수가 서로 적절히 배열되면 와우 기저막에서 나타나는 에

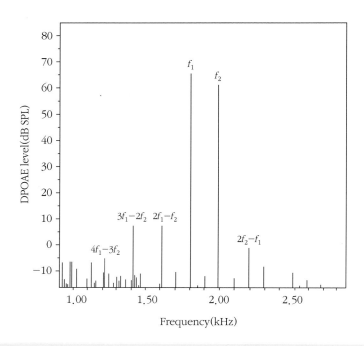

[그림 13-3] 두 주파수의 자극음과 이로 인해 발현되는 변조이음향방사의 예

2f1-f2에서 가장 강한 반응을 나타낸다.

너지 방사는 자극음 주변의 다른 여러 주파수 대역(f2-f1, 2f1-f2, 3f1-2f2, 2f2-f1 등)에서 나타나게 되는데(서영일 등., 1997; Harris et al., 1989) 협대역 필터를 이용하여 이를 측정할 수 있다(그림 13-3).

DPOAE는 자극음에 대한 와우 기저막의 운동, 내유모세포의 수용체 전위 강도, 신경세포의 탈분극 빈도 등이 자극음 강도의 증가에 따라 비선형적으로 증가하는 특성을 가지고 있으며, 발생되는 주파수 대역은 수학적으로 mf1±nf2(m, n은 정수)로 표현한다(Harris & Probst, 1991). 사람에게서는 2f1−f2에서의 DPOAE가 가장 크기 때문에 일반적으로 이 주파수 대역(cubic difference tone: CDT)에서의 이음향방사를 측정한다. DPOAE의 강도는 자극음의 특성, 즉 자극음의 주파수와 주파수 비율(frequency separation, f1 및 f2), 자극음 간 강도 차이(level separation, L1 및 L2) 및 자극음의 강도에 크게 영향을 받는다(Kummer et al., 1995). 주파수 간 간격에서는 f2/f1 비율이 1.2배일 때 가장 큰 반응이 나타나므로 임상적인 설정에서는 기본적으로 이 비율을 사용한다. 주파수 비율이 지나치게 클 경우 기저막 반응 간의 상호작용이 작아지고 반대로 비율이 너무 작으면 상호간섭에 의한 상쇄가 일어난다 (Brown & Kemp, 1984). 또한 자극음의 강도가 클수록 DPOAE의 강도도 따라서 증가하며, L1이 L2보다 0~15 dB 정도 강할 때 잘 기록된다고 알려져 있다.

검사기기는 마이크로폰과 이어폰이 부착된 프로브, 서로 다른 두 주파수의 자극음을 만드는 독립적인 변환기(transducer)와 증폭기 및 평균가산을 위한 장치 등이 필요하다. 검사를 시행할 때에는 자극음의 강도와 강도 차이, 주파수 비율을 모두 고정해 놓은 상태에서 자극음의 주파수만을 변동시키는 변조이음향방사청력도(DP-audiogram)를 표시하거나(그림 13-4), 일정한 주파수에서 두 자극음의 강도를 변화시

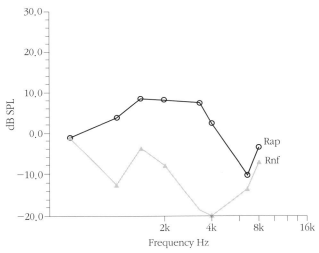

Trace	Ear	Test type	Fl Level	F2 Level	Freq Is	Test Freq	F2/F1	F1 Freq
T2Right DPgram	Right	DPgram	65.0 dB SPL	55.0 dB SPL	F2	503.9 Hz	1.23	410.2 Hz
T2Right DPgram	Right	DPgram	65.0 dB SPL	55.0 dB SPL	F2	996.1 Hz	1.21	820.3 Hz
T2Right DPgram	Right	DPgram	65.0 dB SPL	55.0 dB SPL	F2	1418.0 Hz	1.22	1160.2 Hz
T2Right DPgram	Right	DPgram	65.0 dB SPL	55.0 dB SPL	F2	2003.9 Hz	1.22	1640.6 Hz
T2Right DPgram	Right	DPgram	65.0 dB SPL	55.0 dB SPL	F2	3363.3 Hz	1.22	2753.9 Hz
T2Right DPgram	Right	DPgram	65.0 dB SPL	55.0 dB SPL	F2	3996.1 Hz	1.22	3281.3 Hz
T2Right DPgram	Right	DPgram	65.0 dB SPL	55.0 dB SPL	F2	6726.6 Hz	1.22	5507.8 Hz
T2Right DPgram	Right	DPgram	65.0 dB SPL	55.0 dB SPL	F2	8003.9 Hz	1.22	6562.5 Hz

Trace	F2 Freq	DP Freq	DP S/N	DP	Noise
T2Right DPgram	503.9 Hz	316.4 Hz			-1.1 dB SPL
T2Right DPgram	996.1 Hz	644.5 Hz	16.4 dB	3.7 dB SPL	-12.7 dB SPL
T2Right DPgram	1418.0 Hz	902.3 Hz	12.1 dB	8.7 dB SPL	-3.5 dB SPL
T2Right DPgram	2003.9 Hz	1277.3 Hz	16.0 dB	8.2 dB SPL	-7.9 dB SPL
T2Right DPgram	3363.3 Hz	2144.5 Hz	26.1 dB	7.5 dB SPL	-18.6 dB SPL
T2Right DPgram	3996.1 Hz	2566.4 Hz	24.0 dB	2.2 dB SPL	-21.7 dB SPL
T2Right DPgram	6726.6 Hz	4289.1 Hz	3.3 dB	-10.3 dB SPL	-13.6 dB SPL
T2Right DPgram	8003.9 Hz	5121.1 Hz	3.7 dB	-3.4 dB SPL	-7.1 dB SPL

[그림 13-4] 자극음의 주파수를 변화시켜 f2를 가로축으로 하는
변조이음향방사청력도(DP-audiogram)

키는 입/출력 곡선(input/output function)으로 표현한다. 측정된 DPOAE의 강도와 함께 주변 주파수의 소음강도를 동시에 측정한 후 이들을 비교하여 이음향방사의 존재 여부를 결정하며, 15 dB를 넘지 않는 정상 청력에서는 DPOAE가 항상 출현하고 50 dB를 넘는 역치에서는 발현되지 않는다. 그 사이에서는 자극음의 강도가 증가할수록 DPOAE의 강도도 커질 수 있다(서영일 외, 1997). DPOAE 반응은 500~8,000 Hz의 넓은 주파수 대역에서 측정되지만, 대개 중간주파수 대역에서 난청을 가장 정확하게 반영하는 것으로 알려져 있다. 대개 방사음의 강도가 소음강도에 비해 3 dB 이상 강하거나 평균소음강도보다 2표준편차 이상 높은 경우를 양성으로 판정한다.

2. 검사방법

기기마다 검사 방법에 약간의 차이가 있으며, Otodynamics ILO V6 Clinical OAE 소프트웨어를 이용한 임상적으로 많이 쓰이는 TEOAE와 DPOAE의 검사방법을 소개하고자 한다.

1) 일과성음유발이음향방사

1. ILO V6 Clinical OAE 소프트웨어를 실행하고 환자이름, 환자번호, 성별을 입력한다. 소음이 차단된 방음실에 환자를 앉히고, 환자에게 움직이거나 소리를 내지 않도록 당부한다. 혼자 앉지 못하는 소아인 경우 보호자와 함께 앉도록 한다.
2. 피검자의 외이도 크기에 맞는 고무 ear tip을 골라서 귀 프로브(ear probe)에 연결한다.
3. 검사할 쪽 외이개 상단을 당겨 외이도를 확장시킨 상태에서 귀 프로브를 삽입한다 (그림 13-5). 외이도의 방향에 맞추어 정확하게 삽입하여 끝이 고막을 향하도록 함으로써 소음의 유입을 막고 방사음의 손실을 막을 수 있다.
4. 프로그램 상단 메뉴 중 두 번째 탭 'Tests > Start a TE test'를 선택한다.
5. 자극음은 기본으로 Quickscreen으로 세팅되어 있다(와우의 상태를 가장 빠르게 평가할 수 있으며, 중간주파수에 집중되어 있고 초당 80번의 자극을 반복. 1 kHz 이하의 주파수 평가에는 적절하지 못함). 바꾸고 싶다면 상단 메뉴 'Tests > Stimulus' 또는

'File>Option>Stims'에서 'Nonlinear' 'Linear' click stimulation 혹은 [tone tip] 등을 선택할 수 있다. 검사 시 반복('Sweep') 횟수와 자극 크기('Target stim dB')도 같은 화면에서 변경 가능하다. 보통 260회, 84 dB로 세팅되어 있다.

6. 피검자에게 귀 프로브를 삽입한 상태에서 'Start Test' 버튼을 누르고 검사 화면의 'Stimulus' 창의 파형 형태와 'Auto-adjust stim' 창을 확인하여 귀 프로브가 꼭 맞게 삽입되었는지를 확인한다. 그 후 우측 상단 검사창의 'continue' 버튼을 누르면 검사가 시작된다. 자극음이 깨끗하게 잘 들어간다면 고점과 저점을 보이는 파가 나타나고 뒤이어 수평선으로 나타난다(그림 13-2 좌측하단). 편평한 자극 신호는 프로브가 귀지나 액체 등으로 막혔음을 의미한다. 자극음의 뒤쪽이 많이 떨리거나 진동(oscillation)이 있다면 ear tip이 프로브에 적절하게 연결되지 않았거나, 프로브가 외이도를 충분히 막지(seal) 못하거나, 프로브 끝이 외이도 벽을 향하고 있음을 의미하니 프로브를 재조정해야 한다. 자극음의 스펙트럼이 부드러운 커브를 보이지 않고 뾰족한 자극 반응으로 나타나는 경우도 프로브가 외이도에 잘 맞지 않음을 의미하므로 재조정해야 한다.

7. 검사가 시작되면 자극을 반복하며 이음향방사 반응을 수집한다. 우측 화면에 'Nlo'(accepted data) 'Nhi'(rejected data) 'Repro'(reproducibility) 'Stab(stability)' 'Rej(noise rejection level)'가 표시된다. 초기설정된 'Rej' 값은 'File>Option>Stims' 메뉴에서 조정할 수 있으며 6 mPa(49.5 dB SPL)로 세팅되어 있다. 'Nlo'를 높이기 위해 'Rej'를 검사 화면에서 위아래로 움직일 수 있는 슬라이더를 조정하여서도 변경할 수 있다.

8. Data 수집 후 'End Test' 버튼을 누르고 측정 방향에 따라 'Save as a right ear' 혹은 'Save as left ear'를 선택한다. 종료하지 않더라도 TEOAE 자극음의 평균가산은 260회까지로 세팅되어 있다.

9. 동일한 방법으로 반대쪽 귀를 검사한다.

2) 변조이음향방사

1.~3. TEOAE의 검사법과 동일하게 시행한다.

4. 상단 메뉴 중 두 번째 탭 'Tests>Start a DP test'를 선택한다.

5. 자극음은 65/55 dB, 주파수 간 간격은 f2/f1이 1.22로 세팅되어 있다. 상단 메뉴 'Tests>Stimulus' 또는 'File>Option>Stims'에서 변경할 수 있다.

6.~7. 귀 프로브 삽입 상태를 확인하는 과정, 검사의 시작 및 DPOAE 데이터의 수집은 TEOAE와 동일하다.

8. DPOAE는 반복횟수가 지정되어 있지 않기 때문에 충분한 데이터가 수집된 이후 'End Test' 버튼을 누른다. 검사가 문제 없이 진행되면 60초 정도가 적당하다. 측정 방향에 따라 'Save as a right ear' 혹은 'Save as left ear'를 선택한다.

9. 동일한 방법으로 반대쪽 귀를 검사한다.

3) 이음향방사 검사 시 주의사항 및 결과에 영향을 주는 요소

(1) 검사 시 주의사항

① 소음

일반적인 청력검사는 방음시설에서 검사를 시행하므로 크게 문제가 되지 않지만, 청각선별검사 등을 위해 방음실이 아닌 곳에서 사용을 해야 할 경우에는 외부 소음의 유입이 적은 조용한 방에서도 검사가 가능하다. 허용되는 소음 강도는 40 dB 정도이며, 검사 장소의 소음 정도는 프로브를 환자의 외이도가 아닌 검사실 환경에 둔 채로 검사를 시행하면 간편하게 측정할 수 있다. 주변의 외부 소음이 큰 경우 평균가산의 횟수가 늘어나 검사 시간이 길어지게 된다. 또한 외부 소음과 마찬가지로 피검자의 발성이나 움직임 등에 의한 내부 소음이 검사 결과에 큰 영향을 미칠 수 있으므로 성인의 경우 각성상태에서 조용히 앉아 움직이지 않는 채로 검사를 시행하는 것이 좋으며, 유·소아의 경우 수면 중 또는 식사 직후의 안정된 상태에서 검사를 시행하는 것이 좋다. 또한 외이도의 크기에 맞는 적절한 크기의 프로브를 선택하면 방사음의 감지에도 유리할 뿐만 아니라 외부 소음의 차단에도 유리하다. 간혹 이와 같은 소음 감소를 위한 최선의 노력에도 불구하고, 측정기기에 기본값으로 지정되어 있는 소음 거부 세팅에서는 이음향방사 측정이 불가능한 경우가 있다. 기기에 따라서는 이러한 소음 거부 역치를 상향 조정할 수 있는 기능이 있는데, 이러한 상향 조정 시에는 고강도의 이음향방사가 저강도의 이음향방사를 차폐할 수 있음을 항상 염두에 두어야 하며, 이러한 경우 검사 결과의 해석 시 주의해야 한다.

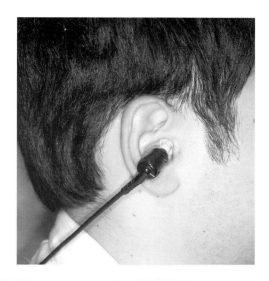

[그림 13-5] 프로브는 외이도의 방향에 맞추어 정확하게 삽입하여 끝이 고막을
향하도록 함으로써 소음의 유입을 막고 방사음의 손실을 막을 수 있다.

② 프로브의 장착과 고정

부적절한 프로브의 위치는 검사 결과의 오류를 유발하는 가장 흔한 원인이다(장봉익 외, 1999). 이러한 부적절한 위치의 예로는 프로브의 내경이 막힌 경우, 프로브의 방향이 외이도 벽을 향하거나 끝이 외이도 벽에 닿아서 소리의 전달을 막는 경우, 프로브 장착이 헐겁게 된 경우, ear tip이 프로브 말단보다 지나간 경우 등이 있다. 장착이 불완전하면 EOAE에서 1,000 Hz 이하의 저음역 에너지를 감지하지 못하게 된다. 이음향방사의 파형이 깊은 골을 보였다면 이는 프로브 장착에 문제가 있을 가능성을 시사하므로, 검사 시에는 외이도의 직경에 맞는 적절한 크기의 프로브를 선택하여 끝이 고막의 방향을 향하도록 정확히 고정해야 한다(그림 13-5). 또한 검사 도중 피검자의 움직임 등에 의해 프로브의 방향이 움직이지 않도록 유의한다.

③ 이음향방사의 감지 향상을 위한 방법

이음향방사의 강도는 대부분 30 dB SPL을 넘지 않는 작은 소리이므로 이를 정확하게 감지할 수 있도록 여러 가지 방법을 사용하는데, 내/외부 소음을 배제하도록 주파수 평균가산법(spectral averaging technique)을 사용하거나 시간적 평균가산법(time averaging technique)을 통해 신호대잡음비를 높인다. 고주파필터(High pass filtering)는 저주파의 생리학적 소음을 걸러 주며, 변조이음향방사의 측정을 위해서는 협대역 필터가 필요하다.

(2) 검사 결과에 영향을 주는 요소

① 나이

이음향방사는 성인보다 소아에게서 더 잘 발현되고 신생아에게서 가장 강한 반응이 나타나며, 이러한 경향은 저주파수보다 고주파수 대역에서 더 저명하게 나타난다. 연령이 증가하면서 반응이 점차 감소하는데, 이음향방사는 작은 외이도에서 더 강하게 나타나므로 이러한 감소 현상은 외이도의 용적 변화에 기인하는 것으로 생각할 수 있으며, 연령의 증가에 따른 외유모세포의 노화도 일정 부분 기여하는 것으로 보인다. 특히 DPOAE는 노화에 따라 나타나는 고주파수 영역의 청력소실도 정확하게 반영하여 2,000 Hz 이상 부위의 반응이 감소하는 양상을 보인다(Gates et al., 2002).

② 성별

TEOAE 및 SOAE는 여성이 남성에 비해 더 강한 반응을 나타낸다. 이의 명확한 기전은 아직 밝혀지지 않았지만 여성의 외이도가 조금 더 작기 때문에 방사음이 더 크게 측정되는 것으로 설명할 수 있다. EOAE에서 남성은 1,500 Hz 이하의 범위에서, 여성은 2,500~5,000 Hz의 주파수 범위에서 상대적으로 강한 반응을 보인다. 또한 이음향방사는 개인 간 차이가 매우 크지만 같은 피검자에게서는 검사 간 차이를 거의 보이지 않는다.

③ 좌우의 차이

SOAE 및 TEOAE에서는 우측 귀의 반응이 좌측 귀에 비해 일관되게 더 강한 반응을 보이는 것으로 알려져 있지만, DPOAE에서는 양측의 차이가 없다는 연구 결과도 있다.

④ 외이도 및 중이 상태

외이도 협착 또는 폐쇄가 있을 경우에는 이음향방사의 측정이 어려워진다. 자극음뿐만 아니라 방사음 또한 중이와 외이도를 거쳐 전달되어야 하므로 중이 질환의 유무에 이음향방사는 민감하게 영향을 받는다(박형진 외, 2001; Margolis, 2002). 다만, 30 dB 이내의 청각역치에서는 대부분의 EOAE가 발현되는 것을 볼 수 있으므로, 중이환기관이 삽입되어 있거나 심하지 않은 장액성 중이염에서는 이음향방사의 감지가 가능하다.

3. 결과의 해석

1) 자발이음향방사

자발이음향방사의 발현율은 보고자마다 다양하여 정상 청력인의 13~60%에서 발현되는 것으로 보고되었으며, 소아에게서는 40% 정도의 발현율을 나타내는 것으로 알려져 있다. 자발이음향방사가 발현되지 않는 것만으로는 임상적인 의의가 없으나, 이것이 발현되는 경우에는 최소한 청력역치가 20 dB HL 이내에 있고 자발이음향방사가 발현되는 주파수 근처에서는 와우가 정상적으로 작용하고 있다는 증거가 될 수 있다. 일반적으로 청력역치의 추측에는 자발이음향방사보다는 유발이음향방사가 우월하다.

2) 일과성음유발이음향방사

TEOAE는 비교적 정확하게 정상청력과 난청을 구별한다. 다만 클릭음을 이용할 때 저주파수보다는 2,000~4,000 Hz 사이의 중간–고주파수 대역에서 훨씬 정교하게 판별하며, 500 Hz 이하의 저주파수 대역에서는 거의 구분을 못 하는 것으로 알려져 있다. 이는 자극음의 에너지 분포와 연관지어 생각할 수 있으며, 톤버스트를 자극음으로 하였을 때에는 500 Hz에서의 구분이 더 정확하지만 2,000 Hz에서는 자극음의 종류별 차이가 없다. 또한 판정의 기준을 20~25 dB로 설정하였을 때 가장 정확하게 정상청력과 난청을 구분하는 것으로 보고된다.

TEOAE 발현을 나타내는 지표로 방사음의 강도(dB SPL), 재현성(%), 방사음과 소음의 신호대잡음비(SNR) 등이 있으며, 재현성과 신호대잡음비가 주로 사용된다. TEOAE 반응 양성의 기준은 여러 가지가 제시되어 있지만 대개 신호대잡음비 5 dB, 재현성

50%의 기준을 사용한다. 자극음의 상태를 판단하는 데에는 안정성(stability), 시간 축에서의 파형(temporal waveform), 스펙트럼(spectrum) 등의 3가지 지표가 있으며, 안정성은 260개 클릭음의 시작과 끝의 일치 정도의 인덱스로서 90% 이상이 되어야 바람직하다. TEOAE의 양성반응이 나타나지 않는 경우는 해부학적 이상이나 장비의 문제, 지나친 소음 등이 그 원인으로 생각되므로 이런 것들에 대한 평가를 해야 한다.

TEOAE의 강도와 순음청력검사의 역치는 일치하지 않는다. 하지만 TEOAE는 정상 청력을 가진 사람의 거의 100%에서 발현되며 동일한 피검자에서의 반응은 비교적 일정하게 나타난다. TEOAE는 청력손실이 30~40 dB를 넘으면 나타나지 않는다. Kemp는 TEOAE가 역치가 30 dB가 넘는 외유모세포의 장애에 의한 청력손실의 여부를 결정하는 데 적절하게 사용될 수 있다고 보고하였다(Kemp, 1978). 톤버스트나 톤핍을 자극음으로 사용할 경우 와우의 주파수별 반응을 어느 정도 알 수 있으나, 클릭음에 의한 TEOAE는 클릭음이 와우 전체를 자극하는 특성이 있어 주파수 선별력에 대한 검사로는 부적합하다.

3) 변조이음향방사

DPOAE의 결과를 해석할 때 양성반응 여부에 대한 판단은 소음수준과 마이크로폰을 비롯한 검사장비의 민감도에 의해 좌우된다. 일반적으로 양성반응은 DPOAE 청력도에서 소음수준보다 3 dB 이상 높은 경우로 인정되고 있으며, 한 개체에 대한 검사에서 방사음의 강도에 6~9 dB의 변화가 있다면 이는 와우의 상태에 유의한 변화가 있음을 나타내는 소견으로 생각된다. 청각역치와 이음향방사의 강도는 1,000~4,000 Hz의 중간 주파수대에서 특히 좋은 상관관계를 보인다. DPOAE에서의 역치는 입출력 곡선에서 이음향방사가 소음수준보다 높아지기 시작하는 부분이다. 일반적으로 사람에게서 DPOAE의 강도는 순음 자극음과 60 dB SPL 정도의 차이를 보이며 그 강도가 30 dB SPL을 넘지 않는 것으로 알려져 있고, DPOAE의 반응 양상은 검사 개체 간에는 많은 차이를 보이지만 한 피검자에서는 일정하게 나타난다(O'Mahoney & Kemp, 1995).

검사를 시행할 때 자극음의 강도를 정해 주어야 하는데, 자극음의 강도가 약할수록 와우의 능동적 작용을 더욱 정확히 반영한다고 생각되어 55 dB SPL의 자극음은 와우의 능동적 작용을, 75 dB SPL의 자극음은 와우의 수동적 작용을 반영한다는 의견도 있

다. 다른 이음향방사와 비교하였을 때 DPOAE의 장점은 와우 기능의 평가에서 주파
수 특이적인 정보를 주며, 기술적으로 측정하기 용이하고, artifact가 비교적 적은 검사
라는 점 등이다. 변조이음향방사청력도는 환자의 순음청력도와 비슷한 양상을 보인
다(Boege & Janssen, 2002).

4) 임상적 적용

이음향방사의 임상적 용도는 크게 난청의 선별검사와 감별진단, 시간적 변화의 추
적 등으로 구분할 수 있다. 신생아 청각선별검사 및 소아 난청의 감별 진단, 와우와 후
미로성 난청의 감별, 이독성 약물 효과의 감시, 변동성(fluctuating) 난청의 진단, 메니
에르병에서의 글리세롤 검사(glycerol test) 등에 이용되며, 일반적으로 선별검사의 목
적으로는 TEOAE가 선호되고 와우 기능의 시간적 변화를 추적하는 데에는 DPOAE가
더 유용하다(Torre et al., 2003). 임상에서 이음향방사가 활발히 사용되는 분야는 다음
과 같다.

(1) 청각선별검사

TEOAE는 신생아청각선별검사에 광범위하게 사용될 뿐만 아니라 정신지체가 있는
아동에게 순음청력검사 대신 유용하게 활용될 수 있다. DPOAE는 개인 간의 발현 차
이가 크기 때문에 선별검사의 용도로는 제한이 있다(Knight & Kemp, 2001).

청각선별검사로서 EOAE의 장점은 다음과 같다.

- 외이나 중이의 이상이 없는 모든 사람에게서 발현된다.
- 주파수 특이성이 있고 언어의 이해에 중요한 넓은 주파수 범위에 대해 평가할 수
  있다.
- 40~50 dB 이상의 청력손실이 있으면 발현되지 않는다.
- 청신경의 기능 정도에 영향을 받지 않는다.
- 검사 시간이 짧다.
- 선별 검사 시 진정제 투여가 필요 없다.
- 검사의 재현성이 좋다.

반면, 선별검사로서 EOAE의 단점은 다음과 같다.

- 보청기 사용 여부에 대한 정보를 주지 못한다.
- 일시적인 전음성 난청에 대해 청성뇌간반응에 비해 민감하다.
- 소음에 의한 영향이 청성뇌간반응에 비해 크다.
- 청각신경병증 등 중추성 장애의 경우 이음향방사가 발현될 수 있다.

(2) 이독성의 감시

EOAE의 큰 장점은 아미노글라이코사이드 항생제, 시스플라틴 등 이독성 약제에의 노출에 의한 이독성의 조기 진단에 유용하다는 것으로, 내이 외유모세포의 비가역적인 병변 형성 이전에 이독성을 알리는 민감한 지표로서 의의를 가진다(Long & Tubis, 1988). DPOAE가 더 넓은 주파수 범위의 이상을 반영하고, 이독성이 처음 발현되는 고주파수 영역의 변화에 대한 정보를 주파수 특이적으로 줄 수 있다는 장점이 있어 TEOAE에 비해 선호된다.

(3) 기타 난청에서의 사용

소음성 난청에서 EOAE는 순음청력검사와 같이 일과성 역치 이동(temporary threshold shift)을 반영할 수 있으며, 10~20 dB의 경미한 소음성 난청에서도 높은 민감도와 특이도를 보여 준다(Lucertini et al., 2002). 또한 외유모세포의 기능을 민감하게 반영하므로 음향 외상을 입은 환자에게 이명의 지속 가능성을 예측할 수 있는 지표로도 활용할 수 있고, 노인성 난청 환자에게서 고음역에서의 청력 손실을 객관적으로 추적하여 청각재활의 예후를 판단할 수 있다(Stenklev & Laukli, 2003). 감각신경성 난청 환자에게서 미로성/후미로성 난청을 감별하는 데 사용될 수도 있으며, 와우의 동적 상태를 잘 반영하므로 메니에르병이 있을 때 글리세롤 검사에도 사용될 수 있다(de Kleine et al., 2002).

(4) 수술 중의 청력손실 추적

EOAE는 청신경 종양 환자의 와우 기능을 평가하여 수술 후 청력 보전의 가능성을 예측하거나, 수술 중 감시에도 사용할 수 있다(Mobley et al., 2002; Odabasi et al., 2002).

임상적 적용의 면에서 이음향방사는 다른 검사들과 다른 몇 가지 장점을 가지며, 그 중 하나가 객관적인 검사라는 사실이다(Norton et al., 2000; Prieve, 2002). 이러한 객관성으로 인해 일반적인 주관적 청력검사로 평가가 어려운 소아(3세 이하), 이독성 약제를 투여받고 있는 중환자, 외국인, 복수 장애자, 정신이 혼미한 노인, 위난청이 의심되는 환자 등의 검사에 적절히 사용될 수 있다. 검사가 비침습적이며 검사자의 훈련이 거의 필요 없다는 것도 큰 장점이다.

또한 이음향방사의 검사기기는 컴퓨터의 소프트웨어로 쉽게 장치되고 검사 결과가 정확하며 시행이 빠르고 비교적 저렴하다는 장점이 있다. 그러나 아직 해결되어야 할 몇 가지 문제점이 있는데, 검사 결과가 피검자의 내부 소음에 의한 영향을 많이 받으며, 다른 검사와 같이 역치의 개념이 확실하지 않아 청력의 정확한 평가가 어렵다는 점, 그리고 피검자 간에 검사 결과의 차이가 크다는 점 등이다.

4. 맺음말

이음향방사는 와우의 외유모세포에서 발생하는 음향에너지를 외이도에 위치한 마이크로폰을 이용해 비침습적으로 측정할 수 있는 검사로, 비교적 짧은 시간에 시행할 수 있고 숙련된 검사자가 아니어도 시행할 수 있다는 장점이 있다. 정확한 검사를 위해서는 적당한 크기의 프로브를 외이도의 방향에 적절하게 삽입하여야 하며, 결과의 해석을 위한 변수들을 숙지하고 있어야 한다.

CASE 1 : 우측 중이염으로 의뢰된 3세 남아

폐렴으로 소아과 입원치료 중인 3세 남아가 우측 중이염으로 이비인후과에 의뢰되었다. 고막검진
에서 우측은 중이 내 소량의 삼출액이 보이면서 공기-액체층(air-fluid level)이 보였고, 좌측은 정
상이었다. 임피던스청력검사에서 우측 C형, 좌측 A형이었고, 이음향방사 결과는 다음과 같다.

TEOAE

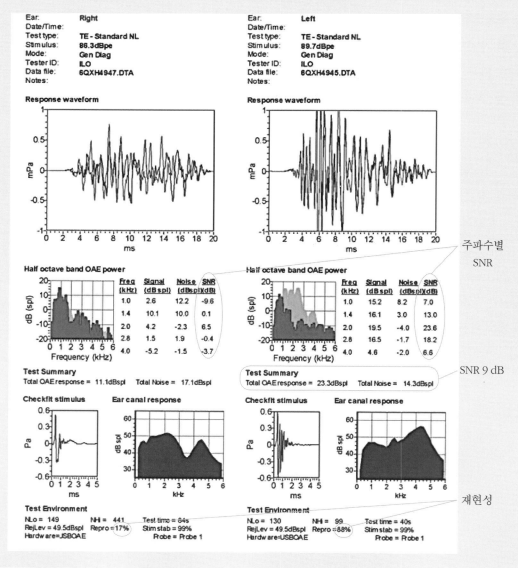

DPOAE

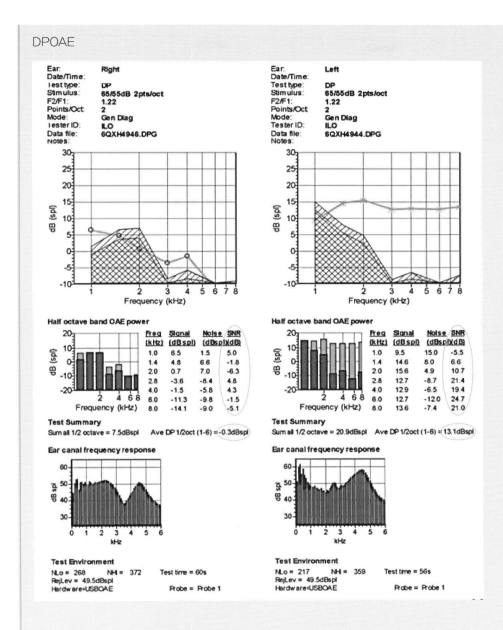

임상적 의미: TEOAE에서 우측은 신호대잡음비(SNR)가 5 dB 이하이고 재현성(Repro)은 17%로 반응이 나오지 않고, 좌측은 SNR 9 dB, 재현성 88%로 양성 반응이다. DPOAE에서는 SNR을 보면 우측이 부분적으로 나타나고 좌측은 반응이 잘 나타난다. 이는 우측 중이염에 합당한 소견이며, 우측의 청력이 대략 30 dB 이상일 것이라고 추정할 수 있다. 30 dB 이내의 청각역치에서는 유발이음향방사가 발현되고, 심하지 않은 장액성 중이염에서는 이음향방사의 감지가 가능하다.

CASE 2: 양측 난청 및 이명으로 내원한 82세 남성 환자

82세 남성 환자로 양측 난청 및 이명으로 이비인후과에 외래 내원하여 청력검사를 시행하였다. 양측 고막은 정상이고, 검사실 소견은 다음과 같다.

순음청력검사

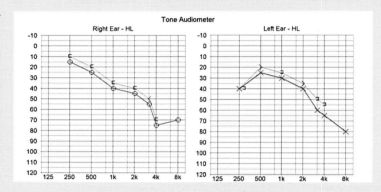

TEOAE

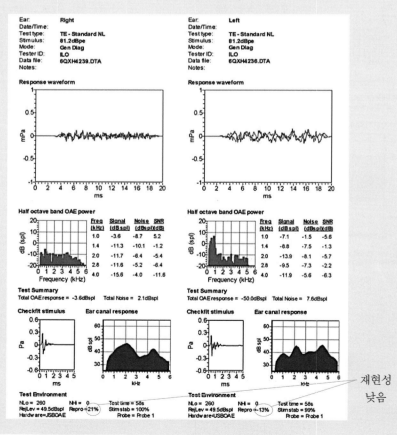

재현성 낮음

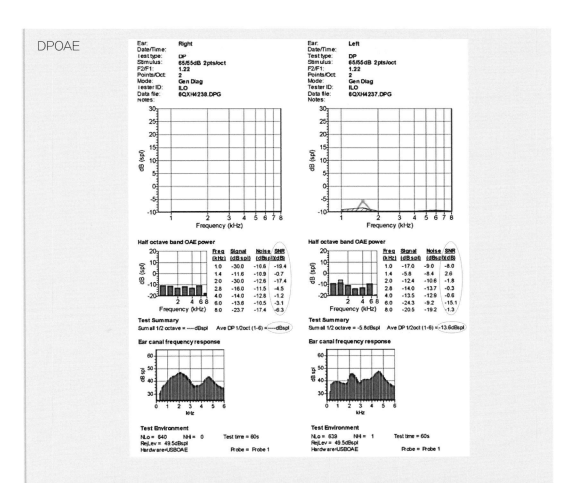

임상적 의미: 순음청력검사에서 감각신경성 중도 난청 소견을 보이는 환자로 고주파에서는 중고도 난청을 보이고 있다. TEOAE에서는 양측 모두 반응이 나오지 않고, DPOAE에서는 우측은 반응 없고 좌측도 일부에서만 약한 반응을 보인다. 40~50 dB 이상의 청력손실이 있으면 유발이음향방사는 발현되지 않는다. DPOAE는 연령 증가에 따른 외유모세포의 노화와 특히 고주파 영역의 청력소실을 잘 반영하고, 순음청력검사에서의 청력역치와 일치되는 검사 결과이다.

■ 더 읽어 보기 ■

Gates, G. A., Mills, D., Nam, B. H., D'Agostino, R., & Rubel, E. W. Effects of age on the distortion product otoacoustic emission growth functions. *Hear Res. 2002; 163*: 53-60.

Glattke, T. J., & Robinette, M. S. Transient evoked otoacoustic emissions. In: Robinette RM, Glattke T. (Eds). Otoacoustic Emissions – Clinical Applications (2nd ed.). New York: Thieme; 2002; 95-115.

Hall III, W. H. Handbook of Otoacoustic Emissions. San Diego, CA: Singular. 2000.

Jedrzejczak, W. W., Kochanek, K., Trzaskowski, B., Pilka, E., Skarzynski, P. H., & Skarzynski, H. Tone-burst and click-evoked otoacoustic emissions in subjects with hearing loss above 0.25, 0.5, and 1 kHz. *Ear Hear. 2012; 33*:757-67.

Lonsbury-Martin, B., Martin, G. K., & Telischi, F. F. Otoacoustic emissions in clinical practice. In: Musiek F. E., Rintelmann, W. F (Eds.), Contemporary Perspectives in Hearing Assessment (3rd ed.). Boston, MA: Allyn and Bacon. 1999; 167-96.

Prieve, B., & Fitzgerald, T. Otoacoustic Emissions. In: Katz, J., Chasin, M., English, K. M., Hood, L. J., Tillery, K. L. Handbook of Clinical Audiology (7th ed.). Philadelphia: Lippincott Williams and Wilkins. 2014; 357-79.

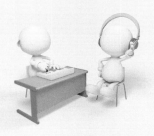

제 14장

신생아청각선별검사

한림대학교 의과대학 이비인후과 박수경

신생아 난청의 유병률은 중등도 이상의 난청일 경우는 1,000명당 3명에서 6명, 양측 고도 난청의 경우 신생아 1,000명당 1명 내지 2명이다. 신생아집중치료실(neonatal intensive care unit: NICU)에 입원하였거나 난청위험요인이 있는 신생아의 난청 유병률은 건강 신생아보다 약 10배 정도 높아져 2~5%까지 보고되고 있다(JCIH, 2007; Sanders et al., 1985).

신생아는 말초청각기관은 완성되어 있지만 상행청각경로는 완전히 발달하지 않은 상태로 출생한다. 청각을 담당하는 뇌의 발달은 외부 소리자극이 있어야만 시냅스 연결이 활발히 이루어지면서 성숙된다. 심한 난청이 있는 경우 조기에 보청기나 인공와우 등의 재활치료가 이루어지지 않으면 언어장애를 초래할 뿐만 아니라 인지행동장애나 학습장애가 따르게 되어 사회의 한 구성원으로서 적절한 역할을 하지 못하게 된다(Norton et al., 2000; Bengoetxea et al., 2012). 신생아청각선별검사를 시행하지 않을 경우 난청을 발견하는 시기는 청각 뇌의 발달이 한참 진행된 생후 약 30개월 전후에 발견된다는 데 문제가 있다. Yoshinaga-Itano 등은 난청아들을 대상으로 생후 6개월 이전에 난청을 진단하고 청력재활을 시행한 군이 생후 6개월 이후에 진단하고 재활을 시작한 군보다 전반적인 표현언어와 수용언어 그리고 개인적·사회적 영역에서의 발달이 현저히 우수함을 보고하여 조기진단과 재활의 중요성을 입증하였다(Yoshinaga-Itano et al., 1998). 신생아와 영유아의 난청아 중 약 50%는 난청 고위험군에서 발생하나 나머지 절반은 난청위험요소가 없는 건강신생아에게서 발생하고 있기 때문에 모든 신생아를 대상으로 하는 청각선별검사를 실시하고 있으며 미국, 캐나다, 호주 등의 많은 나라에서는 이미 모든 신생아를 대상으로 신생아청각선별검사를 실시하고 있다. 여러 나라의 청각선별검사 지침에서 신생아난청 조기진단과 조기재활을 위해 1-3-6원칙(생후 1개월 이내 신생아청각선별검사를, 재검 판정을 받은 경우 생후 3개월 이내 난청확진검사를, 난청으로 최종 진단받으면 생후 6개월 이내 청각재활치료를 시작)을 제시하고 있다(JCIH, 2007; 대한청각학회 & 대한이과학회, 2011)(그림 14-1).

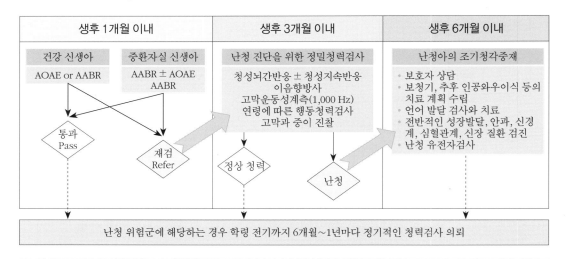

[그림 14-1] 신생아난청 조기진단과 조기재활을 위한 1-3-6 원칙 흐름도

AABR: automated auditory brainstem response, 자동청성뇌간반응; AOAE: automated evoked otoacoustic emissions, 자동이음향방사

1. 검사의 개요

1) 신생아청각선별검사의 난청 기준

신생아청각선별검사의 선별 대상 난청은 영구적인 일측성 또는 양측성 감각신경성 또는 전도성 난청을 의미한다. 난청의 기준 역치는 클릭음을 이용한 기도역치가 35 dB nHL 이상, 톤핍(tone pip) 또는 톤버스트(tone burst) 음을 이용하여 시행할 경우에는 기도역치가 40 dB nHL 이상인 경우를 난청으로 정하며, 청신경병증 등의 신경성 난청을 포함한다(JCIH, 2007; 대한청각학회 & 대한이과학회, 2011).

2) 성공적인 신생아청각선별검사 프로그램

신생아청각선별검사는 검사자가 검사방법을 쉽게 배울 수 있고 민감도와 특이도가 높아야 한다. 위음성률은 0%, 위양성률은 3% 이하가 이상적이며 비침습적이고 선별검사로서 합당한 비용으로 가능해야 한다. 성공적인 신생아청각선별검사 프로그램은 모든 신생아가 출생 후 퇴원하기 전 또는 생후 1개월 이내에 청각선별검사를 시행하고, 청력이 좋은 귀를 기준으로 35 dB HL 이상의 난청이 존재할 경우 이를 반드시 재검으로 잡아내는 검사여야 한다. 청각선별검사 후 재검으로 판정받는 재검률(referral rate)은 1~4%를 유지하도록 하고, 재검아 중 적어도 95%에서 생후 3개월 이내 난청을 진단하기 위한 추적 검사가 성공적으로 이루어져야 한다(USPSTF, 2008). 최종 난청으로 진단된 영아에게는 생후 6개월 이내 청각 관련된 중재치료를 하고 생후 12개월 이전에 언어, 발음, 인지 능력에 대한 평가를 시작하기를 권장하며 이를 신생아난청 조기진단과 재활을 위한 1-3-6 원칙이라고 한다(JCIH, 2000; JCIH 2007)(그림 14-1). 또한 신생아청각선별검사를 통한 난청의 조기진단 및 재활이 성공적으로 이루어지려면 전 신생아를 대상으로 하는 신생아청각선별검사뿐만 아니라 난청 환자에 대한 추적 진단을 통한 확진, 상담, 난청재활 프로그램, 부모 및 가족에 대한 교육 등 각 분야에서 포괄적으로 상호 연계되어야 하며, 의사, 청각사, 교육자, 언어병리사, 간호사와 부모들 간의 유기적인 협조가 필수적이다.

2. 검사 방법

1) 검사 대상 및 시기

신생아청각선별검사는 모든 신생아를 대상으로 하는 것을 원칙으로 하며, 출생 후 퇴원 전에 실시하는 것이 바람직하나 적어도 생후 1개월 이내에 시행하도록 하고 조산아의 경우 예정 출산일을 기준으로 하는 교정연령으로 34주에서 생후 1개월 사이에 시행한다. 출생 후 검사까지의 시간이 길어질수록 자연 수면시간이 적어져 검사가 어려워진다. 검사는 아기가 자고 있는 상태에서 진행하며, 출생 후 적어도 12시간 지난 후 외이도 안의 태지와 양수, 중이 내 저류액이 충분히 빠진 다음에 시행한다. 검사는 각각의 귀에 대하여 동일한 날에 2회까지 시행하며 3회 이상 반복하여 실시하지 않도록 한다. 이는 검사를 반복하면 우연히 통과가 나와 위음성 검사가 되어 난청아를 놓칠 수 있기 때문이다. 일반적으로 신생아청각선별검사를 위한 적절한 시기는 출생 후 24~72시간이므로 출생 후 퇴원 직전에 시행하는 것이 좋다. 1차 청각선별검사에서 재검 판정을 받은 경우 재선별검사는 외래를 바탕으로 이루어지는 것이 더 바람직하다. 이러한 재선별검사 기기는 처음 청각선별검사 때와 같을 수도 있고 다를 수도 있으나, 난청위험요소를 고려하여 자동청성뇌간반응을 이용하여 검사하고 늦어도 생후 1개월 이내에 시행되어야 한다.

2) 난청위험요소

미국 영아청각협회(Joint Committee on Infant Hearing; JCIH)에서 1980년대부터 난청위험요소를 제시하였는데, 2007년 JCIH 지침에서는 난청위험요소를 가진 경우 3세 이전에 적어도 1회의 청성뇌간반응을 실시하도록 하였다. 특히 보호자의 관찰로 난청이나 언어발달 저하가 의심되는 경우, 소아 난청의 가족력, 기간에 상관없이 체외막산소화장치(ECMO)나 인공호흡기를 사용한 경우, 거대세포바이러스감염, 진행성 난청 또는 지연성 난청과 연관된 증후군의 증상이 있는 경우, 균 검사에서 확인된 세균성 또는 바이러스성 뇌막염을 포함한 감염 등이 있는 경우에는 지연성 난청의 발생률이 높기 때문에 환아 개별적인 언어발달과 임상양상을 고려하여 전문의의 판단에 의해 더 자주 정밀청력검사를 시행하도록 권고하였다(Fligor et al., 2005; JCIH, 2007)(표 14-1).

⟨표 14-1⟩ 난청 위험인자

소아 난청의 가족력*
5일 이상 신생아중환자실에 입원한 경우 체외막산소화장치(ECMO)나 인공호흡기를 사용한 경우*
태아 시의 감염(톡소플라즈마증, 풍진, 거대세포바이러스감염(CMV)*, 단순포진, 매독)
교환수혈이 필요한 정도의 과빌리루빈혈증
감각신경성 난청이나 전음성 난청을 포함하는 증후군의 소견
진행성 난청 또는 지연성 난청과 연관된 증후군(신경섬유종증, 골화석증, Usher 증후군 등)*
균 검사에서 확인된 세균성 또는 바이러스성(특히 헤르페스 또는 수두) 뇌막염을 포함한 감염*
이개와 외이도 기형을 동반한 두개안면부 기형
두개저나 측두골 골절 등 두부 손상
이독성 약물이나 고리이뇨제(furasemide, lasix) 등을 사용한 경우
항암제 등의 화학요법 치료의 기왕력*
보호자가 난청이나 언어발달 저하가 의심되는 경우*

(Data from Joint Committee on Infant Hearing, 2007)
*: 지연성 난청의 발생률이 높은 위험인자

3) 검사 종류 및 장단점

신생아청각선별검사는 자동청성뇌간반응(automated auditory brainstem response:
AABR) 검사와 자동이음향방사(automated evoked otoacoustic emission: AOAE) 검사가
있으며 이러한 자동화 검사 기기의 도입과 발전으로 신생아청각선별검사가 활성화되
었다. 자동청성뇌간반응만 가능한 기기, 자동이음향방사만 가능한 기기, 자동청성뇌
간반응과 자동이음향방사 모두 가능한 기기들이 상품화되어 있다(표 14-2).

〈표 14-2〉 상품화되어 있는 신생아청각선별검사 기기 종류

기기 모드	자동화 청각선별검사 기기명(회사명, 나라명)
자동청성뇌간반응만 가능한 기기	ALGO 3i / ALGO 5 (Natus, USA) ABaer (Bio-logic corp, USA) Aurix (Vivosonic, Canada) Ero Scan (Etymotic Research Inc, USA) Smart screener (Intelligent Hearing Systems, USA) MB 11 BERAphone* (MAICO, Germany)
(자동)이음향방사만 가능한 기기	AudioPath (Welch Allyn, USA) GSI70 (GSI, USA) Capella (Madsen, Denmark) AuDx (Bio-logic corp, IL, USA) ILO 96/ILO 88 (Otodynamics, UK)
자동청성뇌간반응과 (자동)이음향방사가 모두 가능한 기기	AudioScreener (GSI, USA) ABaer (Bio-logic corp, USA) AccuScreen Pro (Madson, Denmark) Echo-screen (Natus, CA, USA) Titan* (Interacoustics, Denmark)

*: Chirp음을 자극음으로 이용하는 기기.

기기를 선택할 때 한 제조회사의 설명만 듣고 타사 제품보다 우월하다고 믿는 우를
범하지 말아야 한다. 구매 결정을 할 때 고려해야 할 사항으로는 기기와 소모품의 가
격, 자동이음향방사와 자동청성뇌간반응 중 어떤 검사가 가능한지, 검사할 대상 신생
아가 건강 신생아인지 NICU 신생아인지, 자료 저장 능력이 있는지, 검사 방법 자체가
간단한지, 휴대하기가 간편한지(완전 휴대용인지 노트북과 같이 이동형인지), 차후 서비스,

품질보증기간 등이 있다(JCIH, 2000).

(1) 자동청성뇌간반응(Automated Auditory Brainstem Response: AABR)

클릭음을 이용한 자동청성뇌간반응은 정상 청력을 가진 신생아(정상 청력을 가진 임신 34주의 조산아부터 생후 6개월의 영아)에게서 얻은 청성뇌간반응의 V파를 원형(template)으로 하고 있으며 피검자의 V파와 통계적인 비교를 통하여 자동으로 통과(pass)와 재검(refer)을 보고하게 된다. 통과는 소리자극과 소음이 함께 있을 때의 반응과, 소음만 있는 경우를 99.8% 이상의 신뢰도로 구별할 수 있었음을 의미하고, 민감도는 99%, 특이도는 96%로 보고되었다(Johnson et al., 2005). 최근에 출시한 변형된 클릭음인 Chirp음을 이용한 자동청성뇌간반응은 청성뇌간반응의 V파를 극대화하는 방법의 알고리즘을 이용하고 있으며 원형을 이용하지 않기 때문에 연령의 제한을 받지 않고 민감도 99.9%, 특이도 96.7%로 보고되었다(Cebulla et al., 2012). 대부분 검사를 시행하는 동안 지나친 외부의 소음이나 근육의 운동이 있는 경우 경고해 주어 부적절한 검사를 피할 수 있으며 청성뇌간반응 검사를 1회 시행할 때의 재검률(검사를 시행한 신생아 중 어느 한쪽 귀라도 재검이 나오는 비율)은 평균 4% 정도로 알려져 있다. 대부분의 자동청성뇌간반응은 출시될 때 선별하고자 하는 난청의 기준 값이 35 dB nHL로 되어 있지만 이를 25 dB nHL이나 30 dB nHL로 변경하여 검사를 시행할 수도 있다.

장점으로는 소음과 근전도의 변화에 의한 오류를 예방할 수 있고 중이의 병변과 외이도의 가피 등에 의한 영향이 적으며, 후미로성 난청을 진단할 수 있고 이음향방사에 비해 재검률이 낮다는 점이다. 단점으로는 자동이음향방사보다 오래 걸리고(약 20~40분) 전극을 붙이는 경우가 대부분이어서 소모품이 더 소요되며, 저주파수 대역과 아주 높은 주파수의 청력감소는 알기 어렵고, 청력의 이상부위를 알아 내기 위해서는 이음향방사와 같이 사용해야 한다는 점이다.

(2) 자동이음향방사(automated evoked otoacoustic emissions: AOAE)

이음향방사(evoked otoacoustic emissions: OAE)는 귀에 소리 자극을 주었을 때 와우에서 발생하는 소리로, 와우의 외유모세포의 수축과 진동의 능동적 기계력(active mechanical force)에 의하여 발생한다고 알려져 있다. 이음향방사가 없다는 것은 청력감소가 있음을 의미한다. 신생아청각선별검사에 사용되는 이음향방사는 클릭유발이음향방사(click evoked OAE)와 변조이음향방사(distortion product OAE) 2가지가 주로
사용되는데 각각을 자동화하여 신생아청각선별검사로 이용할 수 있도록 되어 있다.

　장점은 빠른 검사가 가능하고(약 10~20분), 비침습적이며, 전극을 위치시킬 필요가
없고, 프로브(probe)를 잘 위치시키면 비교적 주위의 소음을 효과적으로 막을 수 있다
는 것이다. 또한 아기가 자지 않더라도 울지 않으면 검사가 가능하다. 단점은 외이도
와 중이강의 상태에 영향을 많이 받아 재검률이 자동청성뇌간반응에 비해 높고 청신
경과 후미로 병변에 의한 난청을 알아낼 수 없다는 점이다.

　① 클릭유발이음향방사(click evoked otoacoustic emissions: CEOAE)를 이용
한 경우

　클릭유발이음향방사 방법을 이용한 자동이음향방사는 25~35 dB HL보다 좋은 청
력을 가진 경우에는 이음향방사를 측정하며, 측정되면 통과로 출력한다. 이 검사는
청성뇌간반응과는 달리 'all-or-none' 검사이며, 청력저하가 있는 환자를 구별할 수
는 있으나 그 정도는 예측할 수 없다. 클릭유발이음향방사는 1~5 kHz 사이에서 관찰
되는 이음향방사를 관찰하나, 실제로 신생아가 이 주파수대역에 대한 청력이상이 있
다고 말할 수는 없다. 통과 기준에 부합하려면 주파수대역의 절반 이상에서 재현율
(reproductibility)이 50~70% 이상이며 3 dB 이상의 반응-소음강도 차이를 보여야 한
다. 1회 검사 시 재검률은 3~12% 정도로 평균 7%이다(Benito-Orejas et al., 2008).

　② 변조이음향방사(distortion product otoacoustic emmision: DPOAE)를 이용
한 경우

　변조이음향방사는 클릭유발이음향방사보다 고음역의 정보를 더 많이 주는 특성을
가지고 있으며 자동화되지 않은 검사장비는 대략 15~30분 정도가 소요되나 자동화
된 검사장비는 5~10분 정도 소요된다. 검사 주파수 영역은 2~6 kHz 사이의 4개 또
는 5개의 주파수를 검사하거나 500 Hz를 추가로 검사할 수 있도록 조정할 수 있다. 통
과의 기준은 전반적으로 받아들여지는 것은 아직 없으나, 일반적으로 4개 또는 5개 주
파수 중 3개 이상의 주파수, 또는 3개의 주파수 중 2개 이상의 주파수에서 6 dB 이상
의 반응-소음강도 차이를 보이면 통과로 판정하도록 되어 있으며, 검사자가 이 기준
을 변경할 수 있는 기기도 있다. 1회 검사 시 보고된 재검률은 대개 4~15%로 평균 8%

정도이다(Lasky et al., 1992; Subramaniam et al., 1994).

4) 검사 프로토콜

(1) 건강 신생아 프로토콜

건강 신생아는 정상적인 분만으로 출생한 건강한 신생아이거나 신생아중환자실에 4일 이하로 입원하고 건강 신생아실로 옮겨 퇴원 예정인 신생아를 의미한다. 자동청성뇌간반응 또는 자동이음향방사 어느 검사라도 시행할 수 있으며, 단, 1차로 자동청성뇌간반응을 시행하고 재검이 나온 경우 2차로 자동이음향방사를 시행하지는 않도록 한다. 이는 청신경병증을 놓치는 결과를 초래할 수 있기 때문이다. 한쪽 귀라도 재검 판정을 받은 경우 생후 4주 이내에 이비인후과 외래로 의뢰하여 다시 자동청성뇌간반응으로 청각선별검사를 시행하거나 난청 진단을 위한 청성뇌간반응을 중심으로 하는 정밀청력검사를 시행한다(Gravel et al., 2005; JCIH, 2007; 대한청각학회 & 대한이과학회, 2011).

(2) 신생아중환자실 프로토콜

신생아중환자실 프로토콜의 대상은 ① 신생아중환자실에 5일 이상 입원치료를 받은 신생아, ② 중환자실 신생아 중 명백한 일측성 또는 양측성 외이 기형이 있는 신생아 또는 뇌막염으로 확진되었거나 뇌막염 의증을 앓고 난 후 회복된 신생아, ③ 이전 청각선별검사에서 '통과'로 판정받은 건강 신생아가 뇌막염을 앓게 되어 신생아중환자실에 다시 입원한 경우, ④ 청각선별검사에서 '통과'로 판정받아 퇴원하고 생후 4주 이내에 교환수혈이 필요할 정도의 고빌리루빈혈증이나 세균이 배양된 패혈증 등 난청의 위험이 있는 질병을 앓게 되어 병원에 다시 입원하게 된 경우에 해당한다. 중환자실 치료가 끝나고 전신상태가 양호할 때 시행하며 퇴원 하루 또는 이틀 전에 시행하는 것이 바람직하고, 제태연령 34주 이전에 출생한 신생아에 대해서는 좀 더 기다렸다가 34주 이후에 검사를 하도록 한다. 만약 중환자실에서 양호한 건강상태를 회복하는 시기가 교정연령 1개월이 넘는 경우 진단적 청성뇌간반응을 포함한 정밀청력검사를 바로 고려해 볼 수 있다. 신생아중환자실 신생아는 청신경병증을 염두해 두고 자동청성뇌간반응을 이용하여 청각선별검사를 시행하며 자동이음향방사는 와우 상태를 확인하기 위해 같이 시행할 수 있으나 최종 판정은 자동청성뇌간반응을 기준으로 정한 다(Berg et al., 2005; Dowley et al., 2009). 양측 모두 '통과'가 나왔더라도 난청 위험군에 해당하므로 학령 전까지 6개월 또는 1년마다 정기적인 청각검진을 받도록 하고, 한쪽 귀라도 '재검' 판정을 받은 경우 생후 3개월 이내에 이비인후과로 의뢰하여 진단적 청 성뇌간반응으로 실제 역치를 확인한다(JCIH, 2007; 대한청각학회 & 대한이과학회, 2011).

5) 검사기기별 사용방법

검사 전에 보호자에게 동의서를 받고 검사에 대해 설명한다. 보호자가 청각선별검 사에 동의하지 않거나 사정상 입원기간에 청각선별검사를 시행하지 못하는 경우에는 언어발달 체크리스트와 청각선별검사에 대한 안내서를 나누어주어 난청조기진단의 중요성을 설명하고 지속적으로 청각과 언어발달에 관심을 가지도록 한다(NIH, 2015; 김영태, 2002) (표 14-3).

〈표 14-3〉 **연령별 언어발달 체크리스트**

생후 3개월까지
　큰 소리에 놀라는 반응을 보인다.
　부르면 고개를 돌린다.
　엄마 목소리를 들으면 조용해지곤 한다.
생후 3개월 ~ 6개월
　새로운 소리에 반응하거나, '안 돼'라는 소리에 행동을 멈추곤 한다.
　목소리를 흉내 내거나 따라 하려고 한다.
　노래나 음악(TV 선전, 동요음악, 소리 나는 장난감 등)에 반응을 보인다.
　'아' '오' 등의 소리를 반복하기 시작한다.
생후 6개월 ~ 10개월
　조용한 환경에서 이름을 부르거나 전화벨 소리, 사람들 소리에 반응한다.
　흔하게 사용하는 단어(맘마, 신발, 안녕 등)에 반응한다.
　아기 혼자서 재잘거리는 등의 옹알이를 한다.
생후 10개월 ~ 15개월
　혼자 말하고 소리 내면서 놀 수 있다.
　친숙한 특정 사물을 가리키라고 지시하면 그 사물을 가리킬 수 있다.
　단독으로 의미 있는 한 개의 단어를 말하고 흉내 낼 수 있다.
　까꿍 놀이나 짝짜꿍 손뼉치기 등의 소리를 이용한 놀이를 좋아하고 즐긴다.

생후 15개월 ~ 18개월

"공 좀 주세요" 라고 지시하면 그대로 행동한다.

반향어와 의미 없이 횡설수설하는 소리들을 내거나 배운 단어들을 사용하곤 한다.

원하는 것을 요구하기 위해 의미 있는 2~3개의 단어를 사용한다.

3~10 혹은 그 이상의 표현 어휘를 습득한다.

생후 18개월 ~ 24개월

"배고프니?" "쉬 마려워?" 같은 단순 예–아니오 식의 질문을 이해하고 반응한다.

동화책 등을 읽어 주거나 이야기 듣는 것을 즐긴다.

눈, 코, 입 등 말을 듣고 신체 부분을 가리킬 수 있다.

엄마, 아빠 외에 한 단어 이상 말할 수 있다.

생후 24개월 ~ 36개월

"신발 신어요" "우유 먹어요" 등의 간단한 지시를 수행한다.

두 어절을 이어서 ('모두 주세요', '책 읽어 줘' 등) 말할 수 있다.

말로 지시한 것을 대부분 이해하고 그대로 행동한다.

배설 욕구를 말로 표현하거나 이름을 명명하여 물건을 요구한다.

(Data from https://www.nidcd.nih.gov/health/speech-and-language and 김영태, 2002)

출생 후 12시간 정도 지난 후 충분히 수유를 한 수면 중인 신생아를 대상으로 하며, 검사를 위해 조용한 방으로 조심스럽게 옮긴다. 일반적으로 신생아실 옆 독립된 방에 신생아를 옮겨 주변소음이 적은 곳에서 검사하도록 하며 개인 핸드폰의 전원을 꺼 놓는 것이 바람직하다.

기기마다 검사 방법에 약간의 차이가 있으며 그중 자동청성뇌간반응과 자동이음향방사가 모두 가능한 AUDIOscreener와 자동청성뇌간반응만 가능한 Algo 3i 기기의 검사방법을 소개하고자 한다.

(1) AUDIOscreener 검사방법

검사를 시작하기 전에 ear tip 끝을 살짝 돌려 가장 끝 부분의 팁을 분리하고, 구멍을 확인하여 귀지 등으로 막혀 있는 경우 치실을 통과시켜 제거해 준다. 검사하는 신생아에게 맞는 고무 팁을 골라 끼워 주는데 신생아용 ear tip의 크기는 3.0~6.0 mm까지 나와 있으며 일반적으로 3.0 mm를 가장 많이 사용하게 되고, 6.0 mm보다 큰 크기는 대개 생후 6개월 이후의 영아에게 필요하다(그림 14-2).

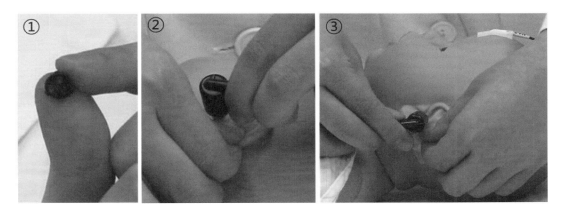

[그림 14-2] 신생아청각선별검사 실제 예시

① Ear tip을 분리하여 귀지로 막혀 있는지 확인, ② 신생아의 외이도에 맞는 고무 팁을 끼우고 이개를 후하방으로 당긴 후 ear tip을 외이도에 삽입하여 자동이음향방사를 측정하는 모습, ③ 양측 유양돌기와 이마에 전극을 부착한 후 ear tip 을 외이도에 삽입하여 자동청성뇌간반응을 측정하는 모습

1. (자동청성뇌간반응을 위한 검사준비) 자동청성뇌간반응의 경우 일회용 전극을 붙일 부분(이마와 양측 유양돌기 부분)을 땀이나 물기가 없이 건조한 상태가 되도록 마른 거즈로 닦아준다. (알코올 솜으로 닦을 경우 피부를 너무 건조하게 하여 오히려 전극 이 잘 안 붙을 수도 있다. 전극이 효과적으로 붙지 않을 경우 전극하단에 약간의 전도 크림을 바른다.) 양측 유양돌기 부분에 먼저 전극을 붙이고 이마에 전극을 붙인다. 프로브(probe) 대신에 귀덮개(ear muffin)을 사용하기도 하는데 이때에는 전극을 이마, 뒷목덜미, 어깨에 부착하여야 한다.

2. (자동청성뇌간반응검사의 경우) 전극의 플러그(plug) 색깔이 케이블의 색깔과 일치하도록 하고 기기의 해당 색깔 부분에 꽂는다. 일반적으로 우측은 빨간색, 좌측은 파란색, 이마 쪽은 하얀색이나 검은색으로 표시하여 기기의 해당 플러그 및 케이블의 색깔이 일치하여 사용하기 편하게 되어 있다.

3. (자동청성뇌간반응검사의 경우) 검사 시작 전에 전극 임피던스를 체크하여 대개 각 전극의 저항이 8.0 kOhms 미만이 되고, 전극 간 차이가 4.0 kOhms을 넘지 않도록 한다. 대부분 기기가 자동으로 화면상에 해당 전극의 저항을 나타내는 글씨의 색깔이 변하거나 화면상에 저항을 표시하도록 되어 있다. 저항이 높은 경우 피부를 다시 닦고 전극을 다시 떼었다가 붙이거나 다른 새 전극으로 교체하도록 한다. 특히 주변 소음이 있거나 아기가 찡얼거리면서 울거나 움직일 경우 결과가 잘 나오지 않거나 오래 걸릴 수 있다(그림 14-2).

4. (자동청성뇌간반응 또는 자동이음향방사의 경우) 대부분의 기기가 자동이음향방사용 프로브를 자동청성뇌간반응에도 공통으로 사용할 수 있도록 되어 있어 자동청성뇌간반응으로 전환하여 검사할 경우 다시 꽂지 않아도 된다. 다만, 측정하고자 하는 자극음이 각 모드에서 적절하게 나오도록 미리 교정(calibration)을 해 놓아야 한다. 이개를 후하방으로 당긴 상태에서 귀 프로브와 연결되는 ear tip을 외이도에 꼭 맞아 적절한 자극음이 전달되도록 조심스럽게 삽입한다. 너무 얕게 삽입할 경우 적절한 강도의 자극음이 제대로 전달되지 않을 뿐 아니라 반응음이 약할 경우 주변 소음에 묻혀 제대로 인식되지 않아 검사가 제대로 이루어지지 않는다(그림 14-2).

5. 검사의 시작 버튼을 누르고, 환자의 개인정보를 입력한다. 기기에 따라 좌측, 우측을 선택하여 검사하도록 되어 있으며 이후 결과가 화면에 나오기를 기다린다.

6. 출력 버튼을 눌러 해당 결과를 출력한다.

(2) Algo 3i 검사방법

1. 전극을 색상별로 케이블과 연결하여 본체에 꽂고 젤리센서와 연결하여 케이블 색깔별로 다음의 신생아 위치에 부착한다. 이때 젤리센서를 신생아에게 부착할 때는 케이블이 같은 방향을 향하도록 한다. 센서가 어느 정도 따뜻해지고 신생아의 피부에 잘 붙도록 그 상태에서 몇 초간 손으로 눌러 준다(그림 14-3).

• **검은색 전극**: 이마점 위치(이마 상단 중앙)
• **흰색 전극**: 목덜미 위치(목 뒤쪽 중앙)

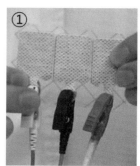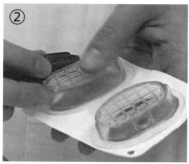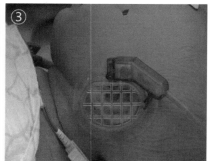

[그림 14-3] 자동청성뇌간반응을 이용한 신생아청각선별검사의 실제 예시

① 전극과 젤리센서를 연결한 모습, ② 소리변환기를 이어폰의 동근 입구에 끼우는 모습, ③ 좌측 소리변환기와 이어폰을 귀에 부착한 모습

　　• **초록색 전극**: 어깨의 앞쪽 또는 뒤쪽에 부착

2. 소리 변환기를 이어폰(귀를 감싸는 컵 모양으로 되어 있음)의 둥근 입구에 삽입하여 제자리에 끼운다.

3. 이어폰을 뒤쪽에서 앞쪽으로 돌려 이어폰을 신생아에게 부착하며, 붉은색 변환기는 신생아의 오른쪽 귀, 파란색 변환기는 신생아의 왼쪽 귀에 부착하고, 변환기가 앞쪽, 즉 신생아의 얼굴 쪽을 향하도록 한다. 이렇게 하면 자극음이 신생아의 귀로 바로 전달되어 검사 시간이 짧아진다. 이때 가능한 한 이어폰이 머리카락을 덮지 않도록 하고, 귀 전체가 이어폰으로 감싸지도록, 귀 주위가 잘 밀폐되도록 접착 부분을 부드럽게 눌러 준다.

4. 신생아를 안정시키고 접착 문제를 줄이기 위해서 가장 나중에 이마점 전극(검은색)을 신생아에게 부착하는데, 눈 사이가 아니라 이마 중앙에서 되도록 높이 부착한다.

5. **저항검사**: 스크리닝 지표(OK 버튼)를 선택하면 바로 검사가 시작되며, 전극에 위치한 곳의 저항(임피던스)을 측정하고 모니터를 한다. 검사를 시작하기 전에 기저 저항을 확인하기 위한 내장형 임피던스 모니터가 있으며, 이는 스크리닝 시간을 빠르게 해 주고 잘못된 재검(refer)을 줄여 준다. 저항이 8~11 kOhms 사이인 경우, '임피던스 한계점'이라는 메시지가 표시되고, 초록색 'OK' 버튼이 선택되고 검사가 시작되지만, 다시 준비 작업을 하여 전극을 점검해 주는 것이 좋다. 저항이 8 kOhms 이하인 경우, '임피던스 OK'라는 메시지가 표시된다. 검사과정 중 어느 때라도 임피던스가 12 kOhms 에 도달하면 검사가 일시 중단되고 '임피던스 초과'라는 메시지를 표시하며, 문제의 위치를 표시해 준다. 대개 전극이 떨어지면 '임피던스 초과'라는 메시지를 표시하며, 모니터는 문제 위치를 '>99 kOhms'라고 표시한다. 피부의 전기 저항을 측정하는 임피던스 모니터는 20초마다 업데이트되고, 임피던스가 낮으면 검사시간이 짧고 잘못된 재검(refer)이 줄어든다.

6. **검사 결과**: 통과(PASS) 혹은 재검(REFER) 결과가 나타난다.

• 추가 설명

　－**대기 및 근육계 소음바**: 이는 각 대기 및 근육계 소음 관련 레벨을 표시하는 것으로 초당 두 차례 업데이트된다.

　－**색상별 바**: 시각적 표지로서 과도한 소음은 검사 시간이 길어지게 할 수 있다.

　－**근육계 소음**: 신생아의 근육 운동이나 주변의 전기적 간섭으로 인한 것으로 소음 정

도가 과다해지면, 대기 혹은 근육계 소음 오류가 발생할 수 있다.

6) 고려사항

(1) 검사자 교육

실제로 자동화 선별검사기기가 도입되면서 전문 청각사가 아닌 다양한 직종을 가진 사람이 선별 검사 요원이 될 수 있게 되었다. 이는 대부분의 선별 기기들이 자동화되어 전문적인 청각사가 아닌 이들이 약간의 교육만 받으면 검사가 가능하기 때문이다. 이 검사자들은 검사방법뿐 아니라 이와 연관된 제반 사항에 대한 폭넓은 지식과 기술이 더 필요하다. 신생아 청각선별 검사자들은 다음의 여섯 가지 영역에서 집중적으로 훈련을 받아야 한다.

1. 기기 작동법
2. 선별 검사 중에 발생하는 문제 해결
3. 선별 검사 결과를 부모와 의사에게 공지
4. 부모와 의사와 주변 직원들에 대한 교육
5. 감염 방지 방법의 습득
6. 신생아 다루는 방법의 습득

검사자들은 이러한 여섯 가지 사항에 대한 교육뿐만 아니라 이러한 항목들에 대해 정기적으로 평가를 받아야 한다. 검사 자체의 과정에 대한 평가 외에 이 검사자들이 선별 검사의 결과를 무리 없이 신생아의 부모나 의사들에게 전달하는지에 대한 평가역시 매우 중요시되고 있으며 별도로 평가, 관리되어야 한다(JCIH, 2007).

(2) 위양성과 위음성이 나올 수 있는 경우

신생아청각선별검사에서 청력저하가 있으나 '통과'로 나오는 위음성을 보이는 경우는 다음과 같다. ① 평균적인 청력은 정상범위이지만 특정 주파수에서 난청이 있는 경우, ② 0.5∼2 kHz의 저주파수와 중간 주파수대에서 난청이 있을 때 자동청성뇌간반응으로 검사한 경우, ③ 청각신경병증이나 거대세포바이러스 감염 등으로 진행형의 난청이 발생하는 경우, ④ 전정도수관확장증이나 중이염이 있어 변동성 난청이 있는 경우, ⑤ 자동이음향방사로 선별이 가능한 경도 난청에 해당하는 신생아(예: 30 dB 정도의 난청)가 보다 높은 난청의 진단기준(35 dB nHL)에 맞춘 자동청성뇌간반응 기기로 청각선별검사를 하여 통과로 판정받은 경우, ⑥ 후미로 병변의 난청이 있는데 (자동) 이음향방사로 검사한 경우, ⑦ 청각선별검사를 계속 반복하여 실시한 경우 등이 있다 (Thompson et al., 2001).

실제 청력은 정상이나 신생아청각선별검사에서 '재검' 판정을 받는 위양성이 발생하는 경우는 가장 흔하게는 양수와 태지 등으로 인한 외이도나 중이의 상태 때문이며 그 밖에 내외부 소음이 있는 상황에서 (자동)이음향방사로 검사한 때를 들 수 있다. 이러한 외이와 중이 상태를 확인하기 위해 고막진찰을 시행하거나 임피던스청력검사를 같이 시행할 수 있다.

3. 결과의 해석

1) 신생아청각선별검사 결과의 해석

- **통과**(pass): 양측 귀 모두 통과한 경우 검사 당시 해당 신생아가 정상적인 청력을 가졌음을 의미한다. 이는 단지 검사 당시의 청력 상태를 반영하며 검사 이후 중이염, 지연성 난청, 진행성 난청 등을 일으키는 여러 가지 요인에 의해 난청이 올 수도 있다는 것을 염두에 두어야 한다.
- **재검**(refer): 다시 한번 청각선별검사를 받아야 함을 의미한다. 검사 시점에서 35 dB nHL의 자극강도(기기마다 기본값이 약간씩 다를 수 있음)에 대한 반응이 명확하지 않으므로 재선별검사를 시행하거나 정밀청력검사를 시행해야 함을 말한다.
- **실패**(fail): 아기가 자연수면을 취하지 못하여 움직이거나 울어서 검사 자체를 아예 시행하지 못한 경우를 의미한다.

2) 결과에 대한 보호자 설명

청각선별검사를 시행하고 나서 그 결과를 부모나 의사에게 알리는 과정이 검사 과정 자체보다 소홀하게 여겨지는 경우가 많다. 신생아청각선별검사 결과를 부모에게 성실히 공지하는 것은 부모들이 검사에 대한 이해와 함께 검사 자체에 긍정적인 생각을 갖게 하고 결과적으로 재검을 받게 되는 신생아들의 부모가 차후 검사들을 원만하게 받게끔 하는 원동력으로 작용하게 된다. 부모에게 자녀의 선별검사 결과를 공지할 때는 매우 배려 있고 그리고 신중한 자세가 견지되어야 한다. 보호자에게 나누어 주는 설명서는 신생아청각선별검사의 중요성과 의의, 청각선별검사가 어떻게 시행되는지, '통과'와 '재검'이 의미하는 바가 무엇인지, 청력과 언어 발달 체크리스트 등의 내용을 포함하고 있어야만 한다.

(1) 선별검사 결과는 반드시 서면과 직접 부모를 면담해서 구두로 모두 전달하여야 하며, 따로 유인물과 팸플릿을 준비하고 검사자의 전화번호가 서면에 적혀 있어야 한다. 가장 중요한 것은 검사를 실제로 시행하는 검사자들이 자신이 시행하는 검사의 의미가 무엇이며, 부모들이 물어보는 질문에 기본적인 대답을 할 수 있어야 한다는 점이다. 단지 '통과' '재검'이라는 결과만을 부모에게 알려 주는 것 이상의 사항들을 검사자들이 숙지하고 있어야 하며, 부모들의 질문에 대답하지 못할 경우 최소한 대신 대답하여 줄 누군가를 알려 주어 빠르게 부모들의 궁금증이 해결될 수 있게 하여야 한다. 부모에게 부적절하게 전달되었을 경우, 그 가족이 필요 이상으로 받게 되는 스트레스와 불안감은 엄청날 수 있다. '통과하지 못했다' 혹은 '실패'라는 단어를 쓰지 말고, '재검'이라는 단어를 사용하여야 하며, "오늘 결과가 불분명하기 때문에, 다음에 한 번 더 청각선별검사를 시행하여야 하겠습니다."라고 말하든지 아니면 "정밀 검사를 위하여 이비인후과 전문의에게 다시 한 번 의뢰하겠습니다."라고 말해야 한다. 또한 기본적으로 난청의 위험요인, 정상 청력의 발달 과정 그리고 신생아청각선별검사에 대해서 설명할 수 있어야 한다.

(2) 이 선별검사가 난청을 진단하는 검사가 아니라 난청의 위험이 있거나 정밀검사가 필요한 아이들을 찾아내고자 하는 검사라는 점을 부모에게 말할 수 있도록 교육받아야 하며, 난청이 곧 전농을 의미하지 않으며 난청에도 다양한 정도의 등급이 있어서

차후에 정밀검사를 통하여 이 부분을 확인할 필요가 있다는 점을 부모에게 설명할 수 있어야 한다.

(3) '재검'이 나오는 흔한 원인들에 대해서 부모에게 설명할 수 있어야 한다. 가장 흔한 원인은 양수와 태지, 귀지 등으로 인하여 외이도가 막혀 있는 경우이다. 또한 삼출성 중이염이 있는 예도 많으며 신생아 1~2/1,000의 비율로 영구적인 감각신경성 난청이 존재한다. 가령 1,000명의 신생아가 청각선별검사를 시행할 경우 2%의 재검률이면 20명이 재검 판정을 받게 되며 이 중 3~5명만 난청으로 추정되고 15~17명은 정상 청력이다.

(4) 선별검사의 결과에 따라 부모에게 이야기할 사항과 방법들을 검사자들이 정리하여 숙지하도록 교육하여야 한다. 즉, 검사자들은 '재검'이라는 결과를 부모에게 통지할 때 '재검'이라는 결과를 경시하게 느끼게 하거나, 온 가족을 극심한 불안과 스트레스 상태로 밀어 넣는 것은 피해야 한다.

3) 선별검사에서 재검 시 난청 진단을 위한 추가 검사

신생아청각선별검사에서 최종 재검으로 진단받을 경우 생후 3개월 이내 진단적 청성뇌간반응, 이음향방사, 임피던스청력검사(1,000 Hz)를 기본으로 하는 정밀청력검사를 시행해야 하며 이를 통해 최종 청력역치를 측정하고 난청이 있는 경우 난청의 원인(병소가 와우인지 중추신경계인지), 정도(경도, 중등도, 고도 등), 양상(저음역인지 고음역인지) 등을 정확하게 판별할 수 있어야 한다. 또한 동반된 다른 기관들의 기형이나 유전성 난청이 있는지도 같이 검사해야 한다.

4. 맺음말

신생아 난청은 조기에 발견하여 조기에 적절한 재활치료를 하면 정상적인 언어발달을 가능하게 하여 청각장애를 극복할 수 있다. 이는 난청아 개인과 가족의 삶의 질뿐만 아니라 장애인에 대한 국가적, 사회적 비용절감을 가져올 수 있어 세계보건기구의 정책에도 반영되고 있으며 점차 많은 나라에서 전 신생아를 대상으로 하는 청각선별검사를 시행하고 있다.

국내에서도 대한청각학회 주최로 매년 3월에 신생아와 영유아 난청조기진단과 조기재활에 대한 워크숍(Early Hearing loss Detection and Intervention: EHDI)을 개최하여 국내 현황과 연수 교육을 시행하고 있어 최근 업데이트된 지식을 접할 수 있다.

신생아청각선별검사는 난청아들이 조기에 재활치료를 받을 수 있는 데 그 목적이 있으므로 신생아청각선별검사 이후 재검아와 난청아가 효과적으로 검사를 받고 보청기나 인공와우를 이용한 청각재활과 언어치료를 받을 수 있도록 국내 여건과 관리 시스템을 마련하는 데 지속적으로 노력해야 한다.

CASE 1 : 39주 차에 자연분만으로 출생한 건강한 남아

39주 차에 자연분만으로 건강한 남아가 금일 오후 1시에 출생하였다. 난청 가족력은 없고 산모도 분만 전후 특별한 감염력이 없었다.

• 언제 신생아청각선별검사를 시행하도록 할 것인가?

☞ 적어도 출생 후 12시간이 지나고 퇴원 전에 시행하며 금요일에 출생하여 일요일에 퇴원해 검사를 시행하지 못할 경우 생후 1개월 이내 검사를 받을 수 있도록 이비인후과에 예약해 준다. 간혹 오후에 출생한 신생아를 당일 담당 검사자가 퇴근하기 전에 청각선별검사를 시행하는 오류를 범할 수 있으니 주의해야 한다. 처음 시행한 청각선별검사 결과가 다음과 같다.

Side	Mode	Note
Right Ear	Screening	Pass
Left Ear	Screening	Refer

임상적 의미: 좌측 귀를 한 번 더 청각선별검사를 시행하고 'Refer'가 나온 경우 이비인후과에 생후 1달 이내 시기로 예약해 준다. 보호자에게 '재검' 결과를 설명하고, 아기수첩에 그 결과를 기재하며 재검이 나오는 가장 흔한 이유는 외이도의 태지나 중이염으로 발생한다고 설명하면서 청각선별검사 전반에 대한 안내서와 언어발달체크리스트를 준다.

[주의] 좌측 귀를 3번 이상 반복하여 청각선별검사를 시행해 'Pass'가 나올 때까지 검사를 시행하면 난청을 놓치게 되는 위음성의 결과를 초래할 수 있어 주의한다. 또한 보호자에게 재검의 결과가 마치 난청을 진단하는 것처럼 설명하면 안 된다.

CASE 2: 30주 차에 출생한 신생아중환자실의 미숙아

30주 차에 체중 1 kg의 미숙아로 출생한 여아가 NICU에 2주째 입원하던 중 이비인후과에 신생아 청각선별검사를 위해 협진 의뢰되었다. 아기는 인공호흡기를 착용하고 있었고, 난청 가족력은 없으며 산모도 분만 전후 특별한 감염력은 없었다.

• 언제 신생아청각선별검사를 시행하도록 할 것인가?

☞ 이 환아는 의뢰 당시 연령이 재태연령 32주이므로 의뢰 당일 청각선별검사를 시행할 경우 올바른 청력상태를 알 수 없다. 아기가 재태연령 34주 이상되고, 가능한 전신 상태가 양호한 퇴원 전에 자동청성뇌간반응을 시행하도록 예약해 준다. 청각선별검사는 자동청성뇌간반응으로 시행하고 와우 상태를 확인하기 위해 자동이음향방사를 동시에 시행할 수 있으나 최종 판정은 자동청성뇌간반응으로 결정한다.

최종 시행한 신생아청각선별검사 결과는 다음과 같다.

Side	Mode	Note
Left Ear	Screening	Pass
Right Ear	Screening	Pass

임상적 의미: 양측 모두 '통과'이므로 검사 당시 청력이 정상임을 보호자에게 설명한다. 그러나 아기가 신생아중환자실에 5일 이상 입원하고 인공호흡기를 착용한 바 있어 난청 고위험군에 속해 지연성 난청이 발생할 위험이 있으므로, 6개월 후 이비인후과에서 정밀청력검사를 받도록 예약해 준다.

■ 더 읽어 보기 ■

1. 대한이과학회, 대한청각학회. 신생아청각선별검사 지침. 서울: 중앙문화사. 2010.

2. Yoshinaga-Itano C, Sedey AL, Coulter DK et al: Mehl AL. Language of early-and later-identified children with hearing loss. *Pediatrics. 1998; 102*: 1161-71.

3. 신생아청각선별검사 온라인교육사이트 http://www.hearingscreening.or.kr
   – 신생아청각선별검사에 대한 전반적인 지식이 소개되고, 온라인 연수교육을 통해 수료증을 발부받을 수 있음.

4. 대한청각학회 사이트 내 '일반인을 위한 신생아 청각선별검사'
   http://www.audiosoc.or.kr/info/?category=09

5. NCHAM(National Center for Hearing Assessment and Management) 미국 사이트

　http://www.infanthearing.org/

　사이트 내 신생아청각선별검사 검사장비 안내 사이트

　http://www.infanthearing.org/screening/equipment.html

　(신생아청각선별검사에 대한 최신 장비까지 매우 상세하게 비교 안내, 관련 엑셀로 다운받

　을 수 있음)

제 **15** 장

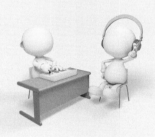

유소아청력검사

한림대학교 언어청각학부 청각학전공 김진숙

선천성 청력손실을 가능한 빨리 확인하고 적절한 치료나 재활을 조기에 실시하여야 한다는 사실에는 누구도 이견을 제시할 수 없다. 가끔 논의의 쟁점이 되는 부분은 방법, 정확도, 비용의 효율성 등이다. 유·소아의 행동반응에 따라 평가하는 주관적 검사는 객관적 검사보다 청각시스템에 대하여 더 완성된 정보를 제공한다. 그러므로 아주 어린 시기에 객관적 검사를 시행했더라도 발달 정도에 따라 적절한 시기가 되면 청각시스템에 대한 이해도를 높이기 위하여 가능한 한 빨리 주관적 청력검사를 실시하여 청력 정보내용을 완성할 수 있도록 보완해야 한다. 만 4~5세이면 성인에게 실시하는 순음청력검사를 아동 버전으로 조금 수정하면 실시할 수 있다. 그러나 그 이전에는 특별한 장비를 사용하여 특별한 방법으로 검사를 진행하여야 정확도를 높일 수 있다. 이 장에서는 그러한 특별한 방법과 장비를 자세히 설명하여 유·소아의 청력손실을 신속하고 정확하게 검사할 수 있는 방법을 제시하였다. 유소아청력검사는 시간이 걸리고 좌절감을 느끼는 경우도 있지만 흥미롭고 보람된 결과를 얻을 수 있는 검사이다. 경험을 바탕으로 청각학의 모든 지식을 동원하여 인내와 민첩함으로 신속하고 정확하게 검사하여야 하기 때문에 유소아청력검사는 과학이라기보다는 예술이라고 한다(Northern & Downs, 2014).

1. 유소아청력검사의 개요

주관적 유소아청력검사는 발달이 정상일 경우, 생활연령을 기준으로 태생 이후 만 5개월까지는 행동관찰청력검사(Behavioral Observation Audiometry: BOA), 6개월부터 만 2세까지는 시각강화청력검사(Visual Reinforcement Audiometry: VRA), 만 2세 이후부터 만 5세까지 놀이청력검사(Play Audiometry: PA)를 사용한다(Widen, 2011). 그러나 검사를 선택할 때는 해당 유·소아의 생활연령보다는 발달연령에 근거하여 검사를 선택하여야 한다. 즉, 4세 아동이 발달장애로 2세 이하의 인지도를 보인다면 2세 이하에 맞는 VRA나 BOA 검사법을 적용하여야 한다. 모든 유소아청력검사의 마지막 순서로는 놀람반사(startle reflex)반응을 관찰하는데, 검사의 마지막에는 유·소아가 큰 소리에 놀라거나 울어도 다른 검사에 지장이 없기 때문이다. 정상 귀는 보통 청력역치보다 65 dB HL 이상에서 놀람반사를 보이므로 추정되는 역치의 65 dB SL 이상에서 소리자극을 제시한다. 일반적으로 청력기기의 최대 자극으로 유·소아의 놀람 반사반응을 관찰하여 유·소아의 행동에 의한 청력역치를 추정할 수 있다. 이러한 다양한 검사를 조합하여 유·소아의 청력검사를 효율적으로 진행할 수 있다.

2. 검사방법

1) 행동관찰청력검사

행동관찰청력검사는 신생아부터 4개월까지 적절한 강화를 사용하지 않고 체계적 소리자극 조건에 따른 행동 반응을 관찰하는 방법으로 집, 일반 검사실, 방음실을 갖춘 검사실에서도 실시할 수 있다. 신생아나 영·유아에게 여러 가지 복합음 소리가 나는 장난감을 이용하여 소리를 제시하고 반응을 관찰할 수 있다. 검사에 사용하는 장난감 소리의 주파수와 강도를 미리 평가하여 두면 검사 결과의 신뢰도를 높일 수 있다. 소리자극으로 장난감 소리, 익숙한 어음(예: 아기 이름, 까꿍 등)을 사용하여 직접 검사하거나, 방음실 내에 설치되어 있는 스피커로 제시 강도를 조절하며 익숙한 어음 등으로 검사할 수 있다. 방음실에서는 스피커로 소리를 들려주고, 집이나 일반 검사실에서는 아기가 잠자는 상태 혹은 깨어 있을 때 검사 귀의 약 8~10 cm 거리에서 소리를 들려주어 소리에 대한 영·유아의 대표적인 반사반응을 관찰한다. 두 명의 관찰자가 반응으로 인정하면 아기가 반복적으로 반응한 것과 동일하게 간주하여 검사의 신뢰도를 높일 수 있다.

주관적 청력검사의 한 방법인 행동관찰청력검사는 청성뇌간반응(Auditory Brainstem Response)이나 이음향방사(Otoacoustic Emission) 등의 객관적 청력검사법이 발전하여 예전처럼 많이 사용하지는 않는다. 그러나 검사 장소나 장비에 상관없이 간단히 검사가 가능하고 전문가가 아닌 보호자들도 가정에서 검사할 수 있어 아직 널리 쓰이는 방법이다. 또한 객관적 검사 결과를 보완적으로 검증할 수 있어 지속적으로 사용되는 방법이다. 최근에는 청각과 관련된 영·유아의 행동을 간단히 체크하여 발달 정도를 파악할 수 있는 도구도 개발되어 정량화된 행동관찰청력평가가 가능하다. 예를 들면, 영·유아 청각 및 의사소통 행동 체크리스트(Infant-Toddler Auditory & Communicative Behavioral Checklist: IT-ACBC)(박경연 & 김진숙, 2016)나 국문으로 번역되어 사용하기에 적절한 영·유아의 청각통합능력검사(Infant-Toddler Meaningful Integration Scale: IT-MAIS)(김진숙 외, 2014; Zimmerman-Philips et al., 2001) 등이다.

2) 시각강화청력검사

시각강화청력검사는 반복적인 훈련과 학습에 의해 나타나는 조건반사(Conditioned Reflex: CR)반응을 유도하여 유·소아에게 순음이나 어음청력검사를 실시하는 방법이다. 유·소아가 충분히 들을 수 있는 강도의 소리를 제시한 후 적절하게 반응하면 불이 켜지며 움직이는 인형이나 재미있는 컴퓨터 화면을 강화제로 제시한다. 소리 자극 후 유·소아가 스스로 고개를 돌려 시각적으로 제시되는 강화제를 볼 수 있어야 하므로 적어도 목을 가눌 수 있는 약 6개월부터 사용이 가능하고 만 2세까지 적용할 수 있다(Widen, 2011). 자극이 스피커를 통하여 제시되므로 소리의 종류는 변조 주파수(Frequency Modulated: FM) 소리나 아기들이 잘 반응하는 협대역소음(Narrow-Band Noise: NBN)을 사용한다. 아기의 집중력은 짧기 때문에 가장 중요한 500, 1,000, 2,000 Hz에서 양쪽 귀의 반응을 먼저 검사하고 여유가 있으면 나머지 주파수도 검사한다. 어음도 사용할 수 있는데, 예를 들면 '까꿍, 까까, 빠이빠이, 엄마, 아빠' 등이 해당 아기가 인지하거나 사용하는 어음인지 보호자에게 먼저 확인하여 그러한 어음을 사용한다. 또한 '빠이빠이, 짝짜꿍, 도리도리, 곤지곤지' 등의 행동을 따라 하게 하거나 눈, 코, 입 등 신체부위를 짚도록 하는 단어나 문장을 사용할 수도 있다.

(1) 검사 준비
① 아기의 귀와 수평적 위치에 자극음을 제시하는 스피커를 준비하고 스피커의 위나 아래쪽 혹은 아기가 고개를 돌려 볼 수 있는 눈높이 범위에 움직이는 인형이나 컴퓨터 화면을 준비한다.
② 강화제를 바라보기 전후에 아기의 머리와 눈의 위치를 가운데로 고정시키기 위하여 아기의 흥미를 겨우 유발할 수 있는, 강화제보다 덜 흥미로운 손인형이나

천으로 된 간단한 장난감 등을 준비한다.

③ 강화제는 보이지 않도록 불을 꺼 두고 검사에 사용되지 않는 다른 장난감이나 놀이도구는 치우거나 무색 천으로 덮어 아기가 산만해지지 않고 검사에 집중할 수 있도록 한다.

④ 보호자가 아기를 안고 양 스피커 가운데의 의자에 앉는다. 이때 아기를 무릎 위에 앉히고 느슨히 잡아 주어 아기가 보호자에게 의존하는 정도를 최소화하고 검사에 집중하도록 한다. 또한 검사자는 보호자가 말, 손짓, 눈짓, 몸의 움직임과 같은 행동으로 자극음에 대한 단서를 주지 말고 중립을 지키도록 주의를 준다.

⑤ 제1, 제2 검사자는 각자 자신의 위치에서 검사할 준비를 하고 서로 검사실의 창문으로 바라보거나 의사소통이 가능하도록 제2검사자가 예비 인서트폰이나 헤드폰 등을 사용한다. 제1검사자는 아기가 검사 소리와 강화제에 집중하도록 유리창 너머로 검사자의 모습이 보이지 않게 청력검사기를 작동하는 검사실(control booth)의 불을 끄고 청력검사기와 강화제 버튼을 조작할 수 있는 위치에 자리한다. 제2검사자는 실질적으로 검사가 진행되는 검사실(testing booth)에서

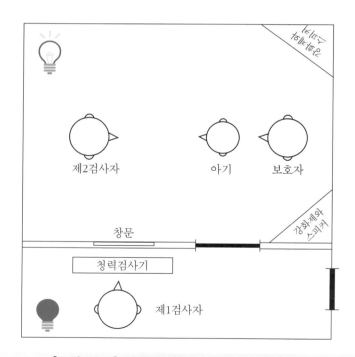

[그림 15-1] 시각강화청력검사 준비의 모형도

보호자와 아기를 마주하고 앉아 손인형 같은 장난감으로 아기의 시선을 양 스피커의 가운데에 위치하도록 한다(그림 15-1).

(2) 검사 진행 순서

1. 제1검사자는 70 dB HL 이상에서 아기가 충분히 들을 수 있는 정도의 소리자극과 동시에 강화제(불이 켜지며 강아지나 코끼리 장난감이 움직이는 모습이 나타남)를 작동시킨다.

2. 제2검사자는 소리자극과 동시에 제시된 강화제를 보도록 손으로 가리키며 "저기 보세요."라고 한다. 즉, 소리가 나는 쪽으로 고개를 돌리도록 유도하여 아기가 소리가 나는 쪽을 보면 흥미로운 인형이나 만화를 볼 수 있는 CR반응을 유도한다. 이 과정을 3번 정도 하여 CR반응을 스스로 할 수 있도록 학습한다.

3. 제2검사자는 소리가 나지 않는 동안 손인형 같은 장난감을 사용하여 아기와 눈을 맞추며 놀아 주어 아기 머리가 양 스피커의 가운데 있도록 한다.

4. 제1검사자는 제2검사자가 아기의 시선을 양 스피커의 가운데에 두도록 준비시킨 상황을 보고 소리나 어음자극을 스피커를 통하여 제시한 후 아기가 소리 나는 쪽을 쳐다보면 강화제를 제시한다.

5. 제2검사자는 아기가 소리 나는 쪽을 쳐다보면 잘했다고 칭찬해 주고, 강화제의 작동이 끝나면 손인형이나 간단한 장난감으로 아기의 시선을 잡아 양 스피커의 가운데로 향하게 하고 제1검사자가 다음 자극을 제시하도록 준비한다.

6. 이러한 과정을 여러 번 반복하고 일반적인 순음이나 어음청력검사의 기준에 의거하여 신속히 역치를 구한다.

7. 추정되는 역치의 65 dB SL 이상이나 청력검사기의 최대 소리자극(예: 90~120 dB HL)으로 놀람반사반응을 관찰한다.

8. 음장검사이므로 보청기나 인공와우 착용 전후의 역치 차이를 구하는 기능이득(functional gain)검사로도 사용한다.

9. 검사에 사용한 어음자극이나 행동을 유도한 단어와 문장은 기록해 두었다가 다음 검사 시 참조하도록 한다.

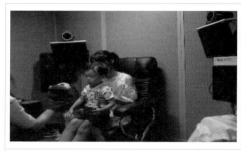

1. 아기가 정면을 보고 있는 검사 준비장면

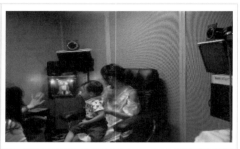

2. 소리자극과 동시에 제시된 강화제를 보도록
CR반응을 유도하는 장면

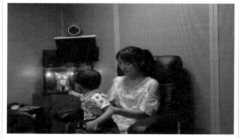

3. 소리가 나는 쪽을 쳐다본 후 시각강화제
(불이 켜지고 움직이는 장난감)를 제시하는 장면

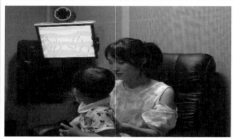

4. 소리가 나는 쪽을 쳐다본 후 시각강화제
(컴퓨터화면)를 제시하는 장면

[그림 15-2] 시각강화청력검사 진행에 따른 단계적 장면

(3) 검사 시 주의점

소리나 어음자극이 제시될 때 제2검사자는 아기보다 먼저 반응하지 말고 아기와 계속 손인형 같은 장난감을 사용하여 놀면서 아기가 소리자극에 반응하도록 한다. 아기가 반응하면 그때 칭찬해 주어 아기가 스스로 반응하는 능력을 평가한다. 제1, 제2 검사자의 협동이 중요한데, 제2검사자가 검사자용 예비 이어폰이나 헤드폰을 착용하고 제1검사자와 의견을 작은 소리로 교환하거나 유리창 너머로 눈짓이나 몸짓으로도 의견을 교환하여 검사를 원활히 진행한다.

3) 놀이청력검사

놀이청력검사(Play Audiometry: PA)는 유희청력검사라고도 불리며 만 5세 이후 일반적인 순음검사를 시행하기 전 단계에 실시한다. 재미있는 놀이로 호기심을 끌고 유지하면서 유·소아의 짧은 집중시간을 늘려 가며 순음이나 어음청력검사를 실시하는 방법이다. 소리를 들은 후 작은 플라스틱 볼이나 모형들을 소리가 들릴 때마다 바구니에 집어넣도록 하는 놀이, 구슬 꿰기, 고리 끼우기 놀이, 작은 모형을 보드에 끼우는 페그보드 놀이 등을 사용할 수 있다. 검사용 헤드폰을 착용시키고 일반 순음검사와 동일한 방법으로 검사하여 오른쪽과 왼쪽 귀를 구분하여 검사할 수 있고, 기도와 골도 청력검사를 시행할 수 있어 청력손실의 정도와 유형을 평가할 수 있다(Diefendorf, 2011). 아동이 헤드폰 착용을 거부하면 스피커로 검사를 실시한다.

(1) 검사 준비

① 장난감은 여러 번 사용할 수 있도록 같은 모양이 많고 부딪쳐도 소리가 나지 않는 것으로 준비한다. 예를 들어, 여러 가지 색깔로 된 작은 플라스틱 볼이나 모형 등이다. 그 외 작은 모형을 네모 판에 끼우거나 큰 구슬 혹은 동그란 모형을 줄에 꿰도록 하는 장난감도 사용할 수 있다.

② 검사자와의 관계 형성이 중요하므로 아동이 검사를 거부하거나 두려워하면 놀이로 먼저 친숙한 관계를 형성하여 검사를 할 수 있도록 준비한다.

③ 유·소아가 방음실과 헤드폰 착용을 두려워할 수 있으므로 전화 놀이나 비행기 조종사 놀이 등으로 설명하고, 순음은 종소리나 새소리 등 동물의 소리로 표현하여 유·소아에게 친숙하게 검사를 설명한다.

④ 보호자, 검사자, 유·소아가 함께 검사에 사용될 장난감으로 예비놀이(재활실이나 방음실에서)를 하여 유·소아에게 놀이를 익히게 한다. 이때 보호자에게 헤드폰을 끼워 주고 검사자가 입으로 소리를 내면 보호자가 놀이도구를 바구니에 넣거나 끼우게 하는 과정을 1~3회 반복한 후 유소아에게 "너도 같이 할까?"라고 하며 참여를 유도한다. 소리에 대한 반응을 할 때마다 참여자가 모두 박수를 치며 재미있는 놀이로 유·소아에게 인식시킨다. 가능하면 헤드폰을 유·소아가 착용해 보도록 하고 만져 보도록 하여 두려움을 없앤다.

⑤ 아주 작은 소리도 듣고 반응하도록 설명한다.

⑥ 예비놀이에서 유·소아가 헤드폰을 거부하거나 검사를 수행하지 못하면, 집이나 재활실에서 간단한 훈련을 받은 후 검사할 수 있도록 하고 다음에 검사하도록 한다.

(2) 검사 진행 순서

① 제1검사자는 기도검사부터 시작하여 어음인지에 가장 중요한 주파수인 500, 1,000, 2,000 Hz를 중심으로 신속히 양측 기도청력검사를 실시하여 청력의 정도를 평가한다.

② 같은 주파수의 양측 골도검사도 실시하여 청력손실의 유형을 평가한다.

③ 유·소아의 집중력이 아직 남아있다면 그 외 주파수인 250, 4,000, 8,000 Hz도 실시하여 순음청력검사를 완성한다.

④ 제2검사자는 유·소아에게 놀이도구를 쥐어 주고 귀에 대게 한 후 소리가 들리면 반응하도록 준비한다. 소리가 나는 쪽의 귀에 놀이도구를 대고 반응하는 것이 좋지만 소리가 아주 작게 들리거나 난청이 심하면 어느 쪽에서 소리가 나는지 분간을 못할 수 있다. 그럴 땐 소리가 들리는 쪽 귀와 상관없이 소리가 나면 반응하도록 안내한다.

⑤ 제2검사자는 유·소아가 소리를 들었다고 반응하면 놀이도구를 바구니에 넣거나 고리를 끼우도록 도와준다. 이때 유·소아가 소리를 듣고 먼저 행동하지 않고 제2검사자를 빤히 쳐다볼 수 있다. 그러면 "소리가 들렸어요?"라고 귀에 손을 대고 소리를 들었다는 제스처와 함께 물어보고, 소리를 들었다고 하면 놀이도구로 반응하도록 도와준다. 몇 번 도와주고 아동이 스스로 할 수 있으면 잘하는 행동을 칭찬해 주며 검사를 진행한다.

⑥ 검사주파수가 달라지면 반응하기 쉽도록 다른 소리라고 알려 준다. 예를 들어, 주파수별로 다른 새소리로 표현하는데 중·저주파수 소리는 할아버지 새나 아빠 새의 소리 등으로 표현할 수 있다.

⑦ 반응 후 또 다른 소리를 듣도록 제2검사자는 놀이도구를 유·소아에게 쥐어 주고 준비를 시킨다.

⑧ 제2검사자는 유·소아가 스스로 소리자극에 반응을 잘하면 잘했다고 칭찬해 준다. 예를 들어, "잘하네!" "멋지다!" "하이파이브!" "윤서, 최고!"라는 말로 아동이 검사를 잘 따라 하도록 격려한다.

⑨ 이러한 과정을 여러 번 반복하고 일반적인 순음이나 어음 검사의 기준에 의거하여 신속히 역치를 구한다.

⑩ 만 3~5세의 검사를 위하여 그림을 이용한 한국표준 학령전기용 이음절어표와 (Korean Standard Bisyllabic Word Lists for Preschoolers: KS-BWL-P)와 단음절어표 (Korean Standard Monosyllabic Word Lists for Preschoolers: KS-MWL-P)로 어음청력

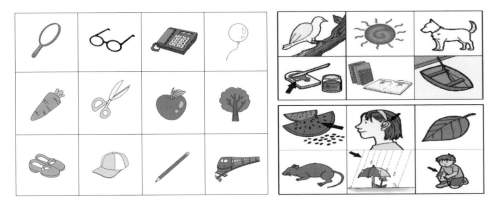

[그림 15-3] 한국표준 학령전기용 이음절어표와(좌) 단음절어표(우)의 예시

검사를 실시한다(조수진 외, 2008; 김진숙 외, 2008; 이정학 외, 2010)(그림 15-3).

⑪ 추정되는 역치의 65 dB SL 이상이나 청력검사기의 최대 소리 자극(예: 90~120 dB HL)으로 놀람반사반응을 관찰한다.

⑫ 음장 검사를 이용하여 보청기나 인공와우 착용 전후의 역치 차이를 구하는 기능이득 검사로도 사용한다.

(3) 검사 시 주의점

검사할 때 주의할 점은 자극제시시간이 2초가 넘지 않도록 하여야 하고 자극 후 2초 이내의 반응을 정반응으로 인정한다는 것이다. 영·유아에게 실시하는 BOA나 VRA 는 청각계의 발달이 미숙하여 자극제시시간이나 자극인정시간이 기준시간보다 조금 길어질 수는 있으나 PA는 청성뇌간반응 기준으로 청각계의 발달이 완성된 상태이므로 청각계에 반향을 일으키지 않도록 한 번의 자극제시시간이 2초가 넘어가지 않도록 하여야 한다. 소리자극이 제시될 때 제2검사자는 먼저 반응하거나 유·소아를 새로이 쳐다보지 말고, 함께 놀이기구를 들고 준비한 자세에서 미소를 지으며 유·소아가 먼저 반응할 때까지 기다린다. 또한 유·소아가 자극이 없을 때 실수나 거짓반응으로 장난감을 바구니에 넣으면 그 장난감을 빼어 소리자극이 없을 때 바구니에 넣는 것은 무효임을 알려 준다. 제1과 제2 검사자는 서로 의견을 교환하며 검사를 효율적으로 진행한다. 숙련된 보호자는 제2검사자의 역할을 해 줄 수도 있다.

4) 시각강화조건조작검사법과 물질강화조건조작검사법

시각강화조건조작청력검사(Visual Reinforcement Operant Conditioning Audiometry: VROCA)는 소리자극에 대한 반응으로 아동이 직접 단추 혹은 마우스를 누르면 장난감이나 모형이 움직이거나 컴퓨터 화면을 직접 조작할 수 있는 방법으로 시각강화를 제시한다. 검사기나 강화기구를 조작할 수 있는 나이인 만 3세에서 7세까지 사용이 가능하다(그림 15-4). 헤드폰이나 인서트폰으로 기도와 골도 검사가 가능하며 스피커를 사용하여 음장검사도 가능하여 일반적인 순음청력검사와 보청기와 인공와우의 기능이득검사 등도 간단히 수행할 수 있다. 또한 장비를 방음실이나 조용한 사무실에 장치하고 검사할 수 있는 장점이 있다. 그러나 기구조작이 미숙하거나 기구조작에 너무 집중하여 거짓반응이 많이 나타날 수 있으므로 주의하여야 한다.

물질강화조건조작청력검사(Tangible Reinforcement Operant Conditioning Audiometry: TROCA)는 일반적인 청력검사방법에 특별한 강화장비를 사용하는 방법이다. 아동이 소리자극에 대한 반응으로 특별히 제작된 기구의 단추를 누르면 강화제가 제공되는 방법으로 청각장애와 더불어 정신 혹은 발달 지체를 가진 아동이나 다른 중복장애아동에게 사용할 수 있다. 강화기계는 아동이 소리를 듣고 단추를 누르면 강화제가 들어 있는 칸이 돌아가며 각 칸에 들어 있는 강화제가 경사진 길(chute)을 통해 하나씩 제공된다. 강화제로는 입에서 재빨리 녹는 아주 작은 시리얼, 과자, 작은 스티커 등을 사용한다(그림 15-5). 장비는 보통 이동이 용이하며, 책상 위에 놓고 작동하도록 되어 있다.

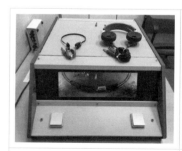
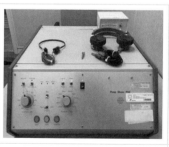
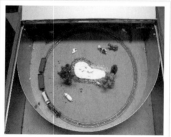

| 주파수와 강도를 조절하는 다이얼과 자극음 제시단추 모습 | 강화장난감기차의 내부모습 | 반응 단추 두 개와 강화 장난감기차의 불이 켜진 모습 |

[그림 15-4] 시각강화조건조작청력검사기의 모습

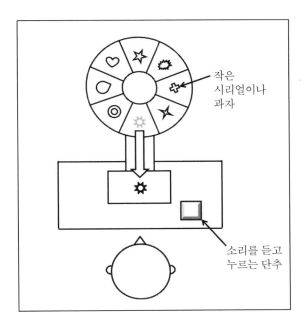

작은
시리얼이나
과자

소리를 듣고
누르는 단추

[그림 15-5] 물질강화조건조작청력검사기의 모형도

5) 기타

　검사를 잘 따라 하지 못하거나 검사를 잘 따라 하던 아동도 검사하기가 어려울 때는 앞에서 소개한 검사를 종합적으로 활용할 수 있다. 예를 들어, 놀이검사를 하면서 시각강화청력검사에서 사용한 시각강화 장난감이나 컴퓨터 화면을 함께 제시하여 아동의 흥미를 새롭게 끌 수 있다. 아동이 지루해하면 "자, 이제 다 끝났다. 집에 가자!"라는 마지막 멘트로 알아듣는 소리 강도를 점검할 수도 있다. 이렇게 검사를 복합적으로 활용하거나 멘트를 이용하는 방법은 중복장애아동을 검사하는 데도 적용할 수 있다. 더욱이 중복장애아동의 경우 스피커를 통해 이름을 부르거나, "엄마, 어디있지?" "앉아!" "일어서요!" 등의 간단한 지시를 따라 하도록 하여 아동이 지시를 이해하는 소리 강도를 확인할 수도 있다.

3. 결과의 해석

1) 행동관찰청력검사

행동관찰청력검사는 특히 신생아나 영유아에 사용되는 검사이므로 소리에 대한 신생아나 영유아의 반사적 행동을 중심으로 결과를 해석한다. 신생아나 영·유아는 순음보다는 협대역소음, 변조 주파수 소리, 저주파수 소리를, 배경소음보다는 사람의 말소리를 더 잘 듣는다. 이러한 자극에 신생아나 영·유아가 반응하는 대표적 반응으로 다음 세 가지 반응이 있다.

• **Auro-palpebral 반사**

소리를 듣고 반사적으로 움직이는 눈과 눈 주변 근육의 반사적 움직임(Auro-Palpebral Reflex: APR)이다. 예를 들어, 눈 깜빡임, 눈을 크게 뜨는 행동, 눈 위의 근육을 들썩거리는 움직임, 눈썹을 움직이는 행동, 찡그림, 보호자나 관찰자를 빤히 쳐다보는 행동 등이다. 이러한 반사적 반응은 신생아와 영·유아기를 거쳐 유·소아기까지도 나타날 수 있다.

• **빨기 반사**(sucking reflex)

젖이나 우유를 빨아 먹기 위해 입을 오물거리는 반사적 행동이다. 이 반사행동은 배고픔과 연결될 수 있어 소리에 대한 반사적 반응만으로 해석하기 어려울 뿐 아니라 미숙아에게는 이 반응이 약하므로 신뢰도가 떨어진다. 그러나 다른 반사반응과 연계되었을 때 소리에 대한 반응으로 인정할 수 있다.

• **동작 반사**(motor reflex)

큰 소리를 듣고 놀라서 반사적 반응으로 울거나 손을 꼭 쥐는 행동, 팔다리를 흔들거나 몸을 움직이는 행동, 소리자극에 갑자기 모든 동작을 멈추고 조용해지는 행동 등이 소리에 대한 동작반사행동이다.

소리에 따른 적절하고 유효한 반응으로 인정되기 위해서는 상기 반응이 체계적으로 나타나거나 두 가지 이상의 반응이 함께 나타나야 한다. 더욱이 두 명의 관찰자가 일치하여 반응으로 기록할 수 있다면 아기가 반복적으로 반응한 것으로 인정할 수 있어 신뢰도가 더 높을 수 있다. 또한 자극 후 반응을 나타내는 시간이 2초 이내이면 확실한 반응으로 인정할 수 있지만 신생아나 영·유아기에는 자극지속시간이나 반응시간이 조금 늦어질 수 있다. 자극에 대한 반응이 반복적으로 지연되어 나타나면 '지연반응(delayed response)'으로 인정할 수 있다.

2) 시각강화청력검사

스피커를 통하여 자극을 제시하므로 검사의 결과를 오른쪽과 왼쪽 귀를 완전히 구분하여 측정할 수 없는 단점이 있다. 따라서 검사 결과는 양쪽 혹은 적어도 좋은 한쪽 귀의 역치로 인정한다. 검사 결과의 해석에는 제1, 제2 검사자의 일치된 의견이 중요한데 이는 두 검사자의 일치된 의견이 아기의 반복적 반응을 확인할 수 있기 때문이다. CR이 형성되어도 소리를 들으면 강화제를 먼저 쳐다보기보다는 APR반응으로 제2검사자를 쳐다보거나 갑자기 조용해지는 등의 행동을 할 수 있는데 이러한 반응도 확인이 되면 정반응으로 간주할 수 있다.

4. 맺음말

유·소아의 주관적 청력검사 방법들이 청각시스템을 더 종합적으로 평가할 수는 있지만 객관적이고 생리적인 청력검사는 구체적인 정보를 제공하여 청력손실의 조기발견과 조기재활을 현실화할 수 있게 한다. 청력손실이 있을 경우 1개월 전에 청력선별검사를 실시하고, 3개월 전에 청력손실을 확인하고, 6개월 전에 청각재활을 시작하는 이상적인 권고사항(JCIH, 2007)을 실행하려면 객관적이고 생리적인 검사의 도움이 필요하다. 청성뇌간반응, 청성지속반응, 이음향방사 등은 유·소아의 청력손실의 유무, 정도, 유형 등을 추정하고 조기 재활방법을 선택하고 결정하는 데 기본적이고 중요한 정보를 제공하기 때문이다. 또한 이러한 검사를 받기 위해 유·소아가 잠든 사이에 할 수 있는 임피던스청력검사도 다양한 정보를 제공할 수 있다. 예를 들어, 4개월 이전 영·유아의 고막운동성계측으로 660이나 1,000 Hz 등의 고주파수 자극음을 이용하여 중이 상태를 파악할 수 있다(Calandruccio et al., 2006). 특히 유·소아에게 보청기를 적합해야 할 때 아동 증폭기의 임상가이드라인(American Academy of Audiology, 2013)을 적용해야 하지만 음향반사역치(Acoustic Reflex Threshold: ART)를 이용하여 유·소아의 보청기 이득범위를 안전하게 결정할 수 있다. 결론적으로 유·소아의 청력을 정확히 진단하고 적절한 중재방법을 선택하기 위해 객관적 검사와 적절한 주관적 검사가 함께 이루어져야 한다.

■ 더 읽어 보기 ■

Lowery, K. J., Von Hapsburg, D. V., Plyler, E. L., Johnstone, P. A. Comparison of video versus conventional visual reinforcement in 7- to 16-month-old infants. *Journal of Speech and Hearing Res. 2009; 52*, 723-31.

Madell JR. Using behavioral observation audiometry to evaluate hearing in infants from birth to 6 month. Pediatric audiology: Diagnosis, technology, and management. 2008; 54-64.

Moodie, S., Rall, E., Eiten, L., Lindley, G., Gordey, D., Davidson, L., et al. Pediatric Audiology in North America: Current Clinical Practice and How It Relates to the American Academy of Audiology Pediatric Amplification Guideline. *Am J Audiol. 2016; 27*(3), 166-87.

Nicholson, N., Martin, P. Diagnostic and management outcomes: A new paradigm in pediatric audiology. Presentation at Neurotology conference, University of Arkansas for Medical Sciences, Little Rock, AR.

Schmida, M. J., Peterson, H. J., Tharpe, A. M. Visual reinforcement audiometry using digital video disc and convertional reinforcers. *Am J Audiol. 2003; 12*, 35-40.

Singleton, A. J., Waltzman, S. B. Audiometric Evaluation of Children with Hearing Loss. *Otolaryngol Clin North Am. 2015; 48*(6), 891-901.

Vander Werff KR, Prieve BA, Georgantas LM. Infant air and bone conduction tone burst auditory brain stem responses for classification of hearing loss and the relationship to behavioral thresholds. *Ear Hear. 2009; 30*, 50-368.

Weiss, A. D., Karzon, R. K., Ead, B., Lieu, J. E. Efficacy of earphones for 12-to 24-month-old children during visual reinforcement audiometry. *Int J Audiol. 2016; 55*(4), 248-53.

Widen, J. E., Folsom, R. C., Cone-Wesson, B., Carty, L., Dunnel, J. J., Koebsell, K. et al.

Identification of neonatal hearing impairment: hearing status at 8 to 12 months corrected age using a visual reinforcement audiometry protocol. *Ear Hear. 2000; 21*(5), 471–487.

Zimmerman–Phillips, S., Osberger, M. J. Meaningful Auditory Integration Scale (IT–MAIS) for Infants and Toddlers. Sylamar: Advanced Bionics Corporation. 1997.

제 16장

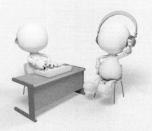

이명검사

가톨릭대학교 의과대학 이비인후과 박시내

인구의 노령화와 산업화로 인한 소음 및 스트레스의 증가는 이명 발생과 밀접한 관련성을 가지며, 삶의 질을 높이기 위해 병원을 찾아 적극적으로 원인을 밝히고 치료를 받기를 원하는 이명 환자의 수가 지속적으로 늘어 가는 추세이다. 특히 국민건강영양조사를 토대로 밝혀진 국내의 이명 유병률이 20.7%까지 보고된 바 있고, 자각적 이명과 난청 사이의 관련성이 매우 높다고 보고되었다(Kim et al., 2015). 또한 최근 들어 이명의 진단과 치료에 대한 관심이 높아지면서 종류에 따른 이명의 발생 원인과 기전이 많이 보고되고 있지만, 여전히 관련 원인을 찾아 치료에 활용하기 위한 이명의 검사 방법에 대한 정확한 가이드라인은 제시되지 못한 실정이다. 그러나 임상에서 다양한 청각학적 검사법을 통해 환자들의 자각적 또는 타각적 이명의 원인과 발생 기전을 찾아 평가하고 이를 진단과 치료 과정에 활용한 보고는 꾸준히 있어 왔다.

이명 환자들이 느끼는 이명으로 인한 불편감과 특성은 이를 충분히 반영하는 다양한 이명 설문지(questionnaire)를 활용하면 매우 유용하다. 이명의 종류와 발생기간 및 이명을 느끼는 시간, 이명의 크기, 괴로움, 생활에의 불편함을 확인하는 시각척도화 점수(visual analog scale), 한국어로 표준화된 이명장애지수(tinnitus handicap inventory) 등을 포함하는 이명 설문지는 현재 국내에서 널리 활용되고 있으며, 환자들이 기록한 이명의 특성을 바탕으로 자각적, 타각적 이명 가능성을 분류하는 일차적 스크리닝 방법으로도 유용하다(김지혜 외, 2002). 또한 이명의 치료 과정에도 중간 평가를 위해 이명도검사를 포함한 다양한 청각학적 평가와 함께 이명 설문지를 활용하면 이명의 호전 여부 분석에 효과적이다.

1. 이명검사의 개요

이명의 진단을 위해 환자들에 대한 정확한 문진과 이학적 검사는 필수적이다. 귀 주변의 근육이나 혈관, 개방성 이관으로 인해 발생하는 타각적 이명(objective tinnitus)은 와우나 청신경에서 기원하는 자각적 이명(subjective tinnitus)에 비해 발생 빈도는 낮으나 정확히 진단할 경우 약물 및 수술적 방법으로 보다 쉽게 완치될 수 있어 진단적 접근

시 간과해서는 안 된다. 귀 주변 혈관에서 기원한 혈관성 이명(vascular tinnitus)이나 근육 경련성 이명(myoclonic tinnitus), 자가강청과 호흡음을 듣는 개방성 이관의 경우 현미경하 고막 관찰, 두경부 시진 및 청진 등이 이명의 진단에 매우 중요하며, CT, MRI 등의 영상학적 검사와 함께 전신 상태 평가를 위한 혈액 검사, 심전도 검사 등도 흔히 필요하다. 청각 검사로는 이명도 검사 이외에도 타각적 이명의 종류에 따라 확진을 위한 다양한 검사법을 적용할 수 있다. 반면, 발생 빈도가 높은 자각적 이명은 달팽이관과 청신경로, 대뇌의 다양한 중추에서 발생할 수 있고 스트레스나 체내 호르몬도 증상 악화 또는 발생에 관여할 수 있다고 알려져 있다(Al-Mana et al., 2008). 급성 이명의 경우 돌발성 난청, 메니에르병, 저음역 감각신경성 난청 등을 비롯한 다양한 귀 질환에 동반하여 발생할 수 있어 원인 귀 질환을 찾기 위한 청각학적 검사가 필요하다. 증상 발생 3개월이 경과한 만성 자각적 이명은 노화성 난청을 비롯한 다양한 귀 질환과도 관련성을 찾기 위한 청각학적 검사가 필수적이다.

1) 문진

이명 환자의 문진을 통해 자각적 이명과 타각적 이명을 구분하기 위한 많은 정보를 얻을 수 있고 청각학적 검사를 포함한 기타 진단적 검사를 통해 이를 확진하기에 이명 환자의 문진에서는 다음과 같은 내용이 포함되어야 한다. 이명 설문지에 문진 내용을 포함하여 초진 환자에게 내용을 직접 표기하게 할 수 있지만 문진 시 그 내용을 확인하도록 한다(표 16-1).

(1) 이명의 부위

이명을 주로 느끼는 곳이 어디인지를 물어서 기록한다.

(2) 이명의 기간

병원을 찾게 된 이명이 발생한 시점을 문진하고 이명 증상이 갑자기 심해졌다면 그 시점도 함께 문진한다. 서서히 발생한 경우에 비해 갑자기 발생한 경우는 급성 귀 질환과 관련될 가능성이 더 높다. 특히 돌발성난청의 경우 경도 난청에서는 갑자기 발생한 이명이 주된 증상일 수 있으므로 이명 발생 시기가 질환의 진단에 중요한 문진 요

〈표 16-1〉 이명의 문진

---

* 다음의 각 항목을 문진하여 해당하는 내용을 모두 표시해 둔다.
(1) 이명의 부위: 오른쪽 귀, 왼쪽 귀, 양쪽 귀, 머릿속, 잘 모르겠음
(2) 이명의 기간
    • 발생 시점: _____일, _____개월, _____년, 갑자기/서서히
    • 악화 시점: _____일, _____개월, _____년
(3) 이명의 수 및 종류
    • 이명의 수: 한 가지, 두 가지, 세 가지, 그 이상 _____
    • 이명의 종류: 윙, 쉬, 쏴, 삐, 쉭쉭, 욱욱, 딱딱, 두두둑, 지지직, 기타 _____
(4) 이명음의 높낮이
    높은 소리, 낮은 소리, 어느 쪽도 아닌 소리 _____
(5) 이명의 지속성 및 양상
    • 이명의 지속성: 지속적, 단속적
    • 이명의 양상
    박동성 : 맥박과 일치, 맥박과 불일치, 기타 _____
(6) 동반 질환 및 악화 인자
    • 동반 질환: 어지럼, 난청, 이루, 이충만감, 기타 _____
    • 악화 인자: 체위나 두위 변화(자세히 기록:), 운동, 기타 _____
(7) 이명의 임상적 의미(clinical significance)
    수면 방해, 일 방해, 집중도 방해
(8) 이명을 느끼는 시간 _____ %
(9) 이명의 크기 _____점
(10) 이명으로 인한 괴로움, 생활에 불편함을 느끼는 정도
    • 이명으로 인한 괴로움 _____점
    • 이명으로 인한 생활에의 불편함 _____점

소가 되며 그 외에도 급성중이염, 외이도염을 포함한 급성 귀 질환 시 이명이 동반되는 경우가 많으므로, 갑자기 이명이 발생했다면 다른 귀 질환 동반 여부를 찾아볼 필요가 있다(박시내 외, 2004).

(3) 이명의 수 및 종류

환자가 느끼는 이명의 수와 종류를 자세히 문진하여 기록한다. 다른 양상의 여러 종류의 이명이 들리는 경우도 흔한데 난청의 패턴에 따라 다른 소리의 이명을 느낄 수도 있고, 타각적 이명과 자각적 이명이 공존할 수 있어 환자가 느끼는 이명의 수와 종류가 다를 경우 다른 발생 기원의 이명의 존재 여부를 면밀히 검진해야 한다. 윙, 쉬, 쏴,

삐 등으로 호소하는 이명은 감각신경성 기원, 즉 자각적 이명의 가능성이 높고, 쉭쉭, 욱욱 등 박동성으로 표현되는 경우 혈관성 기원, 딱딱, 두두둑, 지지직 등으로 표현되는 경우 근경련성 이명의 가능성이 더 높다. 호흡음이나 자신의 목소리가 울려 들린다고 표현하면 개방성 이관을 염두에 둔 검사를 시행해야 한다(표 16-2).

〈표 16-2〉 이명의 종류에 따른 감별 진단

자각적 이명	타각적 이명
감각신경성 – 윙, 쉬, 쫘, 삐	혈관성 – 쉭쉭, 욱욱 근경련성 – 딱딱, 두두둑, 지지직 개방성이관 – 자가강청, 자가호흡음 청취

(4) 이명음의 높낮이

환자가 느끼는 이명음의 높낮이를 문진하여 기록한다. 난청과 이명 사이의 관련성은 매우 높고 이명의 높낮이와 난청 주파수 사이에 밀접한 상관 관계가 보고되어 있으므로 난청 동반 가능성을 염두에 두고 문진하여 기록해 둔다(박시내 외, 2004).

(5) 이명의 지속성 및 양상

느끼는 이명이 지속적인지 혹은 단속적으로 들리는지 문진하고, 단속적일 경우 그 양상을 자세히 문진한다. 단속적 이명일 경우 일정한 리듬을 가진 박동성으로 맥박과 일치하는 양상인지 매우 빠른 클릭음의 양상인지 문진한다. 지속적 이명의 경우 대개 달팽이관이나 청신경로에서 기원하는 감각신경성 기원이 많고, 단속적 이명의 경우 혈관성 또는 근경련성 이명이 흔하다(박시내 외, 2007).

(6) 동반 질환 및 악화 인자

이명을 느끼면서 동반된 증상을 문진한다. 어지럼, 난청, 이루 등과 같은 귀 증상을 문진하여 동반된 다른 귀 질환의 감별에 도움을 받을 수 있으며, 이명을 악화시키는 인자로서 특정 체위 혹은 두위, 운동이 관련될 경우 혈관성 이명의 가능성이 높고 급격한 스트레스가 이명 발생 및 악화 인자가 될 수 있어 이를 문진한다(Rizzardo et al., 1998; van Veen et al., 1998).

(7) 이명의 임상적 의미(Clinical significance)

이명이 환자에게 임상적으로 어떤 의미를 지니는지, 치료의 대상이 될 만한 심각한 정도인지를 판단하기 위한 문진 요소이다. 이명으로 수면에 심각한 방해를 받거나 일과 집중도에 방해를 받는 정도의 이명일 경우 임상적으로 의미 있는 이명으로 간주하며 보다 적극적인 치료를 요한다.

(8) 이명을 느끼는 시간

하루 중 수면 시간을 제외하고 이명을 느끼는 시간이 평균 어느 정도인지 문진한다. 대개 시각 척도화 점수(visual analog scale)를 이용한 설문지에 0~100% 중 환자 자신이 직접 기록하게 하거나 문진 시 환자에게 물어서 기록한다.

(9) 이명의 크기

대개의 경우 이명 설문지에 시각 척도화 점수로 기록하여 이명의 크기에 대해 환자가 느끼는 정도를 주관적으로 표현하게 하며 문진으로 기록하기도 한다. 그 예로, 전혀 들리지 않는다(0점)에서 제트 엔진 소리처럼 아주 크다(10점) 등을 환자에게 묻는다.

(10) 이명으로 인한 괴로움, 생활에 불편함을 느끼는 정도

이명 환자의 주관적 괴로움과 생활에 불편함을 느끼는 정도를 이해함으로써 치료의 필요성과 치료에 대한 반응을 관찰할 때 이용한다. 대개 점수화하여 전혀 괴롭지 않고 생활에 불편함을 느끼지 않는다(0점)에서 너무 괴로워 견디기 힘들고 생활에 극도의 불편함을 느낀다(10점) 등으로 표현하여 기록해 두거나 이명 설문지를 이용하여 환자가 직접 기록하게 한다.

2) 이명 설문지

환자 자신이 느끼는 이명의 정도를 이명 설문지에 상세히 기록하게 하면 문진 시 간과되기 쉬운 부분이 보완되어 진단 및 치료 효과 판정에 도움을 받을 수 있다. 이명 설문지에는 앞서 설명한 문진에 포함되는 내용을 환자가 쉽게 이해하도록 풀어서 기록하며, 청각 과민증의 동반 여부를 물어볼 수도 있다. 또한 환자들이 주관적으로 느끼는 이명으로 인한 생활에의 불편함을 점수화한 다양한 이명장애척도 설문지(김지혜 외, 2002; Kuk et al., 1990; Newman et al., 1996; Zachariae et al., 2000)를 기록하게 하는 것 도 이명의 정도를 점수화하여 치료 방법 설정 및 치료 효과 판정 등에 이용할 수 있다 (부록 3. 8. 한국어판 이명장애척도 참고). 그 외 이명과 우울증, 불안증, 스트레스 등이 밀 접한 관련이 있다고 알려져 있으므로(최익수 외, 2003; Marciono et al., 2003; Zoger et al., 2001) 치료자의 치료 방법과 평가 목적에 따라 이들 정신장애척도를 평가하는 다양한 설문지를 함께 활용할 수도 있다(조비룡 외, 1999; 한홍무 외, 1986; Harrop-Griffiths et al., 1987; Schulberg et al., 1985; Tyler & Baker, 1983; Vesterager, 1994).

3) 청각학적 검사

자각적 혹은 타각적 이명의 진단을 위해 시행하는 청각학적 검사들의 검사 묶음으 로 다음과 같은 사항을 제안할 수 있다. 이 장에서는 이명도의 검사방법을 소개하며, 각 검사의 임상적 의미를 이어서 소개하고자 한다(표 16-3).

〈표 16-3〉 이명의 청각학적 검사 묶음

1. 순음청력검사
2. 어음청력검사
3. 이명도
4. 임피던스청력검사
5. 청성뇌간반응
6. 이음향방사

2. 이명도 검사방법

이명도(tinnitogram)는 일반적으로 순음청력검사기를 활용하여 시행한다. 우선 자극 음 주파수에 가장 근접한 이명의 높낮이를 찾는 이명음조검사(tinnitus pitch matching) 를 시행한 후 해당 주파수에서 환자가 느끼는 이명의 크기과 비슷한 자극음의 강도를 찾는 이명강도검사(tinnitus loudness matching)를 시행하며, 이명을 차폐할 수 있는 최소차폐수준(minimal masking level)을 측정한다. 그 외 치료방법에 따라 필요시 잔류억제(residual inhibition)검사나 동반된 청각과민증의 정도를 확인하기 위해 불쾌수준 측정을 추가한다. 이명도검사의 실시 방법은 보고자나 기관마다 다양하여 이명 반대 측 귀에서 주파수나 크기 매칭을 하기도 하고 자극음을 주는 방법도 다양하다. 검사 과정에서 발생할 수 있는 잔류억제를 최소화하는 방법으로 이명의 크기 매칭을 보다 정확히 하고자 할 때 청력역치 2 dB 이하의 크기에서 1 dB씩 증가시켜 가면서 환자가 느끼는 이명의 크기와 비슷한 크기를 찾는 상승법으로 검사를 시행할 수 있다. 이명 주파수나 크기의 기록 방법도 보고자와 기관에 따라 다양한데, 특히 이명 크기는 역치상에서 이명을 느끼는 강도를 dB SL 혹은 dB HL로 표기하기도 한다(Coles et al., 1984). 최소차폐수준의 측정도 순음을 이용하여 주파수별로 이명음이 들리지 않게 되는 역치를 찾아 최소차폐수준 곡선으로 표현할 수도 있고(Feldmann, 1981), 이명주파수검사에서 확인된 주파수로 최소차폐수준을 구하는 방법도 있다. 각 기관에서는 동일 검사법과 기록법을 채택하여 환자의 치료 전 이명 평가 및 치료 후 효과 판정에 이용하고 있으나 환자 정보의 공유 및 정확한 이해를 위해 향후 국내에서도 이명 검사법과 기록법을 표준화하는 과정이 필요할 것이다.

이 장에서는 대한이과학회 이명 연구 분과에서 2014년 국내의 이명검사 현황을 파악하면서 제안한 검사방법을 소개한다(장지원 등, 2014). 이명도에는 이명음조검사, 이명강도검사, 최소차폐수준 측정, 잔류억제검사와 함께 혼합점(mixing point)이 포함되어 있으며, 엄밀하게는 이명도에 포함되지 않으나 이명환자의 진료에 자주 필요한 불쾌수준 측정 방법을 함께 설명하였다.

1) 이명음조검사(Tinnitus pitch matching)

우선 환자에게 이명음의 높낮이를 찾으려는 검사를 먼저 시행하고자 함을 자세히 설명하고 환자 자신이 느끼는 이명음의 높이에 가장 가까운 음을 찾도록 설명한다. 검사는 순음청력검사기기를 이용하여 다음과 같이 시행하며 이명의 종류가 두 가지 이상일 때는 자각하는 정도가 큰 이명부터 검사한다.

1. 검사음으로는 125~8,000 Hz(혹은 12,000 Hz)의 순음, 협대역잡음(narrow-band noise)

및 백색잡음(white band noise)을 사용할 수 있다.

2. 이명이 있는 귀에 검사를 한다. 단, 이명이 있는 귀의 청력 장해가 높아 적절한 자극음을 주기 어렵거나 이명음조검사 시행 중에 이명 유사음을 찾을 수 없을 경우 반대 측 귀에 검사를 시행할 수 있으며, 이 경우는 이명 반대측 귀에 검사하였음을 기록해 둔다.

3. 자극음의 강도는 순음청력도의 청력역치상 10~15 dB로 한다.

4. 자극음의 길이는 2~3초로 한다.

5. 검사 순서는, 첫째, 125 Hz와 12,000 Hz의 순음을 환자에게 번갈아 들려주고 이명의 높낮이가 어느 쪽과 비슷한지를 묻는다. 둘째, 비슷하지 않은 쪽을 순음 자극음에서 한 단계씩 비슷한 쪽으로 접근해 가며 가장 비슷한 주파수를 찾는다. 필요에 따라 반복한다.

6. 순음에서 비슷한 음을 찾지 못할 때 협대역잡음을 이용하여 위와 같은 방식으로 주파수를 찾을 수 있다. 넷째, 협대역잡음에서도 적절한 이명음을 찾지 못할 때는 백색잡음을 들려준다.

7. 이명도 결과기록지에 검사 결과를 기록한다(표 16-4).

〈표 16-4〉 이명도 결과 기록지의 예

〈이명도 결과 기록지〉
• 검사한 귀: 우측 귀/좌측 귀, 이명 동측 귀/이명 반대 측 귀
• 주파수 매칭된 음: 순음 _____ Hz, 협대역잡음 _____ Hz, 백색잡음
• 크기: _____ dB SL 혹은 dB HL
• 최소차폐수준: _____ dB HL
• 잔류억제: 유 (_____ %, _____ 분), 무

2) 이명강도검사(Tinnitus loudness matching)

이명음조검사에서 이명 주파수가 얻어지면 이번에는 환자에게 이명의 크기를 찾기 위해 자극음의 크기를 변화시키면서 검사를 시행할 것임을 설명하고, 이명주파수의 순음 혹은 잡음을 이용하여 이명의 크기를 조사한다. 이명의 종류가 두 가지 이상일 때는 크게 들리는 이명부터 검사한다.

1. 이명이 있는 귀에 검사를 시행한다. 난청이 심할 경우 이명 반대측 귀에 검사할 수 있고 이때는 이명 반대측 귀에 검사하였음을 기록해 둔다.
2. 자극음은 2~3초간 준다.
3. 이명주파수의 순음 혹은 잡음으로 해당 청력 역치에서 5 dB씩 상승, 하강을 반복하면서 이명음의 크기와 검사음의 크기가 동일하다고 느끼는 자극음의 강도를 구한다(주파수 검사에서 측정된 이명주파수의 순음청력역치 2 dB 이하의 크기에서 1 dB씩 증가시켜 가면서 환자가 느끼는 이명의 크기와 비슷한 크기를 찾는 상승법으로 검사할 수 있다).
4. 이명도 결과기록지에 검사 결과를 기록한다. 측정 단위는 dB Sensation Level(SL)로 표시한다(임상에서 가장 많이 사용되는 dB Hearing Level(HL)도 사용할 수 있으나, 반드시 단위를 표시해야만 한다).

3) 최소차폐수준(Minimal masking level) 검사

환자에게 자신의 이명이 들리지 않게 되는 최소 자극음을 찾기 위한 검사임을 설명하고 이명음조검사 및 이명강도검사에서 얻어진 값을 참고하여 다음과 같이 검사를 한다. 검사하는 시점에 이명이 들리지 않는 경우 검사가 불가하다.

1. 순음청력검사기를 이용한다.
2. 차폐음은 이명음조검사에서 얻어진 이명주파수의 협대역잡음을 이용한다.
3. 이명이 있는 귀에 차폐음을 들려준다.
4. 자극음의 길이는 2~3초로 한다.
5. 협대역잡음을 순음청력역치보다 5 dB씩 상승시켜 가며 이명이 들리지 않게 되는 차폐음 강도의 최소값을 구한다.
6. 원칙적으로 1회만 검사하고, 아무리 많아도 3회까지만 검사하며, 2회 이상 검사하였을 경우에는 작은 값으로 한다.
7. 이명도 검사결과지에 검사 결과를 기록한다.

4) 잔류억제(Residual Inhibition: RI) 검사

이명의 차폐를 위한 충분한 자극을 준 후 이명의 크기가 일시적으로 작아지는 현상을 잔류억제라고 한다. 현재는 흔히 사용되지 않지만 이명차폐기(masker)를 이용한 이명 치료를 위해서는 잔류억제가 일어나는지를 관찰할 필요가 있다. 검사하는 시점에 이명이 들리지 않는 경우 검사가 불가하다.

1. 자극음은 이명주파수의 순음이나 협대역잡음을 이용한다.
2. 자극음의 강도는 최소차폐수준검사에서 얻어진 강도에서 10~15 dB SL 큰 강도를 사용하며, 이명이 들리는 귀에 60초간 제시한다.
3. 자극음 중지 후에 완전히 이명을 느끼지 못하는 경우를 완전잔류억제(complete RI), 이명이 일부 감소되는 경우를 부분잔류억제(partial RI)라 한다. 그 후 이명이 다시 느껴질 때까지의 시간을 초(sec)로 기록한다.

5) 혼합점(Mixing point)

소리 발생기(sound generator)를 착용하여 이명의 크기를 변화시키는 최초의 소리 크기를 혼합점(mixing point)이라고 한다. 검사하는 시점에 이명이 들리지 않는 경우 검사가 불가하다.

1. 순음청력검사기를 이용한다.
2. 상황에 따라 혼합점이 변화할 수 있음을 이해시키며, 환자의 순음청력역치상에서 백색잡음을 이용하여 2~5 dB씩 상승시키면서 환자에게 이명이 완전히 소실되는 지점이 아니라 이명이 현재 들리는 것보다 크기가 줄어들거나, 이명의 성질이 변하는 최초의 소리크기를 측정한다.

6) 불쾌수준(Uncomfortable loudness level) 측정

이명 환자에게 흔히 동반되는 외부소리에 대한 과민 증상인 청각과민증은 감각신

경성 이명 환자의 이명과 동반하여 불편감을 증가시키는 증상으로 문진과 함께 청각
학적으로 평가할 수 있다. 특히 이명재훈련치료(Tinnitus retraining therapy)를 이명의
치료법으로 고려할 때 환자의 분류 및 소리 치료법의 선택을 위해 중요하게 평가되
는 항목이다. 등골근 마비나 안면신경마비와 관련하여 발생한다고 알려진 과거의 발
생기전(Citron & Adour, 1978; Jepsen, 1955; McCandless & Schumacher, 1979)에 추가하
여 와우 혹은 청신경로 중추 영역의 손상이나 이명 발생의 신경생리모델 등을 통해 발
생 기전의 설명이 이루어지고 있다(Jasbreboff & Hazell, 1993). 대개 평균 불쾌수준이
90~100 dB HL 이상일 때 청각학적으로 청각과민증을 배제할 수 있다고 알려져 있다
(Anari et al., 1999; Goldstein & Shulman, 1996; Hawkins, 1980; Sammeth et al., 2000).

1. 순음청력검사기를 사용하고 125 또는 500 Hz 이상의 각 주파수대에서 순음청력역치
   상 30~50 dB부터 시작한다.
2. 환자가 자극음에 대해 '장시간 들을 수 없는 불쾌감이 느껴지는 소리'로 표현하는 불쾌
   수준에 이를 때까지 2.5 혹은 5 dB씩 자극음을 상승시키면서 검사한다.

3. 청각학적 검사 묶음의 임상적 의미

1) 순음청력검사

이명의 발생 기전과 관련된 여러 임상 인자 중 현재까지 가장 많은 연관성을 보이
는 것은 난청으로 알려져 있다. 원인불명의 감각신경성 난청으로부터 소음성 난청, 두
부외상 후 난청, 돌발성난청, 메니에르병과 관련된 난청 및 전음성 난청에 이르기까
지 다양한 종류와 원인의 난청이 이명과 밀접한 관련성을 띠며, 특히 돌발성난청 후에
는 보다 높은 빈도의 이명 발생률이 보고된 바 있고, 난청의 정도가 심할수록 이명이
동반될 가능성이 높다(박시내 외, 2004; Coles et al., 1984; Matshhira et al., 1992; Penner &
Saran, 1994). 따라서 이명과 밀접한 관련성을 띤 난청의 유무와 형태를 정확히 파악하
는 것은 이명 발생의 원인이 감각신경성 난청과 관련되어 있음을 확인하는 데 도움을
주며, 이명 환자에게 이명 발생 기전, 특히 신경생리모델을 설명할 때 유용하다. 이명

재훈련치료를 시행할 때에는 환자의 난청 존재 여부에 따라 분류를 하게 되므로 순음청력검사 결과가 매우 중요하며 난청 정도에 따라 소리 발생기나 보청기 등의 소리 치료를 적용하게 된다(박시내 외, 2002a, 2002b, 2003, 2004; Jastreboff, 1990; Jastreboff and Hazell, 1993; Jastreboff et al, 1996; Jastreboff & Jastreboff, 2000). 최근 확장고주파 순음청력검사(Extended high frequency pure tone audiometry)를 통해 8 kHz를 초과하는 영역에서의 청각 수준이 이명 발생과 관련성이 있음이 밝혀진 바 있다(Kim et al., 2011; Shim et al., 2009).

2) 어음청력검사

난청 동반 여부의 평가, 소리 치료를 위한 보청기 장착의 역동범위 선정 및 이명 환자에게 흔히 동반하는 청각과민증(Hyperacusis)의 보조적 진단을 위한 불쾌수준의 관찰 등을 위해 어음청력검사를 시행한다. 이명재훈련치료 시에는 난청이 동반된 이명 환자의 소리 치료를 위해 보청기 처방이 필수적인데 이때 어음청력도는 보청기 처방 및 선택에 큰 도움을 준다(Goldstein & Shulman, 1996; Jastreboff, 1990; Jastreboff & Hazell, 1993; Jastreboff et al., 1996; Jastreboff & Jastreboff, 2000). 또한 어음청력검사 결과 과도하게 낮은 불쾌수준을 보이는 이명 환자의 경우 청각과민증의 동반 여부를 염두에 둔 진단과 치료가 필요하다.

3) 이명도

이명도는 환자가 느끼는 이명의 음질, 즉 높낮이와 크기를 청각학적으로 평가하고 이명을 차폐할 수 있는 자극 수준 및 이명 억제 수준을 파악하고자 시행한다. 환자가 주관적으로 느끼는 이명을 청각검사기기, 특히 순음청력검사기를 이용해 측정할 때는 흔히 순음, 협대역잡음(narrow-band noise) 혹은 백색잡음(white noise)을 사용한다. 그러나 환자들이 표현하는 이명의 음질은 다양한 주파수가 섞인 잡음이 많고 선택된 주파수에 대한 이명강도검사 시 혼돈이 가중되어 정확한 이명의 높낮이와 강도 측정에 많은 어려움이 있다(Vernon, 1976; Vernon & Schleuning, 1978). 순음청력검사기를 활용하지 않고 이명과 비슷한 여러 종류의 소리를 만들어 이명의 음질을 확인하고자

하는 시도가 여러 차례 있었으나(최익수 외, 2003; Hazell, 1981) 반복 검사를 통한 신뢰
성 검증의 문제, 검사 계기의 보급 혹은 표준화 문제 등으로 보편적 사용에 한계를 보
이고 있어 현재까지도 순음청력검사기를 이용한 이명 음질 평가가 가장 널리 이용된
다(Goodwin & Johnson, 1980; Hulshof, 1986; Matshhira et al., 1992; Penner & Saran, 1994).
순음을 이용한 이명음조검사 시 많은 보고에서 3,000 Hz 이상의 고주파수 대역의 이
명이 가장 흔한 것으로 알려져 있으며, 특히 청력의 손실 영역과 이명의 주파수가 비
슷하거나 일치한다는 보고도 많다. 따라서 이명도와 순음청력검사 결과를 함께 활용
하면 이명 발생 기전의 이해를 돕고 환자 설명에 유용하다(Fortune et al., 1999). 청각과
민증이 의심되는 환자의 경우 순음 및 백색잡음을 활용한 불쾌수준 측정이 진단과 치
료에 도움을 준다.

4) 임피던스청력검사

(1) 고막운동성계측

갑자기 발생한 이명 혹은 박동성 이명은 급성 혹은 삼출성 중이염 등으로 인한 전음
성 난청 발생 시 흔히 동반된다. 이학적 검사와 함께 이를 뒷받침하는 고막운동성계
측 결과는 순음청력검사와 함께 환자의 전음성 난청 진단에 도움을 준다. 타각적 이명
중 고위경정맥구로 인한 박동성 이명은 고막운동성계측에서 맥박에 일치하는 규칙적
인 동요(perturbation)로 관찰될 수 있다[그림 16-1 (a)]. 반면 구개근경련성 이명(palatal
myoclonic tinnitus) 혹은 중이근경련성 이명(middle ear myoclonic tinnitus)은 불규칙
적이고 빠른 동요가 고막반응곡선에서 관찰되기도 한다[그림 16-1 (b)]. 개방성 이관
(patulous eustachian tube)으로 인한 타각적 이명이 의심되는 환자의 경우 고막운동성계
측 시 검사 반대 측 코를 막고 크게 호흡하게 함으로써 호흡과 일치하는 고막반응곡선
의 큰 동요를 관찰할 수 있어[그림 16-1 (c)], 이학적 검사와 함께 확진에 도움을 준다.

(2) 등골반사 및 등골반사피로검사

고막운동성계측과 종합하여 환자의 중이 상태, 청력역치 평가에 이용하며, 이명 환
자에게 청각과민증이 동반되거나 청각과민증이 단독으로 있는 경우 등골근 기능장
애가 직접적인 원인이 되기도 하므로 이를 확인하고자 시행한다(Citron & Adour, 1978;

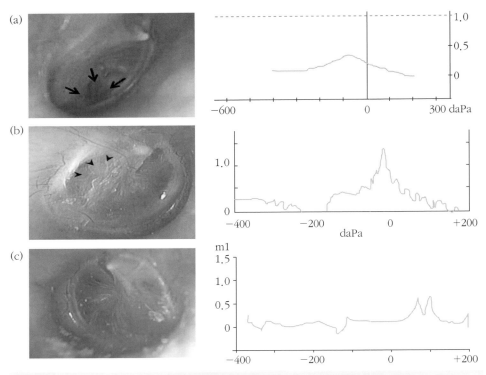

[그림 16-1] 다양한 타각적 이명에서 고막운동성계측 검사 소견

(a) 이내시경 검사에서 관찰된 고위 경정맥구(좌, 화살표)와 맥박에 일치하는 규칙적인 동요(perturbation)를 보이는 고실도, (b) 고막의 후상부에서 내외측으로 자발적 움직임이 관찰된 중이근경련성 이명 환자의 이내시경 소견(좌, 화살촉부위의 동요)과 맥박과 무관하게 불규칙적이고 빠른 동요를 보이는 고실도(우), (c) 개방성이관이 진단된 환자의 호기 시 고막 소견(좌, 전체적으로 외측 팽창된 고막 소견)과 강한 호흡과 함께 시행한 고실도 검사에서 호흡음에 일치하는 큰 동요가 관찰되는 고실도(우)

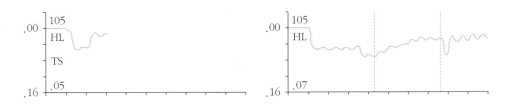

[그림 16-2] 중이근경련성 이명 환자의 등골반사검사(좌) 및 등골반사피로검사(우)

큰 소리 자극에 따른 중이근의 심한 동요(perturbation)가 등골 반사 및 등골 반사 피로검사에서 관찰됨.

Jepsen, 1955). 큰 소리 노출 시 증상이 악화되는 중이근경련성 이명 환자의 경우 등골 반사 및 등골반사피로검사(stapedial reflex decay test)에서 소리자극에 따른 중이근의 심한 동요를 관찰함으로써 진단에 도움을 받을 수 있음이 보고되었다(Park et al, 2013) (그림 16-2).

5) 청성뇌간반응

청성뇌간반응은 이명의 원인이 될 수 있는 청신경초종을 감별하는 비교적 객관적이고 비침습적인 방법이다. 많은 청신경초종이 흔히 난청과 이명을 야기하기에 청성뇌간반응 검사를 통해 환자의 이명이 종양과 관련성이 없음을 선별하는 과정은 진단뿐 아니라 이명 환자의 불안을 종식시키기 위한 상담 치료에도 활용될 수 있어 임상적으로 중요한 의미를 지닌다. 최근 국내외에 보고된 바 있는 감각신경성 이명의 특수한 형태인 타자기 이명(Typewriter tinnitus)은 제8번 뇌신경의 혈관성 신경압박증후군의 한 증상으로 모스부호 소리 같은 톡톡 소리의 단속적인 이명이 발생한다. 이 경우 청성뇌간반응에서 I~III 파간잠복기가 이간차를 보이고, II파의 진폭 감소를 관찰할 수 있어 이 검사의 유용성이 부각된 바 있다(김동현 외, 2014; De Ridder et al., 2007).

6) 이음향방사

이명 환자에게 시행하는 이음향방사는 와우의 외유모세포 상태를 반영하기에 이명 기원을 추정하는 데 이용될 수 있다. 보고자마다 결과에 차이가 있기는 하지만, 일반적으로 이명 환자는 정상인에 비해 자발이음향방사의 높은 발현율 및 변조이음향방사음의 진폭 상승 혹은 감소가 흔히 관찰되는 소견으로 알려져 있다(Bonfils, 1989;, Ceranic et al., 1998; Janssen et al., 1998; Plinkert et al., 1990; Shiomi et al., 1997). 이명 발생 기전으로 외유모세포의 자발적 과흥분 또는 손상이 보고되고 있어 이음향방사 결과는 환자에게 그 발생 기전을 설명하고 이해시키는 데 유용하게 활용할 수 있다.

4. 맺음말

이명 환자가 호소하는 주관적 증상인 이명을 청각학적으로 정확히 평가하기는 매우 어렵다. 여기에서 소개한 이명의 진단을 위한 접근법과 청각학적 검사법은 이명 환자의 검사법 중 일부가 될 것이며, 이명 설문지 분석과 환자의 이과적·내과적 상태, 감정 및 정신의학적 상태가 모두 고려된 전인적 접근을 통해 이명 환자의 진단과 치료가 이루어져야 할 것이다.

CASE 1: 돌발성 난청 이후 청각과민과 심한 이명을 주 호소로 내원한 36세 여성 환자

기저질환 없이 4개월 전 발생한 좌측 귀의 돌발성 난청으로 약물 치료 후 청력 호전을 보였으나 고음역대의 지속되는 난청과 심각한 삐 소리의 이명, 외부 소리에 대해 매우 심각한 청각과민증을 호소하며 36세 여성 환자가 내원하였다. 내원 당시 확장고주파 순음청력검사와 순음을 이용한 불쾌수준 검사에서 환자는 다음과 같은 소견을 보였으며, 이명 반대 측 귀에 시행한 이명도 검사 결과 4 kHz에서 10 dB SL에 매칭되었다. 이명 설문지에서 10점 만점의 시각화 척도는 5점, 느끼는 시간은 100%, 괴로움과 생활에의 불편함이 각각 10점, 10점으로 관찰되었고 이명장애척도는 96점으로 매우 심각한 이명임을 알 수 있었다.

• 확장고주파 순음청력검사

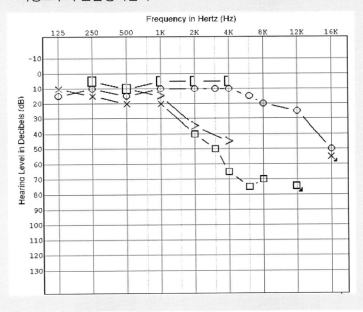

• 이명도

우측 귀(이명 반대 측 귀)

4 kHz NBN, 10 dB SL

• 불쾌수준(Uncomfortable loudness level)검사

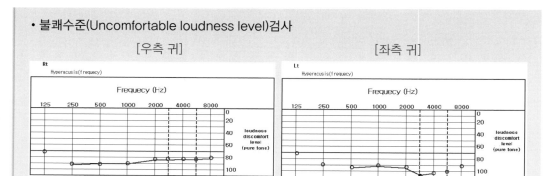

임상적 의미: 좌측 귀 고음역의 난청과 이명, 정상 청력을 지닌 우측 귀의 불쾌수준이 전반적으로 90 dB HL 이하에서 관찰되어 고음역대 감각신경성 난청에 동반한 이명과 청각과민증의 소견으로 판단된다. 고음역 난청과 주관적 청각과민증상에 동반한 낮은 불쾌수준 검사 결과를 종합하여 볼 때 자각적 이명(감각신경성 이명) 및 청각과민증으로 진단할 수 있다. 소리 치료를 결정할 때에는 환자의 청각과민증상을 염두에 둔 소리발생기 또는 소리발생기가 탑재된 개방형 보청기의 처방이 우선되어야 한다.

CASE 2: 3초간의 이명이 어지럼과 동반되어 하루에 15번씩 발생하는 42세 남성 환자

42세 남성 환자가 5~6년 전부터 발생하였으며 3개월 전부터 악화된 좌측 이명을 주 호소로 내원하였다. 이명은 귀뚜라미 소리와 비슷하지만 단속적이라고 하였고 약 3~4초간의 이명이 하루에 10~15회 가량 발생하였다. 3개월 전부터는 이명의 빈도가 증가하면서 이명과 함께 초점을 맞추기 어려운 어지럼이 발생하였다.

• 순음청력검사

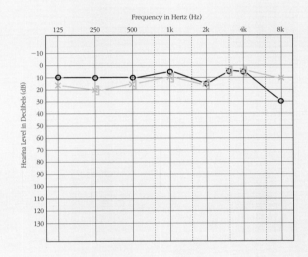

• 어음청력검사

단어인지도 우측 100%, 좌측 100%

• 이명도

–좌측 귀

–8 kHz NBN, 10 dB SL

–현재 이명 없음

• 청성뇌간반응

Interaural Interlatency Differences

LabelIndex	I-III	III-V	I-V
A1	2.71	1.87	4.58
B1	2.37	2.00	4.37
InterauralDif	0.33	−0.12	0.21

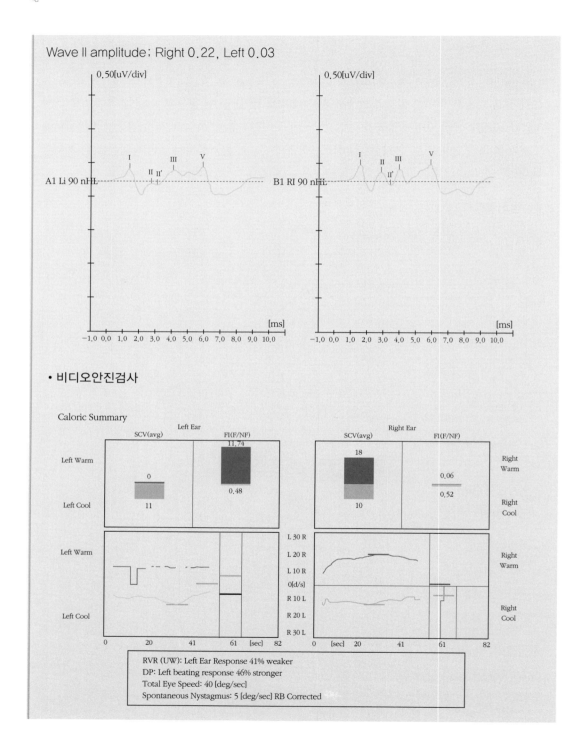

Wave II amplitude; Right 0.22, Left 0.03

• 비디오안진검사

• 측두골 자기공명영상

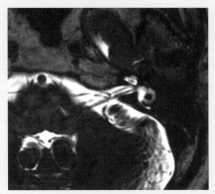

임상적 의의: 제8뇌신경의 미세혈관압박증후군에 의한 타자기 이명(Typewriter tinnitus) 및 어지럼을 호소하는 증례이다. 순음 및 어음청력검사에서 정상 소견을 보이며 이명도에서는 8 kHz 협대역잡음에서 10 dB SL의 크기로 매칭되었으나 간헐적인 이명의 특성상 검사 당시 이명이 없어 잔류억제를 검사할 수 없었다. 청성뇌간반응에서 좌측 I~III파의 지연이 관찰되며, II파의 진폭이 우측에 비하여 30% 이하로 감소되어 있다. 온도안진검사에서는 좌측 41%의 반규관 마비가 있으며, 5 deg/s의 마비성 자발안진이 관찰된다. 측두골 자기공명영상검사를 통해 제8번 뇌신경의 혈관성 신경압박을 확인하였고, 저용량 항전간제(Oxcarbazepine 300mg bid) 투여 후 급격한 호전을 보였다.

▦ 더 읽어 보기 ▦

고의경. Otologic and audiologic assessment of tinnitus. 이명. 서울: 대한이과학회. 군자출판사. 2011; 81-9.

박시내, 이명재. **훈련치료**. 이명. 서울: 대한이과학회. 군자출판사. 2011; 135-56.

이일우, Questionnaires for Tinnitus. **이명**. 서울: 대한이과학회. 군자출판사. 2011; 105-19.

여상원. Introdunction and Epidemiology. **이명**. 서울: 대한이과학회. 군자출판사. 2011; 1-21.

장지원, 김태수, 남의철, 문인석, 박무균, 박시내 등. 우리나라(한국)의 이명검사 현황 및 이명검사 방법제안. 대한이비인후과학회지. 2014; 57(10): 671-86.

Jastreboff, P. J. Phantom auditory perception (tinnitus): mechanisms of generation. *Neurosci Res 1990; 8*: 221-54.

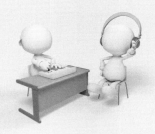

제 17 장

기능성 난청검사

충남대학교 의과대학 이비인후과 박용호

비기질적 청각장애(nonorganic hearing loss)는 기능성 난청(functional hearing loss), 심인성 청각장애(psychogenic hearing loss), 심령성 청각장애(psychic deafness), 사청 (auditory malingering), 거짓신경성 청각장애(pseudo-neural hypacusis), 히스테리성 청 각장애(hysterical deafness), 위난청(Pseudohypacusis, pseudodeafness), 가장된 청각장 애(simulated deafness), 의도적 청각장애(volitional deafness), 청각 외 청각장애(extra-auditory hypacusis) 등 무수히 많은 용어로 정의된다.

최근에는 비기질적 청각장애(non-organic hearing loss)를 기질적 장애 없이 심인성 으로 나타나는 청각장애를 의미하는 기능성 난청(functional hearing loss)으로 분류하기 도 하지만 비기질적 청각장애(nonorganic hearing loss)를 설명하기 위한 다른 모든 용 어를 포함하는 의미로 위난청(Pseudohypacusis)으로 통용되어 해석되기도 한다. 이 장 에서는 기능성 난청의 임상적 진단을 위해 고려해야 할 사항과 검사법들을 간략히 소 개하고자 한다.

1. 검사의 개요

난청(hearing loss)에 대해 기술한 많은 용어는 병리학적인 청각 시스템에 기초 하여 설명하고 있다. 오늘날 문헌에서 가장 많이 사용되는 용어는 비기질적 난청 (nonorganic hearing loss), 위난청(pseudohypacusis), 심인성 난청(psychogenic hearing loss), 거짓난청(malingering)이지만 이러한 용어가 동일한 현상을 설명하는 것이 아님 을 주의해야 한다(Williamson, 1974). 일반적으로 의식적 또는 무의식적 동기의 결과 에 의한 과장된 청력의 역치인지 모르기 때문에 청력평가에서 얻어진 환자들의 참 청 력역치에 대하여 설명하기 위하여 위난청(pseudohypacusis)이라는 용어가 제안되었다 (Carhart, 1961).

개개인의 사회 · 경제적 여건의 신장과 더불어 건강에 대한 관심이 나날이 높아지 면서 청력평가의 기회를 보다 많이, 쉽게 접할 수 있게 되었다. 이와 더불어 청각장애 환자의 수술 및 보장구 등을 활용한 청력보존 프로그램도 더욱 활성화되고 있다. 하지만 장애 관련 수당 수급이나 사고 관련 보상 등의 금전적인 이득, 병역기피, 부진한 학업 성적과 학교생활 부적응에 대한 도피 등의 목적을 위해서 자신의 청력을 의도적으로 나쁘게 표현하려는 위난청 환자가 많아지는 추세여서 비기질적 결과에 대한 정확한 이유를 확인하는 것이 중요하다고 할 수 있다.

이 장에서는 허위 또는 과장된 청력검사 결과를 보이는 몇 가지 요인에 대해 설명하고, 환자들의 실제 청력역치를 결정하는 데 도움을 줄 수 있는 청력평가 절차에 대하여 설명하고자 한다.

1) 위난청의 실제

모든 환자가 청력평가에 적극적으로 협조적인 것은 아니다. 협조적이지 못한 환자는 ① 검사의 절차를 잘 이해하지 못하거나, ② 동기 미약, ③ 물리적 혹은 감정적 응답, ④ 자신의 결점을 감추려 함, ⑤ 개인의 이득을 위해 의도적으로 청력손실을 과장하거나 꾸밈, ⑥ 무의식적인 강요에 의한 동기부여 등의 이유가 있기 때문이다.

(1) 성인의 위난청(Pseudohypacusis in Adults)

난청을 가장하거나 과장된 청력 손실을 표현하려는 위난청의 다양한 요인 중에서 가장 직접적인 이유는 개인의 경제적인 이득이다. 직업적인 근무 환경으로 인한 소음성 난청 위험 근로자를 위한 금전적인 보상, 청각장애인에게 부여하는 사회적인 복지 시스템의 다양한 이득, 물리적인 외상이나 소음 노출 및 이명 등을 통한 청력손실 후 보험청구 등 경제적인 이유가 직접적으로 기인한다.

위난청에 기대하는 또 다른 요인 중 하나는 심리적으로 바람직하지 않은 상황을 피하기 위해서이다. 실업자나 빈곤한 생활을 영위하고 있는 이들은 청각장애인에게 부여하는 많은 이득이 있다고 믿기 때문이다.

어떤 이유가 존재하든 간에 왜 난청이 발생했는지, 환자의 삶에 어떤 사건이 심리적으로 관여하고 있는지에 관심을 가지고 주의 깊게 관찰하는 일이 위난청 확인을 위한 첫 번째 단계일 것이다.

(2) 어린이의 위난청(Pseudohypacusis in Children)

어린이의 위난청은 여러 가지 문제적 상황의 유발을 우려할 수 있을 정도로 충분한 빈도로 발생하고 있는데 대부분 심인성에 기인한다고 보고되고 있다. 부모의 높은 학업 성취도 기대가 낮은 학업 성취도를 보이는 아이에게 청력손실을 가장하도록 유도하는 등 가족 간의 갈등에 의해서 발생되기도 한다. 유·소아에게서도 위난청을 관찰할 수 있다고 보고되기도 한다(Pracy et al, 1996).

난청의 조기 감별을 위한 청력선별검사는 학생들에게 매우 중요하며, 특히 위난청의 경우 아이들이 청력손실의 이차적인 이득을 인지하고 그것에 익숙해지기 전에 가능한 빨리 발견하는 것이 중요하다. 하지만 학교 차원의 선별검사는 대부분 시끄러운 주변의 환경, 장비 보정 문제로 인한 부정확한 검사, 미비한 동기 부여 등에 의해서 실패하는 경우가 많으며 이는 아이들에게 큰 관심의 대상이 되고 난청을 상상하게 되는 상황을 유발한다.

대부분의 숙련된 청각사는 정상적인 어음청취역치(speech recognition threshold)의 존재를 통하여 순음에서의 과장된 청취역치를 알아낼 수 있다. 의식적 혹은 무의식적인 경우 모두에서 여러 상황을 예방하기 위해 어린이의 청력손실에 대해 바르게 인식하고 빠른 조치가 이루어져야 한다.

2) 위난청을 의심할 수 있는 상황

(1) 검사 전 의심 상황(The Non-test Situation)

실제 난청 환자들은 보편적으로 사회구성원으로서의 이미지와 통념상 장애인이라는 편견을 고려하기 때문에 자신의 청력 문제에 대해 상대적으로 과묵한 편이다. 반면, 위난청 환자의 경우 청취에 대한 어려움이나 불편을 과장하여 표현하고 모호하거나 모순된 진술을 반복한다. 또한 부탁하지 않은 추가적인 정보를 제공하거나 구술자의 입술보다는 얼굴을 주시하며 구술자가 말하는 방향으로 과장되게 움직임을 보이곤 한다. 이외에도 소리를 모으기 위해 귓바퀴에 손을 대고 컵 모양으로 모으거나 착용 중인 보청기를 지속적으로 조정하는 행동들이 관찰된다면 위난청을 의심할 수도 있다.

우리는 때때로 사고가 발생한 이후에 난청에 대하여 대리인에 의해 추천된 경우, 청력검사의 결과에 따라 연금의 정도가 정해지는 재향군인, 병사용 진단, 청각장애 및 연금과 관련하여 서류를 접수하기 위해 검사 결과가 필요한 경우 등의 환자를 맞이하게 된다. 이러한 경우 자기 스스로 내원하거나 의사의 진찰에 의해 검사를 진행하는 환자보다 검사 시행 전부터 소극적인 자세를 취하는 등이 위난청 고위험군 그룹에 속한다. 따라서 위난청 의심 환자의 검사 전에 대부분의 내원 환자가 검사에 협조적임을 강조해서 표현해 줄 필요가 있다.

모든 환자가 청취역치를 과장되게 만들고자 하는 것은 아니기 때문에 이와 같은 증거를 기초로 참고하되 무조건 위난청으로 단정하는 것은 주의해야 한다.

(2) 검사 시 의심 상황(The Test Situation)

특별한 상황을 제외하고 환자와의 상호협력을 통하여 일관된 청력 측정값을 기대할 수 있다. 청력검사를 진행하는 동안 개인의 특성에 따라서 변동성이 있지만 위난청 환자는 자주 응답에 모순되는 반응을 보이기 때문에 반복되는 검사에서 역치가 10 dB 이상 차이를 보이면 위난청의 가능성을 고려해야 한다.

순음청력검사에서 우리는 종종 위양성과 위음성을 관찰할 수 있는데, 검사에 적극적인 정상인이나 난청인의 경우 아무런 자극을 제시하지 않아도 반응을 보이는 위양성 반응을 보이고, 청취 가능한 역치 및 약간 높은 역치에서 아무런 반응이 없다면 위음성이다. 검사 시 위양성 반응은 검사 시간을 지연시키기도 하지만 양심적인 응답자의 특징이며 위음성 반응은 위난청의 특징적인 반응이다.

비기질적 난청(nonorganic hearing loss)을 확인하는 간단한 방법 중 하나로 검사 시 수시로 몇 분 정도의 무반응기(silent periods)를 줄 수도 있다. 위난청 환자의 경우 순음청력검사에서 다음 자극 음까지 음자극 시간 사이(silent periods)의 차이가 발생해도 위양성 반응을 보이지 않는다(Feldman, 1962). 대부분의 기질적 난청 환자들은 청취역치 부분에서 상대적으로 신속히 반응을 보이지만 비기질적 문제인 경우 매우 신중하고 느리게 반응을 한다.

(3) 청력도 구성(The Audiometric Configuration)

위난청이 의심되는 환자의 청력검사 결과는 패턴이 유사한 양상을 보이는데 주파수별로 동일한 양의 청력손실을 나타내어 비교적 수평형(flat) 청력도 패턴을 보인다

(Fournier, 1958). 또한 상대적으로 전형적인 곡선 형태의 접시 모양 청력도(saucer-shaped audiogram)를 나타낸다(Carhart, 1958). 하지만 위난청의 식별에서 접시 모양 청력도는 여러 사례 연구에서 전형적인 패턴을 보이지 않아 위난청 감별의 사용에 제한적이다(Ventry and Chaiklin, 1965). 또한 반복되는 검사에서 일관된 청력 측정값을 보이지 않기 때문에 환자와의 상담을 통한 상호협력을 통하여 검사를 진행하여야 한다.

(4) 반복 검사의 신뢰도(Test-Retest Reliability)

위난청의 중요한 표식은 반복 측정에서의 일관성 부족이며 이는 환자와의 상담을 통해서 부정확성에 대한 정확한 응답을 유도할 수 있다. 하지만 환자와의 호전적인 상담만으로 상호협력을 기대할 수 없을 때가 많기 때문에 때로는 검사 결과의 불일치에 대한 간략한 설명이 환자와의 협력을 증가시킬 수 있다. Berger(1965)는 일부 아이들의 순음청력검사 결과가 '열심히 듣기'의 강조를 통해 개선될 수 있음을 보고하였다. 대부분의 경우 이러한 제한이 일반적으로 유용할 수 있지만, 개인적인 금전적 이득을 목표로 검사를 진행하는 등의 경우 정확한 청력검사가 이루어질 때까지 반복검사 및 객관적 청력검사의 진행 등을 통한 개인의 시간이나 금전적 손실이 발생할 수 있음을 상담을 통하여 주지시킨 후 검사를 진행한다.

(5) 음영곡선(The Shadow Curve)

심한 난청 환자의 청력검사를 진행하는 동안 차폐가 주어지지 않는 상태에서 역치 이상의 수준까지 소리자극을 증가시키면 정상귀의 골전도를 통하여 검사음을 듣게 되고 정상귀 청력도와 유사한 형태의 청력도 형태를 나타내는데 이를 음영곡선(shadow curve)이라 한다(그림 17-1)(표 17-1). 이는 일측성 청력손실 환자의 청력검사 시행 시 자극음이 골전도를 통해 좋은 귀 쪽으로 전달되어 듣게 되는 교차청취(cross hearing) 혹은 음영청각(shadow hearing)이 발생하기 때문이다. 대부분의 위난청 환자는 한쪽 귀는 아주 좋은 청력역치를 보이고 반대편 귀에서는 아무런 반응도 보이지 않는다.

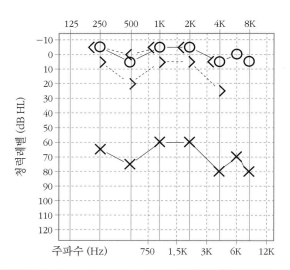

[그림 17-1] 일측성 난청에서 차폐없이 시행한 순음청력검사의 음영곡선(Katz, 2009)

〈표 17-1〉 일측성 난청의 주파수별 음영곡선 반응 dB(Robert, 2015)

	250 Hz	500 Hz	1,000 Hz	2,000 Hz	4,000 Hz	8,000 Hz	역치
[기도청력]							
평균	51	58	60	60	63	58	59
평균 + 2SD	65	71	74	77	80	80	73
최대	70	75	75	80	85	80	74
[골도청력]							
평균	8	8	7	11	13		
평균 + 2SD	20	22	20	27	29		
최대	20	25	25	35	35		

(6) 어음청취역치와 순음청력역치평균의 불일치(SRT and PTA Disagreement)

어음청취역치(speech recognition threshold)와 순음청력역치의 비교는 위난청 감별에서의 첫 번째 감별 요인이다. 위난청을 시도하는 환자는 검사의 일관성을 유지하기 위해서 음량을 기억하려는 시도를 하지만 순음과 강강격어(spondaic word)의 레벨 강도 사이에서 혼동하게 된다. 이것은 음성의 음량에 주로 저주파 성분이 포함되어 있기 때문이다. 이에 따라 위난청 환자의 검사 결과 어음청취역치가 순음청력역치보다 낮게 나타난다(Carhart, 1952).

일반적으로 500 Hz, 1,000 Hz, 2,000 Hz 순음청력역치의 평균값과 어음청취역치를 비교하여 10 dB 이상의 차이를 보인다면 위난청을 의심할 수 있다(Martin, 2002).

2. 검사 방법

청각사의 중요한 임무 중 하나는 환자의 위난청을 감별하고 기질성 청력역치를 알아내는 것이다. 이것은 단순히 비기질적 환자를 선별해 내는 문제에 국한되는 것이 아니라 상호 간의 협력 혹은 아무런 도움 없이 측정치를 정량화하거나 전기생리학적 방법 등을 동원하여 진짜 청력역치를 산출하는 것이다. 위난청 감별을 위한 특수 검사는 다음과 같다.

1) 정성적 검사

(1) 등골반사역치검사(Stapedial reflex threshold Test)

등골반사역치(Stapedial reflex threshold)는 위난청 진단에 큰 가치가 있는 이미턴스 측정법으로 환자의 신뢰도가 문제될 때 난청을 확인하는 데 객관적으로 유용하다. 강한 소리로 유발된 등골근과 고막장근의 반사작용을 이용하며 정상인에게서 500 Hz, 1,000 Hz, 2,000 Hz, 4,000 Hz의 순음 자극 시에 70~100 dB에서 반사가 나타나 외이강 전체 체적의 1%인 0.02 cc 이상의 감소를 보인다. 등골반사역치(Stapedial reflex threshold)는 위난청의 식별이라는 의미 이상으로 실제 청력 추정에 유용할 수 있다. 하지만 중도 이상의 전도성 난청의 경우 등골근 반사가 관찰되지 않기 때문에 고막운동성계측(tympanometry)을 같이 시행하여 중이의 장애 여부를 확인해야 한다.

(2) 스텐저검사(Stenger Test)

스텐저검사의 원리는 동일한 주파수의 두 음이 양측 귀에 동시에 전달될 경우 한쪽 귀에만 크게 들린다는 'Stenger's phenomenon' 이론을 기본으로 한다(Thiagarajan & Arjunan, 2012).

위난청 감별의 가장 일반적인 검사방법으로 빠르고 정확하며 효율성이 좋지만 좌우가 분리된 음조절기가 장착되어 있는 2채널의 순음청력검사기가 필요하고 검사자의 숙련도가 필요하다. 정상 청력인 경우는 민감도가 없으며 적어도 양이의 청력역치의 차이가 20 dB 이상인 경우에 가장 이상적인 검사방법으로 자극음은 특별히 정해져 있지는 않지만 주로 협대역잡음(narrow-band noise)을 사용한다. 순음청력검사를 시행하여 기본 청력도를 구한 다음, 일정한 주파수에서 좋은 귀에는 청취역치보다 10 dB높은 강도의 주파수 음을, 나쁜 귀에는 10 dB 낮은 강도의 주파수 음을 동시에 들려주고 소리가 들리면 응답을 하도록 한다(그림 17-2).

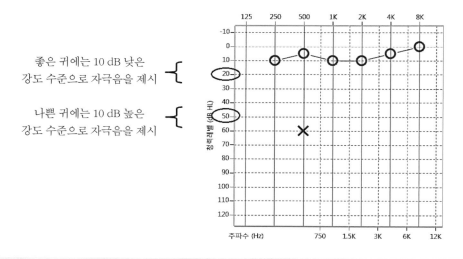

좋은 귀에는 10 dB 낮은 강도 수준으로 자극음을 제시

나쁜 귀에는 10 dB 높은 강도 수준으로 자극음을 제시

[그림 17-2] 스텐저검사의 기본 원리(Katz, 2009)

(3) 변형 스텐저검사(Modified Stenger Test)

스텐저 원리를 이용하지만 순음을 대신하여 육성(Live voice) 혹은 녹음된 강강격어(spondaic words)의 어음신호(speech signals)를 사용한다. 좌우가 분리된 음조절기가 장착되어 있는 2채널의 어음 청력기를 사용하여 동일한 강강격어를 제시하는데 좌우 언어청취역치가 20 dB 이상 차이가 있어야 한다(Taylor, 1949). 아이들의 기능적 청각장애 판정에 매우 적합한 필수 검사로 두 귀의 어음청력 역치의 현저한 차이가 있을 때 유용하다. 강강격어를 듣고 따라 하도록 하는데, 좋은 귀에는 역치보다 10 dB 높게, 나쁜 귀에는 역치보다 10 dB 낮게 들려준다. 이외에도 임상적으로 질문에 응답을

요구하는 등의 여러 가지 변형된 스텐저검사 방법이 존재한다.

(4) 상승-하강법(Ascending-Descending (A-D) Methods)

상승-하강법은 신속하고 간단히 실행할 수 있는 순음청력역치 측정법으로 순음청력검사의 방법 중 상승법과 하강법을 이용한다. 상승법은 예상되는 역치 이하에서 점차 음의 자극 강도를 높여 가면서 처음 반응하는 역치를 찾아내는 방법이며, 하강법은 역치 이상에서 점차 음의 강도를 낮추어 가면서 역치를 찾아낸다. 일반적으로 검사음의 강도는 5 dB 단위를 사용하며 검사음의 제시 간격은 1~2초가 적당하다. 간단한 순음청력기로 신속하고 쉽게 시행할 수 있으며 종종 위난청 환자에게서 30 dB 이상의 큰 차이를 보이기도 한다. Harris의 검사법을 수정하여 하강법을 10 dB 단위로 낮추는 것이 더 효과적이라는 보고가 있다(Kerr et al., 1975).

(5) 교대문장검사(Shifting Voice Test)

위난청의 존재를 식별하기 위하여 사용하며 일반적으로 일측성 위난청을 검사하는 방법이지만 양측성 난청의 경우에도 사용될 수 있다. 좌우가 분리된 2채널의 어음청력기를 이용하여 환자에게 혼란을 일으키기 위한 목적으로 각각의 귀에 신호의 강도를 다르게 제시한다. 좋은 귀에는 역치보다 10 dB 높은 강도로, 나쁜 귀에는 10 dB 낮은 강도로 양 채널을 통해 환자에게 이야기를 동시에 들려주고 반복하게 한다.

교대문장검사는 일반적으로 잘 사용되지 않는 방법이며 이를 변형한 〈표 17-2〉와 같은 문장을 이용한 강도변화문장검사(varying intensity story test: VIST)가 주로 사용한다. 다양한 강도변화문장검사를 위해 환자에게 문장 청취 후 10개의 기록 질문에 응답해야 함을 미리 주지시킨다. 1부의 문장을 10 dB 강도로 들려주고, 이어서 2부의 문장을 역치보다 30~50 dB 낮게 들려준다(Martin et al., 1998).

〈표 17-2〉 강도변화문장검사용 문장의 예

1부	2부
중국은,	인구가 너무 많음에도 불구하고,
섬세한 아름다움으로,	만들어진 건물들이,
유명하다. 또한,	정원을 꾸미는,
중국만의 양식이 존재한다,	일본의 정원은,
붉고 노란 꽃밭의,	단순한 모양이지만 중국의 정원,
모양은 도시마다,	다르며 다양한 색으로,
화려하게 나타나고,	그림으로 표현된,
중국의 아름다운 자연은,	박물관에 가면,
어디에서나 볼 수 있다,	어느 중국인 친구의,
아버지께서 말씀하신,	책에 기록된,
현재의 중국은,	경제적인,
환경 면에서 많이 달라졌다고 한다,	컴퓨터를 다루는,
새로운 세대들이 주도가 되어,	부자들이 넘쳐나는,
깨끗한 신도시가 만들어진 것이다.	

(6) 저강도 음소균형단어검사(Low-Level Phonetically Balanced(PB) Word test)

어음을 가장 잘 들을 수 있는 최적역치에서 어느 정도 정확히 청취할 수 있는가 알아보기 위해 어음 강도마다 어음명료도를 연결한 곡선을 어음명료도곡선이라 한다. 일반적으로 정상이나 전음성 난청의 경우 역치상 어음강도를 높여 주면 최대명료도가 100%(PB-Max) 정도에 이르나, 감각신경성 난청은 최대명료도가 낮아지며, 특히 청신경종양과 같은 후미로성 난청에서는 최대명료도가 더욱 낮아지며 최대명료도 이상의 어음강도에서는 이보다 낮아진다(roll over phenomenon).

저강도 음소균형단어검사는 강도에 따른 음소균형단어 수행-강도함수(performance-intensity functions for Phonetically Balanced word)를 이용해 위난청을 선별하는 검사방법이다.

(7) Pulse-Count 방법

순음청력검사 장비만으로도 간단하고 쉽게 시행할 수 있는 방법으로 빠른 연속의 순음 자극을 여러 번 제시하고, 들었다고 생각하는 횟수를 말하게 한다. 환자는 강도의 변화보다도 순음 자극의 횟수에 더 집중하게 된다(Peck, 2011).

한쪽 귀에만 강도를 변화하며 소리를 주는 방법(Ross, 1964)과 한쪽 귀에는 역치보다 높은 강도를, 다른 귀에는 역치 아래의 강도를 주는 방법이 있다(Nagel, 1964).

(8) 예-아니오 검사(The Yes-No Test)

위난청 환자의 감별에 사용되며 환자의 실제 역치를 예측할 수 있다. 주로 위난청 어린이의 감별에 사용되지만 위난청 성인에게도 유용한 검사방법이다(Katz, 2009).

환자는 자극음이 들리면 "예."라고 말하거나 소리가 들리지 않으면 "아니요."라고 대답한다. 청력검사기기를 이용하여 0 dB부터 시작하여 5 dB씩 소리의 강도를 증가시키면서 검사를 진행한다.

2) 정량적 검사

(1) 청성유발반응(Auditory Evoked Potentials: AEP)

음향자극 이후에 청각전달경로에서 나타나는 전기적 신호를 두피에 댄 표면 전극으로 받아 청각기관의 이상을 진단하는 검사이다. 순음청력검사의 시행이 불가능하거나 협조가 되지 않는 환자, 유·소아 및 기능성 난청이 의심되는 환자의 검사에 매우 유용한 객관적 청력검사이다. 말초청각기관부터 중추청각기관 사이에서 일어나는 변화는 자극을 처음 수용하는 말초청각기관을 포함하여 어느 정도의 잠복기를 가진다. 잠복기의 길이에 따라서 와우에서의 반응으로 자극 후 5~10 msec 이내에 나타나는 전기와우도(electrocochleography: ECoG), 연수에서 대뇌 사이의 반응으로 10~15 msec 이내에 나타나는 청성뇌간반응(Auditory Brainstem Response: ABR), 변조된 순음에 의해 더 넓은 주파수 범위의 유발된 반응을 나타내는 청성지속반응(auditory steady state response: ASSR) 검사 등으로 구분한다.

(2) 이음향방사(Otoacoustic Emissions)

이음향방사는 와우에서 발생하여 외이도 쪽으로 누설된 에너지를 기록한 것으로 검사 전 특별한 처치가 필요하지 않아 검사방법이 간단하고 통증을 주지 않는다. 와우의 미세기능 평가가 가능하고 감각신경성 난청에서 미로 또는 후미로성 질환의 감별진단에 이용된다. 이음향방사의 종류에는 외부의 소리자극 없이도 나타나는 자발이음향방사(Spontaneous OAE), 소리 자극에 의해서만 발생되는 유발이음향방사(Evoked OAE)가 있다. 유발이음향방사는 클릭음이나 톤버스트 등의 자극음 중 하나를 선택하여 자극한 후 유발된 방사음을 기록하는 일과성음유발이음향방사(Transient Evoked OAE: TEOAE)와 주파수가 서로 다른 두 개의 순음을 자극한 후 순음에 의해 유발된 새로운 방사음을 기록하는 변조이음향방사(Distortion Production OAE: DPOAE)가 있다. 일과성음유발이음향방사가 위난청 선별검사에 주로 사용된다.

(3) 순음 지연재생청각검사(Pure tone Delayed Auditory Feedback : DAF)

지연재생청각검사(DAF)는 순음을 이용한 방법과 어음을 이용한 두 가지 검사방법이 존재하지만 어음을 활용한 지연재생청각검사는 환자의 실제 청력역치를 표시할 수 없기 때문에 잘 활용되지 않는다.

순음 지연재생청각검사는 피검자가 버튼을 네 번 누르고 쉬고, 두 번 누르고 쉬는 등의 일정한 방식에 따라 버튼을 누르는 방법을 학습한 다음 반복한다. 피검자가 버튼을 누르는 작업을 반복하는 사이 200 msec 늦게 헤드폰이나 이어폰을 통하여 자극음을 들려주며 피검자가 버튼을 누르는 리듬과 횟수 및 누르는 강도의 변화를 계측기를 통하여 체크한다.

청력역치의 정확한 판독을 위한 정보를 제공하지 못하거나 불만을 표출하는 환자들에게 순음 지연재생청각검사가 주로 사용된다(Ruhm & Cooper, 1964). 피검자가 검사에 익숙해질 때까지 버튼을 보지 않고 반복적으로 누르는 연습을 먼저 시행해야 하는데 실제 피검자 중에는 버튼 누르기를 지시대로 따르지 못하여 협조가 어려운 경우가 있으며 지연재생청각검사를 위한 상업적인 장비가 없다는 단점이 있다.

3) 일반적인 검사 진행 순서 예시(Test Sequence)

청력검사를 진행하는 동안 검사의 진행 순서는 결과에 큰 영향을 미치지는 않는다. 위난청 환자들은 역치 이상의 수준을 설정하고 일관되게 큰 강도 수준에서 응답을 시도한다. 일반적으로 다음과 같은 검사의 진행 순서가 위난청을 감별하는 데 가장 유용하다.

1. 고막운동성계측
2. 역치검사(일측성 난청인 경우 변형스텐저검사)
3. 기도청력검사(필요시 스텐저검사)
4. 저강도 음소균형단어검사
5. 골도청력검사
6. 순음을 이용한 지연재생청각검사
7. 유발이음향방사
8. 청성뇌간반응

3. 결과의 해석

1) 정성적 검사의 결과 해석

(1) 등골반사역치검사(Stapedial Reflex threshold Test)

나쁜 귀의 등골반사역치가 환자들의 자발적 청력역치 아래에서 보인다면 일측성 위난청을 의심할 수 있다(Feldman, 1962). 또한 순음청력역치와 등골반사역치 사이의 차이가 5 dB 혹은 그 이하라면 위난청을 의심할 수 있다(Lamb and Peterson, 1967).

(2) 스텐저검사(Stenger Test) 해석

나쁜 귀에는 역치보다 10 dB 낮은 강도의 음을 주었기 때문에 실제로 난청이 존재한다면 듣지 못하고, 좋은 귀에는 역치보다 10 dB 높은 강도의 음을 주어서 듣고 있기 때문에 반응을 보여야 한다(그림 17-3). 하지만 위난청 환자의 경우 들리지 않는 것처럼 행동해야 하기 때문에 응답을 보이지 않는다(그림 17-4). 이를 스텐저 양성이라고 판정하며 일측성 난청을 주장하는 정상 청력의 위난청 선별검사에서 매우 신속하고 간단히 사용될 수 있는 검사이다(Monro and Martin, 1977). 스텐저검사 양성 반응이 실제 청력의 역치를 식별해 주는 것은 아니며 역치 정보를 얻기 위해서는 MCILs(minimum contralateral interference levels)검사가 필요하다. 좋은 귀에 역치보다 10 dB 높은 강도의 순음을 지속적으로 들려주고 동시에 나쁜 귀에는 0 dB의 순음을 들려준다. 이때

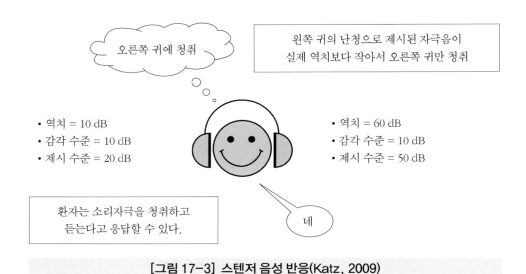

오른쪽 귀에 청취

왼쪽 귀의 난청으로 제시된 자극음이
실제 역치보다 작아서 오른쪽 귀만 청취

- 역치 = 10 dB
- 감각 수준 = 10 dB
- 제시 수준 = 20 dB

- 역치 = 60 dB
- 감각 수준 = 10 dB
- 제시 수준 = 50 dB

환자는 소리자극을 청취하고
듣는다고 응답할 수 있다.

네

[그림 17-3] 스텐저 음성 반응(Katz, 2009)

왼쪽 귀에 청취

왼쪽 귀에 역치보다 높은 감각수준의
자극음이 더해져 왼쪽 귀로 청취

- 역치 = 10 dB
- 감각 수준 = 10 dB
- 제시 수준 = 20 dB

- 역치 = 20 dB
- 감각 수준 = 30 dB
- 제시 수준 = 50 dB

환자는 왼쪽 귀에 청취되기 때문에
소리자극에 대해 응답하지 않는다.

...

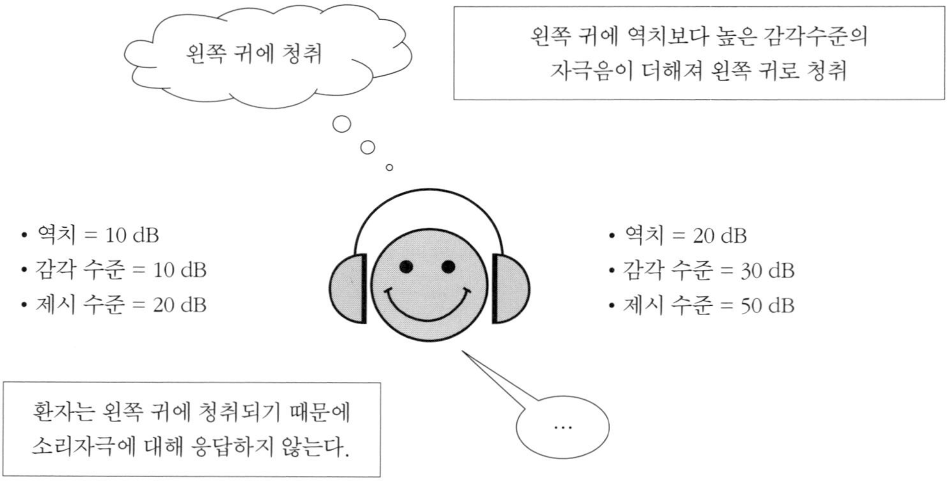

[그림 17-4] 스텐저 양성 반응(Katz, 2009)

환자는 좋은 귀에서 소리를 지속적으로 듣고 있기 때문에 응답이 있어야 하며, 응답이
얻어지는 경우 좋은 귀에는 역치보다 10 dB 높은 강도의 순음을 지속적으로 들려주면
서 나쁜 귀에는 순음을 5 dB씩 증가시킨다. 나쁜 귀의 역치보다 주어진 순음의 강도가
10 dB을 넘어서면 나쁜 귀에서 소리가 들리기 때문에 환자는 들리는데 안 들린다고 반
응하며 이 시점을 MCIL(minimun contralateral interference level)이라 한다. 이때 나쁜 귀

의 실제 역치는 MCIL로부터 20 dB 사이에 있다고 판단할 수 있다.

(3) 변형스텐저검사(Modified Stenger Test) 해석

좋은 귀에서 잘 들리기 때문에 잘 따라 해야 하지만 잘 따라 하지 못하면 위난청으로 의심할 수 있다. 환자가 지속적으로 단어를 따라 하는 경우에는 음성 반응으로 위난청이 아님을 의미한다(그림 17-5).

환자가 단어를 따라 하지 않는다면 위난청을 의미하고, 역치 정보를 얻기 위해서 좋은 귀에는 10 dB 강도의 수준으로, 나쁜 귀에는 최저 강도 수준부터 5 dB씩 증가시키며 동시에 강강격어를 제시 후 반복하게 한다. 강강격어를 두 단어 이상 반복하지 못하거나 틀리는 나쁜 귀의 청취 수준 강도가 MCIL이고 청취역치를 의미한다. 이것이 정확한 역치를 의미하는 것은 아니며 대개의 경우 MCIL은 실제 역치보다 15 dB 정도 높게 측정된다. 만약 MCIL이 30 dB보다 낮은 경우 어음청취가 정상인 귀를 의미한다.

(4) 상승-하강법(Ascending-Descending (A-D) Methods) 해석

상승법과 하강법으로 구한 청력역치 간의 차이가 10 dB 이상인 경우 위난청을 의심

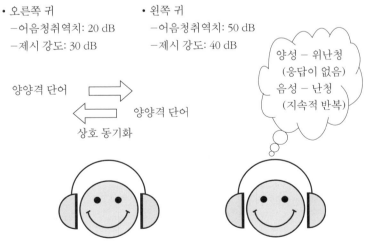

[그림 17-5] 어음스텐저검사

출처: Gary Lawson(2011).

할 수 있다(Harris, 1958). 두 측정법 사이에 역치는 비교적 동일해야 하며 10 dB 이상의 차이는 비기질적인 문제가 있음을 암시한다.

(5) 교대문장검사(Shifting Voice Test) 해석

양쪽 귀를 통하여 문장이 동시에 주어지기 때문에 피검자는 어느 쪽 귀에서 들리는지를 판단할 시간적인 여유가 없어지면서 잘 들리는 귀의 방향에서 들리는 문장을 반복하게 된다. 위난청이 의심되는 환자의 경우 나쁜 귀에 들려준 문장의 구절을 반복하게 되어 양성반응을 보인다. 이를 변형한 강도변화문장검사(varying intensity story test: VIST)에서 질문지의 결과가 2부에서 들려준 정보에 관한 질문에 제대로 응답하는 경우 양성의 결과로 간주하며 역치가 2부에서 문장 검사 시 제시된 강도 레벨보다 더 나쁘지 않다고 해석한다.

(6) 저강도 음소균형단어검사(Low-Level Phonetically Balanced(PB) Word test) 해석

일반적으로 역치보다 30~40 dB 위에서 음소균형단어검사 시행 시 PB-Max(100%)를 보이지만 이보다 약한 강도의 레벨에서는 수행 능력이 떨어지는 것으로 알려져 있다(Hopkinson, 1978)(표 17-3). 위난청 의심 환자의 경우 측정된 역치보다 약간 높은 강도에서는 높은 음소균형단어 점수를 보인다(Snyder, 1977).

〈표 17-3〉 음소균형단어 감각수준(sensation level)에 따른 평균 수행능력

감각 수준(dB)	단어 인지 점수(%)
5	25
10	50
20	75
28	88
32	92
40	100

출처: Hopkinson(1978)

(7) Pulse-Count 방법 해석

본연의 역치가 유효하다면 환자는 순음 횟수를 기억하는 데 별다른 어려움이 없기 때문에 역치 이상의 순음 자극에서 일관성 있게 크고 작은 모든 순음 자극의 횟수를 말할 수 있다(Katz, 2009).

일측성 난청에 사용되는 위난청 감별에 아주 효과적인 검사방법이지만 주어진 모든 자극음이 실제 역치보다 높아야 하고 검사자가 자극음의 강도와 횟수를 정확히 파악해야 하는 등의 어려움이 있다.

(8) 예-아니오 검사(The Yes-No Test) 해석

역치 아래의 약한 음 자극에서는 "아니요."라고 대답할 것이다. 음 자극과 동시에 "아니요." 라고 대답한다면 음이 들렸다는 증거로 위난청 환자의 반응이다.

2) 정량적 검사의 결과 해석

(1) 청성유발반응(Auditory Evoked Potentials: AEP) 해석

청성뇌간반응의 역치는 순음청력검사에서 수평형의 청력도를 보이는 경우 청력역치보다 성인은 5~10 dB, 소아는 10~20 dB 정도 높게 나타난다. 고음역의 평균 청력역치와 청성뇌간반응의 역치 사이의 상관관계는 대개 다음과 같다(제10장 참고).

$$PTA^* = 0.6 \times ABR\ threshold\ (PTA^* = \frac{1\ kHz + 2\ kHz + 4\ kHz}{3})$$

청성지속반응은 순음청력검사와의 역치 차이가 단자극 검사에서는 −3.7 dB에서 14 dB, 다자극(multiple stimulation) 검사에서는 4 dB에서 17 dB 정도의 차이를 보였으며 통계학적으로 두 검사 간 유의한 차이가 없이 신뢰할 만한 청력역치 결과를 보인다(제11장 참고). 따라서 청성유발반응으로 측정된 청력역치와 순음청력검사로 측정된 청력역치가 이보다 큰 차이를 보이는 경우 위난청을 의심할 수 있겠다.

(2) 이음향방사(Otoacoustic Emission) 해석

순음청력검사상 난청을 보이나, 일과성음유발이음향방사(transiently evoked otoacoustic emissions: TEOAE)에서 방사음이 기록된다면 위난청을 의심해 볼 수 있다. 다만, 환자의 실제 청력이 정상 혹은 정상에 근접해야만 이음향방사 측정이 가능하다는 단점이 있다.

(3) 순음 지연재생청각검사(Pure tone Delayed Auditory Feedback : DAF) 해석

환자가 인정하는 청력역치보다 낮은 수준에서 자극음을 들을 수 있다면 지연재생 순음의 영향으로 버튼을 누르는 리듬과 횟수 및 누르는 강도의 변화를 보이게 되며 위난청을 의심할 수 있다(Ruhm & Cooper, 1964). 일반적으로 실제 역치보다 5~15 dB 이상에서 지연재생 순음의 영향으로 버튼을 누르는 리듬의 변화를 보이지만, 위난청에서는 실제 청력역치와 40 dB까지 차이가 날 수 있다(Alberti, 1970).

4. 맺음말

기능성 난청이 의심되는데 환자의 협조가 어려운 경우 검사의 진행이 복잡하고 어려워지며, 몇몇의 위난청 환자는 검사 진행 시 자신의 행동에 대한 상담 후 대단히 적의적 발언을 하거나 마음에 내켜 하지 않는다. 또한 명확한 의도나 개인적 이득이 없어도 과장된 청력손실을 보이는 위난청 환자도 종종 보일 수 있으며, 이러한 환자의 단순한 응답 불일치를 위난청으로 진단하기에는 개개인의 사회적인 명성과도 관계를 가질 수 있기 때문에 신중을 기해야 하겠다.

아직은 임상적으로 위난청을 감별하는 것이 어려운 일은 아니다. 위난청이 의심되는 경우 과장된 청력손실의 발생을 최대한 억제하고 실제 청력역치를 도출할 수 있도록 검사 초기에 하나의 방법에 의존하지 말고 모두가 동의할 수 있는 방법을 찾아야 할 것이다.

CASE: 스텐저검사에서 정상, 일측 위난청, 일측 실제난청의 비교(자극음: 1,000Hz 순음)

구분	상태	오른쪽 귀	왼쪽 귀	응답 대상
정상 청취자	역치: 50% 판단 5 dB 단위로 증가	10	10	UR: 오른쪽 귀 청취 UL: 왼쪽 귀 청취
	100% 확실한 응답 : 5 dB 증가	15	15	UR: 오른쪽 귀 청취 UL: 왼쪽 귀 청취 Bil: 양쪽 귀 청취
	왼쪽 귀에만 10 dB 증가	15	25	UR: 오른쪽 귀 청취 UL: 왼쪽 귀 청취 Bil: 양쪽 귀 청취
위난청 : 왼쪽 귀	실제 역치	10	10	UR: 오른쪽 귀 청취 UL: 청취 거부
	측정 역치	10	45	UR: 오른쪽 귀 청취 UL: 왼쪽 귀 청취
	100% 확실한 응답: 5 dB 증가	15	50	UR: 오른쪽 귀 청취 UL: 왼쪽 귀 청취 Bil: 양쪽 귀 청취
	양성 반응	15	25	UR: 오른쪽 귀 청취 UL: 청취 거부 Bil: 청취 거부
난청 : 왼쪽 귀	실제 역치: 50% 응답	10	45	UR: 오른쪽 귀 청취 UL: 왼쪽 귀 청취 Bil: 양쪽 귀 청취
	100% 확실한 응답 : 5 dB 증가	15	50	UR: 오른쪽 귀 청취 UL: 왼쪽 귀 청취 Bil: 양쪽 귀 청취
	음성 반응	15	40 (−5 dB)	UR: 오른쪽 귀 청취 UL: 청취 거부 Bil: 양쪽 귀 청취

*Note. UR = 우측 귀에 자극음 제시; UL = 좌측 귀에 자극음 제시; Bil = 양측 귀에 자극음 제시

출처: Robert(2015).

■ 더 읽어 보기 ■

김규상, 김진숙, 김형종, 방정화, 이경원, 이재희 외. **청각학개론**. 서울: 학지사. 2014.

KS I ISO 8253-1. 음향. 청력검사방법. 제1부: 기본 순음 공기 및 골전도 청력 역치 측정. 2014.

이정학. 조수진. 김진숙. 장현숙. 임덕환. 이경원 외. **어음청각검사 전문가지침서**. 서울: 학지사.
2010.

이정학. 이경원. 이재희. 방정화. 김진숙. 최철희 외. 한국표준 일반용 문장표를 사용한 문장인
지도의 검사-재검사 신뢰도. **청능재활**. 2015; 11(1): 17-25.

Prieve, B., Fitzgerald, T. Otoacoustic Emissions. In: Katz, J., Chasin, M., English, K. M., Hood,
L. J., Tillery KL. Handbook of Clinical Audiology (7th ed.). Philadelphia: Lippincott
Williams and Wilkins. 2014.

ANSI S3.6. American National Standard specification for audiometers. New York; American
National Standards Institute, Inc. 2010.

Korczak P, Smart J, Delgado R, Strobel TM, Bradford C. Auditory steady-state responses. *J Am
Acad Audiol. 2012; 23*(3): 146-70.

Hall III, W. H., Handbook of Otoacoustic Emissions. San Diego, CA: Singular. 2000.

Peck, J. E. Pseudohypacusis: False and exaggerated hearing loss. San Diego, CA: Plural.
Peterson, J. L. 2011.

Robert, A. Dobie. Medical-Legal Evaluation of Hearing Loss, Third Edition. Plural Publishing.
2015.

제 18 장

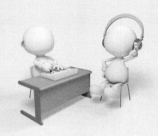

보청기적합확인검사

한림국제대학원대학교 청각학과 이경원

청각손실이 발생했을 때 더 이상의 이과적인 치료 방법이 없다면 청력역치수준 (hearing threshold level)을 포함한 난청인의 역동범위(dynamic range), 의사소통 능력 등을 개선하기 위해 보청기 등 증폭기기의 착용을 고려한다. 보청기적합(hearing aid fitting)은 난청인에 대한 다양한 청각검사 결과와 신체 및 심리·사회적인 측면 등을 고려하여 표준화된 절차와 방법에 따라 실시한다. 그리고 보청기적합 과정 중에 보청 기 착용으로 인한 장애의 정도, 어음 등 소리의 청취 능력, 정서적인 측면, 삶의 질, 사용적인 측면, 만족도 등에 대하여 어떠한 변화가 있는지를 평가하는 보청기적합확인 (hearing aid verification)을 실시하여야 한다(Dillon, 2012).

1. 검사의 개요

이 장에서는 보청기 착용 시 확인 사항 그리고 보청기 착용 후 청력역치수준의 변화, 전기음향적인 측정을 통한 보청기의 조절, 의사소통 능력의 측정 등 비교적 객관적인 방법에 대해서 기술하였다. 보청기적합확인검사의 종류와 간단한 개요를 살펴보면 다음과 같다.

- 물리적인 검사: 보청기의 물리적인 검사는 난청인이 보청기를 처음 착용하기 전 또는 착용하는 과정 중에 실시한다. 보청기를 착용하기 전에는 보청기외형 (hearing aid shell) 또는 귀꽂이(earmold)의 형태 및 제작 상태를 육안으로 관찰하여 이상 유무를 확인하고, 보청기를 착용한 후에는 착용과 제거의 용이함과 각종 조절기 또는 부품 등이 원하는 곳에 위치하는지 확인한다.
- 기능이득(functional gain): 기능이득은 방음실에서 구한 보청기 착용 전과 후의 청력역치수준을 명시한 각각의 주파수에서 비교하는 것으로 피검자의 각각의 귀 또는 양 귀에서 구할 수 있다. 기능이득은 음향이 보청기로 유입될 때 몸통, 귓바퀴, 외이도의 잔여용적, 환기구 등에 의한 영향을 모두 반영하고 보청기 착용 전후에 발생하는 이득을 나타내기 때문에 이론적으로 실이삽입이득(real-ear

insertion gain: REIG)과 같다(Sandlin, 1999). 따라서 각 주파수에서의 기능이득을 보청기적합공식(hearing aid fitting formula)과 비교하여 보청기적합을 확인할 수 있다.

- **전기음향분석**(electroacoustic analysis): 보청기의 전기음향분석은 표준 2-cc 커플러(coupler)를 이용하여 보청기의 전기음향적인 특성을 확인하고 보청기를 조절하는 것이다. 보청기적합 시 주로 사용하는 국제표준은 IEC 60118-7(또는 ANSI S3.22)과 IEC 60118-15(또는 ANSI S3.42)가 있다. IEC 60118-7은 제조사에서 보청기의 품질관리, 배송 또는 납품 등을 목적으로 하며, IEC 60118-15는 특정한 음량조절기의 위치에서 보청기적합 또는 확인을 목적으로 한다.

- **실이측정**(real-ear measurement: REM): REM은 전기음향분석의 일종으로 대부분 전기음향분석기기와 같은 장비를 사용한다. 특징은 증폭음의 음압 또는 이득을 측정할 때 2-cc 커플러 대신 보청기를 착용한 후 고막과 수화기 팁 사이의 남는 용적을 커플러로 이용하는 것으로 고막 근처의 음압을 탐침송화기(probe microphone)를 이용하여 직접 구하는 것이다. 측정방법은 REM 측정기의 소프트웨어에 청력검사의 결과를 입력하고 보청기적합공식을 선택한 후 산출된 목표이득과 REM에 의해 산출된 REIG를 비교하는 방법으로 보청기의 주파수반응, 최대출력 등을 조절할 수 있다.

- **방음실에서의 어음청각검사**: 보청기적합의 확인을 위한 어음청각검사는 방음실에서 잡음을 난청인의 청각손실 상태에 따라 적절하게 조절한 상태에서 보청기 착용 전후의 단어인지도(word recognition threshold: WRS) 또는 문장인지도(sentence recognition threshold: SRS) 등의 변화를 확인하는 것이다. 신호음과 잡음의 종류, 강도 그리고 스피커의 위치 등은 난청인의 청각손실의 종류와 정도, 단어인지도, 보청기의 증폭방식 및 기능, 난청인과 전문가가 생각하는 재활의 목표, 기타 다양한 평가의 결과를 고려한다.

2. 검사 방법

1) 물리적인 검사

(1) 보청기외형에 대한 검사

보청기외형에 대한 검사는 주로 외이도에 삽입하는 귀걸이보청기(behind-the-ear: BTE)의 귀꽂이 그리고 귓속형 보청기(in-the-ear: ITE; in-the-canal: ITC; completely in-the-canal: CIC)에서 보청기 외형의 표면, 환기구, 각종 조절기의 상태 등을 확인하는 것으로 다음의 사항을 확인한다.

- 표면 상태: 귀꽂이 그리고 보청기 외형의 표면은 흠집이나 날카롭게 돌출된 부분이 없어야 하며, 외이도 내에 삽입하기 쉬운 형태인지를 확인한다.
- 환기구: 환기구는 외이도의 직경, 길이 등에 문제가 없다면 청력의 정도에 따라 알맞은 직경과 형태로 송화기와 가장 먼 곳에 설치하였는지 확인한다.
- 각종 조절기: 음량조절기(volume), 음질조절기(Tone NH 또는 NL), 최대출력조절기(Maximum Power Output: MPO) 등의 조절기와 텔레코일(telecoil), 전원, 메모리 등의 스위치를 주문서대로 설치하였는지 확인한다.

(2) 증폭음에 대한 검사

증폭음에 대한 검사는 청음기(stethoscope)를 이용하여 귀걸이보청기의 귀꽂이 또는 귓속형 보청기의 수화기에서 나오는 소리를 검사자의 청지각을 통하여 확인하는 것으로 검사자의 충분한 경험이 필요하다(이정학, 이경원, 2005). 보청기의 증폭음에 이상이 있을 경우 임상 현장에서는 해결하기 어려운 경우가 대부분이므로 제조사에 돌려보내서 조치를 취한다.

- 이상한 소리: 청음기를 보청기의 수화기와 연결하고 전원 스위치를 켠 다음 청음기를 통해 들리는 소리가 증폭이 되는지, 음의 왜곡(distortion)이나 일반적으로 들리는 보청기의 소리와 다른 점이 있는지 확인한다.

- **내부 음향피드백**(acoustic feedback): 음량조절기를 최대의 위치에 두고 귀꽂이나 귀속형 보청기의 수화기를 손가락으로 막은 후 귀 가까이에 대고 들었을 때 '삐~~' 소리가 나는지를 확인한다.
- **내부잡음**(internal noise): 주변의 환풍기, 냉장고, 컴퓨터 등의 잡음이 차단된 조용한 곳에서 음량조절기를 검사자가 들을 수 있는 적당한 위치에 둔 상태에서 특별한 신호를 제시하지 않고 청음기를 통해 들었을 때 보청기 내부에서 발생하는 잡음이 어느 정도인지를 확인한다.
- **음의 끊김**(intermittence): 귀걸이보청기의 귀꽂이 또는 귓속형 보청기의 수화기를 청음기와 연결한 후 보청기의 증폭음을 들으면서 귀걸이보청기 혹은 귓속보청기의 외형을 손으로 살짝 눌렀을 때 음이 끊기는지를 확인한다.

(3) 착용 상태에 대한 검사

보청기의 착용 상태에 대한 검사는 보청기의 안전한 착용, 보청기 착용 후 각종 조절기의 위치, 조작의 용이성, 음향 피드백의 유무 등을 확인한다(이정학, 이경원, 2005).

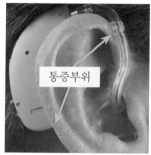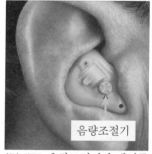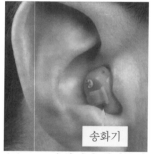

(A) BTE: 귀꽂이 튜브의 길이가 짧으면 귓바퀴의 윗부분에, 길면 귓바퀴 뒤쪽에 통증을 유발할 수 있다.

(B) ITE: 음량조절기가 대이주(antitragus) 부분에 닿아 있으면 통증을 유발할 수 있다.

(C) ITC: 송화기가 대이주에 가려져 있으면 보청기에서 소리가 나지 않거나 음향피드백을 유발할 수 있다.

[그림 18-1] 조절기의 위치 검사

(A) BTE에서 귀꽂이 튜브의 길이에 따른 문제점, (B) 갑개 보청기의 음량조절기, (C) 외이도보청기의 송화기 위치에 따른 문제점

- **안전한 착용**: 귀꽂이 또는 귓속형 보청기가 올바르게 착용이 되는지, 보청기를 착용한 채 구강을 움직이거나 음식물, 껌 등을 씹을 때 외이도 내의 통증이나 불편함은 없는지를 확인한다.
- **조절기의 위치**: 보청기 또는 귀꽂이를 착용한 후에는 주로 귀꽂이 튜브의 길이 그리고 음량조절기와 송화기의 위치를 확인한다. [그림 18-1]에서 (A)의 귀걸이보청기는 귀꽂이 튜브가 너무 길거나 짧을 경우 귓바퀴의 위 또는 뒤쪽에 통증을 유발할 수 있다. 그리고 ITE는 음량조절기(B), ITC는 송화기(C)가 이주(tragus)와 대이주(anti-tragus) 사이에 위치하는지를 확인한다.
- **조절기 또는 스위치의 조작**: 난청인이 직접 조작하는 조절기 또는 스위치는 음량조절기, 전원 스위치, 메모리 스위치 등이 있다. 음량조절기를 제대로 조절하지 못하는 경우는 크기 또는 높이를 조절하거나 보청기의 증폭방식을 비선형으로 변경하여 음량조절기를 없애는 것도 고려할 수 있다. 이외에 스위치를 조작하지 못하는 경우는 반복적인 교육을 통해서 해결할 수 있다.
- **외부 음향피드백**: 건청인의 귀를 난청인이 착용한 보청기에 가까이 했을 때 음향피드백이 발생하는지를 확인한다. 음향피드백이 발생하면 보청기를 보청기적합 소프트웨어와 연결하여 음향피드백 제거 시스템을 작동하거나 보청기 외형 또는 귀꽂이의 덧씌우기(laminating), 송화기 또는 수화기의 음구 내에 음향필터를 삽입하는 방법 등으로 해결할 수 있다(이정학, 이경원, 2005).

2) 기능이득검사

기능이득을 구하기 위한 음장검사의 환경 조건, 절차 등은 ISO 8253-2(2009)에서 규정하고 있으며, 내용을 살펴보면 다음과 같다.

(1) 검사의 준비

- **방음실**: 기능이득검사 시 방음실에 대해서 ISO 8253-2(2009)에서는 자유음장(free sound field), 확산음장(diffusion sound field), 유사음장(quasi-sound field)으로 규정하고 있으나 순음청력검사 시에 사용하는 방음실을 그대로 사용할 수 있다. 방음실의 주변 잡음은 0 dB HL에 가까운 청력역치수준을 측정할 수 있는 조건을 갖

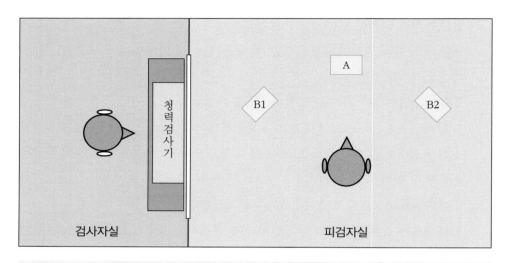

[그림 18-2] 방음실의 검사자실과 피검자실 내부에 외부 스피커를 배치한 예

추어야 한다. [그림 18-2]는 검사자실 그리고 피검자실 내에 외부 스피커를 배치한 예를 든 것이다.

- **청력검사기와 외부 스피커(loudspeaker):** 스피커는 임피던스가 2~8 ohm인 것을 사용하지만 청력검사기 제조사에서 추천하는 것을 사용한다. 스피커는 [그림 18-2]에서처럼 정면(0°)에 1개(스피커 A) 또는 얼굴 정면을 중심으로 좌측과 우측의 45°가 되는 곳에 각각 1개씩(스피커 B1, B2) 배치할 수 있지만 평가의 목적에 따라서 스피커의 위치는 다양하게 배치할 수 있다. 피검자와 외부 스피커의 거리는 1m 정도이며, 모든 외부 스피커는 피검자의 위치에서 음향적인 보정을 실시하여야 한다.

(2) 검사 절차

1. 피검자의 준비와 설명: 방음실 내에서 외부 스피커에서 신호를 제시하여 청력을 측정하는 경우는 피검자의 머리를 움직이지 않게 하고 원하는 방향에 얼굴을 향하도록 해야 한다. 검사에 대한 설명은 순음청력검사와 같다.

2. 검사 주파수의 순서: 순음청력검사와 마찬가지로 1,000 Hz부터 시작하여 높은 주파수 쪽으로 측정한다. 그리고 1,000 Hz를 또다시 측정한 다음 낮은 주파수 쪽으로 신호음을 제시하고 측정한다.

3. 검사 주파수: 방음실에서 보청기 착용 전후의 청력역치수준은 250~8,000 Hz 범위의 옥타브 주파수에서 구한다.

4. 신호음 크기와 간격: 외부 스피커에서 제시하는 신호음은 정상파(standing wave)가 적게 나타나는 주파수변조음(frequency modulation tone; FM음) 또는 협대역잡음(narrow-band noise)을 사용한다. 제시하는 신호음 크기의 간격은 5 dB 또는 그 이하로 제시한다.

5. 청력역치수준의 결정: 신호음의 제시, 친숙화, 청력역치수준의 결정 과정은 순음청력검사와 동일한 방법으로 구한다[제6장 순음청력검사 또는 ISO 8253-1(2010)의 6.2~6.4 참조]. 한쪽 귀의 청력역치수준을 측정할 경우는 반대쪽 귀를 귀덮개(earmuff)로 막거나 차폐한다. 신호음으로 주파수변조음을 사용할 경우는 협대역잡음을 차폐음으로 사용한다. 귀마개를 사용한 경우 그 종류를 검사지에 기록한다. 양이의 경우 좋은 쪽 귀 또는 양쪽 귀의 청력에 의해서 청력역치수준이 결정된다. 그러므로 피검자에게 오른쪽, 왼쪽 또는 양쪽에서 소리를 들었는지를 알려 줄 것을 설명한다.

6. 청력역치수준의 기호: 방음실에서 보청기 착용 전과 후 청력역치수준의 기호는 제6장 순음청력검사의 〈표 6-2〉와 같다.

7. 검사 내용의 기록: 방음실에서의 청력역치수준은 방음실의 종류, 청력검사기의 형식(수동 또는 자동), 검사 신호의 종류와 특성, 스피커의 위치, 청력역치 또는 음압, 주변 소음으로 인해 측정할 수 있는 최소 청력역치수준, 비검사 귀의 차폐 여부 등과 함께 기록한다(ISO 8253-2, 2009).

3) 전기음향분석

국제전기술위원회(international electrotechnical commission: IEC)는 보청기의 전기음향분석에 대해서 제조사의 품질관리 등에는 IEC 60118-7, 보청기적합 시에는 IEC 60118-15를 사용하도록 규정하고 있다. 국내에서 사용하는 대부분의 성능분석기는 미국의 국가 표준인 ANSI S3 시리즈를 내장하고 있다. 그러나 이 장에서는 IEC 60118-7(2005)과 IEC 60118-15(2012)를 중심으로 기술하였는데 ANSI S3.22(2009)는 IEC 60118-7, ANSI S3.42(2012)는 IEC 60118-15와 유사하다.

(1) 성능분석의 준비

- **분석 장비**: 보청기의 성능분석을 위한 장비는 다양한 형태가 있으며, 국내에서 주로 사용하는 보청기의 전기음향분석기기는 [그림 18-3]과 같다. 성능분석 장비는 제조사마다 형태는 다르지만 기본적으로 순음, 복합음 등을 생성하는 신호음 발생기, 신호음을 제시하는 스피커, 잡음을 어느 정도 차단할 수 있는 시험상자(test box), 제시한 신호음의 음압을 측정하는 기준송화기(reference microphone), 보청기의 수화기에서 발생한 음향을 전기신호로 바꾸어주는 측정송화기(measuring microphone), 보청기의 수화기와 측정송화기를 연결하는 커플러, 증폭한 음향신호를 분석하는 분석기 그리고 출력용 모니터 또는 프린터로 구성되어 있다.
- **검사 환경**: IEC 60118-7과 15에서 검사실의 환경은 온도는 $23 \pm 5℃$의 상온, 상대습도는 20~80%, 기압은 81.3~106.3 kPa을 요구하고 있다. 그리고 주변 잡음, 기계적 진동, 전기 또는 자기장은 측정에 영향을 주지 않도록 최소 신호음의 강도보다 적어도 10 dB 정도 낮아야 한다고 규정하고 있는데 대부분은 조용한 실내가 이 조건에 부합한다.
- **커플러**: 성능분석에 사용하는 커플러와 튜브는 IEC 60318-5(2006)의 조건에 부합하는 것을 사용하며, 용적은 2cc이다.
- **환기구**: 환기구를 설치한 보청기의 경우는 환기구를 막은 상태에서 측정한다.

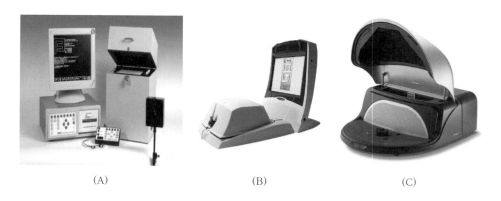

(A)   (B)   (C)

[그림 18-3] 국내에서 사용하고 있는 보청기의 성능분석기

(A) Frye사의 FONIX, (B) Audioscan사의 Verifit2, (C) Siemens사의 UNITY3.

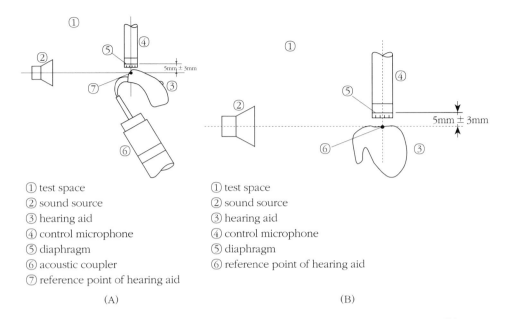

① test space
② sound source
③ hearing aid
④ control microphone
⑤ diaphragm
⑥ acoustic coupler
⑦ reference point of hearing aid

(A)

① test space
② sound source
③ hearing aid
④ control microphone
⑤ diaphragm
⑥ reference point of hearing aid

(B)

[그림 18-4] 보청기의 성능분석 시 보청기, 기준송화기, 측정용 송화기, 커플러의 위치
(A) BTE (B) ITE, ITC, CIC 등 귓속형의 보청기

- **보청기의 배치**: 성능분석 시 신호를 제시하는 스피커, 보청기, 기준송화기, 측정송화기 등은 [그림 18-4]에서 BTE는 (A), 귓속형 보청기는 (B)와 같이 배치한다.
- **입력 신호**: 보청기의 성능분석에 사용하는 입력신호는 IEC 60118-7(2005) 또는 ANSI S3.22(2009)의 경우 200 Hz에서 최소 5,000 Hz까지 일정한 주파수 간격으로 순차적으로 변화하는 스위프음, IEC 60118-15(2012) 또는 ANSI S3.42(2012)는 국제어음검사신호(international speech test signal)의 장기평균어음스펙트럼(long-term average speech spectrum) 형태의 잡음을 사용한다.

(2) 성능분석 절차

① **측정송화기의 보정**: 측정송화기를 기준송화기와 같은 위치에서 보정(calibration)한 후 성능분석을 실시한다.

② **분석 절차 및 내용**

- IEC 60118-7(또는 ANSI S3.22)에 따른 성능분석

  - 고주파수 평균(high-frequency average: HFA): 1,000 Hz, 1,600 Hz, 2,500 Hz의 이

득 또는 음압레벨의 평균이다.

-OSPL90(output sound pressure level for 90 dB input sound pressure level) **주파수 반응곡선**: 음량조절기를 포함하여 모든 조절기를 최대로 한 다음 200 Hz에서 최소 5,000 Hz까지 50 dB SPL의 스위프음을 제시하고 측정한다. 측정 결과에서 최대 OSPL90은 명시한 값에서 3 dB를 초과할 수 없으며, HFA OSPL90은 명시한 값과 ±3 dB 이내이어야 한다.

-**최대 음향이득반응곡선**(full-on acoustic response curve): 음량조절기를 포함하여 모든 조절기를 최대로 한 다음 200 Hz에서 최소 5,000 Hz까지 90 dB SPL의 스위프음을 제시하고 측정한다. 측정 결과에서 평균 최대 이득은 ±5 dB 이내, 최대 이득은 3 dB를 초과할 수 없다.

-**기준시험설정**(reference test setting: RTS)과 **기준시험이득**(reference test gain: RTG): RTS는 RTG가 나타나는 음량조절기의 위치이며, 기준시험이득은 60 dB SPL의 입력 음압에 대한 고주파수 평균 이득으로 HFA OSPL90에서 77을 뺀 값을 의미한다. OSPL90과 최대 음향이득반응곡선을 제외한 대역폭(band width) 총고조파왜곡(total harmonic distortion), 등가입력잡음(equivalent input noise), 입출력특성(input-output characteristics), 압축시간(attack time) 및 해제시간(release time) 등은 기준시험설정에서 측정한다.

-**대역폭**: 대역폭은 음량조절기를 RTS 위치에 두고 측정하며, 60 dB SPL의 HFA 출력음압레벨에서 20을 뺀 값에 해당하는 가장 낮은 주파수와 가장 높은 주파수의 범위로 결정한다.

-**소비전류**: 음량조절기를 RTS의 위치에 두고 1,000 Hz, 65 dB SPL의 순음을 제시하고 측정하며, 명시한 값에서 20%를 초과할 수 없다.

-**총고조파왜곡**: 음량조절기를 RTS의 위치에 두고 500 Hz, 800 Hz, 1,600 Hz에 대하여 각각 70 dB, 70 dB, 65 dB SPL을 제시하고 측정한다. 그러나 명시한 측정 주파수와 제2고조파(second harmonic) 간에 12 dB 이상의 차이가 발생하면 왜곡은 측정하지 않는다. 측정 결과 총조화파왜곡은 +3%를 초과할 수 없다.

-**등가입력잡음**(equivalent input noise): 음량조절기를 RTS의 위치에 두고 어떠한 음도 제시하지 않은 상태에서 50 dB SPL에 대한 HFA 출력음압레벨을 측정한다. 등가입력잡음은 총 출력잡음레벨에서 50 dB 입력음압레벨에 대한 HFA

이득을 뺀 값으로 계산한다.

부수적으로 자동이득조절(automatic gain control) 기능이 있는 보청기에 대해서는 250 Hz, 500 Hz, 1,000 Hz, 2,000 Hz, 4,000 Hz에 대해서 다음의 특성을 추가로 측정한다.

- **입출력특성**: 음량조절기를 RTS의 위치에 두고 측정 주파수에 대해 50 dB SPL에서 90 dB SPL에 대한 출력음압레벨을 측정한다. 이때 입력음압레벨은 5 dB 이내의 간격으로 제시하여야 한다. 그래프는 입력음압레벨을 가로축, 출력음압레벨을 세로축으로 하여 나타낸다. 측정 결과에서 그래프의 편차는 ±5 dB 이내이어야 한다.
- **압축시간**(attact time) **및 해제시간**(release time): 음량조절기를 RTS의 위치에 두고 측정한다. 압축시간은 55 dB에서 90 dB SPL로 증가했을 때 출력음압레벨이 3 dB 이내로 안정될 때까지 걸리는 시간, 해제시간은 90 dB에서 55 dB SPL로 감소했을 때 출력음압레벨이 4 dB 이내로 안정될 때까지 걸리는 시간으로 정의한다. 측정 결과는 ±5 ms 또는 ±50%를 초과할 수 없다.

그리고 텔레코일(픽업코일)이 있는 경우는 등가시험루프감도(Equivalent Test Loop Sensitivity), 최대평균자기음향감도레벨(maximum HFA Magneto-Acoustical Sensitivity Level)을 측정한다.

- IEC 60118-15(또는 ANSI S3.42)에 따른 성능분석
  - IEC 60118-15(2012)는 사용자의 음량조절기 위치에서 장기평균이음스펙트럼과 비슷한 형태의 잡음을 65 dB, 80 dB SPL로 제시하고 이득곡선을 측정한다. 그러나 필요에 따라서 55 dB SPL의 잡음을 제시하고 측정할 수도 있다. 측정의 결과는 입력음압레벨에 대한 각각의 이득을 보청기적합공식과 비교하여 보청기적합을 확인한다.

4) 실이측정(REM)

(1) REM의 준비

- **측정 장비**: 2010년대의 REM 장비는 순음, 복합음, 어음 등을 이용하여 측정하며, 국내에서 소개하고 있는 REM 장비는 [그림 18-5]와 같다.
- **측정 환경**: IEC 61669(2013)에서 검사실의 환경은 온도는 23 ± 5℃의 상온, 상대습도는 20~80%, 기압은 81.3~106.3 kPa을 요구하고 있다. 그리고 허용할 수 있는 배경잡음은 사용하는 REM 장비의 특성에 의해 결정되지만 모든 주파수에서 최소 검사신호음의 레벨보다 10 dB 이상 낮아야 한다.
- **신호음의 특성**: 신호음의 강도는 평균 대화음의 크기와 비슷한 65 dB SPL 내외를 제시하여 측정한다. 그러나 목적에 따라 50 dB에서 90 dB SPL 중 한 개 이상의 음압레벨을 선택하여 제시할 수 있다. 검사신호의 주파수적 특징은 IEC 60118-15(2012)에서 규정한 어음신호를 사용하여야 한다. 그러나 현재 출시하고 있는 REM 장비에서는 순음, 복합음, 국제어음검사신호의 장기평균어음스펙트럼 형태의 잡음뿐만 아니라 실제 주변인의 육성, 음악 등을 사용하기도 한다.
- **REM 시 주의사항**: REM 시 음향 특성에 영향을 주는 요소는 보청기의 형태, REM 장비, 측정신호, 보정(equalization or leveling)방법, 결과의 분석과 출력, 피검자의 움직임 정도, 보청기의 조절을 위한 피검자용 인터페이스, 피검자의 신체적인 특성 등이다.

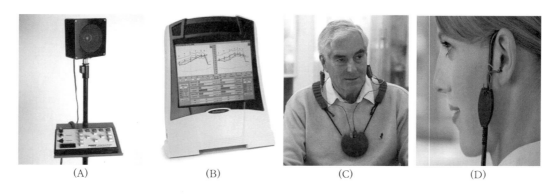

(A)   (B)   (C)   (D)

[그림 18-5] 국내에서 소개하고 있는 실이측정 장비

(A) Frye사의 FONIX, (B) Audioscan사의 Verifit2, (C) Otometrics사의 AFF(Aurical Free Fit), (D) Siemens사의 UNITY3.

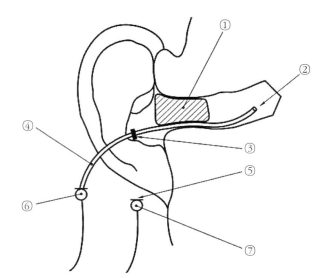

① Hearing aid of earmould
② Measurement point
③ Marking or marking device
④ Probe extension tube
⑤ Field reference point
⑥ Probe microphone
⑦ Reference microphone

[그림 18-6] 실이측정 시 탐침, 프로브송화기, 기준송화기 등을 배치한 예

- 피검자와 스피커: [그림 18-6]은 REM을 위해 피검자와 스피커를 배치한 예이다. 스피커와 피검자 귀의 거리(working distance)는 특별한 경우를 제외하고 0.5 m 이상이어야 한다. 스피커의 각도는 피검자의 정면을 기준으로 0도 또는 45도이다.
- 프로브튜브(probe tube)의 삽입: [그림 18-6]에서 프로브튜브의 끝 부분(measurement point)은 고막으로부터 6 mm 이내, 환기구가 없는 경우는 수화기의 음구보다 5 mm 이상 길게 삽입하여야 한다. 따라서 고막 가까이 삽입하는 보청기의 경우는 REM에 적합하지 않을 수 있다. 보청기 외형 또는 귀꽂이에 환기구가 있는 경우는 막지 않고 그대로 둔다. 그리고 프로브튜브를 환기구를 통하여 넣는 경우는 환기구의 직경이 프로브튜브보다 3배 이상 커야 한다.

(2) 측정 절차와 방법

- 외이도에 귀지 등 이물질이 없는지 확인한다.
- 검사의 목적을 설명한다.
- 측정장비의 배치: 측정장비는 [그림 18-7]와 같이 배치한다. 그러나 REM장비는 제조사마다 요구하는 조건이 조금씩 다를 수 있기 때문에 제조사의 안내서에 따라 장비 및 부품을 배치한다.

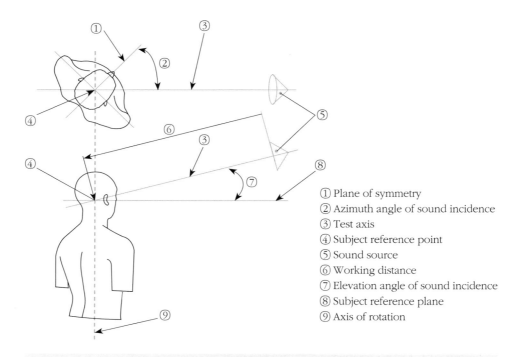

① Plane of symmetry
② Azimuth angle of sound incidence
③ Test axis
④ Subject reference point
⑤ Sound source
⑥ Working distance
⑦ Elevation angle of sound incidence
⑧ Subject reference plane
⑨ Axis of rotation

[그림 18-7] 피검자와 스피커의 배치의 예

- 프로브튜브의 삽입: [그림 18-6]을 참고하여 프로브튜브를 외이도 내에 삽입한다.
- 프로브송화기의 균등화(equalization) 또는 보정(calibration): 기준송화기, 프로브송화기, 프로브튜브를 원하는 위치에 배치한 다음 음향적으로 보정을 실시한다.
- 청력의 입력: 순음청력검사에서 구한 청력역치수준, 쾌적수준, 불쾌수준 등 REM에 필요한 청력 데이터를 입력한다.
- 보청기적합공식의 선택: 보청기의 입·출력 특성에 따라 선형 및 비선형의 보청기 적합공식을 선택한 후 목표 REIG를 구한다.
- 실이공명반응(real-ear unaided response: REUR) 또는 실이공명이득(real-ear unaided gain: REUG): 제조사의 안내서에 따라 REUR을 측정한다.
- 실이증폭반응(real-ear aided response: REAR) 또는 실이증폭이득(real-ear aided gain: REAG): 제조사의 안내서에 따라 REAR을 측정한다.
- 실이삽입이득(real-ear insertion gain: REIG)의 조절: REAR(또는 REAG)과 REUR(또는 REUG)의 차이인 REIG를 목표이득에 맞춘다. 이때 목표이득과 REIG는 ±5 dB

이내로 맞추는 것이 적당하지만 피검자의 주관적인 반응 또한 고려하여야 한다.

부가적으로 REM에 의한 보청기적합에 도움을 줄 수 있는 요소는 실이대커플러차 (real-ear to coupler difference: RECD), 실이대다이얼차(real-ear dial difference: REDD) 등이 있으며, 청력을 입력할 때 RECD 또는 REDD를 입력한 후 보청기적합공식을 선택한다.

5) 방음실 어음청각검사

(1) 방음실 어음청각검사의 준비

- **방음실과 외부 스피커**: 보청기적합확인을 위해 실시하는 어음청각검사에 필요한 방음실, 외부 스피커의 배치 등에 대한 사항은 기능이득과 동일하다.
- **제시음**: 제시음은 단음절어, 문장 등을 제시하여 측정할 수 있으며, 실생활에서의 의사소통 능력을 평가하기 위해서는 문장을 사용하는 것이 효과적이다. 그러나 어음은 어음의 동질성, 강약, 친숙성, 시대성을 고려한 표준화된 어음을 사용하여야 한다(KS C ISO 8253-3, 2009; ISO 8253-3, 2012).
- **잡음의 유무**: 보청기적합 확인을 위한 방음실의 조건은 조용한 곳 또는 실제 청취 환경을 고려하여 잡음을 제시할 수 있다. 이때 WRS 또는 SRS, 청력손실의 정도, 보청기의 기능적인 특성 등을 고려한다.
- **제시음의 크기**: 보청기적합의 확인을 위한 제시음의 크기는 45~50 dB HL로 보통의 말소리 크기를 고려하여야 한다. 그러나 보청기 착용 전후에 제시하는 어음의 수준은 서로 같아야 한다. 그러나 청력의 정도가 경중도 난청으로 심하지 않은 경우는 문장의 경우 천장효과가 나타날 수 있으므로 어음의 강도를 30~35 dB HL, 고도 이상의 청력손실이 있는 경우는 바닥효과를 고려하여 55~60 dB HL로 제시하는 것이 효과적이다.
- **어음의 제시 방향**: 외부 스피커의 위치는 어음을 양쪽 귀에 동시에 제시할 경우는 정면(0°), 각각의 귀에 제시할 경우는 어음을 제시하는 귀 쪽을 기준으로 45° 또는 90°에서 어음을 제시한다. 그러나 보청기적합확인의 목적에 따라 어음의 방향을 변경할 수 있다.

(2) 검사 절차

어음청력검사 시 피검자에 대한 설명, 어음의 제시, 점수의 결정 등의 방법은 KS C ISO 8253-3(2009) 또는 7장 어음청각검사와 동일하다.

3. 결과 해석

1) 기능이득검사 해석

[그림 18-8]에서 (A)는 기능이득의 개념을 나타낸 것으로 기능이득은 검사 주파수의 비증폭역치(unaided threshold)에서 증폭역치(aided threshold)를 뺀 값으로 구할 수 있다. 그리고 (B)는 기능이득을 각 주파수에서 나타낸 것으로 이 결과는 이론적으로 REIG와 같기 때문에 방음실에서 구한 기능이득을 보청기적합공식과 비교할 수 있다. 선형 증폭방식의 경우 보청기의 송화기로 유입되는 음압의 크기와 관계없이 보청기의 이득이 일정하여 기능이득을 선형의 보청기적합공식과 비교할 수 있다. 하지만 비선형 보청기의 경우에는 압축역치(compression threshold)와 압축비율(compression ratio)의 설정 방법에 따라서 증폭역치가 달라질 수 있기 때문에 기능이득과 비선형의

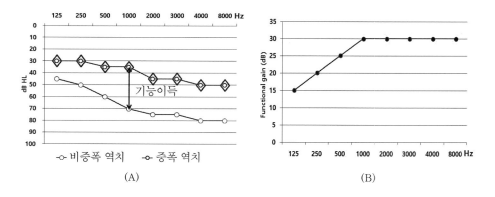

[그림 18-8] 증폭역치의 측정과 기능이득

(A)는 기능이득의 개념을 나타낸 것으로 기능이득은 비증폭역치(Unaided threshold)에서 증폭역치(Aided threshold)를 뺀 값, (B)는 (A)에 의한 기능이득을 나타낸 것으로 이 결과는 실이삽입이득(REIG)과 같다.

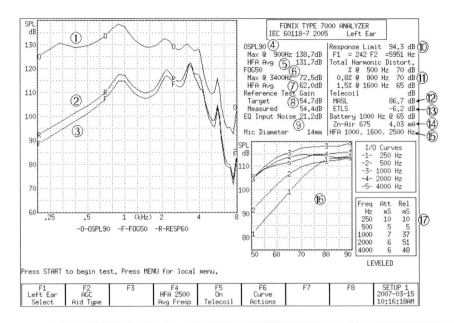

[그림 18-9] IEC 60118-7(또는 ANSI S3.22)로 분석한 보청기의 특성

① 입력음압레벨 90 dB에 대한 OSPL90 반응곡선, ② 기준시험이득(reference test gain) 위치에서 입력음압레벨 60 dB에 대한 반응곡선, ③ 모든 조절기가 최대일 때 입력음압레벨 50 dB에 대한 최대이득곡선, ④ 최대출력과 이를 나타내는 주파수, ⑤ 세 주파수에 대한 평균 OSPL90, ⑥ 최대 이득과 이를 나타내는 주파수, ⑦ 세 주파수에 대한 평균 최대 이득, ⑧ 계산된(target) 기준시험이득과 측정한(actual) 기준시험이득, ⑨ 등가입력잡음레벨, ⑩ 반응의 한계와 최저 그리고 최대 주파수, ⑪ 총조화음왜곡, ⑫ 픽업코일의 최대 평균 자기음향 민감도레벨, ⑬ 등가시험루프민감도, ⑭ 전지의 소비전류, ⑮ 고주파수 평균에 사용한 주파수, ⑯ 명시한 주파수에 대한 입출력곡선, ⑰ 명시한 주파수에 대한 압축시간(Att)과 해제시간(Rel)

보청기적합공식과 비교할 때 주의해야 한다.

2) 전기음향분석 해석

(1) [그림 18-9]는 IEC 60118-7(2005)에 의해 비선형 보청기의 전기음향적 특성을 분석한 그래프로 이는 ANSI S3.22(2009)와 유사하다.

(2) [그림 18-10]은 ANSI S3.42(2012)에 의해 비선형 보청기의 전기음향적 특성을 분석한 그래프로 이는 IEC 60118-15(2012)와 유사하다. [그림 18-10]에서 입력음압의 강도에 따른 이득을 보청기적합공식과 비교하여 보청기적합을 확인한다.

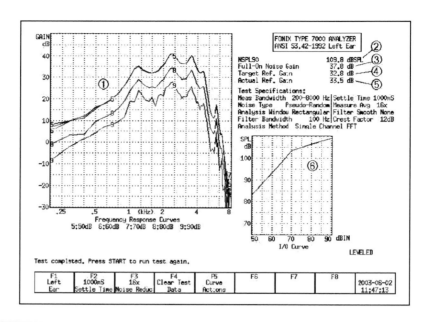

[그림 18-10] ANSI S3.42로 분석한 보청기의 특성

① 어음가중잡음 입력음압레벨 50, 60, 70, 80, 90 dB에 대한 이득곡선, ② 실효치로서 90 dB의 잡음음압레벨을 제시했을 때 출력음압레벨의 실효치, ③ 60 dB SPL의 잡음레벨에 대한 최대 실효치 이득, ④ 목표기준시험이득, ⑤ 실제 조절한 기준시험이득, ⑥ 잡음레벨에 대한 입출력곡선

3) 실이측정(REM) 결과 해석

[그림 18-11]은 REM에 의해 산출한 REIG를 목표이득에 맞게 조절한 예로 REUR과 REAR을 측정한 후에 산출한 REIG를 NAL-NL1의 보청기적합공식에 의해 산출한 목표이득에 맞도록 조절한 것을 나타낸 것이다. 4,000 Hz까지는 REIG와 목표이득이 대략 ±5 dB의 변동 범위에 있음을 알 수 있다. 그러나 그 이상의 주파수에서는 REIG가 목표이득에 비해서 낮게 나타났는데 이는 REM에서 사용한 보청기의 고주파수 쪽 대역폭이 좁았기 때문으로 생각할 수 있다.

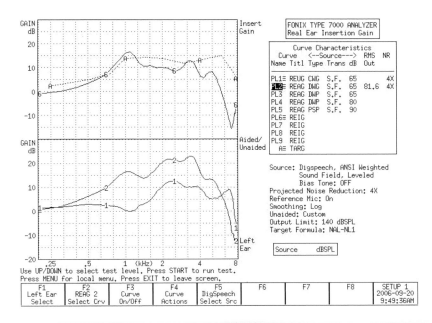

[그림 18-11] 보청기적합공식과 실이삽입이득

REUG(좌측 아래 그래프의 1번 곡선)과 REAG(좌측 아래 그래프의 2번 곡선)을 측정한 후 발생한 REIG(좌측 위 그래프의 6번 곡선)를 NAL-NL1의 보청기적합공식에 의해 산출한 목표이득(좌측 위 그래프의 A곡선)에 맞게 조절한 REM의 예

4) 방음실 어음청각검사 해석

〈표 18-1〉은 어음청각검사 결과의 예를 든 것이다. 표에서 알 수 있는 것은 보청기 착용 전후에 SRS를 알아본 것으로 문장은 한국표준 KS-SL-A1~4목록에서 40개의 목표단어를 이용하여 보청기 착용 전후에 우측 및 좌측을 각각 측정하였다. 그리고 제시음의 강도는 50 dB HL, 신호대잡음비(signal-to-noise ratio)는 6 dB, 신호음의 제시 방향은 보청기를 착용한 측, 잡음의 제시 방향은 정면이었다. SRS의 결과는 좌측과 우측이 보청기를 착용하기 전에 20%와 16%, 보청기를 착용한 후에 80%와 75%로 보청기를 착용한 후에 의사소통 능력이 개선되었음을 확인할 수 있다.

〈표 18-1〉 어음청력검사 결과의 예

		Present level	SNR	Azimuth		Unaided			Aided		
				signal	noise	List	Words	scores	List	Words	scores
SRS	R	50 dB HL	Q	0°	90°	KS–SL–A5	40	16%	KS–SL–A7	40	75%
	L	50 dB HL	Q	0°	270°	KS–SL–A6	40	20%	KS–SL–A8	40	80%
	B	dB HL	dB					%			%

* Q: Quiet

4. 맺음말

난청 환자가 보청기를 착용했을 때 물리적인 방법 그리고 심리음향 또는 전기음향적인 방법을 통하여 보청기적합을 확인하는 것은 장애의 정도, 의사소통 능력이 어느 정도 개선되었는지를 평가하는 보청기적합의 중요한 과정 중 하나다. 보청기적합확인은 이 장에서 기술한 방법 외에도 자가평가설문지 등을 활용하여 보청기 착용 전후의 심리사회 또는 심리음향적인 이득 또는 보청기에 대한 만족도를 정량적으로 평가하여 비교하는 것 또한 매우 중요하다. 그러나 보청기를 효과적으로 적합한 후에도 의사소통에 어려움을 겪거나 착용한 보청기에 대해 만족도가 저하된다면 난청의 정도와 난청인의 연령, 보청기의 기능 등을 고려하여 주 2~3회씩 5~15주의 청능훈련을 실시하는 것이 바람직하다(Burk & Humes, 2008; Humes et al., 2014).

CASE: 보청기적합확인검사의 예

30세의 여성이 감각신경성 난청으로 개방적합보청기(receiver in-the-canal)를 처방 후 착용을 시작하였다. 다음은 보청기적합확인 과정을 나타낸 것이다. 보청기적합의 과정은 지면 관계상 생략하였다. 이 사례에서 보청기적합은 보청기의 전기음향적 조절 4주 후에 기능이득, 2-cc 커플러 이득, 실이측정, 방음실에서 단어인지도(WRS), 문장인지도(SRS)의 측정을 통하여 확인하였다.

1. 청각평가의 결과

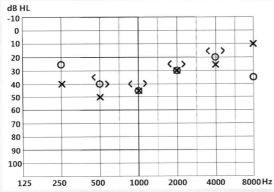

Side	SRT(dB HL)	WRS(%)
R	50	100 at 70 dB HL
L	50	98 at 70 dB HL
List	KS-BWL-A1	KS-MWL-A1, 2

[그림 1] 좌: 피검자의 순음청력도, 우: 어음인지역치(speech reception threshold)와 단어인지도(WRS)

대상자는 양측 모두 경도-중도의 감각신경성 난청이었다. 어음인지역치(speech recognition threshold)는 양측 모두 50 dB HL이었으며, 쾌적수준인 70 dB HL에서의 단어인지도는 우측이 100%, 좌측이 98%로 우수한 어음인지도를 나타냈다.

2. 기능이득검사

⟨표 1⟩ 피검자의 기능이득(functional gain = unaided threshold − aided threshold)

		Frequency in Hz					
		250	500	1,000	2,000	4,000	8,000
Right	Unaided	25	40	45	30	25	35
	Aided	30	30	30	25	20	35
	Functional gain (dB)	−5	10	15	5	5	0
Left	Unaided	40	50	45	30	25	10
	Aided	30	30	25	15	20	15
	Functional gain (dB)	10	20	20	15	5	−5

〈표 1〉에서 최대의 기능이득이 나타난 주파수는 1,000 Hz였으며, 우측이 15 dB, 좌측은 20 dB로 나타났다. 보청기적합 시에 사용한 보청기적합공식인 NAL-NL2의 작은소리(50 dB SPL)에 대한 이득과 비교했을 때 750 Hz 이하에서 기능이득이 5~10 dB 가량 낮게 나타났으나 그 이상의 주파수에서는 ±5 dB 정도의 차이가 발생했다.

3. 성능분석 결과

보청기적합 후 ANSI S3.42(2-cc 커플러)에 의한 보청기의 성능분석 결과 최대 이득은 50 dB의 입력음압레벨에서 우측과 좌측 모두 12 dB 내외로 나타났다. 그리고 압축역치는 우측과 좌측 모두 45 dB SPL 부근, 압축 비율은 500 Hz 이상에서 대략 2:1 정도로 나타났다([그림 2]).

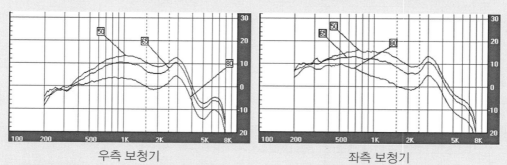

우측 보청기   좌측 보청기

[그림 2] ANSI S3.42로 분석했을 때 50 dB, 65 dB, 80 dB의 입력음압레벨에 대한 이득곡선

4. 실이측정

본 사례에서의 실이측정에서는 [그림 3]과 같이 실제 어음을 이용하여 보청기적합을 확인하였다. 그림에서 보청기적합공식은 NAL-NL2를 사용하였으며, 대부분의 어음스펙트럼이 NAL-NL2로 산출한 목표어음레벨(REIG)에 근접하는 것으로 나타났다.

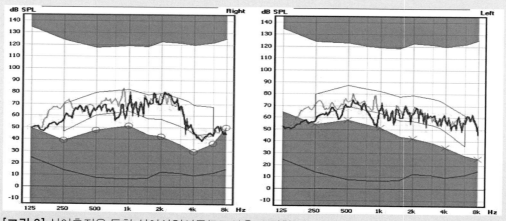

[그림 3] 실이측정을 통한 실이삽입이득(REIG)을 조절한 예

실제 육성(live voice)에 대한 스펙트럼을 목표음압레벨(스펙트럼)에 맞게 조절한 것임.

5. 어음청각검사

〈표 2〉는 보청기 착용 전후의 단어인지도 및 문장인지도의 결과를 나타낸 것이다. 방음실에서의 어음청각검사 시 어음의 제시 강도는 헤드폰에서의 높은 단어인지도를 감안하여 단어인지도, 문장인지도 모두 30 dB HL로 실제 대화음 크기보다 작게 제시하였으며, 양이를 동시에 측정하였다. 보청기 착용 후 단어인지도와 문장인지도는 착용 전에 비해서 36%와 30%가 증가하여 보청기 착용 후의 의사소통 능력이 개선되었음을 알 수 있다.

〈표 2〉 보청기 착용 전후의 어음청각검사 결과와 검사 조건의 기재법

	Side	Unaided (%)	Aided (%)
WRS	both ear	60(13/25)	96(24/25)
SRS(target word)	both ear	70(28/40)	100(39/40)

Audiometer: Aurical
Azimuth: 0°, Distance: 1 m
Presentation level: 30 dB HL
Speech list & numbers of word
- WRS: KS-MWL-A3, A4 (25 words)
- SRS: KS-SL-A1, A3 (40 target words)

■ 더 읽어 보기 ■

김규상, 김진숙, 김형종, 방정화, 이경원, 이재희 외. **청각학개론**. 서울: 학지사. 2014.

이정학, 이경원. **보청기평가**. 서울: 학지사. 2005.

이정학, 이경원, 이재희, 방정화. **청각학용어집**. 서울: 학지사. 2014.

Dillon, H. Hearing aids. (2nd ed.). New York & Stuttgart: Thieme; 2012.

Mueller, H. G., HawkinsdB & Nothern, J. L. *Probe microphone measurement; Hearing aid selection and assessment*. San Diego: Singular Publishing Group; 1992.

Sandlin, R. E. *Textbook of hearing aid amplification* (2nd ed.). San Diego: Singular Publishing Group; 1999.

부록 1

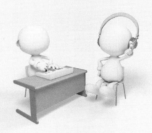

인공와우이식 전후
청각검사

동아대학교 의과대학 이비인후과 정성욱

인공와우(Cochlear implant)는 기능을 잃은 와우(cochlea)를 대체하는 인공 이식물로, 보청기를 사용하여도 도움을 받지 못하는 고도 혹은 심도 감각신경성 난청 환자에게 유용한 청력을 제공한다(Papsin & Gordon, 2007). 과거에는 보청기가 고·심도 감각신경성 난청 환자를 위한 유일한 치료법이었기 때문에 이들의 청각재활에 많은 제한이 있었으나, 약 30년 전 다채널 인공와우가 개발되어 고·심도 감각신경성 난청 환자의 청각재활에 획기적인 전기가 마련되었다. 일반적으로 2세 이전에 인공와우이식을 받고 집중적인 청능훈련과 말·언어 치료를 받은 선천성 농 환자와 농 기간이 길지 않은 언어습득 후 농 환자가 인공와우 이식을 받은 경우에는 정상에 가까운 청각적 수행력을 획득할 수 있다(Blamey et al., 1996; Colletti et al., 2012; Holt & Svirsky, 2008).

인공와우이식이 필요한 대상 환자의 선정과 인공와우이식 수술 중, 수술 후 매핑과 재활의 전 과정에서 다양한 청각검사가 중요한 정보를 제공한다. 본문에서는 인공와우이식 전후에 시행하는 청각검사들에 대해 자세히 알아보고자 한다.

1. 인공와우의 구조와 작동 원리

인공와우는 내부기기(internal device)와 외부기기(external device)로 구성된다. 내부기기는 수술을 통해 환자의 측두골 속에 이식되는 부분으로 수용자극기(receiver-stimulator)와 전극(electrode array)으로 구성된다. 외부기기는 외부의 소리를 감지하는 송화기(microphone)와 내부기기로 전기신호를 전달하는 안테나(antenna) 그리고 소리를 전기신호로 변환하여 주는 어음처리기(speech processor)로 구성된다. 송화기에서 받아들인 소리는 어음처리기에서 전기신호로 변환된다. 이 전기신호는 안테나를 통해 내부의 수용자극기로 전달되어 와우 내로 삽입된 전극에 도달한다. 전극에 도달한 전기신호는 와우 내에 분포하는 청신경의 말단인 나선신경절세포(spiral ganglion cell)를 직접 자극하고 이 신호는 대뇌 청각피질로 전달되어 소리로 인지된다(그림 1).

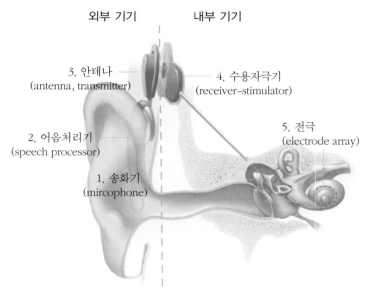

외부 기기　　　내부 기기

3. 안테나
(antenna, transmitter)

4. 수용자극기
(receiver-stimulator)

2. 어음처리기
(speech processor)

5. 전극
(electrode array)

1. 송화기
(mircophone)

[그림 1] 인공와우의 구조

2. 수술 전 청각검사

인공와우이식 대상자 선정의 가장 중요한 두 가지 기준은 청력역치와 말지각력이다. 따라서 청각검사는 이식 대상자를 정하는 데 가장 중요한 검사이다. 성인은 평균 청력역치가 70 dB HL 이상이고 최적의 보청기를 착용한 상태에서도 말지각이 제한적인 경우(우리나라에서는 문장인지검사 점수 50% 이하)에 이식의 대상이 되며, 소아의 경우에는 2세 이하는 청력역치 90 dB HL 이상, 2세 이상은 70 dB HL 이상이면서 3개월 이상 보청기를 사용한 청각재활 치료에도 말·언어 발달이 제한적인 경우에 이식의 대상이 된다.

1) 청력검사

(1) 행동청력검사(Behavioral audiometry)

난청이 의심되는 환자는 순음청력검사를 시행하여 주파수별 기도청력역치와 골도 청력역치를 측정하여야 한다. 순음청력검사를 수행하기 어려운 영·유아의 경우에는 시각강화청력검사(visual reinforcement audiometry)나 유희청력검사(play audiometry)를 시행할 수 있다. 일반적으로 시각강화청력검사는 생후 6개월에서 36개월 사이, 유희청력검사는 생후 36개월 이후에 가능하다고 알려져 있으나, 이러한 검사들이 해당 연령대의 모든 아동에게서 신뢰할 수 있는 청력역치를 제공하지는 않으므로 정확한 청력역치를 얻기 위해서는 숙련된 검사자에 의한 반복적인 측정이 필요하다(Kim et al., 2010). 생후 6개월 이전에는 행동관찰청력검사(behavioral observation audiometry)를 시행할 수 있으나 이 검사에서는 역치상자극(supra-threshold stimulus)에서 반응을 보일 가능성이 높다. 따라서 행동관찰청력검사는 청력역치 측정보다는 난청이 의심되는 영아에 대한 선별검사로 사용하는 것이 좋다(Wilson et al., 1991).

(2) 객관적 청력검사

순음청력검사와 기타 행동청력검사를 적절히 시행하지 못하는 영·유아나 중복장애를 가진 아동에게는 임피던스청력검사, 유발이음향방사, 청성뇌간반응, 청성지속반응과 같은 객관적인 청력검사를 시행한다. 임피던스청력검사는 고막과 중이의 상태, 등골근 반사를 담당하는 신경 전달로의 상태에 대한 정보를 제공하므로 전음성 난청과 감각신경성 난청을 감별하는 데 유용한 정보를 제공한다. 유발이음향방사에서 정상 반응을 보일 경우에는 외유모세포가 정상적이고 청력역치가 30 dB HL 이내임을 의미한다. 유발이음향방사가 나타나지 않는 경우에는 난청을 의심할 수 있지만 청력 역치는 알 수 없으며, 청각신경병증(auditory neuropathy spectrum disorder) 환자는 유발이음향방사에서 정상 반응을 보인다는 점을 염두에 두어야 한다(Harrison et al., 2015). 청성뇌간반응은 청력역치 측정에 가장 널리 이용되는 객관적 검사방법이다. 클릭음에 대한 청성뇌간반응은 1~4 kHz의 고주파수대의 평균적인 청력역치를 제공하고, 톤버스트를 사용할 경우 주파수별 청력역치를 측정할 수 있다. 하지만 저주파수 톤버스트를 사용할 경우 기록되는 파형이 명확치 않아 역치 판독이 어려운 단점이 있다(Stapells et al., 1995). 청성지속반응은 주파수별로 주파수 특이적인 청력역치를 제공하고 자극음의 최대 강도가 120 dB HL 이상으로 심도 난청 환자의 청력역치 측정이 용이한 장점이 있다. 하지만 청력이 정상에 가까울수록 역치의 정확도가 떨어지고(Rance et al., 1995), 청각신경병증 환자에서는 실제 청력역치와 무관하게 70 dB HL 이상에서 반응이 나타나는 경우가 많아 청각신경병증을 고도 감각신경성 난청으로 오진할 가능성이 있다(Rance et al., 1999). 따라서 청성지속반응은 청성뇌간반응과 이음향방사에서 청각신경병증의 증거가 없고, 청성뇌간반응에서 최고 음자극에도 반응이 없는 경우 잔청의 확인을 위해 유용하게 사용될 수 있다. 이상과 같은 객관적 청력검사 도구들의 장단점을 잘 파악하여 다양한 검사 결과를 종합적으로 해석하여야 오류 없이 정확한 청력역치를 판정할 수 있다.

(3) 기타 전기생리학적 검사

영상검사에서 와우나 와우신경의 구조적 이상이 발견된 경우에는 와우, 청신경 그리고 뇌간으로 이어지는 청각전달로가 기능적으로 연결되어 있는지를 수술 전에 확인할 필요가 있다. 이를 위해 성인의 경우에는 와우각자극검사(promontory stimulation test: PST)를, 협조가 어려운 소아의 경우에는 수면을 유도한 후 와우각 자극 전기유발청성뇌간반응(promontory stimulation EABR: PS-EABR)을 시행할 수 있다(Kim et al., 2008; Mason et al., 1997). 이러한 검사에서 반응이 있을 경우 청각전달로가 기능적으로 연결되어 있다는 증거가 되므로 인공와우이식을 시행하는 객관적인 근거가 될 수 있다. 그러나 PS-EABR검사에서 반응이 나타난 환자군과 반응이 나타나지 않은 환자군 간에 수술 후 말지각력의 유의한 차이가 없었다는 보고가 있으므로(Nikolopoulos et al., 2000), 이 검사에서 반응이 나타나지 않았다고 하여 청각전달로의 기능적 연결에 문제가 있는 것으로 단정할 수는 없다. 인공와우이식의 초창기에는 이 두 가지 검사를 주요한 수술 전 검사로 추천하였으나, 이와 같은 이유로 근래에는 보편적으로 시행하지는 않는다.

(4) 말·언어 평가

말·언어 평가는 난청 환자의 말지각을 측정하여 이식 대상자를 선정하고, 수술 후에는 재활 치료의 효과와 적절성을 평가하는 데 유용한 정보를 제공한다. 말·언어 평가는 말지각(speech perception), 말산출(speech production) 그리고 언어(language)의 세 영역을 평가하는 검사들로 구성된다(김리석, 정성욱, 2007).

말지각검사는 그림판과 같은 보기를 제시하는지에 따라 보기가 있는 조건의 말지각검사(closed-set speech perception test)와 보기가 없는 조건의 말지각검사(open-set speech perception test)로 크게 나눌 수 있다. 전자는 피검자에게 말소리를 들려주고 해당하는 그림판을 선택하게 하는 검사이고, 후자는 들은 말소리를 그대로 따라 말하게(혹은 글로 쓰게) 하는 검사이다. 피검자에게 제시하는 말소리는 일음절어, 이음절어, 혹은 문장 등 다양하게 제시할 수 있다. Categories of Auditory Performance(CAP)와 같은 척도형 검사나 Meaningful Auditory Integration Scale(MAIS), Infant–Toddler Meaningful Auditory Integration Scale(IT-MAIS)과 같이 아동의 부모가 작성하는 설문지를 통해 아동의 말지각을 평가할 수도 있다. 말산출을 평가하는 검사에는 우리말의 조음 정확도를 평가하는 Urimal Test of Articulation and Phonation(U-TAP), 말명료도(말하는 사람의 말소리를 듣는 사람이 알아들을 수 있는 정도)를 척도로 평가하는 Speech Intelligibility Rating(SIR) 등이 있다. 언어검사는 아동의 생활연령과 언어연령에 따라, 영유아언어발달검사(Sequenced Language Scale for Infants), 취학전 아동의 수용언어 및 표현언어 발달 척도(Preschooler Receptive-Expressive Language Scale: PRES) 그리고 그림어휘력검사(Peabody Picture Vocabulary Test–Revised: PPVT–R) 등을 이용하여 평가할 수 있다(김리석, 정성욱, 2007).

3. 수술 중 청각검사

인공와우이식 수술은 귀 뒤 피부절개, 유양동삭개술, 와우개창술, 와우 내부로의 전극 삽입 그리고 피부 봉합의 순서로 진행된다. 이러한 과정 중 전극 삽입을 완료한 후에 인공와우 기기의 정상 작동 여부와 전기자극에 대한 청각전달로의 반응을 객관적으로 확인하기 위해 청각검사를 시행할 수 있다. 이러한 검사에는 임피던스검사, 전기유발등골반사, 전기유발청성뇌간반응, 전기유발복합활동전위 등이 포함된다.

1) 임피던스검사(Impedance test)

임피던스는 전기 회로에서 전류의 흐름을 방해하는 저항을 의미하며 단위는 ohm(Ω)이다. 와우 내부에 삽입된 활성전극(active electrode)과 와우 외부에 위치한 기준전극(reference electrode) 사이에 전류가 흐르며, 이 전류가 나선신경절세포를 자극하여 소리를 인지하게 된다. 이때 임피던스는 20~30 kΩ 이하로 유지되어야 전류가

(가)

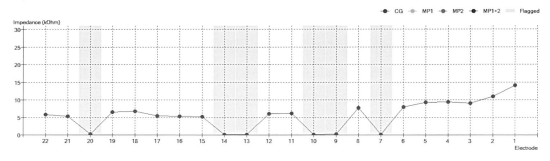

(나)

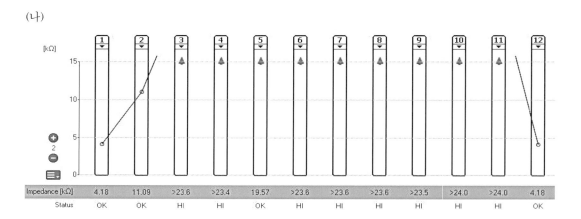

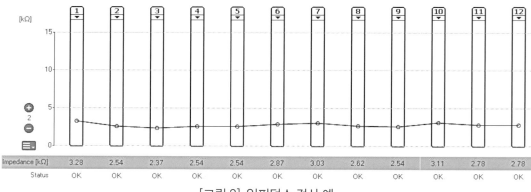

[그림 2] 임피던스 검사 예

(가) Cochlear 사의 CI512 내부기기를 이용한 인공와우이식 후 3년째 시행한 임피던스 검사. 22개의 전극 중 6개의 전극에서 저항이 0 KΩ으로 측정된다 (short circuit). (나) Medel 사의 Sonata 내부기기를 이용한 인공와우이식 수술 중 시행한 임피던스 검사. 전극 삽입 직후 시행한 검사(위)에서 3개의 전극에서 저항이 20 KΩ 이상으로 높게 측정되었으나(open circuit), 20분 후 재검사(아래)에서 저항은 정상 범위로 낮아졌다. 전극 삽입 시 공기방울이 유입될 경우 이러한 현상이 발생할 수 있다.

안정적으로 흐를 수 있다. 만일 전극 간 합선이 있는 경우(단락회로, short circuit)에는 해당 전극의 임피던스가 크게 저하되고(Cochlear사 인공와우는 565 Ω 이하, Medel사 인공와우는 700 Ω 이하인 경우에 단락회로로 정의함), 전극과 전선 간의 연결이 끊어진 경우(개방회로, open circuit)에는 해당 전극의 임피던스가 크게 증가한다(Cochlear사 인공와우는 30 kΩ 이상, Medel사 인공와우는 20 kΩ 이상인 경우에 개방회로로 정의함)(그림 2).

단락회로나 개방회로가 형성된 전극으로는 정상적인 전류가 흐르지 못하므로 해당 전극은 사용하지 말아야 한다. 수술 중에 절연체인 공기방울이 전극 주위에 유입되어 임피던스검사에서 개방회로로 나타나는 경우가 있을 수 있는데(Mason et al., 1995), 이 경우에는 시간이 흐르면서 공기 방울이 사라져 임피던스가 정상으로 회복될 수 있다.

2) 전기유발등골반사(Electrically evoked stapedial reflex : ESR)

ESR은 전기 자극에 대한 등골반사를 확인하는 검사이다. 인공와우이식 수술 중 전극 삽입 후 삽입된 전극을 통해 전기자극을 주고 등골근의 반사를 수술 현미경을 통해 직접 확인하거나, 수술 후 임피던스청력검사를 이용하여 반대쪽 귀에서 등골반사를 기록할 수 있다(Battmer et al., 1994; Van den Brone et al., 1996). 전신마취하 수술에 사용하는 근이완제는 등골근의 수축을 방해하기 때문에, 수술 중 ESR을 시행할 때는 근이완제를 사용하지 않은 상태에서 검사를 진행하여야 한다. ESR이 나타나는 경우에는 청신경, 뇌간 그리고 안면신경을 통한 반사궁이 정상적으로 작동하는 것을 의미하지만, 아무런 이상이 없는 경우에도 약 25~30%에서는 ESR이 나타나지 않을 수 있다(Hodges et al., 1997).

3) 전기유발청성뇌간반응
(Electrically evoked Auditory Brainstem Response : EABR)

EABR은 전기 자극에 의한 청성뇌간반응의 기록이다. 즉, 전기자극에 의해 청신경에서부터 뇌간에 이르는 청각전달로에서 발생한 신경반응을 두피에 부착한 표면 전극을 통해 기록한 것이다. 전형적인 EABR의 파형은 3~4개의 정점으로 기록된다. I파는 전기자극과 거의 동시에 발생하기 때문에 자극 잡음(stimulus artifact)에 묻혀 기록되지 않으며, II, III, IV, V파만 기록되는데 이 중 V파가 가장 크게 기록된다(그림 3). V파의 잠복시간은 4 msec 정도로 청성뇌간반응에 비해 1.5~2.0 msec 정도 단축된다 (Shallop et al., 1990). 자극 강도의 증가에 따른 잠복시간의 단축은 거의 없으며, 진폭은 증가는 청성뇌간반응에 비해 더욱 두드러진다(Allum et al., 1990). EABR은 근원성 전위(myogenic potential)의 혼입에 취약하므로 피검자의 진정이나 수면을 유도한 후 검사를 진행하여야 하며, 전기적 잡음(electrical noise)에도 취약하기 때문에 주변 전기 기기로부터 전기적 잡음이 혼입되지 않도록 관리하는 것이 중요하다(Fifer et al., 1990).

EABR의 파형과 역치는 임상적 의의를 가진다. EABR 파형들이 정상적으로 기록되면 인공와우 기기가 정상적으로 작동하고 있고, 청신경 말단에서부터 뇌간에 이르는 청각전달로가 인공와우를 통한 전기자극에 적절히 반응하고 있음을 확인할 수 있다. 또한 EABR의 역치에 해당하는 전류량은 환자가 들을 수 있는 가청자극, 즉 T-level과

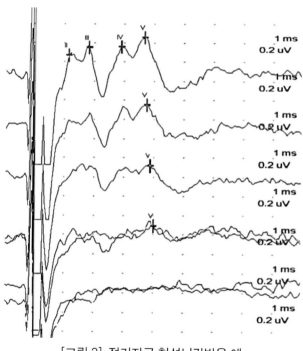

[그림 3] 전기자극 청성뇌간반응 예

생후 17개월에 인공와우이식을 받은 아동의 전기자극 청성뇌간반응으로 II, III, IV, V 파가 나타나며, 자극 잡음으로 인해 I 파는 확인되지 않는다. 자극 강도는 아래에서부터 170, 180, 190, 200, 225 current level 이며, 반응 역치는 180 current level이다. 자극 강도의 증가에 비례해서 진폭이 커지며, 잠복기의 감소는 두드러지지 않는다.

C-level 사이의 자극 강도에 해당하기 때문에, 처음 매핑을 시행하는 환자를 위한 자극 강도 설정의 참고치로 활용할 수 있다(Brown et al., 1994).

4) 전기유발복합활동전위
(Electrically evoked Compound Action Potential: ECAP)

ECAP은 전기자극에 의해 청신경에서 발생한 동기화된 활동전위를 기록한 것이다. 와우 내부에 삽입된 전극에서 생산된 자극 전류가 인접한 나선신경절세포를 자극하면 활동 전위가 발생하게 되는데, 이 활동 전위를 인접 전극에서 수용하여 기록한 것이 ECAP이다. ECAP는 전기자극 후 0.2~0.4 msec에 나타나는 음의 정점(N1)과 0.6~0.8 msec에 나타나는 양의 정점(P1)으로 기록된다(그림 4). 자극 강도의 증가에 따른 잠복시간의 단축은 거의 없으며, 진폭은 크게 증가한다(Abbas et al., 1999).

ECAP도 EABR과 마찬가지로 파형과 역치 정보를 통해 임상적 적용이 가능하다. 즉, 인공와우의 전기자극에 대해 ECAP가 정상적으로 기록될 경우에는 인공와우 기기

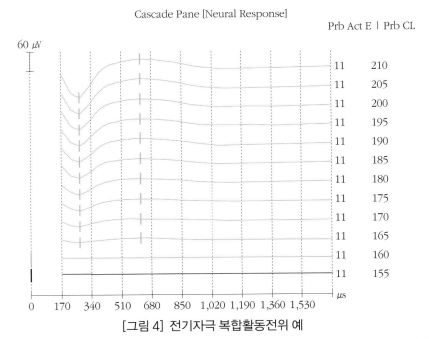

[그림 4] 전기자극 복합활동전위 예

N1-P1 의 파형이 나타나며, 자극 강도에 비례하여 진폭이 커진다. 반응 역치는 165 current level이다.

가 정상적으로 작동하고 있음을 확인할 수 있다. 또한 ECAP 역치에 해당하는 전류량은 T-level과 C-level 사이에 위치하는 가청자극이 되기 때문에 첫 매핑 시 자극 전류량을 결정하는 데 유용한 참고치가 될 수 있다(Hughes et al., 2000).

인공와우의 제조사마다 ECAP를 측정하는 시스템을 제공하는데, Cochlear사의 Neural Response Telemetry(NRT), Advanced Bionic사의 Neural Response Imaging(NRI), Medel사의 Auditory Nerve Response Telemetry(ART)가 그것이다. 이러한 시스템들은 와우 내부에 삽입된 전극을 자극 전극과 기록 전극으로 사용하여 ECAP를 측정하기 때문에, 두피에 부착된 표면 전극을 통해 신경반응을 측정하는 EABR에 비해 다음과 같은 장점을 가진다(Brown et al., 2000). 첫째, 추가적인 표면 전극의 부착과 반응의 기록을 위한 기기가 필요하지 않다. 둘째, 활동전위가 발생하는 나선신경절세포에 인접한 와우 내부의 전극을 통해 반응을 기록하므로 EABR에 비해 큰 진폭의 반응을 얻을 수 있으며 근원성 전위(myogenic potential)의 영향이 미미하여 피검자의 진정이나 수면을 유도할 필요가 없다. 그러나 EABR이 청신경 말단에서부터 뇌간에 이르는 청각전달로의 반응을 보여 주는 것에 비해, ECAP는 와우 내부에 위치한 청신경 말단의 반응만을 보여 준다는 단점이 있다(Brown et al., 1994).

4. 수술 후 청각검사

인공와우이식 수술 후에는 정기적인 매핑과 말 · 언어 평가를 시행한다.

1) 매핑(mapping)

소리로 인지되는 가장 약한 전류량을 가청 역치(Threshold level, T-level)라고 하고, 크고 편하게 들리지만 불쾌하지 않은 소리로 인지되는 전류량을 최대 쾌청치(Comfort level, C-level)라고 한다. 인공와우의 각 전극의 T-level과 C-level을 맵(map)이라고 하며, T-level과 C-level을 설정하는 작업을 매핑(mapping)이라고 한다. 입력 역동범위(input dynamic range)의 기본 설정(default setting), 즉 어음처리기가 전기 신호로 변환하는 외부 소리의 강도 범위는 보통 25 dB SPL~65 dB SPL인데, T-level과 C-level을 설정하여 어음처리기에 입력하면 25 dB SPL의 소리는 T-level의 전류량으로, 65 dB SPL 이상의 전류량은 C-level의 전류량으로 변환되어 내부기기로 전달된다. 따라서 환자는 25 dB SPL 이상 강도의 외부 소리를 불쾌감 없이 들을 수 있게 된다. T-level 이 환자의 실제 가청역치보다 높게 설정될 경우에는 배경잡음이 증가하고, C-level 이 환자의 실제 최대 쾌청치보다 높게 설정될 경우 불쾌한 큰 소리에 노출되는 불편이 발생할 수 있으므로 정확한 T-level과 C-level의 설정은 중요하다(김리석, 정성욱, 2007).

전기자극의 자극빈도(pulse rate)나 자극지속시간(pulse width)은 기본 설정을 적용하면 대부분 큰 문제가 없으나, 와우나 와우신경의 해부학적 기형이 있는 경우에는 매핑 과정 중에 자극빈도와 자극지속시간의 설정도 조정할 필요가 있다(Lee et al., 2012).

T-level과 C-level은 환자의 주관적 반응을 통해 측정하므로 영·유아의 경우에는 매핑에 어려움이 있을 수 있다. 영·유아의 경우는 아동의 행동반응만을 관찰하여 매핑을 시행하기보다는 유희청력검사나 시각강화청력검사의 방법을 이용하는 것이 보다 정확한 매핑을 시행하는 데 도움이 될 수 있다. 또한 인공와우 이식 후 측정한 ECAP 역치나 EABR 역치를 활용할 수 있다(Kim et al., 2010). 즉, 대부분의 환자에게서 ECAP 역치와 EABR 역치에 해당하는 전류량은 가청자극에 해당하기 때문에, ECAP 혹은 EABR 역치 강도의 자극음을 이용하여 아동을 소리에 적절히 반응하도록 안전하게 훈련시킬 수 있다. 맵의 변동이 많은 인공와우이식 후 첫 3~6개월경까지는 자주 매핑을 시행하고, 맵이 안정된 이후에는 6~12개월 간격으로 정기적인 매핑을 실시한다(김리석, 정성욱, 2007). 매핑을 시행한 후에는 순음청력검사를 시행하여 청력역치를 확인하고 불쾌자극(uncomfortable level)이 없는지를 확인하며, 말지각검사를 시행하여 말지각의 저하가 없는지를 확인해 매핑의 적절성을 평가하도록 한다.

2) 정기적인 말·언어 평가

수술 전 대상자 선정을 위해 시행한 말·언어 평가를 수술 이후에도 정기적으로 시행하여, 맵의 적절성과 말지각, 말산출, 언어 능력 등의 수행력 진전을 확인하여야 한다. 인공와우를 통해 듣는 말소리에 이상이 있거나 말지각 등 수행력의 진전이 부족한 경우에는 매핑과 언어치료의 내용을 점검하여 문제점을 찾고 개선 방향을 모색해야 한다(김리석, 정성욱, 2007).

부록 2

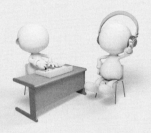

청각검사 관련 법규

소리귀클리닉 신유리

청각검사 관련 법규

I. 「학교보건법」(2011. 12. 31. 법률 제11141호)
II. 「국민건강보험법」(2011. 12. 31. 법률 제11141호)
III. 「산업안전보건법」(2013. 6. 12. 법률 제11882호)
IV. 「근로기준법」(2008. 3. 21. 법률 제8960호)
V. 「산업재해보상보험법」(2007. 12. 14. 법률 제8694호)
VI. 「국가배상법」(2008. 3. 14. 법률 제8897호)
VII. 「자동차손해배상 보장법」(2008. 3. 28. 법률 제9065호)
VIII. 「도로교통법」(2005. 5. 31. 법률 제7545호)
IX. 「국민연금법」(2007. 7. 23. 법률 제8541호)
X. 「공무원연금법」(2015. 6. 22. 법률 제13387호)
XI. 「군인연금법」(2013. 3. 22. 법률 제11632호)
XII. 「장애인복지법」(2015. 6. 22. 법률 제13366호)
XIII. 「국가유공자 등 예우 및 지원에 관한 법률」(2011. 9. 15. 법률 제11041호)
XIV. 「병역판정 신체검사 등 검사규칙」(2016. 11. 29. 국방부령 제907호)

I. 「학교보건법」(2011. 12. 31. 법률 제11141호)

학교의 장은 학생과 교직원에 대하여 건강검사를 하여야 한다. 다만, 교직원에 대한 건강검사는 「국민건강보험법」 제52조에 따른 건강검진으로 갈음할 수 있다[「학교보건법」 제7조 제1항]. 건강검사는 신체의 발달상황, 신체의 능력, 건강조사, 정신건강 상태 검사 및 건강검진으로 구분한다[「학교건강검사규칙」(2016. 3. 4. 교육부령 제93호) 제3조 제1항]. 건강검진은 근·골격 및 척추, 눈·귀, 콧병·목병·피부병, 구강, 기관 능력, 병리검사 등에 대하여 검사 또는 진단하여야 하고, 귀에 관하여는 오른쪽과 왼쪽의 귀를 각각 구별하여 청력계 등에 의한 검사로 청력을 검사하며, 중이염, 외이도염 등 검사로 귓병을 검사하여야 하고, 건강검진 결과의 판정기준은 「국민건강보험법」 제52조 및 같은 법 시행령 제25조 제7항의 규정에 의하여 보건복지부장관이 정한 건강검진 실시기준 〈첨부 1.〉에 따른다[「학교건강검사규칙」 제5조, 별표 2. 건강검진 항목 및 방법].

II. 「국민건강보험법」(2011. 12. 31. 법률 제11141호)

국민건강보험공단은 가입자와 피부양자에 대하여 질병의 조기발견과 그에 따른 요양급여를 하기 위하여 건강검진을 실시한다[「국민건강보험법」제52조 제1항]. 「국민건강보험법」제52조에 따른 건강검진은 일반건강검진, 암검진 및 영유아건강검진으로 구분하여 실시하고, 건강검진의 검사항목·방법·그에 드는 비용·건강검진 결과 등의 통보 절차 및 그 밖에 건강검진을 실시하는 데 필요한 사항은 보건복지부장관이 정하여 고시한다[「국민건강보험법 시행령」(2012. 8. 31. 대통령령 제24077호) 제25조].

일반건강검진은 1차 검진을 실시한 후 고혈압, 당뇨병 질환 의심자 및 인지기능장애 고위험군에 대하여는 2차 검진을 실시한다. 생애전환기건강진단은 1차 검진 수검자 전체에 대하여 2차 검진을 실시한다[보건복지부 고시 제2016-252호 건강검진 실시기준 제5조]. 건강검진의 검사항목별 대상자, 검진 비용 및 검사방법 등은 별표 1. 내지 4.에, 검사항목별 결과 판정기준은 별표 5. 내지 7.에 각 규정되어 있는데[위 고시 제7조], 일반건강검진 및 생애전환기건강진단의 1차 검진 검사항목에 청력 측정이 포함되어 있고, 검사방법은 순음청력검사로 측정하되, 만 66세 이상에서는 귓속말 검사방법을 사용하여 측정할 수 있으며, 그 판정기준은 〈첨부 1.〉[별표 5.]와 같고, 영유아건강검진에서는 시기별 청각검사 문진표[위 고시 별지 제5호 내지 제5호의7 서식]로 검사하며, 보호자가 작성한 문진표의 증상 등에 대한 상담을 하고, 그 판정기준은 〈첨부 1.〉[별표 7.]과 같다.

III. 「산업안전보건법」(2013. 6. 12. 법률 제11882호)

사업주는 근로자의 건강을 보호·유지하기 위하여 고용노동부장관이 지정하는 기관 또는 「국민건강보험법」에 따른 건강검진을 하는 기관에서 근로자에 대한 건강진단을 하여야 한다[「산업안전보건법」제43조 제1항].

사업주는 「산업안전보건법」제43조에 따라 건강진단의 실시 시기 및 대상을 기준으로 일반건강진단·특수건강진단·배치전건강진단·수시건강진단 및 임시건강진단을 실시하여야 한다[「산업안전보건법 시행규칙」(2009. 8. 7. 노동부령 제330호) 제98조의2 제1항].

일반건강진단의 제1차 검사항목에 청력검사가 포함되어 있고[앞의 시행규칙 제100조 제1항], 근로자 일반건강진단 개인표[고용노동부 고시 제2016-23호 근로자 건강진단 실시기준 별지 제6호 서식]에 의하면 좌·우 청력을 구분하여 그 결과를 기재하도록 되어 있다.

특수건강진단·배치전건강진단 및 수시건강진단의 검사항목은 제1차 검사항목과 제2차 검사항목으로 구분하며, 각 세부 검사항목은 〈첨부 2.〉와 같다[앞의 시행규칙 제100조 제4항].

임시건강진단의 검사항목은 특수건강진단의 검사항목 중 전부 또는 일부와 건강진단 담당의사가 필요하다고 인정하는 검사항목으로 한다[앞의 시행규칙 제100조 제7항].

일반건강진단 및 특수건강진단·배치전건강진단 또는 수시건강진단의 검사항목별 검사방법 및 검사항목별 검사결과에 대한 참고 값 등은 한국산업안전보건공단이 고용노동부장관의 승인을 받아 정한 근로자건강진단 실무지침에 따른다[위의 고시 제9조 제1항].

1. 한국산업안전보건공단 근로자건강진단 실무지침

임상 진찰 및 검사에서 순음청력검사에 관한 지침과 이비인후검사의 방법과 해석은 각각 〈첨부 3.〉 및 〈첨부 4.〉와 같다.

2. 산업안전보건기준에 관한 규칙(2011. 7. 6. 고용노동부령 제30호)

제4장 소음 및 진동에 의한 건강장해의 예방

제1절 통칙

제512조 (정의) 이 장에서 사용하는 용어의 뜻은 다음과 같다.

1. "소음작업"이라 함은 1일 8시간 작업을 기준으로 85데시벨 이상의 소음이 발생하는 작업을 말한다.

2. "강렬한 소음작업"이라 함은 다음 각목의 어느 하나에 해당하는 작업을 말한다.

　　가. 90데시벨 이상의 소음이 1일 8시간 이상 발생되는 작업

　　나. 95데시벨 이상의 소음이 1일 4시간 이상 발생되는 작업

　　다. 100데시벨 이상의 소음이 1일 2시간 이상 발생되는 작업

　　라. 105데시벨 이상의 소음이 1일 1시간 이상 발생되는 작업

　　마. 110데시벨 이상의 소음이 1일 30분 이상 발생되는 작업

바. 115데시벨 이상의 소음이 1일 15분 이상 발생되는 작업

3. "충격소음작업"이라 함은 소음이 1초 이상의 간격으로 발생하는 작업으로서 다음 각목의 어느 하나에 해당하는 작업을 말한다.

가. 120데시벨을 초과하는 소음이 1일 1만 회 이상 발생되는 작업

나. 130데시벨을 초과하는 소음이 1일 1,000회 이상 발생되는 작업

다. 140데시벨을 초과하는 소음이 1일 100회 이상 발생되는 작업

Ⅳ. 「근로기준법」(2008. 3. 21. 법률 제8960호)

근로자가 업무상 부상 또는 질병에 걸리고, 완치된 후 신체에 장해가 있으면 사용자는 그 장해 정도에 따라 평균임금에 별표에서 정한 일수를 곱한 금액의 장해보상을 하여야 한다[「근로기준법」 제80조 제1항].

「근로기준법」 제80조 제3항에 따라 장해보상을 하여야 하는 신체장해 등급의 결정기준은 다음 [별표 6.]과 같다[「근로기준법 시행령」(2008. 6. 25. 대통령령 제20873호) 제47조 제1항].

[별표 6. 신체장해의 등급(제47조 제1항 관련)]

등급	신체장해
제4급 평균임금의 920일분	3. 고막이 전부 결손되거나 그 밖의 원인으로 두 귀의 청력을 완전히 잃은 사람
제6급 평균임금의 670일분	3. 고막이 대부분 결손되거나 그 밖의 원인으로 두 귀의 청력이 모두 귓바퀴에 대고 말하지 아니하고서는 큰 말소리를 알아듣지 못하게 된 사람 4. 한 귀가 전혀 들리지 아니하게 되고 다른 귀의 청력이 40센티미터 이상의 거리에서 보통의 말소리를 알아듣지 못하게 된 사람
제7급 평균임금의 560일분	2. 두 귀의 청력이 40센티미터 이상의 거리에서 보통의 말소리를 알아듣지 못하게 된 사람 3. 한 귀가 전혀 들리지 아니하게 되고 다른 귀의 청력이 1미터 이상의 거리에서 보통의 말소리를 알아듣지 못하게 된 사람

제9급 평균임금의 350일분	7. 두 귀의 청력이 모두 1미터 이상의 거리에서 큰 말소리를 알아듣지 못하게 된 사람 8. 한 귀의 청력이 귓바퀴에 대고 말하지 아니하고서는 큰 말소리를 알아듣지 못하고 다른 귀의 청력이 1미터 이상의 거리에서 보통의 말소리를 알아듣지 못하게 된 사람 9. 한 귀의 청력을 영구적으로 완전히 잃은 사람
제10급 평균임금의 270일분	4. 한 귀의 청력이 귓바퀴에 대고 말하지 아니하고서는 큰 말소리를 알아듣지 못하게 된 사람 5. 두 귀의 청력이 모두 1미터 이상의 거리에서 보통의 말소리를 알아듣지 못하게 된 사람
제11급 평균임금의 200일분	4. 한 귀의 청력이 40센티미터 이상의 거리에서 보통 말소리를 알아듣지 못하게 된 사람 11. 두 귀의 청력이 모두 1미터 이상의 거리에서 작은 말소리를 알아듣지 못하게 된 사람
제12급 평균임금의 140일분	4. 한 귀의 귓바퀴 대부분이 결손된 사람
제14급 평균임금의 50일분	10. 한 귀의 청력이 1미터 이상의 거리에서 작은 말소리를 알아듣지 못하게 된 사람

V. 「산업재해보상보험법」(2007. 12. 14. 법률 제8694호)

　　장해급여는 근로자가 업무상의 사유로 부상을 당하거나 질병에 걸려 치유된 후 신체 등에 장해가 있는 경우에 그 근로자에게 지급하고, 그 장해등급의 기준은 대통령령으로 정한다[「산업재해보상보험법」 제57조 제1항, 제2항]. 장해급여를 행할 장해등급의 기준은 다음 [별표 6.]에 따른다. 이 경우 신체부위별 장해등급 판정에 관한 세부기준은 고용노동부령으로 정한다[「산업재해보상보험법 시행령」(2010. 7. 12. 대통령령 제22269호) 제53조 제1항].

[별표 6. 장해등급의 기준(제53조 제1항 관련)]

등급	신체장해
제4급	3호. 고막 전부의 결손이나 그 외의 원인으로 인하여 두 귀의 청력을 완전히 잃은 사람
제6급	3호. 고막 대부분의 결손이나 그 외의 원인으로 인하여 두 귀의 청력이 모두 귓바퀴에 대고 말하지 아니하면 큰 말소리를 알아듣지 못하게 된 사람 4호. 한 귀가 전혀 들리지 않게 되고 다른 쪽 귀의 청력이 40센티미터 이상의 거리에서는 보통의 말소리를 알아듣지 못하게 된 사람
제7급	2호. 두 귀의 청력이 모두 40센티미터 이상의 거리에서는 보통의 말소리를 알아듣지 못하게 된 사람 3호. 한쪽 귀가 전혀 들리지 아니하게 되고 다른 쪽 귀의 청력이 1미터 이상의 거리에서는 보통의 말소리를 알아듣지 못하게 된 사람
제9급	7호. 두 귀의 청력이 모두 1미터 이상의 거리에서는 큰 말소리를 알아듣지 못하게 된 사람 8호. 한쪽 귀의 청력이 귀에 대고 말하지 아니하면 큰 말소리를 알아듣지 못하고 다른 귀의 청력이 1미터 이상의 거리에서는 보통의 말소리를 알아듣지 못하게 된 사람 9호. 한 귀의 청력을 영구적으로 완전히 잃은 사람
제10급	6호. 한 귀의 청력이 귀에 대고 말하지 않으면 큰 말소리를 알아듣지 못하게 된 사람 7호. 두 귀의 청력이 모두 1미터 이상의 거리에서는 보통의 말소리를 알아듣지 못하게 된 사람
제11급	4호. 한쪽 귀의 청력이 40센티미터 이상의 거리에서는 보통의 말소리를 알아듣지 못하게 된 사람 5. 두 귀의 청력이 모두 1미터 이상의 거래에서는 작은 말소리를 알아듣지 못하게 된 사람 6. 두 귀의 귓바퀴에 고도의 결손이 남은 사람
제12급	5호. 한쪽 귀의 귓바퀴에 고도의 결손이 남은 사람 또는 두 귀의 귓바퀴에 중등도의 결손이 남은 사람
제13급	3호. 한쪽 귀의 귓바퀴에 중등도의 결손이 남은 사람 또는 두 귀의 귓바퀴에 경도의 결손이 남은 사람
제14급	1호. 한쪽 귀의 청력이 1미터 이상의 거리에서는 작은 말소리를 알아듣지 못하게 된 사람 2호. 한쪽 귀의 귓바퀴에 경도의 결손이 남은 사람

업무상 질병(진폐증을 제외한다)에 대한 구체적인 인정기준은 〈첨부 5.〉와 같다. 근로복지공단은 근로자의 업무상 질병 또는 업무상 질병에 따른 사망의 인정 여부를 판정할 때에는 그 근로자의 성별 · 연령 · 건강 정도 및 체질 등을 고려하여야 한다[앞의 시행령 제34조].

장해등급은 신체를 해부학적으로 구분한 부위(이하, 장해부위라 한다) 및 장해부위를
생리학적으로 장해군으로 구분한 부위(이하, 장해계열이라 한다)별로 판정한다[「산업재
해보상보험법 시행규칙」(2008. 7. 1. 부령 제304호) 제46조 제1항]. 귀의 경우 장해부위는 내
이등과 귓바퀴의 좌 또는 우로 구분하고[위 시행규칙 제46조 제2항], 장해계열은 내이등
(양쪽)에 대하여 기능장해인 청력장해(계열번호 6), 귓바퀴의 좌 또는 우에 대하여 기질
장해인 결손장해(계열번호 7)로 구분한다[위 시행규칙 제46조 제3항, 별표 3. 장해계열표].
신체부위별 장해등급 판정에 관한 세부기준은 〈첨부 6.〉과 같다[위 시행규칙 제48조].

VI. 「국가배상법」(2008. 3. 14. 법률 제8897호)

「국가배상법」 제3조 제6항의 규정에 의한 취업가능 기간은 피해자의 연령, 직업,
경력, 건강상태 등 주관적 요소와 국민의 평균여명, 경제수준, 고용조건 등 사회적 ·
경제적 여건 등을 고려하되, 피해자가 남자인 경우에는 사고 당시 「병역법」상 군복무
기간, 피해자의 군복무 가능성, 복무기간 조정 가능성 등을 종합적으로 참작한 기간
으로 하고, 신체장해의 등급과 노동력상실률은 다음 [별표 2.]와 같다. 신체장해의 부
위가 2개인 경우에는 다음 [별표 2.]에 의한 부위별 등급을 정한 후 [별표 3. 2개 부위 이
상의 신체장해 종합평가 등급표]에 의하여 종합평가등급을 정한다[「국가배상법 시행령」
(2006. 12. 29. 대통령령 제19786호) 제2조].

[별표 2. 신체장해의 등급과 노동력상실률표]

등급	노동능력상실률(%)	신체장해
4급	90	3. 고막의 전부의 결손이나 그 외의 원인으로 인하여 두 귀의 청력을 전혀 상실한 자
6급	70	3. 고막의 대부분의 결손이나 그 외의 원인으로 인하여 두 귀의 청력이 이각에 접하지 아니하고서는 큰 말소리를 해득하지 못하는 자
7급	60	2. 고막의 중등도의 결손이나 그 외의 원인으로 두 귀의 청력이 40센티미터 이상의 거리에서는 보통 말소리를 해득하지 못하는 자

9급	40	7. 고막의 전부가 결손이나 그 외의 원인으로 인하여 한 귀의 청력을 전혀 상실한 자
10급	30	4. 고막의 대부분의 결손이나 그 외의 원인으로 인하여 한 귀의 청력이 이각에 접하지 아니하고서는 큰 말소리를 해득하지 못하는 자
11급	20	4. 고막의 중등도의 결손이나 그 외의 원인으로 인하여 한 귀의 청력이 40센티미터 이상의 거리에서는 보통 말소리를 해득하지 못하는 자
12급	15	4. 한 귀의 이각의 대부분이 결손된 자

(주) 6. 각 등급의 신체장해에 해당하지 아니하는 장해는 그 노동력상실률에 따라 당해 등급의 신체장해로 본다.

Ⅶ. 「자동차손해배상 보장법」(2008. 3. 28. 법률 제9065호)

「자동차손해배상 보장법」 제5조 제1항에 따라 자동차보유자가 가입하여야 하는 책임보험 또는 책임공제의 보험금 또는 공제금은, 부상에 대한 치료를 마친 후 더 이상의 치료효과를 기대할 수 없고 그 증상이 고정된 상태에서 그 부상이 원인이 되어 신체의 장애(이하, 후유장애라 한다)가 생긴 경우에는 다음 [별표 2.]에서 정하는 금액의 범위에서 피해자에게 발생한 손해액이다[「자동차손해배상 보장법 시행령」(2014. 12. 30. 대통령령 제25940호) 제3조 제1항].

[별표 2. 후유장애의 구분과 책임보험금의 한도금액(제3조 제1항 제3호 관련)]

장해급별	한도금액	신체장해 내용
4급	1억 500만원	3. 고막이 전부 결손되거나 그 외의 원인으로 인하여 두 귀의 청력을 완전히 잃은 사람
6급	7,500만원	3. 고막이 대부분 결손되거나 그 외의 원인으로 인하여 두 귀의 청력이 귀에 입을 대고 말하지 않으면 큰 말소리를 알아듣지 못하게 된 사람 4. 한 귀가 전혀 들리지 않게 되고 다른 귀의 청력이 40센티미터 이상의 거리에서는 보통의 말소리를 알아듣지 못하게 된 사람
7급	6,000만원	2. 두 귀의 청력이 모두 40센티미터 이상의 거리에서는 보통의 말소리를 알아듣지 못하게 된 사람 3. 한쪽 귀가 전혀 들리지 않게 되고 다른 귀의 청력이 1미터 이상의 거리에서는 보통의 말소리를 알아듣지 못하게 된 사람

9급	3,800만원	7. 두 귀의 청력이 모두 1미터 이상의 거리에서는 보통의 말소리를 알아듣지 못하게 된 사람 8. 한쪽 귀의 청력이 귀에 입을 대고 말하지 않으면 큰 말소리를 알아듣지 못하고 다른 쪽 귀의 청력이 1미터 이상의 거리에서는 보통의 말소리를 알아듣지 못하게 된 사람 9. 한 귀의 청력을 완전히 잃은 사람
10급	2,700만원	4. 한쪽 귀의 청력이 귀에 입을 대고 말하지 않으면 큰 말소리를 알아듣지 못하게 된 사람 5. 두 귀의 청력이 모두 1미터 이상의 거리에서 보통의 말소리를 알아듣는 데 지장이 있는 사람
11급	2,300만원	4. 한쪽 귀의 청력이 40센티미터 이상의 거리에서는 보통의 말소리를 알아듣지 못하게 된 사람 5. 두 귀의 청력이 모두 1미터 이상의 거리에서는 작은 말소리를 알아듣지 못하게 된 사람
12급	1,900만원	4. 한쪽 귀의 귓바퀴의 대부분이 결손된 사람
14급	1,000만원	3. 한쪽 귀의 청력이 1미터 이상의 거리에서는 보통의 말소리를 알아듣지 못하게 된 사람

Ⅷ. 「도로교통법」(2005. 5. 31. 법률 제7545호)

「도로교통법」 제83조 제1항 제1호, 제87조 제2항 및 제88조 제1항에 따른 자동차 등의 운전에 필요한 적성의 기준은, 청력의 경우 제1종 운전면허 중 대형면허 또는 특수면허에 한하여 55데시벨의 소리를 들을 수 있어야 하고, 다만, 보청기를 사용하는 사람은 40데시벨의 소리를 들을 수 있어야 한다[「도로교통법 시행령」(2014. 12. 31. 대통령령 제25946호) 제45조 제1항].

Ⅸ. 「국민연금법」(2007. 7. 23. 법률 제8541호)

장애연금 지급을 위한 장애등급 구분의 기준은 다음 [별표 2].와 같다[「국민연금법 시행령」(2016. 11. 29. 대통령령 제27635호) 제46조 제1항]. 장애정도의 판정기준은 보건복지부장관이 정하여 고시한다[위 시행령 제46조 제4항].

[별표 2. 장애등급 구분의 기준(제46조 제1항 관련)]

장애등급	장애상태
3급	2. 두 귀의 청력이 귀에 대고 큰 소리로 말을 해도 이를 알아듣지 못할 정도로 장애가 남은 자
4급	2. 두 귀의 청력이 1미터 이상의 거리에서 보통의 소리로 말을 해도 알아듣지 못할 정도로 장애가 남은 자

장애등급은 위의 [별표 2. 장애등급 구분의 기준]과 〈첨부 7.〉에 의하여 결정한다[보건복지부 고시 제2017-30호 국민연금 장애심사규정 제6조].

Ⅹ.「공무원연금법」(2015. 6. 22. 법률 제13387호)

「공무원연금법」 제51조에 따른 장해급여를 받을 사람의 장애 상태의 정도 구분(이하, 장애등급이라 한다)은 다음 [별표 3.]과 같으며, 장애등급에 규정되지 아니한 장애가 있는 경우에는 그 장애 정도에 따라 장애등급에 정해진 장애 상태에 준하여 그 장애등급을 정한다. 장애등급 구분을 위한 세부 판정기준은 총리령으로 정한다[「공무원연금법 시행령」(2014. 11. 19. 대통령령 제25751호) 제45조].

[별표 3. 장애등급(제45조 제1항 관련)]

제4급
　3. 두 귀의 청력을 완전히 잃은 사람
제6급
　3. 두 귀의 청력이 귓바퀴에 대고 말하지 아니하고는 큰 말소리를 알아듣지 못하는 사람
　4. 한 귀의 청력을 완전히 잃고 다른 귀의 청력이 40센티미터 이상의 거리에서는 보통의 말소리를 알아듣지 못하는 사람
제7급
　2. 두 귀의 청력이 40센티미터의 거리에서는 보통의 말소리를 알아듣지 못하는 사람

3. 한 귀의 청력을 완전히 잃고 다른 귀의 청력이 1미터 이상의 거리에서는 보통의 말소리를 알아듣지 못하는 사람

제9급

7. 두 귀의 청력이 1미터 이상의 거리에서는 보통의 말소리를 알아듣지 못하는 사람

8. 한 귀의 청력이 귓바퀴에 대고 말하지 아니하고는 큰 말소리를 알아듣지 못하고 다른 귀의 청력이 1미터 이상의 거리에서는 보통의 말소리를 알아듣기 어려운 사람

9. 한 귀의 청력을 모두 잃은 사람

제10급

4. 두 귀의 청력이 1미터 이상의 거리에서는 보통의 말소리를 알아듣기 어려운 사람

5. 한 귀의 청력이 귓바퀴에 대고 말하지 아니하고는 큰 말소리를 알아듣지 못하는 사람

제11급

5. 두 귀의 청력이 1미터 이상의 거리에서는 작은 말소리를 알아듣지 못하는 사람

6. 한 귀의 청력이 40센티미터 이상의 거리에서는 보통의 말소리를 알아듣지 못하는 사람

제12급

4. 한 귀의 귓바퀴의 대부분이 결손된 사람

제14급

3. 한 귀의 청력이 1미터 이상의 거리에서는 보통의 말소리를 알아듣지 못하는 사람

앞의 시행령 제45조 제2항에 따른 장애등급 결정은 〈첨부 8.〉의 판정기준에 따른다[「공무원연금법 시행규칙」(2012. 3. 9. 행정안전부령 제287호) 제23조].

XI. 「군인연금법」(2013. 3. 22. 법률 제11632호)

「군인연금법」 제23조 제2항에 따른 상이연금등급의 결정 기준을 위한 장애 정도에 따른 등급(이하 "상이등급"이라 한다)의 구분은 다음 [별표 2.]와 같다. 상이등급 결정을 위한 세부기준은 국방부령으로 정한다[「군인연금법 시행령」(2014. 12. 22. 대통령령 제25863호) 제47조].

[별표 2. 상이연금등급의 결정 기준(제47조 관련)]

4. 제4급

다. 고막의 전부의 결손이나 그 외의 원인으로 인하여 두 귀의 청력을 완전히 잃은 사람

6. 제6급

　다. 고막의 대부분의 결손이나 그 외의 원인으로 인하여 두 귀의 청력이 모두 귓바퀴에 대고 말하지 않고서는 큰 말소리를 알아듣지 못하게 된 사람

　라. 한 귀가 전혀 들리지 않게 되고 다른 귀의 청력이 40센티미터 이상의 거리에서는 보통의 말소리를 알아듣지 못하게 된 사람

7. 제7급

　나. 두 귀의 청력이 모두 40센티미터 이상의 거리에서는 보통의 말소리를 알아듣지 못하게 된 사람

　다. 한 귀가 전혀 들리지 않게 되고 다른 귀의 청력이 1미터 이상의 거리에서는 보통의 말소리를 알아듣지 못하게 된 사람

앞의 시행령 제47조 제1항에 따른 상이등급(이하 "상이등급"이라 한다)은 신체의 장애부위를 해부학적으로 구분한 후 그 부위를 생리학적으로 구분한 부위(이하 "장애계열"이라 한다)별로 판정한다. 신체의 장애부위의 구분과 장애계열은 다음 [별표 1.]과 같다「군인연금법 시행규칙」(2014. 12. 31. 국방부령 제845호) 제4조의7. 신체부위별 장애에 대한 상이등급의 결정은 〈첨부 9.〉와 같다[위의 시행규칙 제4조의8].

[별표 1. 신체의 장애부위의 구분과 장애계열(제4조의7 제2항 관련)]

1. 신체의 장애부위 구분

　나. 귀는 내이등의 좌 또는 우, 귓바퀴의 좌 또는 우

2. 장애계열

	부위	기질적 장애	기능적 장애
귀	내이등(좌 또는 우)		청력장애
	귓바퀴(좌 또는 우)	결손장애	

XII. 「장애인복지법」(2015. 6. 22. 법률 제13366호)

「장애인복지법」 제2조 제2항에서 "대통령령이 정하는 장애의 종류 및 기준에 해당하는 자"란 다음 [별표 1.]에서 정한 자를 말하고, 장애인은 장애의 정도에 따라 등급을

구분하되, 그 등급은 보건복지부령으로 정한다[「장애인복지법 시행령」(2010. 3. 15. 대통령령 제22075호) 제2조].

[별표 1. 장애인의 종류 및 기준(제2조 관련)]

> 4. 청각장애인(聽覺障碍人)
>   가. 두 귀의 청력 손실이 각각 60데시벨(dB) 이상인 사람
>   나. 한 귀의 청력 손실이 80데시벨(dB) 이상, 다른 귀의 청력 손실이 40데시벨(dB) 이상인 사람
>   다. 두 귀에 들리는 보통 말소리의 명료도가 50퍼센트 이하인 사람
>   라. 평형기능에 상당한 장애가 있는 사람

위의 시행령 제2조 제2항에 따른 장애인의 장애등급은 다음 [별표 1.]과 같다. 보건복지부장관은 위의 규정에 따른 장애등급의 구체적인 판정기준을 정하여 고시할 수 있다[「장애인복지법 시행규칙」(2010. 3. 19. 보건복지부령 제1호) 제2조].

[별표 1. 장애인의 장애등급표(제2조 관련)]

> 4. 청각장애인
>
>   가. 청력을 잃은 사람
>   제2급
>   두 귀의 청력을 각각 90데시벨(dB) 이상 잃은 사람(두 귀가 완전히 들리지 아니하는 사람)
>   제3급
>   두 귀의 청력을 각각 80데시벨(dB) 이상 잃은 사람(귀에 입을 대고 큰 소리로 말을 하여도 듣지 못하는 사람)
>   제4급
>   1. 두 귀의 청력을 각각 70데시벨(dB) 이상 잃은 사람(귀에 대고 말을 하여야 들을 수 있는 사람)
>   2. 두 귀에 들리는 보통 말소리의 최대 명료도가 50퍼센트 이하인 사람
>   제5급
>   두 귀의 청력을 각각 60데시벨(dB) 이상 잃은 사람(40센티미터 이상의 거리에서 발성된 말소리를 듣지 못하는 사람)
>   제6급
>   한 귀의 청력을 80데시벨(dB) 이상 잃고, 다른 귀의 청력을 40데시벨(dB) 이상 잃은 사람

나. 평형기능에 장애가 있는 사람

　　제3급

　　양측 평형기능의 소실로 두 눈을 뜨고 직선으로 10미터 이상을 지속적으로 걸을 수 없는 사람

　　제4급

　　양측 평형기능의 소실 또는 감소로 두 눈을 뜨고 10미터를 걸으려면 중간에 균형을 잡기 위하여 멈추어야 하는 사람

　　제5급

　　양측 평형기능의 감소로 두 눈을 뜨고 10미터 거리를 직선으로 걸을 때 중앙에서 60센티미터 이상 벗어나며, 복합적인 신체운동은 어려운 사람

5. 언어장애인

　　제3급

　　음성기능이나 언어기능을 잃은 사람

　　제4급

　　음성 · 언어만으로는 의사소통을 하기 곤란할 정도로 음성기능이나 언어기능에 현저한 장애가 있는 사람

16. 중복된 장애의 합산 판정

　가. 같은 등급에 둘 이상의 중복장애가 있는 경우에는 1등급 위의 등급으로 한다.

　나. 서로 다른 등급에 둘 이상의 중복장애가 있는 경우에는 의료기관의 전문의가 장애의 정도를 고려하여 보건복지부장관이 정하는 바에 따라 주된 장애등급보다 1등급 위의 등급으로 조정할 수 있다.

　다. 다음과 같은 경우는 가목 및 나목에도 불구하고 중복장애로 합산 판정할 수 없다.

　　1) 동일부위의 지체장애와 뇌병변장애가 중복된 경우

　　2) 지적장애와 자폐성장애가 중복된 경우

　　3) 그 밖에 장애부위가 같거나 장애성격이 중복되어 중복장애로 합산하여 판정하는 것이 타당하지 아니한 경우로서 보건복지부장관이 정하는 경우

　　장애등급 판정기준(보건복지부 고시 제2015-188호)은 앞의 시행규칙 제2조 및 [별표 1. 장애인의 장애등급표]에 의한 장애등급 사정기준을 구체적으로 해석하고 표준진단방법을 제시하여 정확하게 장애등급을 판정하도록 하기 위한 것으로,〈첨부 10.〉과 같다.

XIII. 「국가유공자 등 예우 및 지원에 관한 법률」(2011. 9. 15. 법률 제11041호)

신체상이의 판정 방법 및 운동기능장애 측정 방법 등에 관한 사항은 총리령으로 정하고, 신체상이의 정도에 따르는 상이등급의 구분은 다음 [별표 3.]과 같다[「국가유공자 등 예우 및 지원에 관한 법률 시행령」(2012. 6. 27. 대통령령 23885호) 제14조].

[별표 3. 상이등급 구분표(제14조 제3항 관련)]

2. 귀, 코 및 입의 장애

상이등급	분류번호	신체상이정도
2급	2401	음식물 씹는 기관과 음성기관의 기능을 모두 잃은 사람
3급	2101	두 귀의 청력을 모두 잃은 사람
	2402	음식물 씹는 기관의 기능을 모두 잃은 사람
	2501	음성기관의 기능을 모두 잃은 사람
4급	2102	두 귀의 청력에 최고도의 기능장애가 있는 사람
	2403	음식물 씹는 기관과 음성기관에 고도의 기능장애가 있는 사람
5급	2103	두 귀의 청력에 고도의 기능장애가 있는 사람
	2404	음식물 씹는 기관에 고도의 기능장애가 있는 사람
	2502	음성기관에 고도의 기능장애가 있는 사람
6급 1항	2104	두 귀의 청력에 중등도의 기능장애가 있는 사람
	2301	외부 코의 70퍼센트 이상을 잃어 호흡에 고도의 기능장애가 있는 사람
	2405	음식물 씹는 기관에 중등도의 기능장애가 있는 사람
	2406	상악(上顎)·하악(下顎) 치아 중 21개 이상 상실되어 보철을 하거나 보철을 필요로 하는 사람
	2503	음성기관에 중등도의 기능장애가 있는 사람
6급 2항	2105	두 귀의 청력에 경도의 기능장애가 있는 사람
	2201	두 귀가 70퍼센트 이상 상실되거나 변형된 사람
	2302	외부 코의 50퍼센트 이상을 잃어 호흡에 중등도의 기능장애가 있는 사람
	2407	음식물 씹는 기관에 경도의 기능장애가 있는 사람
	2408	상악·하악 치아 중 15개 이상 상실되어 보철을 하거나 보철을 필요로 하는 사람
	2504	음성기관에 경도의 기능장애가 있는 사람

6급 3항	2303	외부 코의 40퍼센트 이상을 잃어 호흡에 중등도의 기능장애가 있는 사람
	2409	상악 · 하악 치아 중 10개 이상 상실되어 보철을 하거나 보철을 필요로 하는 사람
7급	2106	두 귀의 청력에 완고한 기능장애가 있는 사람
	2107	한 귀의 청력에 고도의 기능장애가 있는 사람
	2202	한 귀가 70퍼센트 이상 상실되거나 변형된 사람
	2304	외부 코의 30퍼센트 이상을 잃어 호흡에 경도의 기능장애가 있는 사람
	2410	상악 · 하악 치아 중 5개 이상 상실되어 보철을 하거나 보철을 필요로 하는 사람
	2411	치아외상, 악안면(顎顔面) 파편 잔사(殘渣) 및 반흔조직(瘢痕組織) 등으로 치아의 기능에 경도의 장애가 남은 사람

앞의 시행령 제14조 제2항에 따라 신체상이의 판정은 신체의 상이부위를 해부학적으로 구분한 후 그 부위를 생리학적으로 구분한 부위(이하 "상이계열"이라 한다)별로 한다. 신체의 상이부위의 구분과 상이계열은 다음 [별표 2.]와 같다[「국가유공자 등 예우 및 지원에 관한 법률 시행규칙」(2012. 6. 29. 총리령 제984호) 제8조]. 앞의 시행령 제14조 제2항에 따라 신체부위별 상이에 대한 상이등급의 결정은 〈첨부 11.〉의 기준에 따른다[위의 시행규칙 제8조의3].

[별표 2. 신체의 상이부위의 구분과 상이계열(제8조 제2항 관련)]

1. 신체의 상이부위의 구분
   나. 귀는 내이등의 좌 또는 우, 귓바퀴의 좌 또는 우
2. 상이계열

부위		기질적 상이	기능적 상이	계열번호
귀	내이등(좌 또는 우)		청력상이	21
	귓바퀴(좌 또는 우)	결손상이		22

XIV. 병역판정 신체검사 등 검사규칙(2016. 11. 29. 국방부령 제907호)

신체검사는 먼저 신장·체중·시력 및 혈압을 측정하고, 안과·정신건강의학과·내과·외과·이비인후과·피부과·비뇨기과 및 치과의 순서로 검사하되, 신체검사장의 사정에 따라 검사순서를 조정할 수 있다. 이비인후과의 검사는 귀·코·목의 순서로 검사하며, 난청 등을 감별하기 위한 청력검사는 순음청력검사계기를 사용하여 회화음역에 속하는 주파수인 500헤르츠(a), 1,000헤르츠(b), 2,000헤르츠(c) 및 4,000헤르츠(d)에 대한 기도청력역치의 6분법[(a+2b+2c+d)/6]에 따라 청력장애의 정도를 판정한다[위의 검사규칙 제8조]. 신체검사대상자의 질병 또는 심신장애의 정도는 1급·2급·3급·4급·5급·6급·7급으로 구분하되, 그 평가기준은 〈첨부 12.〉와 같다[위의 검사규칙 제11조].

<첨부 1> 보건복지부 고시 제2016-252호 건강검진 실시기준

[별표 5. 일반건강검진 및 생애전환기건강진단 결과 판정기준]

검사항목		단위	1차 검진		2차 검진
			정상(통과)	질환의심(의뢰)	
청력	귓속말 검사(만 66세 이상)	개수	양쪽 귀 모두 각각 불러 준 6개 숫자 중 3개 이상을 정확히 따라할 경우 청력을 정상으로 판정	한쪽 귀라도 6개 숫자 중 3개 미만을 맞출 경우 난청의 가능성이 있으므로 정밀검사를 의뢰	–
	순음청력검사	dB	40 dB 미만	40 dB 이상	

[별표 7. 영유아건강검진 결과 판정기준]

구분	양호	주의	정밀평가 필요	조치사항
청각	각 시기별 문진표와 진찰에서 이상소견의 항목이 하나도 없는 경우	–	• 각 시기별 문진표와 진찰에서 이상소견의 항목이 1개 이상인 경우 • K-DST의 '언어'영역에서 '가' 또는 '나' 판정을 받은 경우	• 청각이상(난청)의심: 청성뇌간반응 역치검사(auditory brainstem response threshold test)가 가능한 이비인후과로 의뢰 • 42개월의 경우 판단 능력이 있으므로 순음청력검사(Pure Tone Audiometry)를 우선 시행

〈첨부 2〉 「산업안전보건법 시행규칙」(2017. 1. 2. 고용노동부령 제175호)

[별표 13. 특수건강진단ㆍ배치전건강진단ㆍ수시건강진단의 검사항목(제100조 제4항 관련)]

1. 유해인자별 특수건강진단ㆍ배치전건강진단ㆍ수시건강진단의 검사항목

　　다. 물리적인자

번호	유해인자	제1차 검사항목	제2차 검사항목
1	안전보건규칙 제512조 제1호부터 제3호까지의 규정에 따른 소음작업ㆍ강렬한 소음작업 및 충격소음작업에서 발생하는 소음	(1) 직업력ㆍ노출력 조사 (2) 주요 표적기관과 관련된 병력조사 (3) 임상검사 및 진찰 　① 이비인후: 순음청력검사(양측 기도), 정밀 진찰(이경검사)	임상검사 및 진찰 ① 이비인후: 순음청력검사(양측 기도 및 골도), 중이검사(고막운동성검사)
4	고기압	(1) 직업력ㆍ노출력 조사 (2) 주요 표적기관과 관련된 병력조사 (3) 임상검사 및 진찰 　① 이비인후: 순음청력검사(양측 기도), 정밀 진찰(이경검사)	임상검사 및 진찰 ① 이비인후: 순음청력검사(양측 기도 및 골도), 중이검사(고막운동성검사)

〈첨부 3〉 한국산업안전보건공단 근로자건강진단 실무지침 중 순음청력 검사에 관한 지침(Standard Methods for Manual Pure-Tone Threshold Audiometry)

1. 목적

이 지침은 「산업안전보건법」 제43조, 같은 법 시행규칙 제98조의2, 제100조 제3항 및 제4항 [별표 13.], 산업안전보건기준에 관한 규칙 제4장, 고용노동부 고시 제2013-49호에 의한 소음발생장소에서 업무를 행하는 근로자에 대한 순음청력검사(이하 "청력검사"라 한다) 및 고용노동부 고시 제2014-67호 중 청력정도관리에 필요한 지침을 정함을 목적으로 한다.

2. 적용범위

이 지침은 소음에 대한 특수건강진단을 실시함에 있어 청력검사자가 청력검사를 실시하는 방법에 대하여 적용한다.

3. 용어의 정의

(1) 이 지침에서 사용하는 용어의 정의는 다음과 같다.

    (가) "기도전도(이하 "기도"라 한다)"라 함은 음이 공기를 통하여 외이도를 거쳐 내이에 전달되는 과정을 말한다.

    (나) "골도전도(이하 "골도"라 한다)"라 함은 음이 두개골을 통해 내이에 전달되는 과정을 말한다.

    (다) "청력역치(이하 "역치"라 한다)"라 함은 신호 자극음에 대해 들을 수 있는 가장 작은 음의 강도를 말한다.

    (라) "순음청력검사기(pure-tone audiometer; 이하 "청력검사기"라 한다)"라 함은 선별된 주파수에서 순음을 신호자극음으로 제공하는 전기음향발생기를 말한다.

    (마) "보정된 청력검사기(calibrated audiometer)"라 함은 청력검사기가 지정하고 있는 주파수와 강도가 검사기에서 실제로 내보내고 있는 주파수와 강도가 동일하고, 신호를 보내기로 되어 있는 헤드폰에만 검사 신호를 보내며, 외부의 잡음이 없고, 검사에 필요하지 않은 신호는 보내지 않는 검사기를 말한다.

    (바) "차폐(masking)"라 함은 나쁜 쪽 귀를 검사할 때 좋은 쪽 귀가 반응하지 않도록 소리를 주어 차단시키는 것을 말한다.

    (사) "양 귀 사이의 음감쇠 현상(interaural attenuation)"이라 함은 기도청력검사 시 검사 측 귀에 음자극을 주면 두개골을 통해서 반대 측 내이의 달팽이관에서도 듣게 되는데 이러한 전달과정에

서 음이 약해지는 현상을 말한다.

(아) "폐쇄 효과(occlusion effect)"라 함은 골도청력검사 시 반대 측 귀를 차폐할 때 헤드폰 때문에 음압이 증가되어 더 잘 듣게 되는 현상을 말한다.

(자) "오디오그램(audiogram)"이라 함은 주파수별 순음 청력역치 결과를 그림으로 표시한 것을 말한다.

(2) 기타 이 지침에서 사용하는 용어의 정의는 이 지침에서 특별한 규정이 있는 경우를 제외하고는 법, 동법 규칙 및 보건규칙에서 정하는 바에 따른다.

4. 청력검사기의 보정 점검방법

4.1 청력검사기

(1) 청력검사기는 수동식, 자기기록식(Bekesy라고 알려져 있음) 및 자동식이 있다. 임상에서의 표준 청력검사방법은 수동식 청력검사기이다.

(2) 청력검사기는 기본적으로 자극음 – 순음, 어음, 차폐음(masking noise), FM 등, 변환기 – 헤드폰, 골 진동자(bone oscillator), 스피커 등으로 구성되어 있다. 자극음에 대해서는 주파수, 강도 및 연속 또는 정지된 음을 선택할 수 있으며, 차폐음으로 협대음(narrow-band), 어음(speech), 백색잡음(white noise)으로 구성되어 있다.

(3) 청력검사기의 주파수는 적어도 500 Hz에서 8,000 Hz까지, 음압은 최소 −10 dB에서 최대 90 dB 이상의 범위에서 검사할 수 있어야 한다.

(4) 헤드폰은 해당 청력검사기에 맞추어 보정되어 있어야 하며, 다른 검사기에는 사용할 수 없다.

4.2 기능 보정 점검

(1) 청력검사기를 사용하기 전에 청력역치 수준이 안정된 사람의 역치 수준을 기준으로 하여 좌우 귀에서 1,000, 4,000 Hz의 순음에 대한 역치전이를 관찰하는 기능 보정 점검을 매일 실시하여야 한다.

(2) 검사 대상자의 수준과 기계가 나타내는 수준의 차이가 10 dB 이상일 경우에는 음향 보정 점검을 실시하여야 한다.

4.3 음향 보정 점검

(1) 청력검사기의 정기 음향 보정 점검은 연 1회 하며 수시 음향 보정 점검은 기능 보정값이 10 dB 이상의 편차가 있을 때 실시한다.

(2) 청력검사기의 음향 보정은 한국공업규격 KSC-1502나 미국 ANSI S.1.4-1983 Type 2, ANSI S.1.11-1986 Type 1 또는 그 이상의 성능을 가진 소음계로 실시하여야 한다.

(3) 청력검사기의 음향 보정 점검으로 출력음압점검과 직선성 검사를 하여야 하며 출력음압의 허용오차는 500~3,000 Hz에서 3 dB, 4,000 Hz에서 4 dB, 6,000 Hz와 8,000 Hz에서 5 dB 이내이어야 한다. 직선성 검사 시 허용오차는 15 dB 이내이어야 한다.

(4) 만일 허용오차를 넘을 경우는 정밀 보정 점검을 실시하여야 한다.

4.4 정밀 보정 점검

(1) 정밀 보정은 3년에 1회 정기적으로 실시하여야 하며 음향 보정 점검에서 15 dB 이상 차이가 발생하는 경우에도 실시하여야 한다.

(2) 검사기관에 의뢰하여 음압수준과 직선성 검사, 주파수의 정확성과 검사음의 변조 평가, 헤드폰의 잡음과 채널 혼선의 측정 등을 실시하여야 한다.

(3) 검사기관에서 발행한 정밀 점검기록은 당해 청력검사기의 폐기 시까지 보존하여야 한다.

4.5 보정 기록

(1) 기능 보정 점검과 음향 보정 점검에 대한 보정 기록은 소정의 기록용지에 작성하고 서명날인 하여야 하며, 정밀 보정 점검 기록은 검사기관으로부터 받아 보관하여야 한다.

(2) 모든 기록은 당해 청력검사기가 폐기될 때까지 보존하여야 한다.

5. 검사실 환경

5.1 최대 허용 소음 수준

(1) 청력검사를 실시하는 장소는 조용하여 심리적으로 안정될 수 있는 곳이어야 한다.

(2) 검사실 환경의 소음 수준은 정확한 청력역치 측정을 위한 검사에 방해가 되지 않을 정도로 낮아야 한다.

(3) 선별청력검사로서 단일 주파수나 몇 개의 주파수를 사용할 경우(출장 검진의 경우에 해당)의 주변 환경의 허용 소음 수준은 〈표 1〉을, 청력역치검사를 500~8,000 Hz의 범위에서 측정하는 정밀청력검사를 할 때(원내 청력부스 안에서의 검진의 경우에 해당)의 청력검사실 내의 최대 허용 소음 수준은 〈표 2〉를 각각 적용한다.

〈표 1〉 선별청력검사 시 주변 환경 허용 소음 기준

옥타브밴드 중심 주파수(Hz)	500	1,000	2,000	4,000	8,000
음압수준 Leq (dB re 20 μPa)	40	40	47	57	62

〈표 2〉 정밀청력검사 시 청력부스 내 허용 소음 기준

옥타브밴드 중심 주파수(Hz)	125	250	500	1,000	2,000	4,000	8,000
1/1 옥타브밴드 음압수준 Ls,max(dB re 20 μPa)	42	33	18	20	27	34	33
1/3 옥타브밴드 음압수준 Ls,max(dB re 20 μPa)	51	37	18	23	30	36	33

5.2 소음 측정기

소음수준의 측정에 사용하는 소음 측정기(sound level meter: SLM)는 옥타브 필터 측정력을 갖춘 ANSI S1.4–1983 Type 2, ANSI S1.11–1986 Type 1 또는 그 이상의 성능을 가진 것이어야 한다.

5.3 소음 측정방법

(1) 청력검사실 내 소음의 측정은 청력검사를 받을 피검자의 귀 위치에서 실시하여야 하며 측정 시 측정자의 신체가 소음측정에 영향을 주어서는 안 된다.

(2) 소음수준 측정은 청력검사 시 소음이 발생할 것으로 예상되는 모든 기기, 예를 들면 공기정화기, 조명, 전원, 청력검사기 등을 모두 가동한 상태에서 실시하여야 한다.

5.4 측정주기

청력검사실 내 소음의 측정은 출장 건강진단의 경우는 해당일, 내원 건강진단의 경우에는 장소, 환경 및 소음원의 변동이 없는 경우 연 1회 이상 측정하여야 한다.

5.5 기록의 보존

청력검사실 내의 소음수준을 측정한 결과는 기록하여 보존하여야 한다.

6. 청력검사방법

6.1 청력검사방법의 개요
(1) 청력검사기의 다양한 강도와 주파수에서 발생시킨 순음자극이 헤드폰을 통해 피검자의 귀에 전달
되었을 때, 피검자는 신호를 감지하면 손을 들거나 반응 스위치를 눌러서 반응한다.
(2) 검사자는 양쪽 귀에서, 각 주파수에서 청력역치가 측정될 때까지 정해진 방법에 의하여 순음 강도
를 변화시켜 나간다.

6.2 청력검사를 하기 위한 사전 준비
(1) 당일 첫 검사를 하기 전에 10분 이상 청력검사기를 가동해 예열시켜야 한다.
(2) 10분 이상 가동된 청력검사기의 작동상태를 완전하게 점검한다.
(3) 기능 보정 점검을 하고 그 결과를 기록·보존한다.

6.3 청력검사를 위한 유의사항
(1) 청력검사는 소음 노출이 중단된 후 14시간 이상 경과한 피검자에 대해서만 실시하여야 한다.
(2) 피검자에게 청력검사의 목적과 의의 그리고 역치에 대해 설명한다.
(3) 검사 도중 일련의 음을 듣게 될 것이라고 알려 주며, 음을 들었거나 들었다고 생각할 때 즉시 반응
하고 또한 음이 들릴 때마다 반응하도록 지시한다.
(4) 반응은 단추(response button)를 누르거나 손을 들도록 한다.
(5) 피검자는 조작 다이얼과 떨어진 위치에 앉게 하고, 검사하는 동안 피검자 얼굴을 측면에서 관찰하
면서 직접적인 눈의 접촉은 피한다.
(6) 검사 전에 귓바퀴(pinna)에 헤드폰을 정확하게 장착하기 위하여 안경, 머리핀, 헤어 밴드, 클립, 껌
등은 검사 전에 제거하고 헤드폰과 귓바퀴 사이에 머리카락이 끼지 않게 한다.

6.4 기도청력검사방법
6.4.1 선별청력검사
일반건강진단에서 1,000 Hz, 특수건강진단에서 2,000 Hz, 3,000 Hz 및 4,000 Hz의 특정 주파수에서만
기도청력검사를 실시하는 것을 제외하고는 정밀청력검사방법과 동일하다.

6.4.2 정밀청력검사(2차)
(1) 헤드폰은 음원의 중심부가 외이도 중심축과 직각이 되도록 잘 착용시켜 주어야 한다(적색: 오른쪽

귀, 청색: 왼쪽 귀).

(2) 헤드폰은 검사자가 씌워 주어야 하며 되도록 피검자가 만지지 않도록 하여야 한다.

(3) 청력검사는 청력이 더 좋은 쪽부터 시작하며, 어느 쪽이 더 청력이 좋은지 모르는 경우에는 오른쪽 귀부터 실시한다.

(4) 주파수는 1,000 Hz부터 시작해서 2,000 Hz, 3,000 Hz, 4,000 Hz, 6,000 Hz의 순으로 검사하고 1,000 Hz에서 재검사를 한 후 500 Hz, 250 Hz의 순으로 한다.

(5) 신호의 강도 선정방법에는 상승법, 하강법, 수정상승법이 있으나 이 중 수정상승법을 표준청력검 사로 사용하여야 한다.

(6) 수정상승법은 30 dB HL에서 시작하여, 피검자가 들을 수 있을 때까지 20 dB씩 상승시킨다.

(7) 검사자가 보낸 신호에 피검자가 일단 반응한 후에는, 피검자가 음을 들을 수 없어서 반응을 하지 않을 때까지 다시 10 dB씩 강도를 줄여 나간다.

(8) 반응이 없는 수준까지 도달했을 때, 검사신호에 대한 반응이 관찰될 때까지 강도를 다시 5 dB씩 높 인다.

(9) 피검자가 신호음에 다시 반응하면, 신호 강도를 10 dB씩 줄인다(5 dB 증가, 10 dB 감소의 규칙을 엄격히 따른다).

(10) 역치가 결정될 때까지 "10 dB 하강, 5 dB 상승" 과정을 반복한다.

(11) 역치는 수정상승법의 일련의 과정 중에서 피검자가 동일한 주파수에서 3회의 신호를 보낸 중 적 어도 2회 이상의 반응을 보이는 가장 낮은 수준으로 정의한다.

(12) 자극지속시간으로 음을 1~2초간 주어야 하나 자극간격은 불규칙적으로 한다.

(13) 1,000 Hz에서 행한 재검사 결과가 이전 검사 결과 ±10 dB 또는 그 이상이면, 다시 설명하고 재검 사를 실시한다.

(14) 똑같은 방법으로 다른 귀에 대해 검사한다.

(15) 오디오그램에 가청역치를 기록한다.

(16) 검사자는 피검자의 이름, 검사 날짜를 쓰고 오디오그램에 서명한다.

6.5 골도청력검사방법

(1) 골 진동자를 유양돌기 부분에 고정시키고 500, 1,000, 2,000, 4,000 Hz에서 역치를 측정한다.

(2) 골도검사 시에는 어느 부위거나 자극음이 거의 차이 없이 양쪽 귀에 전해지기 때문에 차폐를 해야 한다.

(3) 골 진동자의 고정부위만을 제외하고는 검사방법에서 기도청력검사방법과 동일하다.

6.6 차폐(masking)방법

6.6.1 기도청력검사

(1) 기도청력검사 시 난청이 심한 쪽을 검사할 때 자극음이 반대쪽 귀로 교차하여 좋은 쪽 귀가 반응하지 않도록 차폐음을 주어 차단해야 한다.

(2) 청력검사 유형에 따른 순음의 주파수별 양 귀 사이의 음감쇠 수준은 다음 〈표 3〉과 같다. 임상에서 전 주파수에 평균적으로 적용되는 헤드폰의 양 귀 사이의 음감쇠 수준은 40 dB이다.

〈표 3〉 순음의 주파수별 양 귀 사이의 음감쇠 수준

순음 주파수	250	500	1,000	2,000	4,000	6,000	8,000
헤드폰	40	40	40	45	45	50	50
골 진동자	0	0	0	0	0	0	

(3) 기도청력검사 시에 검사 측 귀의 기도역치가 반대 측 귀의 기도역치에 음감쇠 수준을 더한 역치 값보다 높으면 반대 측 귀를 차폐해야 된다.

(4) 차폐음 수준은 보통 차폐하는 반대 측 귀의 기도역치보다 10~15 dB 높게 시작한다. 최대 차폐음은 검사 측 귀의 골도역치에 양 귀 사이의 음감쇠 수준을 더한 값보다 높을 수 없다.

(5) 첫 차폐음 수준에서 검사 측 귀의 기도자극음에서 반응하면 차폐음을 5~10 dB씩 올리고, 반응이 없으면 검사 측 귀의 기도자극음 강도를 5 dB 올린다.

(6) 반대 측 귀를 차폐한 상태에서의 검사 측 귀의 기도역치는 반대 측 귀의 차폐음 수준을 올릴 때 세 번 연속 반응한 검사 측 귀의 자극음의 강도를 말한다.

6.6.2 골도청력검사

(1) 골도청력검사 시의 골전도에서는 이론적으로 양 귀 사이의 음감쇠 현상이 없이 전달되기 때문에 비검사 측 귀를 차폐해야 한다. 대체적으로 골 진동자로 인한 양 귀 사이의 음감쇠 수준은 10 dB 이하이다.

(2) 골도청력검사 시 차폐는 기도역치가 골도역치보다 10 dB 이상 차이가 날 때 시행한다.

(3) 폐쇄효과는 골도검사 시 반대 측 귀를 차폐할 때 이어폰 때문에 음압이 증가해 더 잘 듣게 되는 현상으로 주파수별 증가하는 음압은 다음 〈표 4〉와 같다.

〈표 4〉 주파수별 폐쇄 효과에 의해 증가하는 음압 수준

순음 주파수(Hz)	250	500	1,000	2,000Hz 이상
헤드폰	15	15	10	0

(4) 차폐음 수준은 검사 측 귀의 골도역치에 주파수별 폐쇄 효과에 의해 증가하는 음압수준(또는 검사 반대 측 귀의 air-bone gap)과 10~15 dB를 더하여 시작한다. 최대 차폐음은 검사 측 귀의 골도역치에 음감쇠 수준을 더한 값보다 높을 수 없다.

(5) 첫 차폐음 수준에서 검사 측 귀의 골도자극음에서 반응하면 차폐음을 5~10 dB씩 올리고, 반응이 없으면 검사 측 귀의 골도자극의 강도를 5 dB 올린다.

(6) 반대 측 귀를 차폐한 상태에서의 검사 측 귀의 골도역치는 반대 측 귀의 차폐음 수준을 올릴 때 세 번 연속 반응한 검사 측 귀의 자극음의 강도를 말한다.

6.7 오디오그램 표시방법

(1) 가청역치는 검사 후 오디오그램에 기입한다.

(2) 검사 결과를 기록하는 표준방법은 오디오그램상에 비차폐 기도역치는 오른쪽 'O', 왼쪽 'X', 골도역치는 오른쪽 '<', 왼쪽 '>'로 표시하며, 각 주파수의 최대 측정강도에서도 반응을 하지 않는 경우의 역치는 최대 측정강도에서 해당하는 기도 또는 골도 역치 표시 하단에 오른쪽 기도 'O', 왼쪽 기도 'X', 오른쪽 골도 '<', 왼쪽 골도 '>'와 같이 화살표를 한다.

(3) 검사측의 반대 측 귀에 차폐음을 주어 검사를 하여야 할 경우의 차폐 기도역치는 오른쪽 '△', 왼쪽 '□', 골도역치는 오른쪽 '[', 왼쪽 ']'로 표시한다.

(4) 오른쪽 귀의 청력역치는 적색, 왼쪽 귀는 청색으로 표시한다.

> **〈첨부 4〉** 한국산업안전보건공단 근로자건강진단 실무지침 중 이비인후검사

1. 순음청력검사

- 순음청력검사는 각 주파수에 따른 청력역치를 측정하는 것임.
- 청력역치란 같은 강도의 음을 주었을 때 피검자가 50%의 확률로 들을 때의 음의 강도를 말하나 통상 음을 3번 주었을 때 2번 들린다고 할 때의 음의 강도를 그 역치로 하고 있음.
- 기도청력검사와 골도청력검사가 있음.
- 특수건강진단에서는 산업안전보건기준에 관한 규칙 제512조의 규정에 따른 소음작업 · 강렬한 소음작업 및 충격소음작업에서 발생하는 소음 작업에 대하여 1차 및 2차 검사 항목으로 순음 청력검사를 규정하고 있음.
- 순음 청력검사지침에 기술된 선별 청력검사와 정밀 청력검사는 각각 1차, 2차 검사항목에 해당됨.

1) 검사의 의의

- 소음성 난청은 감각신경성 난청으로 보통 4 kHz 주위에서 시작되어 초기소견으로 순음청력검사상 C5 dip이 자주 관찰되며 점차 진행되어 주변 주파수로 파급됨.
- 소음성 난청은 감각신경성 난청이므로 청력도(audiogram)에서 air-bone gap(A–B gap)이 보이지 않음. 하지만 중이염 등이 동반되어 전음성과 감각신경성 난청이 공존하는 경우에는 기도와 골도청력이 다 떨어지면서 기도청력의 소실이 더 심하게 나타나 A–B gap이 보일 수도 있음.

2) 주의사항

- 순음 청력검사는 소음노출이 중단된 지 14시간 이상 지난 후에 시행함.
- 특수건강진단에서 순음 청력검사의 수행과 관련된 사항은 근로자건강진단 실무지침 내의 순음 청력검사 지침을 참조

2. 이경 검사

이경을 이용하여 고막이나 외이도 깊은 곳은 진찰함.

- 고막을 관찰하기 위해서는 굴곡된 외이도를 가능한 똑바로 하기 위해서 이개를 후상방으로 잡아당겨야 함.
- 이경은 연골성 외이도를 확대시키고 또한 수평이 되게 하는 목적이 있으므로 가능한 한 외이도에

들어갈 수 있는 것 중에서 가장 큰 것을 사용하는 것이 좋음.

1) 검사의 의의

이경 검사를 통해 정상고막 소견과 병적고막 소견을 감별함. 병적고막 소견으로는 충혈(hyperemia), 출혈(hemorrhage), 수포형성(vesicle), 고실 내 액체저류(exudation), 팽륜(bulging), 천공(perforation), 혼탁(turbidity), 내함(retraction), 위축(atrophy) 등이 있음.

2) 주의사항

이경을 삽입할 때 이경이 골성 외이도에 닿으면 통증을 호소하므로 연골성 외이도까지만 조심해서 넣어야 함.

3. 팀파노메트리검사

1) 검사의 의의

- 중이검사(impedance audiometry)로는 고막운동성 계측(tympanometry), 등골근 수축반응검사(stapedial reflex test), 수축반응 시 진폭의 축소를 검사(stapedial reflex decay)하는 방법이 있다.
- 고막운동성 계측은 probe를 통하여 single low frequency(220 or 226 Hz) 혹은 high frequency(660 or 668 Hz), 85 dB SPL을 주고 고막에서 반사되는 음에너지를 측정한다. 외이도 내에 공기펌프를 통하여 +400에서 −400 mmH$_2$O까지 감소시키면서 압력변화에 따른 고막 compliance 변화를 연속적으로 그린 것을 tympanogram이라고 한다.
- 이때 고막 compliance가 최고가 되는 때가 중이강과 외이도의 압력이 같아지는 점이 되며 고막운동도의 양상을 통해서 중이강 내 압력, 고막의 운동성, 이소골 연쇄상태, 외이도와 중이강의 최대음향 전달 공명점 및 이관상태를 확인할 수 있다.

2) 대략적 기준

- 중이검사(impedance audiometry)로는 고막운동성 계측(tympanometry), 등골근 수축반응검사(stapedial reflex test), 수축반응 시 진폭의 축소를 검사(stapedial reflex decay)하는 방법이 있음.
- 고막운동성 계측은 probe를 통하여 single low frequency(220 or 226 Hz) 혹은 high frequency(660 or 668 Hz), 85 dB SPL을 주고 고막에서 반사되는 음에너지를 측정한다. 외이도 내에 공기펌프를 통하여 +400에서 −400 mmH$_2$O까지 감소시키면서 압력변화에 따른 고막 compliance 변화를 연속적으로 그린 것을 tympanogram이라고 함.

- 이때 고막 compliance가 최고가 되는 때가 중이강과 외이도의 압력이 같아지는 점이 되며 고막운 동도의 양상을 통해서 중이강 내 압력, 고막의 운동성, 이소골 연쇄상태, 외이도와 중이강의 최대음 향 전달 공명점 및 이관상태를 확인할 수 있음.

3) 기타

Tympanogram의 기본형에 따른 의미는 다음과 같다.

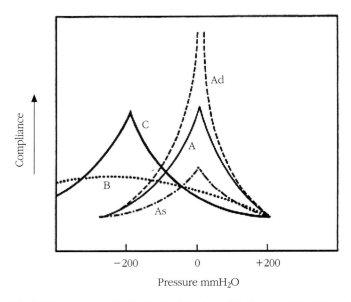

[그림 1] 226 Hz 소리를 사용하여 검사한 고막운동성 검사결과의 유형

A형: 정상 고막운동의 형태로 정상이나 감각신경성 난청에서 발견

B형: 꼭지점이 없는 수평형으로 고막의 비후, 중이강 내의 액체, 고막의 천공, 꽉 찬 귀지 등을 암시

C형: 중이강 내가 저기압일 때 발견되며, 이관 불량, 중이강측으로 흡입된 고막, 초기 삼출성 중이염 등을 암시

AS형: 고막의 움직임이 둔화될 때 발견되며, 고실경화증, 이소골 유착 및 고정, 이경화증, 삼출성중이염 등을 암시

Ad형: 고막의 움직임이 비정상적으로 커질 때 발견되며, 이소골의 연결이 절단되거나, 고막의 위축으로 인한 기능감퇴 등을 암시

※ 그림의 진한 선은 고막의 정상 운동범위

<첨부 5> 「산업재해보상보험법 시행령」(2010. 7. 12. 대통령령 제22269호)

[별표 3. 업무상 질병에 대한 구체적인 인정기준(제34조 제3항 관련)]

7. 눈 또는 귀 질병

차. 소음성 난청

연속으로 85데시벨[dB(A)] 이상의 소음에 3년 이상 노출되어 한 귀의 청력손실이 40데시벨 이상으로, 다음 요건 모두를 충족하는 감각신경성 난청. 다만, 내이염, 약물중독, 열성 질병, 메니에르증후군, 매독, 두부(頭部) 외상, 돌발성 난청, 유전성 난청, 가족성 난청, 노인성 난청 또는 재해성 폭발음 등 다른 원인으로 발생한 난청은 제외한다.

1) 고막 또는 중이에 뚜렷한 병변이 없을 것

2) 순음청력검사 결과 기도청력역치(氣導聽力閾値)와 골도청력역치(骨導聽力閾値) 사이에 뚜렷한 차이가 없어야 하며, 청력장해가 저음역보다 고음역에서 클 것. 이 경우 난청의 측정방법은 다음과 같다.

가) 24시간 이상 소음작업을 중단한 후 ISO 기준으로 보정된 순음청력계기를 사용하여 청력검사를 하여야 하며, 500헤르츠(Hz)(a) · 1,000헤르츠(b) · 2,000헤르츠(c) 및 4,000헤르츠(d)의 주파수음에 대한 기도청력역치를 측정하여 6분법[(a+2b+2c+d)/6]으로 판정한다. 이 경우 난청에 대한 검사항목 및 검사를 담당할 의료기관의 인력 · 시설 기준은 근로복지공단이 정한다.

나) 순음청력검사는 의사의 판단에 따라 3~7일간의 간격으로 3회 이상(음향외상성 난청에 대하여는 요양종결 후 30일 간격으로 3회 이상을 말한다) 실시하여 검사의 유의한 차이가 없는 경우 그중 최소가청역치를 청력장해로 인정하되, 검사 결과가 다음의 요건 모두를 충족하지 않는 경우에는 1개월 후 재검사를 한다.

(1) 기도청력역치와 골도청력역치의 차이가 주파수마다 10데시벨 이내일 것

(2) 상승법 · 하강법 · 혼합법 각각의 청력역치의 차이가 주파수마다 10데시벨 이내일 것

(3) 주파수마다 하강법의 청력역치가 상승법의 청력역치에 비하여 낮거나 같을 것

(4) 반복검사 간 청력역치의 최대치와 최소치의 차이가 주파수마다 10데시벨 이내일 것

(5) 순음청력도상 어음역(語音域)(500헤르츠, 1,000헤르츠, 2,000헤르츠)에서의 주파수 간 역치변동이 20데시벨 이내이면 순음청력역치의 3분법 평균치와 어음청취역치의 차이가 10데시벨 이내일 것

〈첨부 6〉 「산업재해보상보험법 시행규칙」(2016. 3. 28. 고용노동부령 제152호)

[별표 5. 신체부위별 장해등급 판정에 관한 세부기준(제48조 관련)]

2. 귀의 장해

가. 청력의 장해

1) 청력의 측정

가) 난청의 장해정도 평가는 영 별표 2. 제4호 나목에 규정된 측정방법에 따른 순음청력검사의 기도청력역치를 기준으로 6분법[(a+2b+2c+d)/6]으로 판정하되, 가장 좋은 역치를 사용한다. 이 경우 소수점 이하는 버리고 각 주파수에서 청력역치가 100데시벨(dB) 이상이거나 0데시벨 이하이면 100데시벨 또는 0데시벨로 본다.

나) 급성으로 생기는 재해성 난청에 대하여는 급성 음향성 청기장해(急性 音響性 聽器障害)로 하여 직업성 난청과 구분한다.

다) 음향성 난청(재해성 난청)에 대한 장해등급의 판정은 요양종결 후 30일의 간격으로 3회 이상 청력검사를 실시하여 유의차가 없는 경우 그 검사치를 기초로 한다.

2) 장해등급 판정 기준

영 별표 6.에 따른 장해등급의 판정은 다음의 기준에 따르되, 청력역치는 ISO(International Standard Organization) 기준으로 한다.

가) 두 귀의 평균 청력손실치가 각각 90데시벨 이상인 사람 또는 두 귀의 평균 청력손실치가 각각 80데시벨 이상이고 최고 명료도가 30퍼센트 이하인 사람은 영 별표 6.의 제4급 제3호를 인정한다.

나) 두 귀의 평균 청력손실치가 각각 80데시벨 이상인 사람 또는 두 귀의 평균 청력손실치가 각각 50데시벨 이상 80데시벨 미만이고 최고 명료도가 30퍼센트 이하인 사람은 영 별표 6.의 제6급 제3호를 인정한다.

다) 한쪽 귀의 평균 청력손실치가 90데시벨 이상이고 동시에 다른 한쪽 귀의 평균청력손실치가 70데시벨 이상인 사람은 영 별표 6.의 제6급 제4호를 인정한다.

라) 두 귀의 평균 청력손실치가 각각 70데시벨 이상인 사람 또는 두 귀의 평균 청력손실치가 각각 50데시벨 이상이고 최고 명료도가 50퍼센트 이하인 사람은 영 별표 6.의 제7급 제2호를 인정한다.

마) 한쪽 귀의 평균 청력손실치가 90데시벨 이상이고 동시에 다른 한쪽 귀의 평균청력손실치가 60데시벨 이상인 사람은 영 별표 6.의 제7급 제3호를 인정한다.

바) 두 귀의 평균 청력손실치가 각각 60데시벨 이상인 사람 또는 두 귀의 평균 청력손실치가 각각 50데시벨 이상이고 최고 명료도가 70퍼센트 이하인 사람은 영 별표 6.의 제9급 제7호를 인정한다.

사) 한쪽 귀의 평균 청력손실치가 80데시벨 이상이고 동시에 다른 한쪽 귀의 평균청력손실치가 50데시벨 이상인 사람은 영 별표 6.의 제9급 제8호를 인정한다.

아) 한쪽 귀의 평균 청력손실치가 90데시벨 이상인 사람은 영 별표 6.의 제9급 제9호를 인정한다.

자) 한쪽 귀의 평균 청력손실치가 80데시벨 이상 90데시벨 미만인 사람은 영 별표 6.의 제10급 제6호를 인정한다.

차) 두 귀의 평균 청력손실치가 각각 50데시벨 이상인 사람 또는 두 귀의 평균 청력손실치가 각각 40데시벨 이상이고 최고 명료도가 70퍼센트 이하인 사람은 영 별표 6.의 제10급 제7호를 인정한다.

카) 한쪽 귀의 평균 청력손실치가 70데시벨 이상 80데시벨 미만인 사람 또는 한쪽 귀의 평균 청력손실치가 50데시벨 이상이고 최고 명료도가 50퍼센트 이하인 사람은 영 별표 6.의 제11급 제4호를 인정한다.

타) 두 귀의 평균 청력손실치가 각각 40데시벨 이상인 사람은 영 별표 6.의 제11급 제5호를 인정한다.

파) 한쪽 귀의 평균 청력손실치가 40데시벨 이상 70데시벨 미만인 사람은 영 별표 6.의 제14급 제1호를 인정한다.

나. 귓바퀴의 장해

1) 영 별표 6.에서 "귓바퀴에 고도의 결손이 남은 사람"이란 귓바퀴의 3분의 2 이상을 잃은 사람을 말한다.

2) 영 별표 6.에서 "귓바퀴에 중등도의 결손이 남은 사람"이란 귓바퀴의 2분의 1 이상 3분의 2 미만을 잃은 사람을 말한다.

3) 영 별표 6.에서 "귓바퀴에 경도의 결손이 남은 사람"이란 귓바퀴의 3분의 1 이상 2분의 1 미만을 잃은 사람을 말한다.

다. 준용등급 결정

1) 고막의 외상성 천공(穿孔)과 그에 따른 이루(耳漏)는 수술적 처치 후 청력장해가 남으면 그 장해의 정도에 따라 등급을 결정한다. 이 경우 청력장해가 장해등급에 해당하지 않지만 항상 이루가 있는 경우에는 제12급을 인정한다.

2) 난청이 있고 뚜렷한 이명(耳鳴)이 항상 있는 경우에는 그 증상이 타각적 검사로 증명되는 경우에 제12급을 인정한다.

3) 내이의 손상으로 발생한 평형기능(平衡機能)장해에 대하여는 신경계통의 기능장해에 준하여 등급을 결정한다.

4) 내이의 기능장해로 평형기능장해와 청력장해가 남은 경우에는 조정의 방법을 이용하여 준용 등급을 결정한다.

〈첨부 7〉 보건복지부 고시 제2017-30호 국민연금 장애심사규정

[별표. 국민연금 장애등급 판정기준]

제1장 총론

3. 장애의 분류

장애는 신체를 해부학적 구분에 의하여 다음과 같이 부위별로 나누고, 이를 기질적 · 기능적 장애의 정도에 따라 구분한다. 다만, 눈과 귀는 좌 · 우 두 개이나 하나의 기능을 이루는 대칭성 기관의 특징이 있으므로 동일부위로 보며, 팔과 다리는 좌 · 우를 각각 별개의 부위로 보고, 척추는 경추와 요추를 별개의 부위로 본다.

나. 귀의 장애

제2장 분류별 장애판정기준

제2절 귀의 장애

1. 장애등급구분의 기준

장애등급	장애정도
3급 2호	• 두 귀의 청력이 귀에 대고 큰소리로 말을 해도 이를 알아듣지 못할 정도의 장애가 남은 자 　-두 귀의 평균순음청력역치와 청성뇌간반응검사 결과 중 좋은 청력이 각각 80데시벨 이상인 자 　-두 귀의 평균순음청력역치와 청성뇌간반응검사 결과 중 좋은 청력이 각각 60데시벨 이상이고 최대어음명료도가 30% 이하인 자
4급 2호	• 두 귀의 청력이 1미터 이상의 거리에서 보통의 소리로 말을 해도 이를 알아듣지 못할 정도로 장애가 남은 자 　-두 귀의 평균순음청력역치와 청성뇌간반응검사 결과 중 좋은 청력이 60데시벨 이상인 자 　-두 귀의 평균순음청력역치와 청성뇌간반응검사 결과 중 좋은 청력이 각각 51데시벨 이상이고 최대어음명료도가 50% 이하인 자

2. 인정요령

가. 귀의 장애는 청력장애 및 기타 기능장애로 구분한다.

나. 청력장애

(1) 청력장애는 청력검사실과 청력측정기(오디오미터)가 있는 의료기관의 이비인후과 전문의가 검사한 평균순음청력역치와 최대어음명료도, 청성뇌간반응검사, 임피던스검사 결과 등에 의해 판정하며, 평균순음청력역치와 최대어음명료도는 7일간의 간격으로 3회 이상 반복검사 후 검사의 유의차가 없는 경우에 가장 좋은 검사 결과를 인정한다.
(2) 청력장애의 검사치는 다음 요령에 의해 산출한다.
  (가) 평균순음청력역치
    ① 청력수준의 데시벨(decibel)치는 주파수 500 Hz, 1,000 Hz, 2,000 Hz, 4,000 Hz에 대한 순음의 각 데시벨치를 a, b, c, d로 대입한 다음 공식으로 계산한다.

$$\text{평균순음청력역치(PTA)} = \frac{a+2b+2c+d}{6}$$

    ② 기도청력역치와 골도청력역치의 차이를 주파수마다 10데시벨 이내로 한다.
    ③ 상승법, 하강법, 혼합법은 각각의 청력역치의 차이를 주파수마다 10데시벨 이내로 한다.
    ④ 반복검사는 청력역치의 최대치와 최소치의 차이를 주파수마다 10데시벨 이내로 한다.
  (나) 최대어음명료도
    ① 검사는 녹음기, 마이크 또는 청력측정기에 의하며 보통 회화의 강도로 발성하고 청력측정기 음량의 강약을 조절하여 행한다.
    ② 검사어는 "어음명료도 측정표"에 의하고 2초에서 3초에 한 낱말을 나누거나 합해서 발성하고 어음명료도의 가장 높은 수치를 최대어음명료도로 한다.

$$\text{어음명료도(\%)} = \frac{\text{피검자가 정확히 들은 검사어음의 수}}{\text{검사어 수}} \times 100$$

    ③ 녹음된 어음표에 의한 반복검사에서 어음명료도가 12% 이상의 차이를 보일 경우에는 기능성 난청 또는 위난청을 감별한다.
  (다) 청성뇌간반응검사는 음자극 후 청각중추로에서 일어나는 일련의 전기적 변화를 피부전극을 사용하여 생체 밖에서 측정하는 방법으로 90데시벨에서 10데시벨 간격으로 역치까지 측정한다.
  (라) 임피던스검사는 고막 등이 정상인 경우 순음청력검사결과와 등골반사를 비교함으로써 기

능성 난청 또는 위난청을 감별한다.

(3) 직업성 난청에 대하여는 강렬한 소음을 발산하는 장소에서 계속 업무에 종사하고 있는 한 그 증상은 점차 진행하는 경향이 있으므로 장애등급결정은 장애근로자가 "강렬한 소음을 발산하는 장소에서의 업무"를 떠났을 때 행한다.

    (가) "강렬한 소음"이라 함은 5초 간격으로 5분간 측정한 평균치가 100데시벨 이상되는 소음 또는 그 평균치가 100데시벨 이하일지라도 순간적 측정치가 110데시벨 이상인 소음을 말한다.

    (나) 직업성 난청의 경우 청력검사는 90폰(Phon) 이상의 소음에 노출되지 않게 된 날로부터 10일이 경과한 후 시행하며 청력검사 전 90일 이내에 90폰 이상의 소음에 노출된 일이 없을 경우에는 당해 청력검사치에 의해 장애등급을 결정한다.

    (다) 직업성 난청의 경우 청력검사일 전 8일 내지 90일 사이에 90폰 이상의 소음에 노출된 일이 있는 자에 대하여는 검사일 후 다시 7일간의 간격으로 청력검사를 실시하고 두드러진 차이가 없다는 것이 확인된 경우에는 청력검사치를 기초로 하여 장애등급을 결정한다.

(4) 급성으로 생기는 재해성 난청은 급성 음향 외상성 내이장애로 직업성 난청과 구별한다.

(5) 일반적으로 음향성 난청은 치료의 효과를 기대할 수 있으므로, 장애등급결정을 위한 청력검사는 치료종결 후 30일의 간격을 두고 3회 이상 실시하고 그 청력검사에 두드러진 차이가 없다는 것이 확인된 경우에는 청력검사치를 기초로 하여 장애등급을 결정한다.

다. 기타 기능장애

(1) 고막의 외상성 천공과 그에 따른 이루(耳漏)는 수술 등의 치료 후에 청력장애가 남으면 그 장애의 정도에 따라 장애등급을 결정하여야 한다.

(2) 내이의 손상으로 인한 평형기능장애에 대하여는 "신경계통의 장애"를 준용하여 장애등급을 결정한다.

〈첨부 8〉 「공무원연금법 시행규칙」(2012. 3. 9. 행정안전부령 제287호)

[별표 1. 신체 부위별 장애등급 판정기준(제23조 관련)]

2. 귀의 장애

　가. 청력의 장애

　　(1) 청력의 장애는 순음청력계(pure tone audiometer)로 측정한 순음청력치(dB)를 기준으로 판정
　　　하되, 필요한 경우에는 어음명료도(語音明瞭度) 검사 결과를 참고한다.

　　(2) 장애의 등급: 청력의 장애등급 판정기준은 다음과 같다.

　　　가) 등급판정표 1 (순음청력치 기준)

한 귀의 청력손실 ＼ 다른 한 귀의 청력손실	90 dB 이상	80 dB 이상	70 dB 이상	60 dB 이상	50 dB 이상	40 dB 이상	정상
90 dB 이상 (청력을 완전히 잃음)	제4급 3호	제5급	제6급 4호	제7급 3호	제7급		제9급 9호
80 dB 이상 (귓바퀴에 대고 말하지 아니하고는 큰 말소리를 알아듣지 못함)	제5급	제6급 3호	제7급	제7급	제9급 8호		제10급 5호
70 dB 이상 (40 cm 이상의 거리에서는 보통의 말소리를 알아듣지 못함)	제6급 4호	제7급	제7급 2호				제11급 6호
60 dB 이상 (1 m 이상의 거리에서는 보통의 말소리를 알아듣지 못함)	제7급 3호	제7급		제9급 7호			제14급 3호
50 dB 이상 (1 m 이상의 거리에서는 보통의 말소리를 알아듣기 어려움)	제7급	제9급 8호			제10급 4호		제14급 3호
40 dB 이상 (1 m 이상의 거리에서는 작은 말소리를 알아듣지 못함)						제11급 5호	제14급 3호

비고 1. 영 별표 3.에 명시되지 않은 청력의 장애등급은 위 표에서 급수만 표시한 것임.

　　 2. 청력역치는 ISO(International Standard Organization)를 기준으로 함.

나) 등급판정표 2 (순음청력치와 어음명료도 기준)

다른 한 귀의 청력손실 / 한 귀의 청력손실		30% 이하		50% 이하	70% 이하		정상
		80 dB 이상	50 dB 이상	50 dB 이상	50 dB 이상	40 dB 이상	
30% 이하	80 dB 이상	제4급 3호					
	50 dB 이상		제6급 3호				
50% 이하	50 dB 이상			제7급 2호			제11급 6호
70% 이하	50 dB 이상				제9급 7호		
	40 dB 이상					제10급 4호	

나. 귓바퀴의 결손장애

(1) 영 별표 3.에 따른 "귓바퀴의 대부분이 결손된 사람"은 귓바퀴 연골부의 2분의 1 이상을 잃은 사람으로 한다.

(2) 귀의 대부분이 결손된 경우에는 제7급으로 본다.

(3) 귓바퀴 연골부의 2분의 1 미만이 결손된 경우에는 제14급으로 본다.

다. 기타

(1) 고막의 외상성 천공 및 이로 인한 이루(耳漏)는 수술적 처치 후 청력장애가 남으면 그 장애 정도에 따라 장애등급을 판정하고, 청력장애가 장애등급에 해당하지 않지만 상시 이루가 있는 것은 제12급으로 본다.

(2) 난청을 동반하는 뚜렷한 상시 이명(耳鳴)이 있는 것이 타각적(他覺的) 검사로 확인 가능한 경우에는 제12급으로 본다.

(3) 내이의 손상으로 인한 평형기능장애는 신경계통의 기능장애로 구분한다.

〈첨부 9〉 「군인연금법 시행규칙」(2014. 12. 31. 국방부령 제845호)

[별표 2. 신체부위별 상이등급 결정기준(제4조의8 관련)]

2. 귀의 장애

가. 청력의 장애

1) 청력의 측정

가) 난청의 장애 정도 평가는 순음청력검사의 기도청력역치를 기준으로 6분법(a+2b+2c+d/6)에 의하여 판정하되, 가장 좋은 역치를 사용한다. 이 경우 소수점 이하는 버리고 각 주파수에서 청력역치가 100데시벨 이상이거나 0데시벨 이하이면 이를 100데시벨 또는 0데시벨로 간주한다.

나) 급성으로 생기는 재해성난청에 대해서는 급성 음향성 청기장애(急性 音響性 聽器障害)로 하여 직업성 난청과 구분한다.

다) 순음청력검사는 의사의 판단에 따라 3~7일간의 간격으로 3회 이상[음향성 난청(재해성 난청)에 대한 상이등급은 요양종결 후 30일의 간격으로 3회 이상] 청력검사를 실시하여 유의차가 없는 경우 그중 최소가청력치를 청력장애로 인정한다.

라) 직업성난청의 치유시기는 해당 군인이 직업성난청이 유발될 수 있는 장소에서 업무를 하지 않게 되었을 때로 하며, 그 장애에 대한 등급결정도 치유된 후에 하여야 한다.

2) 상이등급 판정기준: 청력의 상이등급 판정기준은 다음과 같다.

가) 등급판정표 1(순음청력치 기준)

다른 한 귀의 청력 손실 / 한 귀의 청력 손실	90데시벨 이상	80데시벨 이상	70데시벨 이상	60데시벨 이상	50데시벨 이상	40데시벨 이상	정상
90데시벨 이상 (청력을 완전히 잃음)	제4급 다목	제5급	제6급 라목	제7급 다목	제7급		
80데시벨 이상 (귓바퀴에 대고 말하지 않으면 큰 말소리를 알아듣지 못함)	제5급	제6급 다목	제7급	제7급			
70데시벨 이상 (40센티미터 이상의 거리에서는 보통의 말소리를 알아듣지 못함)	제6급 라목	제7급	제7급 나목				

60데시벨 이상 (1미터 이상의 거리에서는 보통의 말소리 를 알아듣지 못함)	제7급 다목	제7급					
50데시벨 이상 (1미터 이상의 거리에서는 보통의 말소리 를 알아듣기 어려움)	제7급						

비고: 청력 역치는 국제표준화기구(ISO, International Standard Organization)가 정하고 있는 기준으로 한다.

나) 등급판정표 2(순음청력치와 어음명료도 기준)

한 귀의 청력 손실 \ 다른 한 귀의 청력 손실		30퍼센트 이하		50퍼센트 이하	70퍼센트 이하		정상
		80데시벨 이상	50데시벨 이상	50데시벨 이상	50데시벨 이상	40데시벨 이상	
30퍼센트 이하	80데시벨 이상	제4급 다목					
	50데시벨 이상		제6급 다목				
50퍼센트 이하	50데시벨 이상			제7급 나목			

제1장 총론

3. 판정기준의 적용원칙

　가. 장애유형별 장애등급은 원칙적으로 제2장의 장애유형별 판정기준에 따라 판정한다.

　나. 2종류 이상의 장애가 중복되는 경우의 장애등급은 4. 중복장애의 합산기준에 따라 판정한다.

　다. 위 가항, 나항의 적용원칙 이외에 개인의 신체적 · 정신적 특성 등을 고려하여 판정할 필요가 있다고 인정되는 경우에는 「장애인복지법」 시행규칙 제3조 제4항에 따라 고시된 장애등급 심사규정 제14조의 장애등급심사위원회에서 다음 사항을 고려하여 장애등급을 판정할 수 있다.

　　(1) 2종류 이상의 중복장애가 있는 경우로서 4. 중복장애의 합산기준에도 불구하고 주장애 또는 부장애가 부장애 또는 주장애의 신체적 · 정신적 기능 등을 더 심화시키는 결과를 초래하는 경우

　　(2) 장애정도에 변화를 일으키는 신체적 · 정신적 손상 등이 객관적으로 확인되고 그 손상이 장애정도의 심화와 상당한 인과관계가 있다고 인정되는 경우

4. 중복장애의 합산

　가. 2종류 이상의 장애가 중복되어 있는 경우 주된 장애(장애등급이 가장 높은 장애)와 차상위 장애를 합산할 수 있다.

　나. 2종류 이상의 서로 다른 장애가 같은 등급에 해당하는 때에는 1등급 위의 급으로 하며, 서로 등급이 다른 때에는 〈표 2〉 중복장애 합산 시 장애등급 상향조정표에 따른다.

　(1) 중복장애의 합산에 따른 주된 장애등급의 상향조정은 두 가지 장애를 합한 장애율이 주된 장애의 차상위 등급의 장애율과 비교하여 반드시 상향조정할 필요가 있는 경우로 장애율은 〈표 1.〉과 같으므로 〈표 2〉의 기준을 참고하여 장애등급을 조정할 수 있다.

〈표 1〉 장애등급별 및 중복장애 합산 시 장애율

	1급 (85~)	2급 (75~84)	3급 (60~74)	4급 (45~59)	5급 (35~44)	6급 (25~34)
1급 (85~)	97.75	96.25	94.0	91.75	90.25	88.75

2급 (75~84)	96.25	93.75	90.0	86.25	83.75	81.25
3급 (60~74)	94.0	90.0	84.0	78.0	74.0	70.0
4급 (45~59)	91.75	86.25	78.0	69.75	64.25	58.75
5급 (35~44)	90.25	83.75	74.0	64.25	57.75	51.25
6급 (25~34)	88.75	81.25	70.0	58.75	51.25	43.75

〈표 2〉 중복장애 합산 시 장애등급 상향조정표

	1급	2급	3급	4급	5급	6급
1급	1급	1급	1급	1급	1급	1급
2급	1급	1급	1급	1급	2급	2급
3급	1급	1급	2급	2급	3급	3급
4급	1급	1급	2급	3급	3급	4급
5급	1급	2급	3급	3급	4급	4급
6급	1급	2급	3급	4급	4급	5급

다. 중복장애 합산의 예외

다음의 경우는 각각을 개별적인 장애로 판단하지 않는다.

(1) 동일부위의 지체장애와 뇌병변장애

※ 뇌병변장애(포괄적 평가)와 지체장애(개별적 평가)가 중복된 경우에는 뇌병변장애 판정기준
에 따라 장애정도를 판정한다. 다만, 지체장애가 상위등급이고 뇌병변장애가 경미한 경우는
지체장애로 판정할 수 있다.

(2) 지적장애와 자폐성장애

(3) 지적장애, 자폐성장애, 정신장애와 그에 따른 증상의 일환으로 나타나는 언어장애

(4) 장애부위가 동일한 경우

– 눈과 귀는 좌·우 두 개이나 하나의 기능을 이루는 대칭성 기관의 특징이 있으므로 동일부위
로 본다.

– 팔과 다리는 좌·우를 각각 별개의 부위로 보나 같은 팔의 상지 3대관절과 손가락관절 및 같은 다리의 하지 3대관절과 발가락 관절은 동일부위로 본다.

5. 장애진단서 작성 기준

가. 장애유형별 장애진단 전문기관 및 전문의 등

청각장애 – 청력검사실과 청력검사기(오디오미터)가 있는 의료기관의 이비인후과 전문의

언어장애 – 1. 의료기관의 재활의학과 전문의 또는 언어재활사가 배치되어 있는 의료기관의 이비인후과·정신과 또는 신경과 전문의

2. 음성장애는 언어재활사가 없는 의료기관의 이비인후과 전문의 포함

3. 의료기관의 치과(구강악안면외과)·치과 전속 지도전문의(구강악안면외과)

나. 장애유형별 장애판정시기

장애의 원인 질환 등에 관하여 충분히 치료하여 장애가 고착되었을 때 등록하며, 그 기준시기는 원인 질환 또는 부상 등의 발생 후 또는 수술 후 6개월 이상 지속적으로 치료한 후로 한다(청력기관의 결손 등 장애상태의 고착이 명백한 경우는 예외로 한다).

(1) 장애를 진단하는 의료기관의 장애유형별 소관 전문의는「장애인복지법」령 및「장애등급 판정기준」에 따라 장애판정시기 및 장애의 상태 등에 대하여 진료기록 및 객관적인 검사 등을 통하여 확인하고 장애를 진단하여 장애진단서의 모든 항목을 성실히 기재하고 검사결과지 및 진료기록지 등 필요서류를 제공에 협조하여야 한다. 읍·면·동장에게 우편으로 송부하되, 부득이 인편에 의한 경우 봉투의 봉함부분에 의료기관의 간인을 찍어 송부하여야 한다.

– 성명·주민등록번호 기재 후 투명 테이프로 처리하여야 한다.

(2) 의료기관의 폐업 등 부득이한 사유로 인하여 이전 진료기록을 확인할 수 없는 경우, 신청인의 현재 상태가 전문적 판단에 의해 장애판정시기에 해당하는 이전의 치료력이 인정된다는 적합한 근거 및 구체적인 의견을 장애진단서에 명시하고 장애 진단을 할 수 있다.

(3) 지체, 시각, 청각, 언어, 지적, 안면 장애는 장애상태가 고착되었음이 전문적 진단에 의해 인정되는 경우 이전 진료기록 등을 확인하지 않을 수 있다(예: 지체절단, 척추고정술, 안구적출, 청력기관의 결손, 후두전적출술, 선천성 지적장애 등).

(4) 장애등급을 판정할 때에 향후 장애상태가 변화할 가능성이 있는 경우는 장애등급의 변화가 예측되는 시기를 지정하여 장애정도를 재판정하도록 한다.

(5) 〈보행상 장애 표준 기준표〉에 해당하는 경우 당연히 보행상 장애를 인정하되, 그 외의 장애 유형 및 등급에 대하여 보행상 장애가 있다고 진단하는 경우 그 사유를 구체적으로 명시하여야 한다.

제2장 장애유형별 판정기준

4. 청각장애 판정기준

가. 장애 판정의

청력검사실과 청력검사기(오디오미터)가 있는 의료기관의 이비인후과 전문의

나. 진료기록 등의 확인

장애진단을 하는 전문의는 원인 질환 등에 대하여 6개월 이상의 충분한 치료 후에도 장애가 고착되었음을 진단서, 소견서, 진료기록 등으로 확인하여야 한다.(필요시 환자에게 타 병원 진료기록 등을 제출하게 한다.)

다만, 장애 상태가 고착되었음이 전문적 진단에 의해 인정되는 경우 이전 진료기록 등을 확인하지 않을 수 있다. 이 경우 이에 대한 의견을 구체적으로 장애진단서에 명시하여야 한다.

다. 장애진단 및 재판정 시기

(1) 장애의 원인 질환 등에 관하여 충분히 치료하여 장애가 고착되었을 때에 진단하며, 그 기준시기는 원인 질환 또는 부상 등의 발생 또는 수술 이후 6개월 이상 지속적으로 치료한 후로 한다. 다만, 청력기관의 결손 등 장애의 고착이 명백한 경우는 예외로 한다.

(2) 전음성 또는 혼합성 난청의 경우에는 장애진단을 수술 또는 처치 등의 의료적 조치 후로 유보하여야 한다. 다만, 1년 이내에 국내 여건 또는 장애인의 건강상태 등으로 인하여 수술 등을 하지 못하는 경우는 예외로 하되, 필요한 시기를 지정하여 재판정을 받도록 하여야 한다. 전음성 난청 또는 혼합성 난청이 의심되는 경우 기도 및 골도 순음청력검사를 시행하여, 기도-골도차가 6분법에 의해 20데시벨(dB) 이내일 경우 또는 수술 후 난청이 고정되었을 것으로 판단되는 경우에는 재판정을 제외할 수 있다.

(3) 향후 장애정도의 변화가 예상되는 경우에는 반드시 재판정을 받도록 하여야 한다. 이 경우 재판정의 시기는 최초의 진단일로부터 2년 이상 경과한 후로 한다. 2년 이내에 장애상태의 변화가 예상될 때에는 장애의 진단을 유보하여야 한다.

(4) 재판정이 필요한 경우 장애진단을 하는 전문의는 장애진단서에 그 시기와 필요성을 구체적으로 명시하여야 한다.

라. 청력장애

(1) 판정 개요

(가) 청력장애의 장애정도평가는 순음청력검사의 기도순음역치를 기준으로 한다. 2~7일의 반복검사주기를 가지고 3회 시행한 청력검사 결과 중 가장 좋은 검사 결과를 기준으로 한다. 또한 장애등급을 판정하기 위해서는 청성뇌간반응검사를 이용한 역치를 확인하여 기도순음역치의 신뢰도를 확보하여야 한다. 단, 청성지속반응검사를 제출한 경우에는 청성

뇌간반응검사를 대체할 수 있다.

- 평균순음역치는 청력측정기(오디오미터)로 측정하여 데시벨(dB)로 표시하고 장애등급을 판정하되, 주파수별로 500 Hz, 1,000 Hz, 2,000 Hz, 4,000 Hz에서 각각 청력검사를 실시한다.

- 평균치는 6분법에 의하여 계산한다(a+2b+2c+d/6)(500 Hz(a), 1,000 Hz(b), 2,000 Hz(c), 4,000 Hz(d)). 6분법 계산에서 소수점 이하는 버린다. 만약 주어진 주파수에서 청력역치가 100데시벨(dB) 이상이거나 청력계의 범위를 벗어나면 100데시벨(dB)로 간주하고, 청력역치가 0데시벨(dB) 이하이면 0데시벨(dB)로 간주한다.

(나) 청력의 감소가 의심되지만 의사소통이 되지 아니하여 청력검사를 시행할 수 없을 때에는 청성뇌간반응검사를 시행하고, 필요한 경우 청성지속반응검사를 첨부하여 장애등급을 판정한다.

(다) 이명이 언어의 구분 능력을 감소시킬 수 있으므로 청력역치검사와 이명도검사를 같이 실시하여 다음과 같이 등급을 가중할 수 있다. 이명은 객관적인 측정이 어려우나, 2회 이상의 반복검사에서 이명의 음질과 크기가 상응할 때 가능하다.

- 심한 이명이 있으며, 청력장애 정도가 6급인 경우 5급으로 한다.

- 심한 이명이 있으며, 양측의 청력손실이 각각 40~60데시벨(dB) 미만인 경우 6급으로 판정한다.

- 단, 심한 이명은 1년 이상 지속적으로 적극적인 진단과 치료 후에도 불구하고 잔존 증상이 있는 경우에 한하여 진료기록지를 확인하여 판정하며, 진료기록지에는 이명에 대한 반복적인 검사 기록이 있어야 한다.

(라) 최대어음명료도는 다음과 같이 검사하되, 2~7일의 반복검사주기를 가지고 3회 시행한 검사 결과 중 가장 좋은 검사 결과를 기준으로 한다.

① 검사는 녹음기, 마이크 또는 청력측정기에 의하며 보통 회화의 강도로 발성하고 청력측정기 음량의 강약을 조절하여 시행한다.

② 검사어는 "어음명료도 측정표"에 의하고 2초에서 3초에 하나의 낱말을 나누거나 합해서 발성하고 어음명료도의 가장 높은 수치를 최대어음명료도로 한다.

어음명료도(%) = (피검자가 정확히 들은 검사어음의 수 / 검사어수)×100

③ 녹음된 어음표에 의한 반복검사에서 어음명료도가 12% 이상의 차이를 보일 경우에는

기능성 난청 또는 위난청을 감별한다.

〈장애등급기준〉

장애등급	장애정도
2급	두 귀의 청력 손실이 각각 90데시벨(dB) 이상인 사람
3급	두 귀의 청력손실이 각각 80데시벨(dB) 이상인 사람
4급 1호	두 귀의 청력손실이 각각 70데시벨(dB) 이상인 사람
4급 2호	두 귀에 들리는 보통 말소리의 최대의 명료도가 50퍼센트 이하인 사람
5급	두 귀의 청력손실이 각각 60데시벨(dB) 이상인 사람
6급	한 귀의 청력손실이 80데시벨(dB) 이상, 다른 귀의 청력 손실이 40데시벨(dB) 이상인 사람

마. 평형기능장애
  (1) 판정 개요
    (가) 평형기능이라 함은 공간 내에서 자세 및 방향감을 유지하는 능력을 말하며 시각, 고유 수용감각 및 전정기관에 의해 유지된다.
    (나) 평형기능의 평가에서 검사자는 피검자의 일상생활 동작수행에 잔존해 있는 기능을 고려하여 등급을 결정하여야 하며, 1년 이상의 진료기록 등을 확인하여야 한다.
    (다) 평형기능장애는 최초 판정일로부터 2년 이후의 일정한 시기를 정하여 재판정을 하여야 하며, 재판정 시에 장애상태의 현저한 변화가 예상되는 경우는 다시 재판정일로부터 2년 이후의 일정한 시기를 정하여 재판정을 하여야 한다. 다만, 재판정 당시 장애의 중증도나 연령 등을 고려할 때에 장애상태가 거의 변화하지 않을 것으로 예측되는 경우에는 재판정을 제외할 수 있다.
    (라) 양측 평형기능의 소실의 경우, 전문적 진단으로 영구적 장애로 판단하는 때에는 재판정을 제외할 수 있다.
    (마) 모든 평형기능이상의 등급결정 시에는 전정기관 이상의 객관적 징후가 반드시 확인되어야 한다.
    (바) 양측 전정기능의 이상은 온도안진검사 또는 회전의자검사로 확인하며, 그 외 동요시(oscillopsia), 자발 및 주시 안진, 체위(postulography) 검사 등으로 객관성을 높일 수 있다.

〈장애등급기준〉

장애등급	장애정도
3급	양측 평형기능의 소실이 있으며 두 눈을 감고 일어서기가 곤란하거나 두 눈을 뜨고 10미터 거리를 직선으로 걷다가 쓰러지고(임상적으로 불가피한 경우 6미터를 걷게 하여 진단할 수 있다) 일상에서 자신을 돌보는 일 외에는 타인의 도움이 필요한 사람
4급	양측 평형기능의 소실이나 감소가 있으며 두 눈을 뜨고 10미터 거리를 직선으로 걷다가 중간에 균형을 잡으려 멈추어야 하고(임상적으로 불가피한 경우 6미터를 걷게 하여 진단할 수 있다) 일상에서 자신을 돌보는 일과 간단한 보행이나 활동만 가능한 사람
5급	양측 또는 일측의 평형기능의 감소가 있으며 두 눈을 뜨고 10미터 거리를 직선으로 걸을 때 중앙에서 60센티미터 이상 벗어나고(임상적으로 불가피한 경우 6미터를 걷게 하여 진단할 수 있다) 일상에서 복합적인 신체운동이 필요한 활동이 불가능한 사람

5. 언어장애 판정기준

　가. 장애진단 기관 및 전문의

　　(1) 의료기관의 재활의학과 전문의 또는 언어재활사가 배치되어 있는 의료기관의 이비인후과 · 정신과 · 신경과 전문의

　　　－ 다만, 음성장애는 언어재활사가 없는 의료기관의 이비인후과 전문의 포함

　　(2) 의료기관의 치과(구강악안면외과) · 치과 전속 지도전문의(구강악안면외과)

　나. 진료기록 등의 확인

　　장애진단을 하는 전문의는 원인 질환 등에 대한 6개월 이상의 충분한 치료 후에도 장애가 고착되었음을 진단서, 소견서, 진료기록 등으로 확인하여야 한다.(필요시 환자에게 타 병원 진료기록 등을 제출하게 한다.)

　　다만, 장애 상태가 고착되었음이 전문적 진단에 의해 인정되는 경우 이전 진료기록 등을 확인하지 않을 수 있다. 이 경우 이에 대한 의견을 구체적으로 장애진단서에 명시하여야 한다.

　다. 장애진단 및 재판정 시기

　　(1) 장애의 원인 질환 등에 관하여 충분히 치료하여 장애가 고착되었을 때에 진단하며, 그 기준시기는 원인 질환 또는 부상 등의 발생 후 또는 수술 후 6개월 이상 지속적으로 치료한 후로 한다.

　　(2) 수술 또는 치료 등 의료적 조치로 기능이 회복될 수 있다고 판단하는 경우에는 장애판정을 처치 후로 유보하여야 한다. 다만, 1년 이내에 국내 여건 또는 장애인의 건강상태 등으로 인하여 수술 등을 하지 못하는 경우는 예외로 하되, 필요한 시기를 지정하여 재판정을 받도록 하여야 한다.

　　(3) 향후 장애정도의 변화가 예상되는 경우에는 반드시 재판정을 받도록 하여야 한다. 이 경우 재판정의 시기는 최초의 판정시기로부터 2년 이상 경과한 후로 한다. 2년 이내에 장애상태의

변화가 예상될 때에는 장애의 판정을 유보하여야 한다.

(4) 재판정이 필요한 경우 장애 판정의는 장애진단서에 재판정 시기와 필요성을 구체적으로 명시하여야 한다.

라. 판정 개요

(1) 음성장애는 단순한 음성장애, 발음(조음)장애 및 유창성장애(말더듬)을 포함하는 구어장애를 포함하며, 언어장애는 언어중추손상으로 인한 실어증과 발달기에 나타나는 발달성 언어장애를 포함한다.

(2) 말더듬, 조음 및 언어 장애는 객관적인 검사를 통하여 진단한다.

① 유창성장애(말더듬): 말더듬심도검사

② 조음장애: 그림자음검사, 3위치조음검사, 한국어발음검사

③ 언어능력

- 20세 이상의 성인: 보스턴 이름대기검사, K-WAB검사
- 아동: 그림어휘력검사, 취학전 아동의 수용언어 및 표현언어 발달척도(PRES), 영유아언어발달검사(SELSI), 문장이해력검사, 언어이해 · 인지력검사, 언어문제해결력 검사, 한국-노스웨스턴 구문선별검사

〈장애등급기준〉

장애등급	장애정도
3급 1호	발성이 불가능하거나 특수한 방법(식도발성, 인공후두기)으로 간단한 대화가 가능한 음성장애
3급 2호	말의 흐름이 97% 이상 방해를 받는 말더듬
3급 3호	자음정확도가 30% 미만인 조음장애
3급 4호	의미 있는 말을 거의 못 하는 표현언어지수가 25 미만인 경우로 지적장애 또는 자폐성장애로 판정되지 아니하는 경우
3급 5호	간단한 말이나 질문도 거의 이해하지 못하는 수용언어지수가 25 미만인 경우로 지적장애 또는 자폐성장애로 판정되지 아니하는 경우
4급 1호	발성(음도, 강도, 음질)이 부분적으로 가능한 음성장애
4급 2호	말의 흐름이 방해받는 말더듬(아동 41~96%, 성인 24~96%)
4급 3호	자음정확도 30~75% 정도의 부정확한 말을 사용하는 조음장애
4급 4호	매우 제한된 표현만을 할 수 있는 표현언어지수가 25~65인 경우로 지적장애 또는 자폐성장애로 판정되지 아니하는 경우
4급 5호	매우 제한된 이해만을 할 수 있는 수용언어지수가 25~65인 경우로 지적장애 또는 자폐성장애로 판정되지 아니하는 경우

〈첨부 11〉 「국가유공자 등 예우 및 지원에 관한 법률 시행규칙」

[별표 4. 신체부위별 상이등급 결정(제8조의3 관련)]

2. 귀, 코 및 입의 장애

가. 귀의 장애

1) 청력의 측정

가) 청력은 24시간 이상 소음작업을 중단한 후 500(a), 1,000(b), 2,000(c) 및 4,000(d)헤르츠의 주파수음에 대한 청력역치(聽力域値)를 측정하여 6분법[(a+2b+2c+d)/6]으로 판정한다. 이 경우 순음청력계기는 국제표준화기구(ISO) 기준으로 보정된 계기를 사용하여야 한다.

나) 청력검사는 순음청력검사 2회와 뇌간유발반응(腦幹誘發反應)청력검사를 함께 실시한 후 그 중 최소가청력치를 청력장애로 인정한다.

2) 상이등급 내용

영 별표 3.의 신체상이 정도	상이등급 및 분류번호	장애내용
두 귀의 청력을 모두 잃은 사람	3급 2101	• 두 귀의 청력장애가 공기전도 90 dB 이상, 골전도 40 dB 이상인 사람 • 한쪽 귀의 청력장애가 공기전도 100 dB 이상, 골전도 50 dB 이상이고, 다른 쪽 귀의 청력장애가 공기전도 80 dB 이상, 골전도 40 dB 이상인 사람
두 귀의 청력에 최고도의 기능장애가 있는 사람	4급 2102	• 두 귀의 청력장애가 공기전도 80 dB 이상, 골전도 40 dB 이상인 사람 • 한쪽 귀의 청력장애가 공기전도 90 dB 이상, 골전도 50 dB 이상이고, 다른 쪽 귀가 공기전도 70 dB 이상, 골전도 40 dB 이상인 사람
두 귀의 청력에 고도의 기능장애가 있는 사람	5급 2103	• 두 귀의 청력장애가 공기전도 70 dB 이상, 골전도 40 dB 이상인 사람 • 한쪽 귀의 청력장애가 공기전도 90 dB 이상, 골전도 50 dB 이상이고, 다른 쪽 귀의 청력장애가 공기전도 60 dB 이상, 골전도 30 dB 이상인 사람

두 귀의 청력에 중등도의 기능장애가 있는 사람	6급 1항 2104	• 두 귀의 청력장애가 각각 공기전도 60 dB 이상인 사람
두 귀의 청력에 경도의 기능장애가 있는 사람	6급 2항 2105	• 두 귀의 청력장애가 각각 공기전도 50 dB 이상인 사람
두 귀의 청력에 완고한 기능장애가 있는 사람	7급 2106	• 두 귀의 청력장애가 각각 공기전도 40 dB 이상인 사람
한 귀의 청력에 고도의 기능장애가 있는 사람	7급 2107	• 공기전도 80 dB 이상, 골전도 40 dB 이상인 사람

3) 준용등급 결정

　　가) 고막의 외상성 천공(穿孔)과 그에 따른 이루(耳漏)는 수술적 처치 후 청력장애가 남으면 해당 상이의 정도에 따라 등급을 결정하여야 한다.

　　나) 이명은 3회 이상의 이명검사(tinnitogram)에서 모두 이명이 있고, 최소한 한쪽 귀의 청력장애가 공기전도 50데시벨(dB) 이상인 난청을 동반하여야 7급(2107)을 인정한다.

　　다) 내이의 손상으로 인한 평형기능(平衡機能)장애에 대해서는 신경계통의 기능장애에 준하여 등급을 결정하되, 좌·우를 동일한 상이부위로 본다.

〈첨부 12〉 병역판정 신체검사 등 검사규칙

[별표 2. 질병·심신장애의 정도 및 평가기준(제11조, 제20조 및 제21조 관련)]

비고: 평가기준란 중 전역란은 제20조에 따른 병역처분변경 등의 경우에 적용되는 기준을 말하고, 같은 란 중 전시란은 제21조에 따른 전시 등 국가비상사태의 경우에 적용되는 기준을 말한다.

과목	질병·심신장애의 정도	평가기준(단위:급)		
		징병	전역	전시
이비인후과	321. 외이의 결손 또는 기형(한쪽 또는 양쪽)			
	가. 이개의 결손 또는 기형			
	1) 2/3 미만의 결손 또는 기형(Marx 분류상 Ⅰ, Ⅱ)을 진단받았으나, 일상생활의 장애가 없는 경우	3	3	3
	2) 2/3 미만의 결손 또는 기형(Marx 분류상 Ⅰ, Ⅱ)을 진단받고, 일상생활의 장애가 있는 경우	4	4	3
	3) 2/3 이상의 결손 또는 기형(Marx 분류상 Ⅲ)을 진단받은 경우			
	가) 일측성	5	5	4
	나) 양측성	6	6	5
	나. 외이도 협착 또는 폐쇄(한쪽 또는 양쪽)			
	1) 외이도 협착이 2/3 미만인 경우	4	4	3
	2) 외이도 협착이 2/3 이상인 경우			
	가) 일측성	4	4	3
	나) 양측성	5	5	4
	322. 외상성 고막천공(한쪽 또는 양쪽)			
	가. 현증	7	7	4
	나. 치료 후 상태가 양호한 경우	1	1	1
	323. 중이염			
	주: 청력 손상 동반시 제324호를 함께 고려한다.			
	가. 화농성 중이염			
	1) 급성(한쪽 또는 양쪽)			
	가) 현증	7	7	4
	나) 치료 후 상태가 양호한 경우	1	1	1
	2) 비진주종성 만성 화농성 중이염(3개월 이상 치료에도 불구하고, 이학적 소견상 고막천공과 화농성 이루가 있고 CT상 명백한 병변이 존재하는 경우)	4	4	3
	3) 진주종성 만성 화농성 중이염(이학적 검사 및 CT 소견상 구조물의 명백한 파괴 소견이 있는 경우)			
	가) 일측	4	4	3

나) 양측	5	5	4
4) 만성 양측	5	5	4
나. 비화농성 중이염			
1) 삼출성 중이염			
가) 일측			
(1) 치료상태가 양호할 때	2	2	1
(2) 재발한 상태 또는 환기관 삽입된 상태	3	3	2
나) 양측			
(1) 청력장애가 26 dB 미만	3	3	2
(2) 청력장애가 26 dB 이상	4	4	3
2) 비진주종성 만성 비화농성 중이염(화농성 이루가 없는 상태)			
가) CT 소견상 중이강 · 상고실 · 유양동에 명백한 병변이 없는 경우	3	3	3
나) CT 소견상 중이강 · 상고실 · 유양동에 명백한 병변이 있는 경우	4	4	3
3) 결핵성 일측 또는 양측	5	5	7
4) 유착성 중이염(한쪽): 고막이 중이 점막에 전반적으로 유착이 있으며, 측두골 CT상 중이강 · 상고실 · 유양동에 명백한 병변이 있는 때	4	4	4
5) 콜레스트롤 육아종(한쪽): 수술 후 조직학적검사상 판명된 경우(개방성 유양돌기 삭개술을 시행하여 청력장애가 발생한 경우에는 라목에 따라 판정한다)	4	4	4
다. 일측 또는 양측 고실성형술(해당 부분에서 판정한다)			
라. 유양돌기 삭개술 후유증			
1) 개방성 유양돌기 삭개술(수술 후 6개월 후 판정한다)			
가) 청력손실이 56 dB 미만인 경우	4	4	3
나) 청력손실이 56 dB 이상이거나 3개월 이상 농 배출이 계속되는 경우	5	5	4
다) 양측 유양돌기 삭개술	5	5	4
2) 폐쇄성 유양돌기 삭개술(청력장애 또는 중이염에 준하여 판정한다)			
마. 중이염 수술 직후 상태	7	7	7
바. 외이도 진주종(화농성 중이염을 유발하지 않은 선천성 진주종을 포함한다)			
1) CT 및 청력검사상 합병증이 없는 경우	3	3	3
2) CT 및 청력검사상 합병증(진주종이 이소골을 침범하였거나 진주종으로 인하여 청력장애가 41 dB 이상)이 있는 경우			
가) 한쪽	4	4	4
나) 양쪽	5	5	5

324. 청력장애

주: 1주 이상 간격으로 3회 이상 실시한 순음청력검사 결과와 1회 이상 실시한 뇌간유발반응검사 결과가 일관성이 있는 경우 그 결과에 따라 판정한다.

가. 양쪽			
1) 양쪽 모두 26 dB 미만	1	1	1
2) 양쪽 모두 26 dB 이상 41 dB 미만	2	2	1
3) 양쪽 모두 41 dB 이상 56 dB 미만	4	4	3
4) 양쪽 모두 56 dB 이상 71 dB 미만	5	5	5

5) 양쪽 모두 71 dB 이상	6	6	5
6) 한쪽 27 dB 이상 41 dB 미만, 다른 쪽 41 dB 이상	4	4	4
7) 한쪽 41 dB 이상 56 dB 미만			
가) 다른 쪽 56 dB 이상 71 dB 미만	4	4	4
나) 다른 쪽 71 dB 이상	5	5	5
8) 한쪽 56 dB 이상 71 dB 미만, 다른 쪽 71 dB 이상	6	6	5
나. 한쪽			
1) 한쪽 정상, 다른 쪽 26 dB 이상 41 dB 미만	3	3	2
2) 한쪽 정상, 다른 쪽 41 dB 이상	4	4	3
3) 삭제 〈2015.10.19.〉	4	4	3
다. 일시적 청력장애	7	7	7
라. 이명증(가목부터 다목까지에 따라 판정한다)			
마. 구개간대성 근경련증	4	4	3

325. 전정기능장애(내이염으로 인한 경우를 포함한다)

가. 일시적			
1) 현증	7	7	7
2) 치료 후 상태가 양호한 경우	1	1	1
나. 영구적[발병 6개월 이상 경과 후 임상증상과 이에 부합하는 VFT(Vestibular Function Test) 등 검사 결과(온도안진검사에서 이상 소견이 반드시 있어야 한다)로 판정한다]			
1) 경도(전정기능장애는 있으나 일상생활은 가능한 경우)	4	4	4
2) 중등도(지속적인 중증 증상으로 인해 군복무에 상당한 지장을 가져온다고 판단되는 경우)	5	5	5
3) 고도(지속적인 중증 증상과 다른 사람의 전적인 도움이 있어야만 신변처리가 가능한 경우)	6	6	6

326. 메니에르병

주1: 진단기준에 부합하고 발병한 날부터 6개월 이상인 경우에 한한다. 다만, 후유증은 해당 부분에서 판정한다.

주2: 메니에르병의 진단은 1995년 AAO-HNS의 진단기준에 따르고, 필요한 경우 ECoG, VEMP의 기록을 참조할 수 있다.

가. 진단, 평가 등을 위해 경과관찰이 필요한 경우	7	7	7
나. Probable 및 Definite type의 메니에르병			
1) 약물치료만으로도 증상을 조절하는 경우	3	3	3
2) 내림프강 감압술 또는 고막 내 주입법(이독성 약물만 인정한다)을 시행한 경우	4	4	4
3) 6개월 이상 지속적인 약물치료에도 불구하고 지속되는 어지럼 증상이 확인되고, 청력검사, 안진검사, 전기와우도(ECoG) 또는 전정유발근전위(VEMP) 등의 검사결과와 서로 부합하는 경우(검사는 치료 전후 모두를 말한다)	5	5	5
4) 내림프강 감압술 또는 고막 내 주입법을 시행하였음에도 증상 조절이 되지 않는 경우	5	5	5
5) 양측 Definite type의 메니에르병(ECoG, VEMP의 검사 결과와 부합하는 경우)	5	5	5

다. Possible type의 메니에르병	3	3	3
327. 외비의 결손 또는 변형			
가. 1/4 미만의 결손 또는 변형	3	3	3
나. 1/4 이상~1/3 미만의 결손 또는 변형	4	4	3
다. 1/3 이상의 결손 또는 변형	5	5	4
328. 외비공 협착 또는 폐쇄(한쪽 또는 양쪽)			
가. 1/3 미만	3	3	2
나. 1/3 이상			
1) 한쪽	4	4	3
2) 양쪽	5	5	5
329. 비폐색(비중격만곡증 · 비중격천공 · 비후성 비염 등을 포함한다)			
가. 비중격만곡증 · 비후성 비염	2	2	1
나. 위축성 비염	3	3	2
다. 비중격천공			
1) 천공이 단경 1cm 미만인 경우	3	3	2
2) 천공이 단경 1cm 이상인 경우	4	4	3
330. 알레르기성 비염 및 혈관운동성 비염(피부반응검사 등 제반 검사 결과 양성인 경우)	2	2	1
331. 부비동염			
주1: 범발성 부비동염이란 양측 모든 부비동에 90% 이상의 병변이 있는 경우를 말한다.			
주2: 수술은 반월판 절제술 이상의 수술을 말한다.			
가. 급성 또는 수술 직후 상태	7	7	7
나. 만성 부비동염	3	3	1
다. 만성 범발성 부비동염	4	4	2
라. 적절한 약물치료와 2회 이상 수술 후에도 치료 전보다 악화되거나 호전 없이 재발한 만성 부비동염	4	4	2
마. 2회 이상 수술 후 재발한 만성 범발성 부비동염	5	5	4
바. 수술적 치료 후 완치된 경우	2	2	2
332. 비인강 섬유혈관종 및 반전성 유두종			
가. 내시경적 방법으로 수술한 경우	4	4	4
나. 내시경적 수술로 완전히 제거하지 못한 경우, 재발한 경우 또는 내시경 외 방법(maxillectomy 등)으로 수술한 경우	5	5	5
333. 그 밖의 이비인후과 영역의 급성 염증(입영신체검사 시에는 7급으로 판정한다)			
가. 2주 미만의 치료가 필요하거나 치료가 종결된 경우	1	1	1
나. 2주 이상	7	7	7
334. 종양 또는 낭종			
가. 양성			
주: 두개 내 종양은 신경외과와 협의하여 판정한다.			

1) 완전절제가 가능하고 수술 후 합병증이 없는 경우 또는 재발한 경우에도 합병증이 없는 경우	2	2	2
2) 합병증 또는 수술 후 재발하여 일상생활에 지장이 있거나 기능장애가 있는 경우	4	4	3
3) 조직학적으로는 양성이나 임상적으로는 악성에 가까운 경우 또는 수술이 불가능하거나 수술 후 심각한 후유증이 있는 경우	5	5	4
나. 악성	6	6	6
다. 조직검사나 경과관찰이 필요한 경우	7	7	7
335. 안면신경마비			
가. 일시적			
1) 현증	7	7	7
2) 치료 후 상태가 양호한 경우	1	1	1
나. 영구적			
주1: 비외상성인 경우에는 병력이 6개월 경과 후, 외상성인 경우에는 3개월 경과 후 판정한다.			
주2: 안면마비의 중증도(하우스브렉만 분류를 참고한다)와 범위를 종합하여 임상증상을 평가하고, 이에 부합되는 근전도(EMG) 등 검사 결과로 판정한다.			
1) 경도(grade II 안면마비)	2	2	1
2) 중등도(grade III 안면마비 또는 그 이상의 안면마비로 일상생활에 지장이 있는 경우)	4	4	3
3) 고도(안면에 전반적으로 지속되는 grade IV 이상의 중증 마비로 군복무에 상당한 지장을 가져온다고 판단되는 경우)	5	5	4
336. 편도비대(중등도 이상으로 기능장애가 있는 경우)	2	2	1
337. 선양 증식증	2	2	1
338. 혀의 결손			
가. 1/2 미만의 결손으로 상당한 정도의 언어 장애가 있는 경우	4	4	3
나. 1/2 이상의 결손으로 언어소통에 큰 지장이 있는 경우	5	5	5
다. 혀의 전부 또는 대부분의 결손으로 구음이 불가능하여 회화가 전혀 불가능한 경우	6	6	6
339. 구어장애(구강 또는 인두의 수술로 인한 경우)	4	4	3
340. 타액선 질환			
가. 타액선염			
1) 급성	1	1	1
2) 만성(타석증을 포함한다)	3	3	3
나. 타액선 절제술(부분적출 또는 전적출)을 한 경우			
1) 악하선 등	2	2	2
2) 이하선(수술 후 안면신경 손상 또는 추형 등의 후유증이 있는 경우에는 해당 부분에서 판정한다)	3	3	3
다. 타액선 루	5	5	4
341. 만성후두염 및 후두의 기질적 변화 또는 기능적 장애			
가. 일시적 애성	7	7	7

나. 성대의 염증이나 작은 결절, 낭종 및 용종으로 쉰 소리가 나는 경우	2	2	1
다. 성대구증, 성대형성증 또는 Reinke씨 부종 등 비가역적인 기질적 변화로 중등 도의 쉰 소리가 나는 경우 또는 수술 후 재발한 경우	4	4	3
라. 연축성 발성장애, 근긴장성 발성장애, 변성 발성장애 등 기능적 장애로 중등도 의 음성장애가 있는 경우	4	4	3
마. 비가역적인 후두의 기질적 변화 또는 기능적 장애가 심하여 일상생활의 대화 에 어려움이 있는 경우	5	5	5
342. 후두유두종			
가. 초발한 경우	3	3	3
나. 재발한 경우			
1) 기능장애가 없는 경우	4	4	3
2) 기능장애가 있는 경우	5	5	4
343. 성대 마비			
가. 일시적			
1) 현증	7	7	7
2) 치료 후 상태가 양호한 경우	2	2	2
나. 영구적(비외상성인 경우에는 발병 6개월 이후에 판정하고, 외상성인 경우에는 발병 3개월 이후에 판정한다)			
1) 일측성			
가) 음성장애가 있는 경우 또는 수술적 치료로 교정된 경우(치료 후 경도의 음성 장애가 있는 경우를 포함한다)	4	4	3
나) 수술적 치료 후 중등도 이상의 음성장애가 있는 경우	5	5	4
2) 양측성	6	6	5
344. 기관 절개술을 한 경우			
가. 일시적	7	7	7
나. 영구적	6	6	5
다. 기관삽관을 제거한 후 합병증이 발생하여 치료 중인 경우	7	7	7
라. 기관삽관을 제거한 후 합병증이 발생하였으나, 그 치료가 곤란하여 일상생활에 장애를 주는 경우	5	5	4
마. 기관 및 기관지 병변에 의한 단단문합술 및 성형술을 시행한 경우	5	5	5
345. 후두적출			
가. 후두 부분적출	5	5	5
나. 후두 전적출	6	6	6
346. 식도 또는 기관지 내 이물	7	7	7
347. 연하·회화·호흡에 지장이 있는 기도 및 식도의 변형 또는 기능장애			
가. 치료 후 기능의 완전 회복이 가능한 경우	7	7	4
나. 치료기간이 3개월 이상이거나 치료 후 기능장애가 남는 경우	5	5	5
348. 코골이 또는 수면무호흡증			
가. 코골이 또는 수면무호흡증으로 진단받은 경우			

1) 단순 코골이 또는 수면다원검사상 무호흡−저호흡지수(AHI)가 5 미만인 수면무호흡증	1	1	1
2) 수면다원검사상 무호흡−저호흡지수(AHI)가 5 이상 30 미만인 수면무호흡증	2	2	2
3) 수면다원검사상 무호흡−저호흡지수(AHI)가 30 이상인 수면무호흡증	3	3	3
나. 폐쇄성 수면무호흡증으로 진단되어 기도에 대한 수술을 한 경우			
주: 수술은 구개수구개인두성형술이나 이보다 중대한 수술을 의미한다.			
1) 수술 6개월 경과 후 수면다원검사상 무호흡−저호흡지수(AHI)가 5 미만인 경우	2	2	2
2) 수술 6개월 경과 후 수면다원검사상 무호흡−저호흡지수(AHI)가 5 이상 30 미만이 지속되는 경우	3	3	3
3) 수술 6개월 경과 후 수면다원검사상 무호흡−저호흡지수(AHI)가 30 이상이 지속되는 경우	4	4	4
다. 수면무호흡증으로 진단되어 적절한 지속적기도양압호흡기(CPAP) 치료를 받고 있는 경우			
주: 적절한 CPAP 치료는 수면검사실에서 적정압력 측정 후 해당 압력으로 3개월 이상 전체 사용기간의 70% 이상에서 하루 4시간 이상 사용한 경우를 말하며, 치료 순응도가 이보다 낮은 경우에는 가목의 진단 기준으로 판정한다.			
1) 해당 사용기간 평균 무호흡−저호흡지수(AHI)가 5 미만인 경우	2	2	2
2) 해당 사용기간 평균 무호흡−저호흡지수(AHI)가 5이상 30 미만인 경우	3	3	3
3) 해당 사용기간 평균 무호흡−저호흡지수(AHI)가 30 이상인 경우	4	4	4
349. 이비인후과 관찰 결과 경과관찰이 필요한 경우(괄호 안에 병명을 기재하여 관리한다)	7	7	4

부록 3

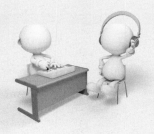

청각 관련 한국 표준화 설문지 모음

한림대학교 의과대학 이비인후과 홍성광

개요

  난청으로 경험하는 주관적인 증상의 강도와 양상을 정확히 정량화하는 것은 매우 중요한 과정으로, 난청 관련 설문지는 객관적인 청각검사를 보조하는 도구로서 난청환자를 선별할 수 있을 뿐만 아니라 보청기 등의 재활치료 후 일상생활 수행 능력의 개선 정도를 빠르고 정확하게 판별하는 근거가 된다. 그러나 우리나라에서 사용하고 있는 난청 관련 설문지의 대부분은 외국에서 개발되어 사용되어 오던 것을 한국어로 번역한 것이기 때문에 아직 표준화되어 있지 않는 설문지가 많고 우리나라의 현실과 맞지 않는 내용이 포함된 경우도 있다. 이에 대한청각학회에서는 2014년 기획위원회 산하 설문지 표준화작업 소위원회가 발족되어 '한국어판 보청기 이득 척도 조사(Korean version- Abbreviated Profile of Hearing Aid Benefit: K-APHAB)(임현정 등, 2017)', '한국어판 음악적 배경 설문지(Korean version-Musical Background Questionnaire: K-MBQ)(안용휘 등, in preparation)', '한국어판 언어공간 음질청취 평가(Korean version-The Speech, Spatial and Qualities of Hearing scale: K-SSQ)(김봉직 등, 2017)' 그리고 자가청력 개선 척도(Client Oriented Scale of Improvement: COSI)(최진웅 등, under review)를 번역하고 전문가의 검증을 거쳐 표준화를 완료하였으며, 곧 정식으로 출간될 예정이다. 대한이과학회에서도 2009년도부터 설문지 번역사업을 시작하여 외국의 설문지를 최대한 우리나라 현실에 맞게 번역하고 전문가의 검증을 통하여 표준화하기 시작했다. 이를 통해 '한국어판 고령자 청력장애검사(Korean Version of Hearing Handicap Inventory for the Elderly: K-HHIE)'(박시내 등, 2011), '한국어판 만성 중이 질환 설문지(Korean Version of Chronic Ear Survey: K-CES)'(변재용 등, 2011), 그리고 '한국어판 International Outcome Inventory for Hearing Aids'(추호석 등, 2012) 설문지가 표준화되었다. 이 부록에서는 한국어로 번역된 여러 설문지 중에 표준화가 완료된 설문지와 학회 차원의 공식적인 표준화는 아니지만 다기관 연구에 의해 신뢰도가 입증되었거나 설문 번역에 있어 타당도에 대한 조사가 수행되어 유용성이 입증된 설문지를 소개하고자 한다.

1. 한국어판 고령자 청력장애검사(Korean version of Hearing Handicap Inventory for the Elderly: K-HHIE)(표 1)

한국어판 고령자 청력장애검사(Korean version of Hearing Handicap Inventory for the Elderly) 는 영어 사용권에서 이미 보편적으로 활용되던 고령자 청력장애 설문지 (Hearing Handicap Inventory for the Elderly: HHIE)(Ventry & Weinstein, 1982)를 한국의 실정에 맞게 번역하여 전문가의 검증을 거친 것으로 총 25개 문항으로 구성되어 있으며 각 항목에 "예" "가끔" "아니오"로 응답할 수 있도록 구성되었다. 순음청력검사의 난청 정도와 한국어판 설문지 점수 사이에 유의한 상관관계가 있어 높은 기준 타당도를 보여 준다(박시내 등, 2011).

2. 한국어판 만성 중이질환 설문지(Korean version of Chronic Ear Survey: K-CES)(표 2)

한국어판 만성 중이질환 설문지는 Nadol 등이 처음 개발한 Chronic Ear Survey (CES) (Nadol et al., 2000) 를 번역한 것으로 활동제한척도 3문항, 증상척도 7문항, 의료이용척도 3문항의 총 13문항으로 구성되어 있으며 각 문항에 대한 응답을 0부터 100점으로 환산하고 항목별 점수의 합 및 총점수로 중이질환이 환자의 건강과 생활에 영향을 미치는 정도 그리고 치료 전후 환자의 주관적 개선 정도를 정량화하게 된다(변재용 등, 2011).

3. 한국어판 International Outcome Inventory for Hearing Aids (K-IOI-HA)(표 3)

한국어판 International Outcome Inventory for Hearing Aids(K-IOI-HA)(표 3.)는 이미 20개국어 이상의 언어로 번역되어 널리 사용되고 있는 IOI-HA(Cox et al., 2000)를 번역한 것이다. 7개의 문항에 문항당 5개의 보기를 선택할 수 있도록 구성되어 있으며 가장 나쁜 결과를 의미하는 보기를 가장 좌측에 배치하여 1점으로 점수화하고, 가장 우측의 보기 항목을 5점으로 정하여 점수화한다. 다른 보청기 이득 관련 설문지에 비하여 간단하지만 실제생활에서의 보청기 만족도를 효과적으로 판단할 수 있는 장점이 있다(추호석 등, 2012). 보청기 착용 전후의 순음청각검사 결과와 설문지 점수 사이의 연관성은 없는 것으로 분석되었는데, 이는 설문지의 점수가 대상자의 청력을 반영하기보다는 개인의 성격, 보청기를 구입하려는 동기, 사회·경제학적 수준 등 다른 요인들과 연관성이 있으며, 보청기의 만족도가 경도나 고도 난청에서는 비교적 낮기 때문으로 생각된다(Hosford-Dunn, 2001).

4. 한국어판 보청기 이득 척도 조사(Korean version-Abbreviated Profile of Hearing Aid Benefit: K-APHAB)(표 4)

한국어판 보청기 이득 척도 조사(Korean version- Abbreviated profile of hearing aid benefit)는 Cox 등이 제안한 보청기의 수행능력을 평가하는 설문지(Cox & Alexander, 1995)에 대해 한국어판 번역에 대한 동의를 얻은 후 대한청각학회에서 한국의 실정에 맞도록 순번역과 절충을 통해 번역본을 작성하였다(표 4)(임현정 등, 2017). 번역본은 인지적 확인과 국어교육평가원의 감수를 거치고 14개 기관의 197명을 대상으로 신뢰도와 타당도에 대한 조사를 실시하여 내적일치도 Cronbach's alpha 0.8, 타당도 Kaiser-Meyer-Olkin (KMO) ratio는 0.82로 조사되었다.

5. 한국어판 음악적 배경 설문지(Korean version-Musical Background Questionnaire: K-MBQ)(표 5)

한국어판 음악적 배경 설문지(Korean version-Musical background questionnaire)는 Gfeller 등에 의해 처음 제작되어 몇 번의 개정을 거쳐 사용되어 온 'Musical background questionnaire'(Gfeller et al., 1998)에 대해 대한청각학회에서 번역에 대한 동의를 얻은 후 청각학회 설문지 위원회에서 번역본을 작성하였다(표 5)(안용휘 등, in preparation). 번역본은 인지적 확인과 국어교육평가원의 감수를 거치고 검사-재검사 신뢰도에 대한 조사를 실시하였고 상관지수는 0.83으로 조사되었다.

6. 한국어판 언어공간 음질청취 평가(Korean version- The Speech, Spatial and Qualities of Hearing scale: K-SSQ)(표 6)

한국어판 언어공간 음질청취 평가는 2004년 Gatehouse 등에 의해 만들어진 The Speech, Spatial and Qualities of Hearing scale(SSQ)(Gatehouse & Noble, 2004)를 대한청각학회에서 번역에 대한 동의를 얻은 후 대한청각학회에서 순번역과 절충을 하여 비교 검토하여 번역본을 작성하였다(표 6)(김봉직 등, 2017). 신뢰도와 타당도에 대한 조사를 실시하여 내적일치도 Cronbach's alpha 0.99, 타당도 Kaiser-Meyer-Olkin

(KMO) ratio는 0.97로 조사되었다.

7. 자가 청력 개선 척도(Client Oriented Scale of Improvement: COSI)(표 7)

이 설문지는 Dillon 등(1997)에 의해 최초로 발표되었으며, 보청기 등 청각재활치료 후 환자가 느끼는 주관적인 만족도를 평가하는 도구로서 우리말로 표준화된 보청기 이득 평가도구이다(최진웅 등., under review). 크게 두 단계로 구성되어 있으며, 1단계는 처음 보청기 사용을 위해 방문하게 될 때 작성하며 더 잘 듣고 싶어하는 상황을 1~5가지 기록하고 환자가 생각하는 중요도에 따라 우선순위를 정하는데, 각 상황은 미리 정해놓은 16가지 상황으로 범주화할 수 있다. 2단계는 1단계에서 기록된 각각의 상황에 대해 청취정도의 변화를 표시하고, 또 보청기를 사용하였을 때 최종 청취력에 대해 질문하여 각각의 항목에 표시하여 점수화 하게 된다.

8. 한국어판 이명장애척도 (Korean version of Tinnitus Handicap Inventory: K-THI)(표 8)

한국어판 이명장애척도는 Newman 등(1996)에 의해 개발된 설문지를 2002년도에 국내의 한 기관이 번역하고 전문가의 검증을 거친 설문지를(표 7) 현재 보편적으로 사용한다(김지혜 외, 2002). 총 25개의 문항으로 구성되어 있으며 기능척도 11문항, 정서척도 9문항, 재앙화척도 5문항으로 구성되어 있으며 문항당 '아니다(0점)' '가끔 그렇다(2점)' '그렇다(4점으로)'로 응답하게 하여 총점을 계산한다. 임상현장에서 이명에 대한 평가 및 치료 효과를 판정하는 데 유용하게 사용될 수 있다.

9. 영유아검진용 청각검진 문진(표 9)

설문지는 영·유아의 난청선별을 위해서도 유용하게 사용될 수 있다. 2007년도부터 시작된 영유아검진에 포함된 청각검진 문진은 시기별 5개의 문항으로 구성되어 이 중 하나라도 이상이 있으면 이비인후과 의사에게 의뢰를 하는 것을 원칙으로 하고 있다. 그러나 문항들의 특이도와 민감도가 검증되지 않은 상태여서 문진항목을 재정비하고자 난청선별용 항목들을 국내 다기관 연구에 의해 새로이 개발하였다(표 8). 항목마다 민감도와 특이도가 높은 항목만을 선별하였고, 특정 연령대의 난청선별을 위한 민감도는 낮다는 단점이 있으나 이 항목들은 앞으로 기존 문진을 대치하여 적용될 예정이다(Lee et al., 2016).

〈표 1〉 한국어판 고령자 청력장애검사(Korean version of Hearing Handicap Inventory for the Elderly)

고령자 청력장애검사(K-HHIE)

　이 설문지는 청력 이상으로 인한 불편함을 측정하기 위한 것입니다. 각각의 질문에 네, 가끔, 아니요 라고 답해 주십시오. 귀하의 청력 이상을 감추기 위해 질문을 건너뛰지 말아 주십시오. 현재 보청기를 사용 중이시라면, 사용하지 않을 때의 상황에서 질문에 답해 주세요.

질문	예 (4)	가끔 (2)	아니오 (0)
S-1.　청력 이상으로 전화를 원하는 것보다 덜 사용하십니까?	—	—	—
E-2.　청력 이상으로 새로운 사람을 만날 때 난처하십니까?	—	—	—
S-3.　청력 이상으로 여러 사람과 함께 있는 것을 피하십니까?	—	—	—
E-4.　청력 이상으로 짜증이 나십니까?	—	—	—
E-5.　청력 이상으로 가족과 대화할 때 좌절감을 느끼십니까?	—	—	—
S-6.　청력 이상으로 모임에 참석했을 때 어려움을 느끼십니까?	—	—	—
E-7.　청력 이상으로 스스로를 "바보스럽다" 또는 "멍청하다"고 느끼신 적이 있습니까?	—	—	—
S-8.　누군가가 속삭일 때 알아듣기가 어렵습니까?	—	—	—
E-9.　청력 이상으로 스스로 장애가 있다고 느끼십니까?	—	—	—
S-10.　청력 이상으로 친구 친척, 이웃들을 방문할 때 어려움을 느끼십니까?	—	—	—
S-11.　청력 이상으로 종교 집회에 원하는 것보다 덜 참석하십니까?	—	—	—
E-12.　청력 이상으로 성격이 과민해졌습니까?	—	—	—
S-13.　청력 이상으로 친구, 친지, 이웃들을 원하는 만큼보다 덜 방문하게 되십니까?	—	—	—
E-14.　청력 이상으로 가족과 말다툼을 하시게 됩니까?	—	—	—
S-15.　청력 이상으로 TV나 라디오를 들을 때 어려움을 느끼십니까?	—	—	—
S-16.　청력 이상으로 쇼핑을 원하는 것보다 덜 하십니까?	—	—	—
E-17.　청력 이상이나 이로 인한 어려움으로 실망한 적이 있습니까?	—	—	—
E-18.　청력 이상으로 혼자 있고 싶다고 느끼십니까?	—	—	—
S-19.　청력 이상으로 가족과 대화를 덜 하게 됩니까?	—	—	—
E-20.　청력 이상이 귀하의 개인 생활이나 사회생활을 제한하거나 방해한다고 느끼십니까?	—	—	—
S-21.　청력 이상으로 친척이나 친구들과 식당에 있을 때 어려움을 느끼십니까?	—	—	—
E-22.　청력 이상으로 우울하다고 느끼십니까?	—	—	—
S-23.　청력 이상으로 TV나 라디오 청취를 원하는 것보다 덜 하게 되십니까?	—	—	—
E-24.　청력 이상으로 친구들과 대화할 때 불편함을 느끼십니까?	—	—	—
E-25.　청력 이상으로 여러 사람과 함께 있을 때 소외된다고 느끼십니까?	—	—	—
임상의만 기록하시오.	총 점수: _____		
	E 점수: _____		
	S 점수: _____		

〈표 2〉 한국어판 만성 중이질환 설문지(Korean version of Chronic Ear Survey : K-CES)

	만성 귀 질환 조사
활동제한척도	a1. 환자 분은 귀 질환 때문에 수영이나 샤워 시에 귀를 막으십니까? 항상 그렇다/그렇다/아니다/전혀 아니다
	a2. 현재, 귀에 물이 들어가지 않도록 조심하는 것이 일상생활을 얼마나 제한합니까? 매우 심하게 제한한다/심하게 제한한다/보통이다/조금 제한한다/ 거의 제한하지 않는다/전혀 제한하지 않는다
	a3. 지난 4주 동안 귀 질환 때문에 친구, 가족 및 모임 등의 사회활동을 방해받은 적이 있습니까? 항상 그렇다/대부분 그렇다/자주 그렇다/가끔 그렇다/거의 그렇지 않다/전혀 그렇지 않다
증상척도	s1. 청력이 떨어진 정도는 매우 심각하다/심각하다/보통이다/그저 그렇다/심각하지 않다/전혀 문제없다
	s2. 귀에서 진물이 흘러나오는 정도는 매우 심각하다/심각하다/보통이다/그저 그렇다/심각하지 않다/전혀 문제없다
	s3. 귀의 통증 정도는 매우 심각하다/심각하다/보통이다/그저 그렇다/심각하지 않다/전혀 문제없다
	s4. 본인이나 다른 사람들이 귀에서 나는 냄새로 불편해합니까? 매우 그렇다/그렇다/잘 모르겠다/그렇지 않다/매우 그렇지 않다
	s5. 질환이 있는 귀의 청력이 떨어져서 불편합니까? 항상 그렇다/대부분 그렇다/자주 그렇다/가끔 그렇다/ 거의 그렇지 않다/전혀 그렇지 않다
	s6. 지난 6개월 동안 질환이 있는 귀에서 진물이 나온 횟수가 몇 번입니까? 항상 나온다/5번 이상이나 항상 나오지는 않는다/3~4번/1~2번/전혀 나오지 않는다
	s7. 질환이 있는 귀에서 나는 냄새가 본인이나 다른 사람들에게 불편함을 줍니까? 항상 그렇다/대부분 그렇다/자주 그렇다/가끔 그렇다/거의 그렇지 않다/전혀 그렇지 않다
의료이용척도	m1. 지난 6개월 동안 귀 질환이 몇 번이나 재발하여 진료를 보았습니까? 6번 이상/5~6번/3~4번/1~2번/전혀 없다
	m2. 지난 6개월 동안 귀 질환이 몇 번이나 재발하여 경구항생제를 복용하였습니까? 6번 이상/5~6번/3~4번/1~2번/전혀 없다
	m3. 지난 6개월 동안 귀 질환이 몇 번이나 재발하여 귀에 넣는 물약을 사용하였습니까? 6번 이상/5~6번/3~4번/1~2번/전혀 없다

〈표 3〉한국어판 International Outcome Inventory for Hearing Aids(K-IOI-HA)

1. 지난 2주간 현재 가지고 있는 보청기를 얼마나 자주 사용했는지 생각해 보십시오.
하루에 평균 몇 시간이나 보청기를 사용하십니까?

사용하지 않음	1시간 미만	1~4시간	4~8시간	8시간 이상
☐	☐	☐	☐	☐

(2~3) 현재 가지고 있는 보청기를 사용하기 전에, 소리를 더 잘 듣기를 원한 상황을 생각해 보십시오.

2. 지난 2주간 이런 상황들에서 보청기를 사용하여 얼마나 도움을 받았습니까?

전혀 도움이 되지 않았다	조금 도움이 되었다	보통이다	많은 도움이 되었다	아주 많은 도움이 되었다
☐	☐	☐	☐	☐

3. 현재의 보청기를 사용하고도, 같은 상황에서 얼마나 여전히 불편하십니까?

아주 많이 불편하다	많이 불편하다	보통이다	조금 불편하다	전혀 불편하지 않다
☐	☐	☐	☐	☐

4. 모든 점을 고려할 때, 현재 사용하는 보청기가 그로 인한 불편함을 감수할 만한 가치가 있습니까?

전혀 그렇지 않다	조금 그렇다	보통이다	많이 그렇다	아주 많이 그렇다
☐	☐	☐	☐	☐

5. 지난 2주간 현재의 보청기를 사용하고도, 청력으로 인한 불편함이 귀하가 할 수 있는 일에 얼마나 지장을 주었습니까?

아주 많이 그렇다	많이 그렇다	보통이다	조금 그렇다	전혀 그렇지 않다
☐	☐	☐	☐	☐

6. 지난 2주간 현재의 보청기를 사용하고도, 귀하의 청력 이상이 다른 사람들에게 얼마나 불편함을 주었다고 생각하십니까?

아주 많이 그렇다	많이 그렇다	보통이다	조금 그렇다	전혀 그렇지 않다
☐	☐	☐	☐	☐

7. 모든 점을 고려할 때, 현재의 보청기를 사용하여 귀하의 삶의 질이 얼마나 즐거워졌습니까?

악화되었다	변화 없다	조금 즐거워졌다	많이 즐거워졌다	아주 많이 즐거워졌다
☐	☐	☐	☐	☐

〈표 4〉 한국어판 보청기 이득 척도 조사(Korean version- Abbreviated Profile of Hearing Aid Benefit: K-APHAB)

> **설명:** 귀하의 일상 경험과 가장 가까운 대답에 동그라미를 하십시오. 각각의 보기는 빈도를 표시합니다. 빈도를 보고 대답을 결정하십시오. 예를 들어, 귀하의 경험이 약 75% 문항에 해당하면 '다'에 동그라미를 하십시오. 만약 문항에서 설명한 상황을 경험한 적이 없다면 귀하가 경험해 본 유사한 상황을 생각해 보고 그 상황에 맞게 대답하십시오. 모르는 내용은 빈칸으로 남겨 두십시오.

가. 항상(99%) 나. 거의 항상(87%) 다. 대체로(75%) 라. 절반 정도(50%)
마. 가끔(25%) 바. 드물게(12%) 사. 전혀 아니다(1%)

> **보기**
> 어떤 항목에서 '항상(99%)'으로 응답하는 것은 문제가 거의 없음을 나타냅니다. 일부 항목에서 '항상(99%)'으로 응답하는 것은 문제가 많음을 나타냅니다. 예를 들어, 다음 항목 (1)에서 '항상(99%)'으로 응답하는 것은 문제가 자주 있음을 의미합니다. 다음 항목 (2)에서 똑같은 응답은 문제가 거의 없음을 의미합니다.

항목	내용	보청기 미사용 시	보청기 사용 시
1	나는 바람이 부는 날 밖에서 친구와 이야기를 할 때 대화의 많은 부분을 놓칩니다.	가 나 다 라 마 바 사	가 나 다 라 마 바 사
2	나는 여러 다른 사람과 회의를 할 때 대화를 이해할 수 있습니다.	가 나 다 라 마 바 사	가 나 다 라 마 바 사

항목	내용	보청기 미사용 시	보청기 사용 시
1	나는 혼잡한 식품 매장에서 계산을 할 때 잘 알아들을 수 있습니다.	가 나 다 라 마 바 사	가 나 다 라 마 바 사
2	나는 강의나 수업을 들을 때 많은 내용을 놓칩니다.	가 나 다 라 마 바 사	가 나 다 라 마 바 사
3	화재 경보기나 또는 자명종과 같은 갑작스러운 소리가 불쾌합니다.	가나다라마바사	가 나 다 라 마 바 사
4	나는 집에서 가족 중 한 명과 대화할 때 어려움이 있습니다.	가나다라마바사	가 나 다 라 마 바 사
5	나는 영화관이나 공연장에서 대사를 이해하는 데 어려움이 있습니다.	가나다라마바사	가 나 다 라 마 바 사
6	나는 차 안에서 뉴스를 들을 때 식구들이 말을 하면, 라디오의 뉴스를 듣기가 어렵습니다.	가나다라마바사	가 나 다 라 마 바 사
7	나는 여러 사람과 저녁식사 중에 한 사람과 이야기할 때 어려움이 있습니다.	가나다라마바사	가 나 다 라 마 바 사

8	거리의 교통 소음이 너무 시끄럽습니다.	가나다라마바사	가 나 다 라 마 바 사
9	나는 커다란 빈 방 안에서 건너편 누군가와 이야기를 할 때 그 말을 이해할 수 있습니다.	가나다라마바사	가 나 다 라 마 바 사
10	나는 작은 사무실 안에서 면접을 보거나 질문에 대답할 때 대화를 이해하는 것이 어렵습니다.	가나다라마바사	가 나 다 라 마 바 사
11	나는 극장에서 영화나 연극을 볼 때 주변에서 속삭이거나 바스락거리는 소리가 나도 대사를 이해할 수 있습니다.	가나다라마바사	가 나 다 라 마 바 사
12	나는 친구와 조용히 이야기를 할 때 알아듣기가 어렵습니다.	가나다라마바사	가 나 다 라 마 바 사
13	샤워기 또는 변기의 물을 내릴 때 나는 소리는 불쾌하게 시끄럽습니다.	가나다라마바사	가 나 다 라 마 바 사
14	누군가가 작은 모임에서 말을 하고 청중이 조용히 듣고 있을 때에도 나는 내용을 알아들으려면 애써야 합니다.	가나다라마바사	가 나 다 라 마 바 사
15	나는 진찰실에서 담당 의사와 조용히 대화할 때 알아듣기가 어렵습니다.	가나다라마바사	가 나 다 라 마 바 사
16	나는 여러 사람이 이야기를 하고 있을 때에도 그 대화들을 알아들을 수 있습니다.	가나다라마바사	가 나 다 라 마 바 사
17	공사장의 소음은 불쾌하게 시끄럽습니다.	가나다라마바사	가 나 다 라 마 바 사
18	나는 강의 또는 예배에서 하는 말을 알아듣기 어렵습니다.	가나다라마바사	가 나 다 라 마 바 사
19	나는 군중 속에 있을 때 다른 사람들과 대화를 나눌 수 있습니다.	가나다라마바사	가 나 다 라 마 바 사
20	가까이에서 소방차 사이렌 소리가 나면 너무 시끄러워서 귀를 막아야 합니다.	가나다라마바사	가 나 다 라 마 바 사
21	나는 종교의식에서 설교나 강의를 이해할 수 있습니다.	가나다라마바사	가 나 다 라 마 바 사
22	급정거할 때 나는 타이어 소리는 불쾌하게 시끄럽습니다.	가나다라마바사	가 나 다 라 마 바 사
23	나는 조용한 방에서 일대일로 대화를 나눌 때 사람들에게 다시 말해 달라고 부탁해야 합니다.	가나다라마바사	가 나 다 라 마 바 사
24	나는 에어컨이나 환풍기가 켜져 있을 때 다른 사람들의 대화를 알아듣기가 어렵습니다.	가나다라마바사	가 나 다 라 마 바 사

다음 추가 사항에 대해 대답하십시오.

보청기 사용 경험	하루 중 보청기 사용 정도	난청의 정도 (보청기 미착용 시)
☐ 없음 ☐ 6주 이하 ☐ 6주~11개월 ☐ 1~10년 ☐ 10년 이상	☐ 사용하지 않음 ☐ 하루에 1시간 이하 ☐ 하루에 1~4시간 ☐ 하루에 4~8시간 ☐ 하루에 8~16시간	☐ 없음 ☐ 가벼운 정도 ☐ 보통 ☐ 약간 심각함 ☐ 심각함

[조사자 작성 사항]

• 청력검사 소견

Hz	500	1,000	2,000	3,000	4,000
기도 (우)					
Aided(우)					
기도 (좌)					
Aided (좌)					

• 어음 분별력

우측: _____ % _____ dB   좌측: _____ % _____ dB

• 보청기 착용 후 어음 분별력

우측: _____ % _____ dB   좌측: _____ % _____ dB

• 보청기 사용하는 귀

사용하는 귀: 한쪽_____   양쪽_____

〈표 5〉 한국어판 음악적 배경 설문지(Korean version-Musical Background Questionnaire: K-MBQ)

본 설문지는 귀하의 음악적 배경과 활동을 조사함으로써 음악과 관련된 청각학적 능력을 평가하고자 하는 것입니다.

설문의 작성에는 약 5분 정도 소요될 것입니다.

설문의 문항 중 이해되지 않거나 모르시는 문항이 있다면 질문하여 주시길 바랍니다.

귀하가 과거에 받은 음악 교육이나 참여한 공식적인 음악 활동에 대한 다음의 질문들에 가장 적절한 답을 선택해 주시기 바랍니다.

I. 공식적인 음악 교육

1. 나는 음악 수업에 참여한 적이 있다.
   - 예 ☐　　　　• 아니오 ☐
   → '예'라고 답한 경우, 그 음악 수업이 무엇이었는지 <u>모두</u> 선택해 주세요.
   - 악기 수업 ☐
   - 노래 수업 ☐
   - 합주단 참가 ☐
   - 초등학교 때 음악 수업 ☐
   - 중학교 때 음악 수업 ☐
   - 음악 감상 수업 ☐

2. 귀하는 자신이 음악에 대한 교육 정도나 지식이나 경험이 어떠하다고 평가하십니까? 다음의 항목 중에 가장 적절한 내용을 <u>한 가지만</u> 선택해 주세요.
   - 나는 정규 교육을 받은 적이 없고, 음악에 대한 지식이나 음악 감상에 대한 경험이 거의 없다. ☐
   - 나는 정규 교육을 받은 적이 없고 음악에 대한 지식이 없으나, 일상적인 음악감상 경험이 있다. ☐
   - 나는 독학으로 음악 활동에 참여했다. ☐
   - 나는 약간의 음악 교육을 받았고, 음악 용어에 대한 기본적인 지식이 있으며, 음악 수업이나 합주단에 참가했다. ☐
   - 나는 수년간 음악 교육을 받았고, 음악 자체에 대한 충분한 지식이 있으며, 다양한 음악 그룹에 참가했다. ☐

II. 음악 감상 경험과 음악적 즐거움

3. 귀하는 <u>1주일에 대략 몇 시간</u> 정도 음악을 감상하십니까?
   - 전혀 듣지 않는다 ☐
   - 1주일에 2시간 이하 ☐
   - 1주일에 3~5시간 ☐
   - 1주일에 6~8시간 ☐
   - 1주일에 9시간 이상 ☐

4. 음악 감상에 대한 귀하의 만족도를 다음 중 <u>한 가지만</u> 선택해 주세요.
- 음악 듣는 것 자체를 피한다. ☐
- 음악을 전혀 듣지 않는다. ☐
- 음악을 듣지만 음악이 중요하지는 않다. ☐
- 음악을 듣지만 이해하기 어렵다. ☐
- 음악을 듣고, 음악이 중요하다. ☐
- 음악이 즐겁게 들린다. ☐

5. <u>소음이 없고 음질이 좋은 최상의 환경</u>에서 음악이 어떻게 들리는지 선택해 주세요.
1) 전반적으로 음악이 (   ) 들린다.

0 1 2 3 4 5 6 7 8 9 10

불쾌하게　　　　　　　　　　　　　　　　　즐겁게

2) 전반적으로 음악이 (   ) 들린다.

0 1 2 3 4 5 6 7 8 9 10

기계음처럼　　　　　　　　　　　　　　　자연스럽게

3) 전반적으로 음악이 (   ) 들린다.

0 1 2 3 4 5 6 7 8 9 10

불분명하게　　　　　　　　　　　　　　　　분명하게

4) 전반적으로 음악이 (   ).

0 1 2 3 4 5 6 7 8 9 10

음악처럼 들리지 않는다　　　　　　　　　음악처럼 들린다

5) 전반적으로 음악이 (   ) 들린다.

0 1 2 3 4 5 6 7 8 9 10

복잡하게　　　　　　　　　　　　　　　　단순하게

6) 전반적으로 음악이 (   ).

0 1 2 3 4 5 6 7 8 9 10

따라가기 어렵다　　　　　　　　　　　　따라가기 쉽다

7) 전반적으로 나는 음악을 (   ).

0 1 2 3 4 5 6 7 8 9 10

매우 싫어한다　　　　　　　　　　　　　매우 좋아한다

III. 음악 요소들에 대한 인지

6. 소음이 없고 음질이 좋은 최상의 환경에서 음악이 어떻게 들리는지 선택해 주세요.

1) 귀하는 노래하는 것과 말하는 것의 차이를 구별할 수 있습니까?

1	2	3	4	5	6	7
전혀 아님	드물게	가끔	절반 정도	대체로	거의 항상	항상
☐	☐	☐	☐	☐	☐	☐

2) 귀하는 남자 가수와 여자 가수를 구별할 수 있습니까?

1	2	3	4	5	6	7
전혀 아님	드물게	가끔	절반 정도	대체로	거의 항상	항상
☐	☐	☐	☐	☐	☐	☐

3) 귀하는 어떤 음악의 리듬을 따라갈 수 있습니까?

1	2	3	4	5	6	7
전혀 아님	드물게	가끔	절반 정도	대체로	거의 항상	항상
☐	☐	☐	☐	☐	☐	☐

4) 귀하는 어떤 음악의 멜로디를 알아들을 수 있습니까?

1	2	3	4	5	6	7
전혀 아님	드물게	가끔	절반 정도	대체로	거의 항상	항상
☐	☐	☐	☐	☐	☐	☐

5) 귀하는 어떤 음악의 악기들을 구별할 수 있습니까?

1	2	3	4	5	6	7
전혀 아님	드물게	가끔	절반 정도	대체로	거의 항상	항상
☐	☐	☐	☐	☐	☐	☐

6) 귀하는 노래의 가사를 알아들을 수 있습니까?

1	2	3	4	5	6	7
전혀 아님	드물게	가끔	절반 정도	대체로	거의 항상	항상
☐	☐	☐	☐	☐	☐	☐

〈표 6〉 한국어판 언어공간 음질청취 평가(Korean version- The Speech, Spatial and Qualities of Hearing scale: K-SSQ)

본 설문지는 다양한 상황에서 귀하의 청력 및 청취 능력을 알아보기 위한 것입니다.

설문은 전체 49개 문항으로 구성되어 있으며 작성에는 약 10분 정도 소요될 것입니다.

설문의 문항 중 이해되지 않거나 모르는 문항이 있다면 검사자에게 질문하여 주시길 바랍니다.

---

1. 다음 중 한 가지에 표시해 주세요.

- 나는 보청기를 사용하지 않는다. ☐
- 왼쪽 귀에 보청기를 사용 중이다. ☐
- 오른쪽 귀에 보청기를 사용 중이다. ☐
- 양쪽 귀에 보청기를 사용 중이다. ☐

2. 보청기를 사용하고 있다면 얼마 동안 사용하였습니까?
   (양쪽에 보청기를 사용하고 있으나, 그 기간이 각각 다를 경우 나누어서 기입해 주시기 바랍니다.)
- _____ 년
- _____ 개월
- _____ 주

질문에 답하는 요령

각각의 질문에 대해, 0부터 10까지 표기되어 있는 숫자 눈금에 'X'로 표시해 주시기 바랍니다. 10에 표시하는 것은 '귀하는 각 질문에 묘사된 상황에서 완벽히 수행하거나 경험할 수 있음'을 의미하며, 0에 표시하는 것은 '묘사된 상황을 전혀 수행하거나 경험하지 못함'을 의미합니다.

예를 들어, 1번 문항은 TV를 켜 놓은 상태에서 동시에 다른 사람과 대화를 하는 상황에 대한 질문입니다. 귀하가 충분히 수행할 수 있다면, 눈금의 오른쪽 끝을 향해 표시하고, 대화의 절반 정도를 알아들을 수 있었다면 눈금의 중간 정도에 표시해 주시면 됩니다.

모든 질문은 귀하의 일상생활 경험과 관련 있으리라 기대하지만, 만약 질문이 귀하에게 적용되지 않는 상황을 묘사한다면, '해당 없음'에 표시해 주시기 바랍니다. 또한 왜 귀하에게 해당하지 않는지 질문 옆에 적어 주십시오.

(Part 1: 언어적 청취 평가)

1. 귀하는 한 사람과 말하고 있고 같은 방 안에 TV가 켜져 있습니다. TV 소리를 줄이지 않고 상대방이 말하는 것을 알아들을 수 있습니까?

전혀 아님　　　　　　　　　　　　　　　완벽하게 그러함
0　1　2　3　4　5　6　7　8　9　10
해당 없음
□

2. 귀하는 카페트가 깔린 조용한 방에서 한 사람과 대화하고 있습니다. 그 사람이 말하는 것을 알아들을 수 있습니까?

전혀 아님　　　　　　　　　　　　　　　완벽하게 그러함
0　1　2　3　4　5　6　7　8　9　10
해당 없음
□

3. 귀하를 포함하여 5명의 사람과 탁자에 둘러앉아 있고, 주변은 조용합니다. 모두를 볼 수 있는 상황에서 귀하는 대화를 따라갈 수 있습니까?

전혀 아님　　　　　　　　　　　　　　　완벽하게 그러함
0　1　2　3　4　5　6　7　8　9　10
해당 없음
□

4. 귀하를 포함하여 5명의 사람들과 붐비는 식당에 있습니다. 모두를 볼 수 있는 상황에서 귀하는 대화를 따라갈 수 있습니까?

전혀 아님　　　　　　　　　　　　　　　완벽하게 그러함
0　1　2　3　4　5　6　7　8　9　10
해당 없음
□

5. 귀하는 한 사람과 대화하고 있고, 환풍기나 물 흐르는 소리 같은 지속적인 배경 소음이 있습니다. 귀하는 상대방이 말하는 것을 알아들을 수 있습니까?

전혀 아님　　　　　　　　　　　　　　　완벽하게 그러함
0　1　2　3　4　5　6　7　8　9　10
해당 없음
□

6. 귀하를 포함하여 5명의 사람과 붐비는 식당에 있습니다. 모두를 볼 수는 없을 때 귀하는 대화를 따라갈 수 있습니까?

전혀 아님　　　　　　　　　　　　　　　완벽하게 그러함
0　1　2　3　4　5　6　7　8　9　10
해당 없음
□

7. 귀하는 교회나 서울역 건물 같은, 울림이 많은 장소에서 누군가와 대화하고 있습니다. 귀하는 상대방이 말하는 것을 알아들을 수 있습니까?

전혀 아님　　　　　　　　　　　　　　　완벽하게 그러함
0　1　2　3　4　5　6　7　8　9　10
해당 없음
□

8. 귀하는 어떤 사람과 대화 중에 그 사람과 같은 굵기(톤)의 목소리를 가진 다른 사람이 말을 해도 상대방과 대화를 나눌 수 있습니까?

전혀 아님　　　　　　　　　　　　　　　완벽하게 그러함
0　1　2　3　4　5　6　7　8　9　10
해당 없음
□

9. 귀하는 어떤 사람과 대화 중에 그 사람과 다른 굵기(톤)의 목소리를 가진 사람이 말을 해도 상대방과 대화를 나눌 수 있습니까?

전혀 아님　　　　　　　　　　　　　　　완벽하게 그러함
0　1　2　3　4　5　6　7　8　9　10
해당 없음
□

10. 귀하는 TV 뉴스를 보면서 동시에 누군가의 말을 듣고 있습니다. 귀하는 양측의 말을 모두 알아들을 수 있습니까?

전혀 아님　　　　　　　　　　　　　완벽하게 그러함
0　1　2　3　4　5　6　7　8　9　10
해당 없음 ☐

11. 귀하는 많은 사람이 말하고 있는 방에서 한 사람과 대화 중입니다. 귀하는 상대방이 말하는 것을 알아들을 수 있습니까?

전혀 아님　　　　　　　　　　　　　완벽하게 그러함
0　1　2　3　4　5　6　7　8　9　10
해당 없음 ☐

12. 귀하는 그룹 안에서 서로 돌아가며 대화하고 있습니다. 새로운 사람이 말을 할 때 시작부터 놓치지 않고 쉽게 따라갈 수 있습니까?

전혀 아님　　　　　　　　　　　　　완벽하게 그러함
0　1　2　3　4　5　6　7　8　9　10
해당 없음 ☐

13. 귀하는 전화로 쉽게 대화를 할 수 있습니까?

전혀 아님　　　　　　　　　　　　　완벽하게 그러함
0　1　2　3　4　5　6　7　8　9　10
해당 없음 ☐

14. 귀하는 전화로 누군가의 말을 듣고 있고, 옆에 있는 사람이 말을 걸기 시작합니다. 귀하는 양측의 말을 모두 알아들을 수 있습니까?

전혀 아님　　　　　　　　　　　　　완벽하게 그러함
0　1　2　3　4　5　6　7　8　9　10
해당 없음 ☐

(Part 2: 공간적 청취 평가)

1. 귀하는 익숙하지 않은 야외에 있습니다. 누군가가 기계로 잔디를 깎는 소리가 들리지만 그 모습을 볼 수 없습니다. 귀하는 소리가 어디서 나는지 바로 알 수 있습니까?

전혀 아님　　　　　　　　　　　　　완벽하게 그러함
0　1　2　3　4　5　6　7　8　9　10
해당 없음 ☐

2. 귀하는 여러 사람과 탁자에 둘러앉아 있거나 모임을 하고 있고 모두를 볼 수는 없습니다. 누군가가 말하기 시작하자마자 귀하는 그 사람이 어디에 있는지 알 수 있습니까?

전혀 아님　　　　　　　　　　　　　완벽하게 그러함
0　1　2　3　4　5　6　7　8　9　10
해당 없음 ☐

3. 귀하는 두 사람 사이에 앉아 있습니다. 그 중 한 사람이 말하기 시작할 때 귀하는 쳐다보지 않고 그 사람이 오른쪽에 있는지 왼쪽에 있는지 바로 알 수 있습니까?

전혀 아님　　　　　　　　　　　　　완벽하게 그러함
0　1　2　3　4　5　6　7　8　9　10
해당 없음 ☐

4. 귀하는 익숙하지 않은 집에 있습니다. 조용한 가운데 문이 쾅 닫히는 소리를 들으면 귀하는 그 소리가 어디서 났는지 바로 알 수 있습니까?

전혀 아님 | 0 1 2 3 4 5 6 7 8 9 10 | 완벽하게 그러함

해당 없음 ☐

5. 귀하는 건물의 위·아래층 사이 계단에 있습니다. 다른 층에서 나는 소리들을 듣는다면 귀하는 그 소리가 어디서 나는지 쉽게 알 수 있습니까?

전혀 아님 | 0 1 2 3 4 5 6 7 8 9 10 | 완벽하게 그러함

해당 없음 ☐

6. 귀하는 밖에 있습니다. 개가 크게 짖고 있다면 귀하는 처다보지 않고 그 개가 어디 있는지 즉시 알 수 있습니까?

전혀 아님 | 0 1 2 3 4 5 6 7 8 9 10 | 완벽하게 그러함

해당 없음 ☐

7. 귀하는 붐비는 거리의 보행로에 서 있습니다. 귀하는 버스나 트럭이 어느 방향에서 오는지 보기 전에 듣고 바로 알 수 있습니까?

전혀 아님 | 0 1 2 3 4 5 6 7 8 9 10 | 완벽하게 그러함

해당 없음 ☐

8. 귀하는 거리에서 누군가의 목소리나 발소리로 그 사람이 얼마나 멀리 떨어져 있는지 알 수 있습니까?

전혀 아님 | 0 1 2 3 4 5 6 7 8 9 10 | 완벽하게 그러함

해당 없음 ☐

9. 귀하는 버스나 트럭의 소리로 그것들이 얼마나 멀리 떨어져 있는지 판단할 수 있습니까?

전혀 아님 | 0 1 2 3 4 5 6 7 8 9 10 | 완벽하게 그러함

해당 없음 ☐

10. 귀하는 버스나 트럭의 소리만 듣고 어느 방향으로 이동 중인지 알 수 있습니까? (예: 귀하의 왼쪽에서 오른쪽으로 또는 오른쪽에서 왼쪽으로)

전혀 아님 | 0 1 2 3 4 5 6 7 8 9 10 | 완벽하게 그러함

해당 없음 ☐

11. 귀하는 어떤 사람의 목소리나 발소리만 듣고 그 사람이 어느 방향으로 이동 중인지 알 수 있습니까? (예: 귀하의 왼쪽에서 오른쪽으로 또는 오른쪽에서 왼쪽으로)

전혀 아님 | 0 1 2 3 4 5 6 7 8 9 10 | 완벽하게 그러함

해당 없음 ☐

12. 귀하는 목소리나 발소리로 그 사람이 귀하를 향해서 다가오는지 멀어져 가는지를 알 수 있습니까?

전혀 아님 | 0 1 2 3 4 5 6 7 8 9 10 | 완벽하게 그러함

해당 없음 ☐

13. 귀하는 소리로 버스나 트럭이 귀하를 향해서 다가오는지 멀어져 가는지를 알 수 있습니까?

전혀 아님 ┃0 1 2 3 4 5 6 7 8 9 10┃ 완벽하게 그러함

해당 없음 ☐

14. 귀하는 소리를 들을 때 명확히 외부에서 들린다기보다 귀하의 머릿속에서 맴도는 것처럼 들립니까?

전혀 아님 ┃0 1 2 3 4 5 6 7 8 9 10┃ 완벽하게 그러함

해당 없음 ☐

15. 귀하가 볼 수 없고 들을 수만 있는 사람 또는 물건의 소리를 듣고 실제로 보게 되면 예상한 것보다 더 가까이 있습니까?

전혀 아님 ┃0 1 2 3 4 5 6 7 8 9 10┃ 완벽하게 그러함

해당 없음 ☐

16. 귀하가 볼 수 없고 들을 수만 있는 사람 또는 물건의 소리를 듣고 실제로 보게 되면 예상한 것보다 더 멀리 있습니까?

전혀 아님 ┃0 1 2 3 4 5 6 7 8 9 10┃ 완벽하게 그러함

해당 없음 ☐

17. 귀하는 소리가 나는 곳이라고 예상되는 위치를 정확히 예측할 수 있습니까?

전혀 아님 ┃0 1 2 3 4 5 6 7 8 9 10┃ 완벽하게 그러함

해당 없음 ☐

(Part 3: 음질 청취 평가)

1. 귀하는 두 가지 소리를 한꺼번에 들을 때 각각의 소리를 구분할 수 있습니까? (예: 라디오 소리와 물 붓는 소리가 동시에 들릴 때)

전혀 아님 ┃0 1 2 3 4 5 6 7 8 9 10┃ 완벽하게 그러함

해당 없음 ☐

2. 귀하는 두 가지 이상의 소리를 동시에 들을 때 하나의 합쳐진 소리로 들립니까?

전혀 아님 ┃0 1 2 3 4 5 6 7 8 9 10┃ 완벽하게 그러함

해당 없음 ☐

3. 귀하가 라디오에서 음악이 흘러나오는 방에서 누군가와 말하고 있을 때 그 사람의 목소리를 음악과 구별해서 들을 수 있습니까?

전혀 아님 ┃0 1 2 3 4 5 6 7 8 9 10┃ 완벽하게 그러함

해당 없음 ☐

4. 귀하는 사람들을 각자의 목소리로 쉽게 알 수 있습니까?

전혀 아님 ┃0 1 2 3 4 5 6 7 8 9 10┃ 완벽하게 그러함

해당 없음 ☐

5. 귀하는 친숙한 음악 작품들을 서로 쉽게 구별할 수 있습니까?

전혀 아님 ┃0 1 2 3 4 5 6 7 8 9 10┃ 완벽하게 그러함

해당 없음 ☐

6. 귀하는 소리들 간의 차이를 구분할 수 있습니까? (예: 자동차와 버스 소리, 냄비에서 물 끓는 소리와 프라이팬에서 음식을 요리하는 소리)

전혀 아님　　　　　　　　　　　　　완벽하게 그러함
0　1　2　3　4　5　6　7　8　9　10
해당 없음
☐

7. 귀하는 음악을 들을 때 어떤 악기로 연주하는지 알아들을 수 있습니까?

전혀 아님　　　　　　　　　　　　　완벽하게 그러함
0　1　2　3　4　5　6　7　8　9　10
해당 없음
☐

8. 귀하는 음악을 들을 때 분명하고 자연스럽게 들립니까?

전혀 아님　　　　　　　　　　　　　완벽하게 그러함
0　1　2　3　4　5　6　7　8　9　10
해당 없음
☐

9. 귀하는 흔히 접하는 일상생활의 소리들이 분명하게 들립니까?

전혀 아님　　　　　　　　　　　　　완벽하게 그러함
0　1　2　3　4　5　6　7　8　9　10
해당 없음
☐

10. 귀하는 다른 사람들의 목소리가 분명하고 자연스럽게 들립니까?

전혀 아님　　　　　　　　　　　　　완벽하게 그러함
0　1　2　3　4　5　6　7　8　9　10
해당 없음
☐

11. 귀하가 듣는 일상생활 소리들이 부자연스럽습니까?

전혀 아님　　　　　　　　　　　　　완벽하게 그러함
0　1　2　3　4　5　6　7　8　9　10
해당 없음
☐

12. 귀하 본인의 목소리가 자연스럽게 들립니까?

전혀 아님　　　　　　　　　　　　　완벽하게 그러함
0　1　2　3　4　5　6　7　8　9　10
해당 없음
☐

13. 귀하는 사람들의 목소리로 그들의 기분을 쉽게 판단할 수 있습니까?

전혀 아님　　　　　　　　　　　　　완벽하게 그러함
0　1　2　3　4　5　6　7　8　9　10
해당 없음
☐

14. 귀하는 누군가의 말을 듣거나 무엇인가를 들을 때 굉장히 집중해야만 합니까?

전혀 아님　　　　　　　　　　　　　완벽하게 그러함
0　1　2　3　4　5　6　7　8　9　10
해당 없음
☐

15. 귀하는 다른 사람들과 대화할 때 알아듣기 위해서 많은 노력을 기울여야 합니까?

전혀 아님　　　　　　　　　　　　　완벽하게 그러함
0　1　2　3　4　5　6　7　8　9　10
해당 없음
☐

16. 귀하가 운전할 때 옆 사람이 말하는 것을 쉽게 알아들을 수 있습니까?

전혀 아님   완벽하게 그러함
0 1 2 3 4 5 6 7 8 9 10
해당 없음
☐

17. 귀하가 조수석에 앉아 있을 때 운전자가 말하는 것을 쉽게 알아들을 수 있습니까?

전혀 아님   완벽하게 그러함
0 1 2 3 4 5 6 7 8 9 10
해당 없음
☐

18. 귀하는 무엇인가를 들으려고 애쓸 때 그 소리 외에 다른 소리들은 쉽게 무시할 수 있습니까?

전혀 아님   완벽하게 그러함
0 1 2 3 4 5 6 7 8 9 10
해당 없음
☐

[조사자 작성 사항]

1. 청력검사 소견

Hz	500	1,000	2,000	3,000	4,000
기도 (우)					
Aided(우)					
기도 (좌)					
Aided (좌)					

• 어음 분별력

우측: ____ % ____ dB   좌측: ____ % ____ dB

• 보청기 착용 후 어음 분별력

우측: ____ % ____ dB   좌측: ____ % ____ dB

〈표 7〉 자가 청력 개선 척도(Client Oriented Scale of Improvement)

이름: ＿＿＿＿＿
검사자: ＿＿＿＿＿
목표 설정일: ＿＿＿＿＿
결과 평가일: ＿＿＿＿＿

| 구분 | 호전: ＿＿ | 재진: ＿＿ |

우선 순위	구체적 목표
☐	
☐	
☐	
☐	

변화 정도

범주	나빠짐	변화 없음	조금 좋아짐	한참 좋아짐	훨씬 좋아짐
1. 조용한 상황에서 한두 명과 대화하기					
2. 시끄러운 상황에서 한두 명과 대화하기					
3. 조용한 상황에서 여러 명과 대화하기					
4. 시끄러운 상황에서 여러 명과 대화하기					
5. 정상 볼륨으로 TV/Radio 듣기					
6. 친한 사람과 통화하기					
7. 낯선 사람과 통화하기					
8. 다른 방에서 울리는 전화벨 듣기					

최종 청취력(보청기 착용 후) 청취 정도
10%　25%　50%　75%　95%

범주	거의 안들림	가끔 들림	절반 정도 들림	대부분 들림	항상 들림
9. 초인종, 노크 소리 듣기					
10. 자동차 소리 듣기					
11. 사회적 교류 증가					
12. 수치스럽거나 민망한 느낌					
13. 소외감					
14. 짜증스럽거나 화남					
15. 회의 또는 종교의식					
16. 기타					

〈표 8〉 한국어판 이명장애척도(Korean version of Tinnitus Handicap Inventory : K−THI)

	이명 설문지(F: 기능적, E: 정서적, C: 파국적)	예 (4)	가끔 (2)	아니오 (0)
1F	이명 때문에 집중하기가 어렵습니까?			
2F	이명의 크기로 인해 다른 사람이 말하는 것을 듣기가 어렵습니까?			
3E	이명으로 인해 화가 날 때가 있습니까?			
4F	이명으로 인해 난처한 경우가 있습니까?			
5C	이명이 절망적인 문제라고 생각하십니까?			
6E	이명에 대해 많이 불평하는 편이십니까?			
7F	이명 때문에 밤에 잠을 자기가 어려우십니까?			
8C	이명에서 벗어날 수 없다고 생각하십니까?			
9F	이명으로 인해 사회적 활동에 방해를 받습니까(예. 외식, 영화감상)?			
10E	이명 때문에 좌절감을 느끼는 경우가 있습니까?			
11C	이명이 심각한 질병이라고 생각하십니까?			
12F	이명으로 인해 삶의 즐거움이 감소됩니까?			
13F	이명으로 인해 업무나 가사를 하는 데 방해를 받습니까?			
14E	이명 때문에 종종 짜증 나는 경우가 있습니까?			
15F	이명 때문에 책을 읽는 것이 어렵습니까?			
16E	이명으로 인해 기분이 몹시 상하는 경우가 있습니까?			
17E	이명이 가족이나 친구 관계에 스트레스를 준다고 느끼십니까?			
18F	이명에서 벗어나 다른 일들에 주의를 집중하기가 어렵습니까?			
19C	이명을 자신이 통제할 수 없다고 생각하십니까?			
20F	이명 때문에 종종 피곤감을 느끼십니까?			
21E	이명 때문에 우울감을 느끼십니까?			
22E	이명으로 인해 불안감을 느끼십니까?			
23C	이명에 더 이상 대처할 수 없다고 생각하십니까?			
24F	스트레스를 받으면 이명이 더 심해집니까?			
25E	이명으로 인해 불안정한 기분을 느끼십니까?			

〈표 9〉 영유아검진용 청각검진 문진

기간	질문항목
4~6개월	• 큰 소리에 잠에서 깨거나, 놀라거나, 표정 변화 등으로 반응합니까? • 익숙한 목소리를 들으면 조용해지거나 동작을 멈추고 듣는 것처럼 보입니까? • 다양한 소리(끽끽거림, 껄껄거림, 높은 비명 등)를 낼 수 있습니까? • 신생아기에 청각선별검사(청력검사)를 받았습니까? • 위의 문항에 대한 답이 '예'인 경우 청력검사 결과가 '양호'(양측 통과 또는 이상 없음)라고 하였습니까? (위 문항의 답이 '아니요'인 경우 답하지 마세요) • 출생 후 신생아 집중치료실(중환아실)에 5일 이상 입원한 적이 있습니까?
9~12개월	• 이름을 부르는 소리, 전화 벨소리, 사람 목소리 등에 반응합니까? • 혼자 있을 때도 재잘거리는 옹알이를 합니까? • 소리가 나는 곳을 눈으로 따라가며 봅니까? • 아이에게 말을 할 때 아이가 집중해서 듣습니까? • ㅂ, ㅃ, ㅁ으로 시작하는 말하는 듯한 소리를 가끔 내기도 합니까?
18~24개월	• 모든 방향에서 나는 보통 크기의 소리를 구별할 수 있습니까? • "배고프니?" "쉬 마려워?" 같은 단순한 예/아니요 식의 질문을 이해하고 반응합니까? • 자기의 이름(정확하지는 않더라도)을 말할 수 있습니까? • 책에 있는 그림을 말하면 맞는 그림을 가리킬 수 있습니까? • 간단한 지시사항(컵 주세요, 공 가져와 등)을 말로 듣고 이해합니까?
30~36개월	• 아이가 말하는 단어의 개수가 지속적으로 늘어나고 있습니까? • 두 어절을 이어서 말할 수 있습니까?("모두 주세요." "책 읽어 줘." 등) • TV 소리를 다른 사람보다 크게 높입니까? • 아이가 'ㅋ, ㅌ, ㅍ, ㄱ' 등의 자음이 포함된 단어를 사용할 수 있습니까? • 급성 중이염을 여러 번 앓은 적이 있습니까?(6개월간 4회 이상, 1년간 6회 이상)
42~48개월	• 조용한 곳에서 아이 뒤로 한 팔 거리 정도 떨어져, 아이의 한쪽 귀를 막고 속삭이듯 말하는 단어(연필, 학교 등)를 양쪽의 경우 모두 정확하게 따라 할 수 있습니까? • 아이가 하는 말을 대부분 이해할 수 있습니까? • 출생 후 신생아 집중치료실(중환아실)에 5일 이상 입원한 적이 있습니까? • 아이의 발음이 정확합니까? • 아이가 같은 또래의 아이들만큼 말을 잘 합니까?
54~60개월	• 간단한 동화나 이야기를 듣고 질문에 답할 수 있습니까? • 간단한 문장으로 자연스럽게 의사표현을 할 수 있습니까? • 두 단계의 명령문을 이해하고 수행할 수 있습니까(책을 집어서, 가방에 넣으세요)? • 어린이집, 놀이터, 친구 집 등에서 있던 일들을 이야기할 수 있습니까? • 아이가 'ㅅ, ㅆ, ㅈ, ㅊ' 등의 자음이 포함된 단어를 사용할 수 있습니까? • 전치사(위, 옆, 앞, 뒤)를 이해합니까?

66~71개월	• 대부분의 모음과 자음을 맞게 발음할 수 있습니까? • 작은 소리로 하는 말을 잘 이해합니까? • 다른 사람들과 쉽게 말로 대화할 수 있습니까? • 어른이 하는 말을 정확히 따라 할 수 있습니까? • 부모 또는 친척 중에 어려서부터 청각장애를 가진 사람이 있습니까?

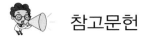 참고문헌

제2장

이호기. 제2장 청각기관의 구조와 기능. In: 김종선 외.: 대한이비인후과학회 편 이비인후과학-두경부 외과학 제1권 기초. 이과, 서울: 일조각, 2009; 19-42.

이효정. 뇌 기능영상기법의 신경이과학적 적용. 대한이비인후과학회지. 2008; 51(4), 302-11.

조용범. 제1장 귀의 발생과 해부, In: 김종선 외.: 대한이비인후과학회 편 이비인후과학-두경부외과학 제1권 기초. 이과, 서울: 일조각, 2009; 3-18.

Bojrab, D. I., Bruderly, T., & Abdulrazzak, Y. "Otitis externa." *Otolaryngol Clin North Am. 1996; 29*(5): 761-82.

Cinamon, U. The growth rate and size of the mastoid air cell system and mastoid bone: a review and reference. *Eur Arch Otorhinolaryngol. 2009; 266*(6): 781-86.

Fettiplace, R. The role of calcium in hair cell transduction. *Soc Gen Physiol Ser. 1992; 47:* 343-56.

Geurkink, N. A. Surgical anatomy of the temporal bone posterior to the internal auditory canal: an operative approach. *Laryngoscope. 1997; 87*(6): 975-86.

Gillespie, P. G. Molecular machinery of auditory and vestibular transduction. *Curr Opin Neurobiol. 1995; 5*(4): 449-55.

Grimmer, J. F., & Poe, D. S. Update on eustachian tube dysfunction and the patulous eustachian tube. *Curr Opin Otolaryngol Head Neck Surg. 2005; 13*(5): 277-82.

Hudspeth, A. J., & Corey, D. P. Sensitivity, polarity, and conductance change in the response of vertebrate hair cells to controlled mechanical stimuli. *Proc Natl Acad Sci U S A. 1997; 74*(6): 2407-411.

Kiang, N. Y., Rho, J. M., Northrop, C. C., Liberman, M. C., & Ryugo, D. K. Hair-cell innervation by spiral ganglion cells in adult cats. *Science. 1982; 217*(4555): 175-77.

Liberman, M. C. Morphological differences among radial afferent fibers in the cat cochlea: an electron-microscopic study of serial sections. *Hear Res. 1980; 3*(1): 45-63.

Musiek, F. E., & Barna, J. A. *The Auditory System* (1st ed.). Boston: Pearson Education. 2007; 235-63.

Musiek, F. E., & Baran, J. A. *The Auditory System*. Anatomy, Physiology, and Clinical Correlates. Boston; Pearson Education. 2007; 17-33.

Proctor, B. The Development of the Middle Ear Spaces and Their Surgical Significance. *J Laryngol Otol. 1964; 78*: 631-48.

Schuknecht, H. F. The Pathology of Several Disorders of the Inner Ear Which Cause Vertigo. *South Med J. 1964; 57*: 1161-167.

Seibert, J. W., & Danner, C. J. Eustachian tube function and the middle ear. *Otolaryngol Clin North Am. 2006; 39*(6): 1221-235.

Shaw, E. A. Transformation of sound pressure level from the free field to the eardrum in the horizontal plane. *J Acoust Soc Am. 1974; 56*(6): 1848-861.

Ulfendahl, M., Scarfone, E., Flock, A., Le Calvez, S., & Conradi, P. Perilymphatic fluid compartments and intercellular spaces of the inner ear and the organ of Corti. *Neuroimage. 2006; 12*(3): 307-13.

Wright, B. A., & Zhang, Y. A. review of learning with normal and altered sound-localization cues in human adults. *Int J Audiol. 2006; 45*(1): S92-8.

제3장

American National Standard Institute(ANSI). (1989). American National Standard Specification for audiometers(ANSI S3.6-1989), New York

American National Standard Institute(ANSI). (1996). American National Standard Specification for audiometers(ANSI S3.6-1996), New York

International Standard Organization(ISO). Acoustics − Normal equal loudness level contours. (226:2003)

Miskolczy-Fodor, F. Principles of physiologic acoustics. *Orv Hetil. 1951; 92*(15): 472-80.

Shaw, E. A. Earcanal pressure generated by a free sound field. *J Acoust Soc Am. 1966; 39*(3):

465-70.

Shaw, E. A. Transformation of sound pressure level from the free field to the eardrum in the horizontal plane. *J Acoust Soc Am.* *1974; 56*(6): 1848-861.

Stevens, S. S. A scale for the measurement of the psychological magnitude: loudness. *Psychological Review.* *1936; 43*(5): 405-16.

제4장

고의경. 난청의 진단. 임상이비인후과. 2003; 14: 161-67.

박기현, 정연훈. 전음성 난청의 치료. 임상이비인후과. 2003; 14: 18-197.

대한이비인후과학회. 이비인후과학-두경부외과학. 서울: 일조각, 2009.

보건복지부. 장애등급판정기준, 2013.

이승환. 감각신경성 난청의 원인과 재활. *Hanyang Medical Reviews.* *2015; 35*: 55-56.

Dau, H., & Kranz, F. W. The international standard reference zero for pure-tone audiometers and its relation to the evaluation of impairment of hearing. *Journal of Speech language and hearing research.* *1964; 7*: 7-16.

Flint, P. D., & Haughey, B. H. Diagnostic audiology. In: C. W. Cummings, et al (Eds), Otolaryngology-Head and Neck Surgery (6th ed.). St. *Louis: Mosby-Year Book Inc.* *2014;* 2051-70.

Mahshie, J., Moseley, M. J., Lee, J., & Scott, S. M. *Enhancing communication skills of deaf and hard of hearing children in the mainstream.* New York: Thomson Delmar Learning.

Nothhern, J. L., & Downs, M. P. Hearing in children (5th ed.). 2002. Lippincott williams & Wilkins.

제5장

우리나라의 청력검사 정도관리-특수건강진단기관을 중심으로. 대한청각학회지, 2009; 13: 99-107.

한우재. 순음청각검사. In: **청각학개론**. 김규상 외. 서울: 학지사. 2014; 69-96.

Lightfoot GR Audiometer calibration: Interpreting and applying the standards British. *J Audiol*

2000; 34: 311-346.

Frank T. Basic instrumentation and calibration. In: R. J. Roeser, M. Valente, H. Hosford-Dunn (Eds.), *Audiology Diagnosis*. Newyork, NY: Thieme. 2000; 181-226.

Wilber, L. A., & Burkard, R. Calibration: puretone, speech and noise signal. In: Katz, J., Medwetsk, L., Burkard, R., Hood, L (Eds.), *Handbook of Audiology* (6th ed.). Baltimore MA Lippincott Williams & Wilkins. 2009; 7-29.

ISO 8253-1 Acoustics-Audiometric test methods-Part 1: Basic pure-tone air and bone conduction threshold audiometry. 2012.

IEC 60645-1 2012 Electroacousitcs: Audiometric equipment-Part 1: Equipment for pure-tone audiometry. 2012.

ISO 389-1 Acoustics: Reference zero for the calibration of audiometric equipment. Part 1: Reference equivalent threshold sound pressure levels for pure tones and supra-aural earphones. 2000.

ISO 389-2 Acoustics: Reference zero for the calibration of audiometric equipment. Part 2: Reference equivalent threshold sound pressure levels for pure tones and insert phones. 1997.

ISO 389-3 Acoustics: Reference zero for the calibration of audiometric equipment. Part 3: Reference equivalent threshold force levels for pure tones and bone vibrator. 1999.

제6장

KS I ISO 8253-1. 음향. 청력검사방법. 제1부: 기본 순음 공기 및 골전도 청력 역치 측정. 2014.

KS I ISO 8253-2. 음향. 청력검사방법. 제2부: 순음과 협대역 검사 신호에 의한 음장 청력측정. 2014.

American Speech-Language-Hearing Association. Pure-tone threshold audiometry [Guidelines]. Available from www.asha.org/policy. 2005.

American Speech-Language-Hearing Association. *Sound-field Measurement Tutorial. ASHA. 1991; 33*(3), 25-37.

ANSI S3.6. American National Standard specification for audiometers. New York; American National Standards Institute, Inc. 2010.

ANSI S3.21. American National Standard Method for Manual Pure-Tone Threshold

Audiometry New York; American National Standards Institute, Inc. 1997.

Dean MS, Martin FN. Insert earphone depth and the occlusion effect. *Am J Audiol. 2000; 9:* 1-4.

Hood, J. The principles and practices of bone-conduction audiometry. *Laryngoscope. 1960; 70:* 1211-218.

IEC 60645-1. Electroacoustics. Audiological Equipment. Part 1: Equipment for pure-tone audiometry. 2012.

IEC 60645-2. Audiometers. Part 2: Equipment for speech audiometry. 1993.

ISO 389-1. Acoustics. Reference Zero for the Calibration of Audiometric Equipment. Part 1: Reference Equivalent Threshold Sound Pressure Levels for Pure Tones and Supra-aural Earphones. 2000.

ISO 389-2. Acoustics. Reference Zero for the Calibration of Audiometric Equipment. Part 2: Reference Equivalent Threshold Sound Pressure Levels for Pure Tones and Insert Earphones. 1997.

ISO 389-3. Acoustics. Reference Zero for the Calibration of Audiometric Equipment. Part 3: Reference Equivalent Threshold Sound Pressure Levels for Pure Tones and Bone Vibrators. 1999.

ISO 389-4. Acoustics. Reference Zero for the Calibration of Audiometric Equipment. Part 4: Reference Levels for Narrow-band Masking Noise. 1999.

ISO 389-8. Acoustics. Reference Zero for the Calibration of Audiometric Equipment. Part 8: Reference Equivalent Threshold Sound Pressure Levels for Pure Tones and Circumaural Earphones. 2004.

ISO 8253-1. Acoustics. Audiometric test methods. Part 1: Basic pure-tone air and bone conduction threshold audiometry. 2010.

ISO 8253-2. Acoustics. Audiometric test methods. Part 2: Sound filed audiometry with pure-tone and narrow-band test signals. 2009.

Martin, F. N. & Champlin, C. A. Reconsidering the limits of normal hearing. *J Am Acad Audiol. 11;* 64-66. 2000.

Martin, F. N., & Clark, J. G. Introduction to Audiology (12th ed.). Boston: Pearson Allyn and Bacon; 2014.

Roeser, R., & Clark, J. Clinical masking. In: Roeser R, Valente M, Hosford-Dunn H (Eds.),

Audiology Diagnosis. New York; Thieme. 2000; 253-79.

Schlauch, R. S., & Nelson, P. Puretone evaluation. In: J. Katz, L. Medwetsky, R. Burkard, L. Hood. *Handbook of Clinical Audiology* (6th ed.). Baltimore, MD; Lippincott Williams & Wilkins; 2009.

Turner, R. G. Masking Redux I: An optimized masking method. *J Am Acad oAudiol. 2014a; 15*: 17-28.

Turner, R. G. Masking Redux II: A recommended masking method. *J Am Acad oAudiol. 2004b; 15*: 29-46.

Yacullo, W. S. Clinical masking. In: J. Katz (Ed.), L. Medwetsky, R. Burkard, L. Hood. *Handbook of Clinical Audiology* (6th ed.). Baltimore, MD; Lippincott Williams & Wilkins; 2009.

제7장

김진숙, 배소영, 이정학. 소음환경에서 표적단어의 예상도가 조절된 한국어의 문장검사목록개발시안. 음성과학. 2000; 7: 37-50.

김진숙, 임덕환, 홍하나, 신현욱, 이기도, 홍빛나 외. 한국표준 일반용 단음절어표 개발. **청능재활**. 2008a; 4(2): 126-40.

김진숙, 임덕환, 홍하나, 신현욱, 이기도, 홍빛나 외. 한국표준 학령기용 및 학령전기용 단음절어표 개발. 청능재활. 2008b; 4(2): 141-60.

문성균, 문형아, 정현경, Soli SD, 이준호, 박기현. 한국어 Hearing in Noise Test(HINT)문장의 개발. 대한이비인후과학회지. 2005; 48: 724-28.

변성완, 오승하, 채성원, 박시내, 심유진, 조근경. 단음절어표의 제작에서 종성과 관련된 음소 빈도의 조정. 대한이비인후과학회지. 2007; 50(7): 573-78.

유병민, 이정학. 한국표준 일반용 단음절어표(KS-MWL-A)를 사용한 단어인지도의 예측구간. **청능재활**. 2014; 10(1): 35-42.

윤지영, 이정학. 어음청각검사를 위한 학령기용 한국표준 어표의 검사-재검사 신뢰도. **청능재활**. 2015; 11(1): 26-36.

이재희. 어음청각검사. In: **청각학개론**. 제1판. 서울: 학지사. 2014; 97-120.

이정학. 한국 어음청각검사의 표준화. **청능재활**; 2016; 12(1): S7-S9.

이정학, 김진숙. 어음청각검사용 한국어 기준음압의 표준화. **표준과 표준화 연구**. 2014; 4(1): 25-30.

이정학, 조수진, 김진숙, 장현숙, 임덕환, 이경원 외. **어음청각검사 전문가지침서**. 서울: 학지사, 2010.

이정학. 이경원. 이재희. 방정화. 김진숙. 최철희 외. 한국표준 일반용 문장표를 사용한 문장인지도의 검사–재검사 신뢰도. **청능재활**. 2015; 11(1): 17-25.

이혜원. 이경원. 학령전기용 어음청각검사 어표의 검사–재검사 신뢰도. **청능재활**. 2014; 10(2): 25-34.

장현숙, 이정학, 임덕환, 이경원, 전아름, 정은조. 문장인지검사를 위한 한국표준 문장표 개발. **청능재활**. 2008a; 4(2): 161-77.

장현숙, 이정학, 임덕환, 전아름, 현재환. 문장인지검사를 위한 한국표준 학령전기용 문장표 개발. **청능재활**. 2008b; 4(2): 178-87.

조수진, 임덕환, 이경원, 한희경, 이정학. 어음인지역치검사를 위한 한국표준 일반용 이음절어표 개발. **청능재활**. 2008a; 4(1): 28-36.

조수진, 이정학, 임덕환, 이경원, 한희경. 어음인지역치검사를 위한 학령기용 및 학령전기용 이음절어표 개발. 청능재활. 2008b; 4(1): 37-47.

진소영, 이정학. 한국표준 일반용 이음절어표를 사용한 어음인지역치의 검사–재검사 신뢰도. **청능재활**. 2015; 11(2): 156-62.

채성원. 어음청력검사. In: 대한청각학회. **청각검사지침**. 제1판. 서울: 학지사. 2008; 99-118.

한우재 & 방정화. 한국어 어음청각검사의 개발과 표준화에 대한 고찰. **청능재활**. 2013; 9: 113-26.

함태영. 한국 어음청력검사표와 명료도검사 성적에 관한 연구. **가톨릭의대 논문집**. 1962; 5: 31-8.

함태영. 한국 어음청력검사어표의 제작에 대한 연구. **인제의학**. 1986; 7(1): 1-19.

KS C IEC 60645-2. 청력계–제2부: 어음청각검사에 사용하는 기기. 음성: 국가기술표준원, 2010.

KS I ISO 8253-3. 음향학–청력검사방법–제3부: 어음청각검사. 음성: 국가기술표준원, 2009.

Akeroyd, M. A., Arlinger, S., Bentler, R. A., Boothroyd, A., Dillier, N., & Dreschler, W. A. et al. International Collegium of Rehabilitative Audiology (ICRA) recommendations for the construction of multilingual speech tests. *Int J Audio. 2015; 54*: 17-22.

Egan, J. P. Articulation testing methods. *Laryngscope. 1948; 58*: 955-91.

Goetzinger, C. P. Speech discrimination testing. In J. Katz (Ed.), *Handbook of clinical audiology* (2nd ed.). Baltimore: Williams & Wilkins. 1978. p.149-58.

Hagerman, B. Sentences for testing speech intelligibility in noise. *Scand Audiol. 1982; 11*(2):

79-87.

Han, H. K., Lee, J. H., Cho, S. J., Kim, J. S., Lee, K. W., & Choi, W. D. Reference sound pressure level for Korean speech audiometry. *Int J Audiol.* 2011; 50(1): 59-62.

Hudgins, C.V., Hawkins, J.E., Karlin, J. E., Stevens SS (1947). The development of recorded auditory tests for measuring hearing loss for speech. *Laryngoscope.* 57(1): 57-89.

ISO 8253-3. Acoustics – Audiometric test methods– Part 3: Speech audiometry. Geneva: International Organization for Standardization. 1996.

ISO 8253-3. Acoustics – Audiometric test methods– Part 3: Speech audiometry. Geneva: International Organization for Standardization. 2012.

Kim, J. S., Lee, J. H., Lee, K. W., Bahng, J. H., Lee, J. H., & Choi, C. H. et al. Test-retest reliability of word recognition score (WRS) using Korean standard monosyllabic word lists for adults (MWL-A) as a function of the number of test words. *J Audiol Otolaryngol.* 2015; 19(2): 68-73.

Kalikow, D. N., Stevens, K. N., & Elliott, L. L. Development of a test of speech intelligibility in noise using sentence materials with controlled word predictability. *J Acoust Soc Am.* 1977; 61: 1337-351.

Kollmeier, B., Warzybok, A., Hochmuth, S., Zokoll, M. A., Uslar, V., & Brand, T. et al. The multilingual matrix test: Principles, applications, and comparison across languages: A review. *Int J Audiol.* 2015; 1-14.

Martin, F. N., & Clark, J. G. Introduction to Audiology (11th ed.). Boston: Allyn & Bacon; 2012.

McArdle, R., & Hnath-Chisolm, T. Speech audiometry. In J. Katz (Ed.), Medwetsky L, Burkard R, Hood L, editors. Handbook of Clinical Audiology (6th ed.). Baltimore: Lippincott Williams & Wilkins. 2009; 64-79.

제8장

이승환, 박철원, 조석현, 정승원, 안현석, 이윤서. 만성 중이염 환자에서 폐색병변의 예측-방사선촬영소견과 Impedance Audiometry를 이용한 중이체적 측정 결과의 비교. 대한이비인후과학회지. 2001; 44: 362-5.

이홍엽. 개방성이관-진단과 치료의 고찰. 대한이비인후과학회지. 2004; 47: 197-205.

Adali, M. K., & Uzun, C. Comparison of effects of dry versus wet swallowing on Eustachian tube function via a nine-step inflation/deflation test. *J Laryngol Otol. 2005 Sep; 119*(9): 704-8.

Baldwin, M. Choice of probe tone and classification of trace patterns in tympanometry undertaken in early infancy. *Int J Audiol. 2006; 45*(7): 417-27.

Bezerra, F. M., & Iório, M. C. Comparative study between the level of discomfort and the acoustic reflex in workers. *Pro Fono. 2006; 18*: 5-12.

Bhat, V. K., Kumar, P. R., Nag, M., & Hegde, J. Comparison of a eustachian barotubometer with a tympanometer to evaluate eustachian tube function in chronic suppurative otitis media. *J Otolaryngol Head Neck Surg. 2009 Aug; 38*(4): 456-61.

Bluestone, C. D. Assessment of eustachian tube function. In: J. Jerger (Ed.), *Handbook of Clinical Impedance Audiometry*. New York: American Electromedics. 1975; 127-48.

Bluestone, C. D., & Doyle, W. J. Anatomy and physiology of eustachian tube and middle ear related to otitis media. *J Allergy Clin Immunol. 1988 May; 81*(5 Pt 2): 997-1003.

Borangiu, A., Popescu, C. R., & Purcarea, V. L. Sonotubometry, a useful tool for the evaluation of the Eustachian tube ventilatory function. *J Med Life. 2014; 7*(4); 604-10.

Cantekin, E. I., Bluestone, C. D., & Parkin, L. P. Eustachian tube ventilatory function in children. *Ann Otol Rhinol Laryngol. 1976; 85*: 171-77.

Choi, S. H., Han, J. H., & Chung, J. W. Pre-operative Evaluation of Eustachian Tube Function Using a Modified Pressure Equilibration Test is Predictive of Good Postoperative Hearing and Middle Ear Aeration in Type 1 Tympanoplasty Patients. *Clin Exp Otorhinolaryngol. 2009; 2*(2): 61-5.

Doyle, W. J., Mandel, E. M., Seroky, J. T., Swarts, J. D., & Casselbrant, M. L. Reproducibility of the forced response test in children with chronic otitis media with effusion. *Otol Neurotol. 2013a Jan; 34*(1): 16-21.

Doyle, W. J., Swarts, J. D., Banks, J., Casselbrant, M. L., Mandel, E. M., & Alper, C. M. Sensitivity and specificity of eustachian tube function tests in adults. *JAMA Otolaryngol Head Neck Surg. 2013b Jul; 139*(7): 719-27.

Duplessis, C., Fothergill, D., Gertner, J., Hughes, L., & Schwaller, D. A pilot study evaluating surfactant on eustachian tube function in divers. *Mil Med. 2008 Dec; 173*(12): 1225-232.

Eliachar, I., & Northern, J. L. Studies in tympanometry: validation of the present technique for determining intra-tympanic pressures through the intact eardrum. *Laryngoscope 1974; 84*: 247-55.

Feeney, M. P., Douglas, H. K., & Sanford, C. A. Wideband reflectance measures of the ipsilateral acoustic stapedius reflex threshold. *Ear Hearing 2004; 25*: 421-30.

Fligor, B. The assessment of hearing and middle ear function in children. In: Bluestone CD, Simons JP, Healy GB, editors. Bluestone and Stool's Pediatric Otolaryngology (5th ed.). People's Medical Publishing House. 2014; 325-34.

Garcia, M. V., Azevedo, M. F., & Testa, J. R. Acoustic immitance measures in infants with 226 and 1000 hz probes: correlation with otoacoustic emissions and otoscopy examination. *Braz J Otorhinolaryngol. 2009; 75*(1): 80-9.

Hidir, Y., Ulus, S., Karahatay, S., & Satar, B. A comparative study on efficiency of middle ear pressure equalization techniques in healthy volunteers. *Auris Nasus Larynx. 2011 Aug; 38*(4): 450-55.

Hunter, L. L., Prieve, B. A., Kei, J., & Sanford, C. A. Pediatric applications of wideband acoustic immittance measures. *Ear Hear. 2013 Jul; 34*(1) 36S-42S.

Ivey, R. Tympanometric curves and otosclerosis. *J Speech Hear Res 1975; 18*: 554-58.

Jerger, J., Anthony, L., Jerger, S., & Mauldin, L. Studies in impedance audiometry. III. Middle ear disorders. *Arch Otolaryngol. 1974; 99*: 165-71.

Jerger, J., Jerger, S. J., & Maudlin, L. Studies in impedance audiometry: I. Normal and sensorineural ears. *Arch Otolaryngol. 1972; 96*: 513-23.

Jerger, S., & Jerger, J. Diagnostic value of crossed vs. uncrossed acoustic reflexes: Eighth nerve and brain stem disorders. *Arch Otolaryngol. 1977; 103*: 445-53.

Kei, J. Acoustic stapedial reflexes in healthy neonates: normative data and test-retest reliability. *J Am Acad Audiol. 2012; 23*(1): 46-56.

Kumar, A., & Barman, A. Effect of efferent-induced changes on acoustical reflex. *Int J Audiol. 2002; 41*: 144-47.

Kurien, R., Chrisolyte, S., & Rupa, V. Inflation-deflation test as a predictor of aditus patency in patients with chronic suppurative otitis media. *Indian J Otolaryngol Head Neck Surg. 2009 Sep; 61*(3): 169-72.

Møller, A. Hearing: Its physiology and pathophysiology. Academic Press. 2000; 181-89.

Munjal, M., Chopra, H., & Gupta, S. N. The forced response test and myringoplasty results.

Indian J Otolaryngol Head Neck Surg. 1999 Apr; 51(2): 66-70.

Sanders, J. W., Josey, A. F., Glasscock, M. E. 3rd, & Jackson, C. G. The acoustic reflex test in cochlear and eighth nerve pathology ears. *Laryngoscope. 1981 May; 91*(5): 787-93.

Shanks, J., & Shohet, J. Tympanometry in clinical practice. In: J. Kartz, et al., *Handbook of clinical audiology* (6th ed.). Baltimore: Lippioncott Williams & Wilkins; 2009; 157-88.

Smith, M. E., & Tysome, J. R. Tests of Eustachian tube function: a review. *Clin Otolaryngol. 2015; 40*(4): 300-11.

Swarts, J. D., Teixeira, M. S., Banks, J., El-Wagaa, J., & Doyle, W. J. A method to assess the accuracy of sonotubometry for detecting Eustachian tube openings. *Eur Arch Otorhinolaryngol. 2015; 272*(9): 2111-119.

Wiley, T. L., Oviatt, D. L., & Block, M. G. Acoustic-immittance measures in normal ears. *J Speech Hear Res. 1987 Jun; 30*(2): 161-70.

제9장

고의경. 메니에르병에 있어서 고실내유도법에 의한 전기와우의 SP/AP의 임상적 의의. 대한이비인후과학회지. 1994; 37: 885-89.

고의경. 전기와우도의 임상적 응용. 임상이비인후과. 1996; 7: 308-315.

전경명, 고의경, 왕수건, 방의경, 윤종근, 홍대영. 고실내유도법에 의한 정상인의 전기와우도. 임상이비인후과. 1994a; 5: 29-37.

전경명, 고의경, 윤종근, 노환중. Coats electrode를 이용한 고막외적 유도법에 의한 전기와우도. 임상이비인후과. 1994b; 5: 201-11.

홍성화, 고문희. 청성유발반응의 개요. Korean J Audiol. 2009; 13: 1-11.

Frrano, J. A., & Durrant, J. D. Electrocochleagraphy in the evaluation of patients with Meniere's disease/endolymphatic hydrops. *J Am Acad Audiol. 2006; 17*: 45-68.

Ge, X., & Shea, J. J. Transtympanic electrocochleography: a 10 year experience. *Otol Neurotol. 2002; 23*: 799-805.

Ikino, C. M., & de Almeida, E. R. Summating potential action potential waveform amplitude and width in the diagnosis of Meniere's disease. *Laryngoscope. 2006; 116*(10): 1766-769.

Koors, P. D., Thacker, L. R., & Coelho, D. H. ABR in the diagnosis of vestibular schwannoas: a meta-analysis. *Am J Otolaryngol. 2013; 34*(3): 195-204.

Rosamaria, S., & Edoardo, A. Electrocochleography. Handbook of Clinical Audiology (7th ed.). *Wolters Kluwer. 2014*; 207–31.

Stapells, D., Picton, T. W., & Smith, A. D. Normal hearing thresholds for clicks. *J Acoust Soc Am. 1982; 72*: 74–9.

Suzuki, J. F., & Yamane, H. The choice of stimulus in the auditory brain stem response test for neurological and audiological examinations. *Annals of the New York Academy of Science. 1982; 388*: 731–36.

제10장

Campbell, P. E., et al. Bone conduction auditory brainstem responses in infants. *The Journal of Laryngology & Otology. 2004; 118*(2): 117–22.

Dau, T., Wegner, O., Mellert, V., et al. Auditory brainstem responses with optimized chirp signals compensating basilar-membrane dispersion. *J Acoust Soc Am. 2000; 107*: 1530–540.

Deborah, B. *HandBook of Audiological Techniques*. London: Butterworth-Heinemann. 1990.

M. Don, Masuda, A., Nelson, R., et al: Successful detection of small acoustic tumors using the stacked derived-band auditory brain stem response amplitude. *Am J Otol 1997; 18*: 608–21.

Don, M. Kwong, B., Tanaka C., et al: The stacked ABR: A sensitive and specific screening tool for detecting small acoustic tumors. *Audiology & Neuro-Otology. 2005; 10*: 274–90.

Eggermont J. J. Electrocochleography. In: W. D. Keidel & W. D. Neff (Eds.), *Handbook of Sensory Physiology, vol. 5*. Berlin Springer-Verlag, 1976.

Emerson, R. G., Brooks, E. B., Parker, S. W., Chiappa, K. H. Effects of click polarity on brainstem auditory evoked potentials in normal subjects and patients: unexpected sensitivity of wave V. *Annals of the New York Academy of Sciences. 1980; 338*(1): 710–21.

Elberling, C., Osterhammel, P. A. Auditory electrophysiology in Clinical Practice. Copenhagen: Oticon, 1988.

Glasscock III, M. E., Jackson C. G., Josey A. F. The ABR handBook: auditory brainstem response. New York: Thieme medical publishers, Inc. 1987.

Gorga, M. P., Johnson, T. A., Kaminski, J. R., Beauchaine, K. L., Garner, C. A., Neely, S.

T. Using a combination of click- and tone burst-evoked auditory brain stem response measurements to estimate pure-tone thresholds. *Ear Hear. 2006; 27*: 60–74

Hall, James, W., Judy, R. Mackey-Hargadine, and E. Edmund Kim. Auditory brain-stem response in determination of brain death. *Archives of Otolaryngology. 1985; 111*(9): 613–20.

Hyde, M. L.: The effect of cochlear lesions on the ABR. In: J. T. Jacobson (Ed.): The auditory brain stem response, San Diego, CA, College-Hill Press Inc. 1985; 133–46.

James, W. Hall III. HandBook of auditory evoked response. Boston: Allyn and Bacon, 1992.

Jerger, J., Mauldin L. Prediction of sensorineural hearing level from the brainstem evoked response. *Arch Otolaryngol. 1978; 103*: 181–87.

Laukli, E. Stimulus waveforms used in brainstem response audiometry. *Scandinavian audiology. 1983; 12*(2): 83–9.

Lotfi, Yones, and Farzaneh Zamiri Abdollahi. Age and Gender Effects On Auditory Brain Stem Response(ABR). *Iranian Rehabilitation Journal. 2012; 10*(2): 30–6.

Moller, A. R., Jannetta, P. J. Neural generators of the auditory brainstem response. In J. T. Jacobson editor: The auditory brain stem response. San Diego; CA, 1985. College-Hill Press Inc.

Omar, M. Hafizi, Sh-Hussain Salleh, and Ting Chee Ming. Kalman Filter for ABR Signal Analysis. Progress In Electromagnetics Research Symposium Proceedings, KL, MALAYSIA. 2012.

Stapells, D. R., Gravel, J. S., Martin, B. A. Thresholds for auditory brainstem response to tones in notched noise from infants and young children. *Ear Hear. 1995; 16*: 361–71.

Wegner, O., Dau, T. Frequency specificity of chirp-evoked auditory brainstem responses. *J Acoust Soc Am. 2002; 111*: 1318–329.

Werner, L. A., Folsom, R. C., Mancl, L. R. The relationship between brainstem response and behavioral thresholds in normal hearing infants and adults. *Hear Res. 1993; 68*: 131–41.

제11장

Cone-Wesson, B., Dowell, R. C., Tomlin, D., Rance, G., Ming, W. J. The auditory steady-state response: comparisons with auditory brainstem response. *J Am Acad Audiol. 2002; 13*:

173-87.

Cohen, L. T., Rickards, F. W., Clark, G. M. A comparison of steady-state evoked potentials to modulated tones in awake and sleeping humans. *J Acoust Soc Am. 1991; 90*: 2467-479.

D'Haenens, W., Vinck, B. M., De Vel, E., et al. Auditory steadystate responses in normal hearing adults: a test-retest reliability study. *Int J Audiol. 2008; 47*: 489-98.

Dimitrijevic, A., John, M. S., Van Roon, P., Purcell, D. W., Adamonis, J., Ostroff, J., et al. Estimating the audiogram using multiple auditory steady-state responses. *J Am Acad Audiol. 2002; 13*: 205-24.

Elberling, C., Don, M., Cebulla, M., Sturzebecher E., Auditory steady-state responses to chirp stimuli based on cochlear traveling wave delay. *J Acoust Soc Am. 2007; 122*: 2772-785.

Elberling, C., Don, M. A direct approach for the design of chirp stimuli used for the recording of auditory brainstem responses. *J Acoust Soc Am. 2010; 128*(5):2955-964.

Galambos, R., Makeig, S., Talmachoff, P. J. A 40-Hz auditory potential recorded from the human scalp. *Proc Natl Acad Sci U S A. 1981 Apr; 78*(4): 2643-647.

John, M. S., Purcell, D. W., Dimitrijevic, A., Picton, T. W. Advantages and caveats when recording steady-state responses to multiple simultaneous stimuli. *J Am Acad Audiol. 2002; 13*: 246-59.

Herdman, A. T., Stapells, D. R. Auditory steady-state response thresholds of adults with sensorineural hearing impairments. *Int J Audiol. 2003; 42*: 237-48.

John, M. S., Purcell, D. W. Introduction to technical principles of auditory steady-state response testing. In: G. Rance (Ed.), The Auditory Steady-State Response: Generation, Recording, and Clinical Application. San Diego, CA: Plural. 2008; 11-53.

Korczak, P., Smart, J., Delgado, R., Strobel, T. M., Bradford, C. Auditory steady-state responses. *J Am Acad Audiol. 2012 Mar; 23*(3): 146-70.

Lins, O. G., Picton, P. E., Picton, T. W., Champagne, S. C., Durieux-Smith, A. Auditory steady-state responses to tones amplitude-modulated at 80-110Hz. *J Acoust Soc Am. 1995; 97*: 3051-63.

Picton, T. W., Skinner, C. R., Champagne, S. C., Kellett, A. J., Maiste, A. C. Potentials evoked by the sinusoidal modulation of the amplitude or frequency of a tone. *J Acoust Soc Am. 1987; 82*: 165-78.

Picton, T. W., John, M. S., Dimitrijevic, A., Purcell, D. Human auditory steady-state responses. *Int J Audiol. 2003 Jun; 42*(4): 177–219.

Rance, G., Rickards, F. W., Cohen, L. T., DeVidi, S., Clarke, G. M. (1995) The automated prediction of hearing thresholds in sleeping subjects using auditory steady-state evoked potentials. *Ear Hear. 1995; 16*: 499–507.

Rickards, F. W., Clark, G. M. Steady-state evoked potentials to amplitude-modulated tones. In: R. H. Nodar, C. Barber (Eds.), Evoked potentials II. Boston, MA: Butterworth, 1984; 163–68.

제12장

홍석민, 차창일, 변재용, 여승근. Korean J Otolaryngol. 2006; 49: 1061–64.

Bickford, R. G., Jacobson, J. L., & Cody, D. T. NATURE OF AVERAGE EVOKED POTENTIALS TO SOUND AND OTHER STIMULI IN MAN. *Ann N Y Acad Sci. 1964; 112*, 204–23.

Cheng, P. W., Huang, T. W., & Young, Y. H. The influence of clicks versus short tone bursts on the vestibular evoked myogenic potentials. *Ear Hear. 2003; 24*, 195–97.

Chihara Y., Iwasaki S., Ushio M., Murofushi, T. Vestibular-evoked extraocular potentials by air-conducted sound: another clinical test for vestibular function. *Clin Neurophysiol. 2007; 118*(12), 2745–751.

Colebatch, J. G., Halmagyi, G. M., & Skuse, N. F. Myogenic potentials generated by a click-evoked vestibulocollic reflex. *J Neurol Neurosurg Psychiatry. 1994; 57*, 190–97.

Colebatch, J. G., & Rothwell, J. C. Motor unit excitability changes mediating vestibulocollic reflexes in the sternocleidomastoid muscle. *Clin Neurophysiol. 2004; 115*, 2567–573.

Curthoys, I. S. et al. Bone conducted vibration selectively activates irregular primary otolithic vestibular neurons in the guinea pig. *Exp Brain Res. 2006; 175*, 256–67.

Curthoys, I. S., Vulovic, V., & Manzari, L. Ocular vestibular-evoked myogenic potential (oVEMP) to test utricular function: neural and oculomotor evidence. *Acta Otorhinolaryngol Ital. 2012; 32*, 41–5.

Didier, A., & Cazals, Y. Acoustic responses recorded from the saccular bundle on the eighth nerve of the guinea pig. *Hear Res. 1989; 37*, 123–37.

Govender, S., Rosengren, S. M., & Colebatch, J. G. The effect of gaze direction on the ocular vestibular evoked myogenic potential produced by air-conducted sound. *Clin*

Neurophysiol. 2009; 120, 1386-391.

Halmagyi, G. M., Yavor, R. A., & Colebatch, J. G. Tapping the head activates the vestibular system: a new use for the clinical reflex hammer. Neurology. 1995; 45, 1927-929.

Iwasaki, S. et al. Ocular vestibular evoked myogenic potentials in response to bone-conducted vibration of the midline forehead at Fz. A new indicator of unilateral otolithic loss. Audiol Neurootol. 2008; 13, 396-404.

Koo, J. W. et al. Superior semicircular canal dehiscence syndrome by the superior petrosal sinus. Journal of Neurology, Neurosurgery & Psychiatry. 2010; 81, 465-67.

Minor, L. B. Superior canal dehiscence syndrome. Am J Otol. 2000; 21, 9-19.

Minor, L. B. et al. Dehiscence of bone overlying the superior canal as a cause of apparent conductive hearing loss. Otol Neurotol. 2003; 24, 270-78.

Monobe, H., & Murofushi, T. Vestibular testing by electrical stimulation in patients with unilateral vestibular deafferentation: galvanic evoked myogenic responses testing versus galvanic body sway testing. Clin Neurophysiol. 2004; 115, 807-11.

Murofushi, T. et al. Absent vestibular evoked myogenic potentials in vestibular neurolabyrinthitis. An indicator of inferior vestibular nerve involvement? Arch Otolaryngol Head Neck Surg. 1996; 122, 845-48.

Murofushi, T., & Curthoys, I. S. Physiological and anatomical study of click-sensitive primary vestibular afferents in the guinea pig. Acta Otolaryngol. 1997; 117, 66-72.

Murofushi, T., Matsuzaki, M., & Mizuno, M. Vestibular evoked myogenic potentials in patients with acoustic neuromas. Arch Otolaryngol Head Neck Surg. 1998; 124, 509-12.

Murofushi, T., Matsuzaki, M., & Takegoshi, H. Glycerol affects vestibular evoked myogenic potentials in Meniere's disease. Auris Nasus Larynx. 2010; 28, 205-8.

Murofushi, T. et al. The site of lesion in "vestibular neuritis": study by galvanic VEMP. Neurology. 2003; 61, 417-18.

Ochi, K., Ohashi, T., & Nishino, H. Variance of vestibular-evoked myogenic potentials. Laryngoscope. 2001; 111, 522-27.

Ochi, K., Ohashi, T., & Watanabe, S. Vestibular-evoked myogenic potential in patients with unilateral vestibular neuritis: abnormal VEMP and its recovery. J Laryngol Otol. 2003; 117: 104-8.

Rauch, S. D. et al. Vestibular evoked myogenic potentials show altered tuning in patients with

Meniere's disease. *Otol Neurotol. 2004; 25*: 333–38.

Robertson, D. D., & Ireland, D. J. Vestibular evoked myogenic potentials. *J Otolaryngol. 1995; 24*: 3–8.

Rosengren, S. M. et al. Delayed vestibular evoked responses to the eyes and neck in a patient with an isolated brainstem lesion. *Clin Neurophysiol. 2007; 118*: 2112–116.

Rosengren, S. M., & Kingma, H. New perspectives on vestibular evoked myogenic potentials. *Curr Opin Neurol. 2013; 26*: 74–80.

Sheykholeslami, K., Habiby Kermany, M., & Kaga, K. Frequency sensitivity range of the saccule to bone-conducted stimuli measured by vestibular evoked myogenic potentials. *Hear Res. 2001; 160*: 58–62.

Su, H. C. et al. Aging effect on vestibular evoked myogenic potential. Otol Neurotol. 2004; 25: 977–80.

Todd, N. P., Cody, F. W., & Banks, J. R. A saccular origin of frequency tuning in myogenic vestibular evoked potentials?: implications for human responses to loud sounds. *Hear Res. 2000; 141*: 180–88.

Wang, C. T., & Young, Y. H. Comparison of the head elevation versus rotation methods in eliciting vestibular evoked myogenic potentials. *Ear Hear. 2006; 27*: 376–81.

Watson, S. R., Halmagyi, G. M., & Colebatch, J. G. Vestibular hypersensitivity to sound(Tullio phenomenon): structural and functional assessment. *Neurology. 2000; 54*: 722–28.

Weber, K. P. et al. Single motor unit activity in human extraocular muscles during the vestibulo-ocular reflex. *J Physiol. 2012; 590*: 3091–101.

Welgampola, M. S., & Colebatch, J. G. Characteristics of tone burst-evoked myogenic potentials in the sternocleidomastoid muscles. *Otol Neurotol. 2001; 22*: 796–802.

Wit, H. P., & Kingma, C. M. A simple model for the generation of the vestibular evoked myogenic potential(VEMP). *Clin Neurophysiol. 2006; 117*: 1354–358.

Xu, Y. et al. Acoustic clicks activate both the canal and otolith vestibulo-ocular reflex pathways in behaving monkeys. *J Assoc Res Otolaryngol. 2009; 10*: 569–77.

Young, Y. H., Huang, T. W., & Cheng, P. W. Assessing the stage of Meniere's disease using vestibular evoked myogenic potentials. *Arch Otolaryngol Head Neck Surg. 2003; 129*: 815–18.

Zhu, H. et al. Click-evoked responses in vestibular afferents in rats. *J Neurophysiol. 2011;*

106: 754-63.

제13장

박형진, 고의경, 이현순, 장형준, 백무진, 윤종근 외. 중이상태가 유발이음향방사의 측정에 미치는 영향. 대한이비인후과학회지. 2001; 44: 251-55.

서영일, 윤태현, 원준연, 정종우, 이광선. 정상 청력인과 감각신경성 난청 환자에서의 DPOAE의 측정. 대한이비인후과학회지. 1997; 40: 1197-204.

장봉익, 이재욱, 김상렬, 강명구, 김리석. Probe 위치 변화에 따른 이음향방사의 변화. 대한이비인후과학회지. 1999; 42: 820-23.

장선오, 정하원, 동헌종, 정필상, 노관택. 정상 청력인의 click음에 대한 유발이음향방사. 대한이비인후과학회지. 1992; 35: 43-49.

Boege, P., & Janssen, T. H. Pure tone threshold estimation from extrapolated distortion product otoacoustic emission I/O-functions in normal and cochlear hearing loss ears. *J Acoust Soc Am. 2002; 111*: 1810-818.

Brown, A. M., & Kemp, D. T. Suppressibility of the 2f1-f2 stimulated acoustic emissions in gerbil and man. *Hear Res. 1984; 13*: 29-37.

de Kleine, E., Mateijsen, D. J., Wit, H. P., & Albers, F. W. Evoked otoacoustic emissions in patients with Meniere's disease. *Otol Neurotol. 2002; 23*: 510-16.

Gates, G. A., Mills, D., Nam, B. H., D'Agostino, R., & Rubel, E. W. Effects of age on the distortion product otoacoustic emission growth functions. *Hear Res. 2002; 163*: 53-60.

Harris, F. P., Lonsbury-Martin, B. L., Stagner, B. B., Coats, A. C., & Martin, G. K. Acoustic distortion products in humans: systematic changes in amplitude as a function of f2/f1 ratio. *J Acoust Soc Am. 1989; 85*: 220-29.

Harris, F. P., & Probst, R. Reporting click-evoked and distortion-product otoacoustic emission results with respect to the pure tone audiogram. *Ear Hear. 1991; 12*: 399-405.

Jedrzejczak, W. W., Kochanek, K., Trzaskowski, B., Pilka, E., Skarzynski, P. H., & Skarzynski, H. Tone-burst and click-evoked otoacoustic emissions in subjects with hearing loss above 0.25, 0.5, and 1 kHz. *Ear Hear. 2012; 33*: 757-67.

Kemp, D. T. Stimulated acoustic emissions from within the human auditory system. *J Acoust Soc Am. 1978; 64*: 1386-391.

Kemp, D. T. Evidence of mechanical nonlinearity and frequency selective wave amplification in the cochlea. *Arch Otorhinolaryngol. 1979; 224*: 37–45.

Kemp, D. T. Otoacoustic emissions: distorted echoes of the cochlea's travelling wave. In: C. Berlin, Otoacoustic Emissions: Basic Science and Clinical Applications. San Diego, CA: Singular, 1998; 1–60.

Knight, R. D., & Kemp, D. T. Wave and place fixed DPOAE maps of the human ear. *J Acoust Soc Am. 2001; 109*: 1513–525.

Kummer, P., Janssen, T., & Arnold, W. Suppression tuning characteristics of the 2f1–f2 distortion product emission in humans. *J Acoust Soc Am. 1995; 98*: 197–210.

Long, G. R., & Tubis, A. Modification of spontaneous and evoked otoacoustic emissions and associated psychoacoustic microstructure by aspirin consumption. *J Acoust Soc Am. 1988; 84*: 1343–353.

Lucertini, M., Moleti, A., & Sisto, R. On the detection of early cochlear damage by otoacoustic emission analysis. *J Acoust Soc Am. 2002; 111*: 972–78.

Margolis, R. H. Influence of middle ear disease on otoacoustic emissions. In: Robinette, R. M., Glattke, T. (Eds.), *Otoacoustic Emissions – Clinical Applications* (2nd ed.). New York: Thieme, 2002; 190–212.

Mobley, S. R., Odabasi, O., Ahsan, S., Martin, G., Stagner, B., & Telischi, F. F. Distortion-product otoacoustic emissions in nonacoustic tumors of the cerebellopontine angle. *Otolaryngol Head Neck Surg. 2002; 126*: 115–20.

Norton, S. J., Gorga, M. P., Widen, J. E., Folsom, R. C., Sininger, Y., Cone-Wesson, B. et al. Identification of neonatal hearing impairment: evaluation of transient evoked otoacoustic emission, distortion product otoacoustic emission and auditory brain stem response test performance. *Ear Hear. 2000; 21*: 508–28.

Odabasi, A. O., & Telischi, F. F., Gomez-Marin, O., Stagner, B., Martin, G. Effect of acoustic tumor extension into the internal auditory canal on distortion product otoacoustic emissions. *Ann Otol Rhinol Laryngol. 2002; 111*: 912–15.

O'Mahoney, C. F., & Kemp, D. T. Distortion product otoacoustic emission delay measurement in human ears. *J Acoust Soc Am. 1995; 97*: 3721–735.

Penner, M. J., & Zhang, T. Prevalence of spontaneous otoacoustic emissions in adults revisited. *Hear Res. 1997; 103*: 28–34.

Prieve, B. A. Otoacoustic emissions in neonatal screening. In: R. M. Robinette, T. Glattke. *Otoacoustic Emissions – Clinical Applications* (2nd ed.). New York: Thieme. 2002; 348-74.

Shera, C. A., & Guinan, J. J. Evoked otoacoustic emissions arise from by two fundamentally different mechanisms: a taxonomy for mammalian OAEs. *J Acoust Soc Am. 1999; 105:* 782-98.

Stenklev, N. C., & Laukli, E. Transient evoked otoacoustic emissions in the elderly. *Int J Audiol. 2003; 4:* 87-94.

Torre 3rd, P., Cruickshanks, K. J., Nondahl, D. M., Wiley, T. L. Distortion product otoacoustic emission response characteristic in older adults. *Ear Hear. 2003; 24:* 20-9.

제14장

대한청각학회, 대한이과학회. 2010 신생아청각선별검사 지침. 중앙문화사, 2011.

김영태. 아동의 언어습득 및 발달. In: 아동언어장애의 진단 및 치료(1판). 서울: 학지사, 2002; 35-45.

Berg, A. L., Spitzer, J. B., Towers, H. M., Bartosiewicz, C., Diamond, B. E. Newborn hearing screening in the NICU: profile of failed auditory brainstem response/passed otoacoustic emission. *Pediatrics. 2005; 116(4):* 933-38.

Bengoetxea, H., Ortuzar, N., Bulnes, S., Rico-Barrio, I., Lafuente, J. V., Argandona, E. G. Enriched and deprived sensory experience induces structural changes and rewires connectivity during the postnatal development of the brain. *Neural Plast. 2012;* 1-10.

Benito-Orejas, J. I., Ramirez, B., Morais, D., Almaraz, A., Fernandez-Calvo, J. L. Comparison of two-step transient evoked otoacoustic emissions (TEOAE) and automated auditory brainstem response (AABR) for universal newborn hearing screening programs. *International journal of pediatric otorhinolaryngology. 2008; 72:* 1193-201.

Cebulla, M., Shehata-Dieler, W. ABR-based newborn hearing screening with MB11 BERAphone(R) using an optimized chirp for acoustical stimulation. *Int J Pediatr Otorhinolaryngol. 2012; 76(4):* 536-43.

Dowley, A. C., Whitehouse, W. P., Mason, S. M., Cope, Y., Grant, J., Gibbin, K. P. Auditory neuropathy: unexpectedly common in a screened newborn population. *Dev Med Child*

Neurol. 2009; 51(8): 642–46.

Fligor, B. J., Neault, M. W., Mullen, C. H., Feldman, H. A., Jones, D. T. Factors associated with sensorineural hearing loss among survivors of extracorporeal membrane oxygenation therapy. *Pediatrics. 2005; 115*(6): 1519–528.

Gravel, J. S., White, K. R., Johnson, J. L., Widen, J. E., Vohr, B. R., James, M., et al. A multisite study to examine the efficacy of the otoacoustic emission/automated auditory brainstem response newborn hearing screening protocol: recommendations for policy, practice, and research. *Am J Audiol. 2005 Dec; 14*(2): S217–28.

Lasky, R., Perlman, J., Hecox K. Distortion–product otoacoustic emissions in human newborns and adults. *Ear and hearing. 1992; 13*: 430–41.

National Institutes of Health (NIH). Your Baby's Hearing and Communicative Development Checklist. US department of Health and Human Services; 2015. https://www.nidcd.nih.gov/health/your-babys-hearing-and-communicative-development-checklist. Accessed July. 1, 2016.

Norton, S. J., Gorga, M. P., Widen, J. E., et al: Identification of neonatal hearing impairment: summary and recommendations. *Ear Hear. 2000; 21*: 529–35.

Sanders, R., Durieux–Smith, A., Hyde, M., et al. Incidence of hearing loss in high risk and intensive care nursery infants. *The Journal of otolaryngology Supplement. 1985; 14*: 28–33.

Subramaniam, M., Salvi, R. J., Spongr, V. P., et al. Changes in distortion product otoacoustic emissions and outer hair cells following interrupted noise exposures. *Hearing research. 1994; 74*: 204–16.

Johnson, J. L., White, K. R., Widen, J. E., Gravel, J. S., Vohr, B. R., James, M., Kennalley, T., Maxon, A. B., Spivak, L., Sullivan–Mahoney, M., Weirather, Y., Meyer, S., A multisite study to examine the efficacy of the otoacoustic emission/automated auditory brainstem response newborn hearing screening protocol: introduction and overview of the study. *Am J Audiol. 2005; 14*(2): S178–85.

Thompson, D. C., McPhillips, H., Davis, R. L., Lieu, T. L., Homer, C. J., Helfand, M. Universal newborn hearing screening: summary of evidence. *Jama. 2001; 286*(16): 2000–10.

USPSTF (US Preventive Services Task Force). Universal screening for hearing loss in newborns: US Preventive Services Task Force recommendation statement. *Pediatrics. 2008; 122*(1): 143–48.

Joint Committee on Infant Hearing, American Academy of Audiology, American Academy of Pediatrics, American Speech-Language-Hearing Association, and Directors of Speech and Hearing Programs in State Health and Welfare Agencies. Year 2000 position statement: principles and guidelines for early hearing detection and intervention programs. *Pediatrics. 2000; 106*: 798-817.

Joint Committee on Infant Hearing. Year 2007 position statement: Principles and guidelines for early hearing detection and intervention programs. *Pediatrics. 2007; 120*: 898-921.

Yoshinaga-Itano, C., Sedey, A. L., Coulter, D. K., et al. Language of early- and later-identified children with hearing loss. *Pediatrics. 1998; 102*: 1161-171.

제15장

김진숙, 문형아, 박미혜, 박성혜, 박영덕, 박현영 외. 영유아의 청각통합능력 검사의 해석본 연구. 청능재활. 2014; 10: 3-24.

김진숙, 임덕환, 홍하나, 신현욱, 이기도, 홍빛나 외. 한국표준 학령기용 및 학령전기용 단음절어표 개발. 청능재활. 2008; 4: 141-60.

김진숙. 아동청각학. In: 김규상 외. **청각학 개론**. 서울: 학지사, 2014; 299-321.

박경연, 김진숙. 영유아 청각 및 의사소통 행동 체크리스트 개발 연구. Audiol Speech Res. 2016; 12(2): 65-73.

이정학, 조수진, 김진숙, 장현숙, 임덕환, 이경원 외. **어음청각검사**. 서울: 학지사, 2010.

조수진, 이정학, 임덕환, 이경원, 한희경. 어음인지역치검사를 위한 학령기용 및 학령전기용 이음절어표 개발. **청능재활**. 2008; 4: 37-47.

American Academy of Audiology. Pediatirc Amplification. 2013. Retrieved June 24, 2016, from http://audiology-web.s3.amazonaws.com/migrated/PediatricAmplificationGuidelines. pdf_ 53997 5b3e7e9f1.74471798.pdf.

Calandruccio L, Fitzerald TS, Prieve BA. Normative multifrequency tympanometry in infants and toddlers. *JAAA. 2006; 17*: 470-80.

Diefendorf AO. Behavioral Audiometry With Children. In: R. Seewald, A. M. Tharpe. Comprehensive *Handbook of Pediatric Audiology*. San Diego: Plural publishing. 2011; 497-509.

Joint Committee on Infant Hearing. Year 2007 position statement: Principles and guidelines for hearing detection and intervention programs. A supplement to Audiology today November/December; 2007.

Northern, J. L., Downs, M. P. *Hearing in Children* (6th ed.). San Diego: Plural Publishing. 2014.

Widen, J. E. Behavioral Audiometry With Infants. In: R. Seewald, A. M. Tharpe. *Comprehensive Handbook of Pediatric Audiology*. San Diego: Plural publishing. 2011; 483-95.

Zimmerman-Phillips S, M. J. Osberger, A. M Robbins. Infant-toddler Meaningful Auditory Integration Scale. Sylamar: Advanced Bionics Corporation. 2001.

제16장

김동현, 김형종, 홍성광, 이효정. 제8뇌신경의 혈관성 신경압박증후군: 임상적 특징과 약물 치료. 대한이비인후과학회지-두경부외과학. 2014; 57(8): 518-25.

김지혜, 이소영, 김창훈 외. 한국어 번역판 Tinnitus handicap inventory의 신뢰도 및 타당도 연구. 대한이비인후과학회지-두경부외과학. 2002; 45: 328-34.

박시내a, 여상원, 정상희, 이수진, 박용수, 서병도. 이명재훈련치료의 적용 방법과 치료 효과. 대한이비인후과학회지-두경부외과학. 2002; 45(3): 231-37.

박시내b, 여상원, 조주은, 박소영, 장기홍, 양명재, 등. 이명 환자에서 청각과민-청각학적 평가 및 임상적 특성. 대한 이비인후과학회지-두경부외과학. 2002; 45: 946-51.

박시내, 전범조, 정민교 외. 이명재훈련치료의 효과: 장기 추적 관찰 결과. 대한청각학회지 2003; 7(1): 42-8.

박시내, 여상원, 박경호 외. 돌발성 난청 환자에 동반된 이명의 특성 및 난청 회복 정도에 따른 이명의 변화. 대한이비인후과학회지-두경부외과학. 2004; 47: 222-26.

박시내, 남인철, 신지현 등. 중이근경련에 의한 객관적 이명-수술적 치험 1예. 대한이비인후과학회지-두경부외과학. 2007; 50: 73-5.

장지원, 김태수, 남의철, 문인석, 박무균, 박시내, 등. 우리나라(한국)의 이명검사 현황 및 이명검사 방법제안. 대한이비인후과학회지-두경부외과학. 2014; 57(10): 671-86.

조비룡, 강준호, 신호철. 우울증 평가의 실제; BDI와 SDS의 임상적 사용. 대한가정의학회지. 1999; 20: 1400-408.

최익수, 안병주, 전병훈 등. 이명환자에 있어서 간이정신진단검사를 이용한 심리분석. 대한이비인후과학회지-두경부외과학. 2003; 46: 475-80.

한홍무, 염태호, 신영호 등. Beck's depression inventory의 한국 표준화 연구—정상 집단을 중심으로(1). 신경정신의학. 1986; 24: 487-502.

Al-Mana, D., Ceranic, B., Djahanbakhch, et al. Hormones and the auditory system: A review of physiology and pathophysiology. *Neuroscence. 2008; 153*: 881-900.

Anari, M., Axelsson, A., Eliasson, A., et al. Hypersensitivity to sound: Questionnaire data, audiomatry and classification. *Scand Audiol. 1999; 28*: 219-30.

Bonfils, P. Spontaneous otoacoustic emissions: clinical interest. *Laryngoscope. 1989; 99*: 752-56.

Ceranic, B. J., Prasher, K. D., Raglan, E. et al. Tinnitus after head injury: evidence from otoacoustic emissions. *J Neurol Neurosurg Psychiatry. 1998; 65(4)*: 523-29.

Citron, D., Adour, K. K. Acoustic reflex and loudness discomfort in acute facial paralysis. *Arch Otolaryngol. 1978; 104*: 303-6.

Coles, R. R. A., Baskill, J. L., Sheldrake, J. B. Measurement and management of tinnitus. *J Laryngol Otol. 1984; 38*: 1171-176.

De Ridder, D., Heijneman, K., Haarman, B., et al. Tinnitus in vascular conflict of the eighth cranial nerve: a surgical pathophysiological approach to ABR changes. *Prog Brain Res. 2007; 166*: 401-11.

Feldmann, H. Homolateral and contralateral masking of tinnitus. In Proceeding of the First International Tinnitus Seminar. *J laryngol Otol. 1981; 4*: 60-70.

Fortune, D. S., Haynes, D. S., Holl, J. W. Tinnitus: Current evaluation and Management. *Medical Clinics of North America. 1999; 83*: 153-62.

Goldstein, B., Shulman, A., Tinnitus- Hyperacusis and the loudness discomfort level test- a preliminary report. *International Tinnitus J. 1996; 2*: 83-9.

Goodwin, P. E., Johnson, R. M. The loudness of tinnitus. *Acta Otolaryngol. 1980; 90*: 353-59.

Harrop-Griffiths, J., Katon, W., Dobie, R., et al. Chronic tinnitus: association with psychiatric diagnoses. *J Psychosomatic Res. 1987; 5*: 613-21.

Hawkins, D. B. Loudness discomfort levels: a clinical procedure for hearing adi evaluations. *J Speech Hear Dis. 1980; 45*: 3-15.

Hazell, J. W. P. A tinnitus synthesizer: Physiological considerations. *J Laryngol Otol. 1981; 4*: 187-95.

Hulshof, J. H. The loudness of tinnitus. *Acta Otolaryngol. 1986; 102*: 40-3.

Janssen, T., Kummer, P., Arnold, W. Growth behavior of the 2f1-f2 distortion product otoacoustic emission in tinnitus. *J Acoust Sco Am. 1998; 103*: 3418-430.

Jastreboff, P. J. Phantom auditory perception (tinnitus):mechanisms of generation. *Neurosci Res. 1990; 8*: 221-54.

Jastreboff, P. J., Hazell, J. W. P. A neurophysiological approach to tinitus: clinical implications. *Br J Audiol. 1993; 27*: 7-11.

Jastreboff, P. J., Gray, W. C., Gold, S. L. Neurophysiological approach to tinnitus patients. *Am J Otol. 1996; 17*: 236-40.

Jastreboff, P. J., Jastreboff, M. M. Tinnitus retraining therapy (TRT) as a method for treatment of tinnitus and hyperacusis patients. *J Am Acad Audiol. 2000; 11*: 162-77.

Jepsen, O. Studies on the acoustic stapedius reflex in man. Aarhus: Universitestforlaget, 1955.

Kim, D. K., Park, S. N., Kim, H. M., et al. Prevalence and significance of high-frequency hearing loss in subjectively normal-hearing patients with tinnitus. *Ann Otol Rhinol Laryngol. 2011; 120*(8): 523-28.

Kim, H. J., Lee, H. J., An, S. Y. et al. Analysis of the prevalence and associated risk factors of tinnitus in adults. *PLoS One. 2015*; 28: 10(5): e0127578.

Kuk, F., Tyler, R. S., Russel, D., et al. The psychometric properties of a tinnitus handicap questionnaire. *Ear Hear. 1990; 11*: 434-42.

Marciono, E., Carrabba, L., Giannini, P., et al. Psychiatric comorbidity in a population of outpatients affected by tinnitus. *Int J Audiol. 2003; 42*: 4-9.

Matshhira, T., Yamashita, K., Yasuda, M. Estimation of the loudness of tinnitus from matching tests. *Br J Audiol. 1992; 26*: 387-95.

McCandless, G. A. S., Schumacher, M. H. Auditory dysfunction with facial paralysis. *Arch Otolaryngol. 1979; 105*: 271-74.

Newman, C. W., Jacobson, G. P., Spitzer, J. B. Development of the tinnitus handicap inventory. *Arch Otolaryngol Head Neck surg. 1996; 122*: 143-48.

Park, S. N., Bae, S. C., Lee, G. H., et al. Clinical characteristics and therapeutic response of objective tinnitus due to middle ear myoclonus: a large case series. *Laryngoscope. 2013; 123*(10): 2516-520.

Penner, M. J., Bilger, R. C. Consistent within-session measures of tinnitus. *J Speech Hear Res. 1992; 35*: 694-99.

Penner, M. J., Saran, A. Simultaneous measurement of tinnitus pitch and loudness. *Ear Hear.* *1994; 6*: 416-21.

Plinkert, P. K., Gitter, A. H., Zenner, H. P. Tinnitus associated spontaneous otoacoustic emissions. Active outer hair cell movements as common origin? *Acta Otolaryngol. 1990; 110(5-6)*: 342-47.

Rizzardo, R., Savastano, M., Maron, M. B., et al. Psychological distress in patients with tinnitus. *J Otolaryngol. 1998; 27*: 21-5.

Sammeth, C. A., Preves, D. A., Brandy, W. T. Hyperacusis : Case studies and evaluation of electronic loudness suppression devices as a tretment approach. *Scand Audiol. 2000; 29*: 28-36.

Schulberg, H. C., Saul, M., McClelland, M., et al. Assessing depression in primary medical and psychiatric practices. *Arch Gen Psychiatry. 1985; 42*: 1164-170.

Shim, H. J., Kim, S. K., Park, C. H., et al. Hearing abilities at ultra-high frequency in patients with tinnitus. *Clin Exp Otorhinolaryngol. 2009; 2(4)*: 169-74.

Shiomi, Y., Tsuji, J., Naito, Y., Fujiki, Yamamoto, N. Characteristics of DPOAE audiogram in tinnitus patients. *Hear Res. 1997; 108(1-2)*: 83-8.

Tyler, R. S., Baker, L. J. Difficulties experienced by tinnitus sufferers. *J Speech Hear Disord. 1983; 48*: 150-54.

van Veen, E. D., Jacobs, J. B., Bensing, J. M. Assessment of distress associated with tinnitus. *J Laryngol Otol. 1998; 112*: 258-63.

Vernon, J. The loudness of tinnitus. *Hearing and Speech Action. 1976; 44*: 17-21.

Vernon, J., Schleuning, A. Tinnitus: A new management. *Laryngoscope. 1978; 88*: 413-19.

Vesterager, V. Combined psychological and prosthetic management of tinnitus: a cross-sectional study of patients with severe tinnitus. *Br J Audiol. 1994; 28*: 1-11.

Zachariae, R., Mirz, F., Johanse, L. V., et al. Reliability and validity of a danish adaptation of the tinnitus handicap inventory. *Sacnd Audiol. 2000; 29*: 37-43.

Zoger, S., Svedlund, J., Hogers, K. M. Psychiatric disorders in tinnitus patients without severe hearing impairment: 24 month follow-up of patients at an audiological clinic. *Audiology. 2001; 40*: 133-40.

제17장

Alberti, P. New tools for old tricks. Ann Otol Rhinol Laryngol. 1970; 79: 900-7.

Berger, K. Nonorganic hearing loss in children. Laryngoscope. 1965; 75: 447-57.

Carhart, R. Speech audiometry in clinical evaluation. Acta Otolaryngol. 1952; 41: 18-42.

Carhart, R. Audiometry in diagnosis. Laryngoscope. 1958; 68: 253-79.

Carhart, R. Tests for malingering. Trans Am Acad Ophthalmol Otolaryngol. 1961; 65: 487.

Feldman, A. S. Functional hearing loss. *Maico Audio Lib Ser. 1962; 1*: 119-21.

Fournier, J. E. The detection of auditory malingering. Trans Beltone Inst Hear Res. 1958; 8.

Gary Lawson, M. P. Speech Audiometry. San Diego CA: Pleural Publishing. 2011.

Harris, D. A. A rapid and simple technique for the detection of nonorganic hearing loss. *Arch Otolaryngo. 1958; 68*: 758-60.

Hopkinson, N. T., Schramm, V. L., Bosse, B. F., Leggett, S. H. (1978). A comparison of results--acoustic susceptance and otolaryngology. *J Am Audiol Soc. 3*(5): 191-99.

Katz, J. Handbook of Clinical Audiology (6th ed.). *Philadelphia.* Williams & Wilkins. 2009; 699-711.

Kerr, A. G., Gillespie, W. J., Easton, J. M. Deafness: a simple test for malingering. *BrJ Audio. 1975; 9*: 24-6.

Lamb, L. E., Peterson, J. L. Middleear reflex measurements in pseudohypacusis. *Speech Hear Disord. 1967; 32*: 46-51.

Martin, F. N., Champlin, C. A., Marchbanks, T. A varying intensity story test for stimulated hearing loss. *Am J Audiology. 1998; 7*: 39-44.

Martin, F. N. Pseudohypacusis. In: Katz J, editor. *Handbook of clinical audiology* (5th ed.). Philadelphia: Lippincott Williams & Wilkins. 2002; 584-96.

Monro, D. A., Martin FN. Effects of sophistication on four tests for nonorganic hearing lews. *J Speech Hear Disord. 1977; 42*: 528-34.

Nagel, R. F. RRLJ-a new technique for the noncooperative patient. *Speech Hear Disord. 1964; 29*: 492-93.

Pracy, J. P., Walsh, R. M., Mepham, G. A., Bowdler, D. A. Childhood pseudohypacusis. *International Journal of Pediatric Otorhinolaryngology. 1996; 37*(2): 143-49.

Ross, M. The variable intensity pulse count method (VIPCM) for the detection and measurement of the pure tone threshold of children with functional hearing losses.

Speech Hear Disord. 1964; 29: 477–82.

Ruhm, H. B., Cooper WA Jr. Delayed feedback audiometry. *J Speech Hear Disord. 1964; 29*: 448–55.

Snyder, J. M. Characteristic patterns of etiologic significance from routine audiometric test and case history. *Maico AudiolLib Ser. 1977; 15*: report 5.

Taylor, G. J. An experimental study of tests for the detection of auditory malingering. *Speech Hear Disord. 1949; 14*: 119–30.

Thiagarajan, B., Arjunan, K. Tests for Malingering. WebmedCentral Otorhinolaryngology. 2012; 3(4): https://www.webmedcentral.com/article_view/3265

Ventry, I. M., Chaiklin, J. B. Evaluation of pure tone audiogram configurations used in identifying adults with functional hearing loss. *Aud Res. 1965; 5*: 212–18.

Williamson, D. Functionalhearing loss: a review. *Maico Aud Lib Ser. 1974; 12*: 33–4.

제18장

이정학, 이경원. **보청기평가.** 서울: 학지사, 2005.

KS C ISO 8253-3. 음향학－청력검사방법－제3부: 어음청각검사. 충북: 국가기술표준원, 2009.

ANSI S3.22. Specification of hearing aid characteristics. New York; American National Standard Institute; 2009.

ANSI S3.42. Testing hearing aids – Part 2: Methods for characterizing signal processing in hearing aids with a speech-like signal. New York; American National Standard Institute; 2012.

Burk, M. H., Humes, L. E. Effects of long-term training on aided speech-recognition performance in noise in older adults. *Journal of Speech, Language, and Hearing Research. 2008; 51*(3): 759–71.

Dillon, H. Hearing aids (2nd ed.). New York & Stuttgart; Thieme. 2012; 403–11.

IEC 60118-7. Electroacoustics – Hearing aids. Part 7: Measurement of the performance characteristics of hearing aids for production, supply and delivery quality assurance purpose; Geneva; International Electrotechnical Commission; 2005.

IEC 60118-15. Electroacoustics – Hearing aids. Part 15: Methods for characterizing signal processing in hearing aids with a speech-like signal. Geneva; International

Electrotechnical Commission; 2012.

IEC 60318-5. Electroacoustics – Simulators of human head and ear – Part 5: 2 cm3 coupler for the measurement of hearing aids and earphones coupled to the ear by means of ear inserts. Geneva; International Electrotechnical Commission; 2006.

IEC 61669. Electroacoustics – Measurement of real–ear acoustical performance characteristics of hearing aids. Geneva; International Electrotechnical Commission; 2013.

ISO 8253-1. Acoustics-Audiometric test methods Part 1: Basic pure-tone air and bone conduction threshold audiometry. Geneva; International Organization for Standardization; 2010.

ISO 8253-2. Acoustics-Audiometric test methods Part 2: Sound field audiometry with pure-tone and narrow-band test signals. Geneva; International Organization for Standardization; 2009.

ISO 8253-3. Acoustics-Audiometric test methods Part 3: Speech audiometry. Geneva; International Organization for Standardization; 2012.

Humes, L. E., Kinney, D. L., Brown, S. E., Kiener, A. L., Quigley, T. M. The effects of dosages and duration of auditory training for older adults with hearing impairment. *Journal of the Acoustical Society of America. 2014; 136*(3): 225-230.

Sandlin, R. E. *Textbook of hearing aid amplification* (2nd ed.). San Diego; Singular Publishing Group. 1999; 123-24.

부록 1

김리석, 정성욱. 소아 인공와우이식. 서울심포지움 13. 중앙문화사, 2007, 54-94.

Abbas, P. J., Brown, C. J., Shallop, J. K., Firszt, J. B., Hughes, M. L., Hong, S. H., et al. Summary of results using the nucleus CI24M implant to record the electrically evoked compound action potential. *Ear Hear. 1999; 20*: 45-59.

Allum, J. H., Shallop, J. K., Hotz, M., Pfaltz, C. R. Characteristics of electrically evoked 'auditory' brainstem responses elicited with the nucleus 22-electrode intracochlear implant. *Scand Audiol. 1990; 19*: 263-67.

Battmer, R. D., Gnadeberg, D., Lehnhardt, E., Lenarz T. An integrity test battery for the

Nucleus Mini 22 cochlear implant system. *Eur Arch Otorhinolaryngol. 1994; 251*: 205-9.

Blamey, P., Arndt, P., Bergeron, F., Bredberg, G., Brimacombe, J., Facer, G., et al. Factors affecting auditory performance of postlinguistically deaf adults using cochlear implants. *Audiol Neurootol. 1996; 1*: 293-306.

Brown, C. J., Abbas, P. J., Fryauf-Bertschy, H., Kelsay, D., Gantz, B. J. Intraoperative and postoperative electrically evoked auditory brain stem responses in nucleus cochlear implant users: implications for the fitting process. *Ear Hear. 1994; 15*: 168-76.

Brown, C. J., Hughes, M. L., Luk, B., Abbas, P. J., Wolaver, A., Gervais, J. The relationship between EAP and EABR thresholds and levels used to program the Nucleus CI24M speech processor: data from adults. *Ear Hear. 2000; 21*: 151-63.

Colletti, L., Mandalá, M., Colletti, V. Cochlear implants in children younger than 6 months. *Otolaryngol Head Neck Surg. 2012; 147*: 139-46.

Fifer, R. C., Novak, M. A. Myogenic influences on the electrical auditory brainstem response(EABR) in humans. *Laryngoscope. 1990; 100*: 1180-184.

Harrison, R. V., Gordon, K. A., Papsin, B. C., Negandhi, J., James, A. L. Auditory neuropathy spectrum disorder(ANSD) and cochlear implantation. *Int J Pediatr Otorhinolaryngol. 2015; 79*: 1980-987.

Hodges, A. V., Balkany, T. J., Ruth, R. A., Lambert, P. R., Dolan-Ash, S., Schloffman, J. S. Electrical middle ear muscle reflex: Use in cochlear implant programming. *Otolaryngol Head Neck Surg. 1997; 117*: 255-61.

Holt, R. F., Svirsky, M. A. An exploratory look at pediatric cochlear implantation: is earliest always best? *Ear Hear. 2008; 29*: 492-511.

Hughes, M. L., Brown, C. J., Abbas, P. J., Wolaver, A. A., Gervais, J. P. Comparison of EAP Thresholds with MAP levels in the Nucleus 24 Cochlear Implant: data from Children. *Ear Hear. 2000; 21*: 164-74

Kim, A. H., Kileny, P. R., Arts, H. A., El-Kashlan, H. K., Telian, S. A., Zwolan, T. A. Role of electrically evoked auditory brainstem response in cochlear implantation of children with inner ear malformations. *Otol Neurotol. 2008; 29*: 626-34.

Kim, L. S., Jeong, S. W., Lee, Y. M., Kim, J. S. Cochlear implantation in children. *Auris Nasus Larynx. 2010; 37*: 6-17

Lee, Y., Jeong, S. W., Kim, L. S. MAP optimization as a predictor of cochlear implant outcomes in children with narrow internal auditory canal. *Int J Pediatr Otorhinolaryngol. 2012; 76*: 1591–597.

Mason, S. M., Garnham, C. W., Sheppard S, O'Donoghue GM, Gibbin KP. An intraoperative test protocol for objective assessment of the nucleus 22–channel cochlear implant. Nottingham Paediatric Cochlear Implant Programme. *Adv Otorhinolaryngol. 1995; 50*: 38–44.

Mason, S. M., O'Donoghue, G. M., Gibbin, K. P., Garnham, C. W., Jowett, C. A. Perioperative electrical auditory brain stem response in candidates for pediatric cochlear implantation. *Am J Otol. 1997; 18*: 466–71.

Nikolopoulos, T. P., Mason, S. M., Gibbin, K. P., O'Donoghue, G. M. The prognostic value of promontory electric auditory brain stem response in pediatric cochlear implantation. *Ear Hear. 2000; 21*: 236–41.

Papsin, B. C., Gordon, K. A. Cochlear implants for children with severe–to–profound hearing loss. *N Engl J Med. 2007 Dec 6; 357*(23): 2380–387. Review.

Rance, G., Rickards, F. W., Cohen, L. T., De Vidi, S., Clark, G. M. The automated prediction of hearing thresholds in sleeping subjects using auditory steady–state evoked potentials. *Ear Hear. 1995; 16*: 499–507.

Rance, G., Beer, D. E., Cone–Wesson B, Shepherd RK, Dowell RC, King AM, et al. Clinical findings for a group of infants and young children with auditory neuropathy. *Ear Hear. 1999; 20*: 238–52.

Shallop, J. K., Beiter, A. L., Goin, D. W., Mischke, R. E. Electrically evoked auditory brain stem responses(EABR) and middle latency responses(EMLR) obtained from patients with the nucleus multichannel cochlear implant. *Ear Hear. 1990; 11*: 5–15.

Stapells, D. R., Gravel, J. S., Martin, B. A. Thresholds for auditory brain stem responses to tones in notched noise from infants and young children with normal hearing or sensorineural hearing loss. *Ear Hear. 1995; 16*: 361–71.

van den Borne, B., Snik, A. F., Mens, L. H., Brokx, J. P., van den Broek, P. Stapedius reflex measurements during surgery for cochlear implantation in children. *Am J Otol. 1996; 17*: 554–58.

Wilson, W. R., Richardson, M. A. Behavioral audiometry. *Otolaryngol Clin North Am. 1991; 24*: 285–97.

부록 3

김봉직, 안용휘, 최진웅, 박무균, 안중호, 이승환 외. 한국어판 The Speech, Spatial and Qualities of Hearing Scale (SSQ) 의 표준화: 타당도 및 신뢰도 연구. 대한이비인후과학회지. 2017.

김지혜, 이소영, 김창훈 임승락,신준호,정원호 외. 한국어 번역판 Tinnitus Handicap Inventory 의 신뢰도 및 타당도 연구. 대한이비인후과학회지. 2002; 45: 328-34.

박시내, 한규철, 조양선, 변재용, 신정은, 추호석 외 . 한국어판 고령자 청력 장애 검사(K-HHIE) 설문지의 표준화: 타당도 및 신뢰도 검증. 대한이비인후과학회지. 2011; 54: 828-34.

변재용, 조양선, 추호석, 박시내,한규철,천병철 외. 한국어판 만성 중이 질환 설문지(K-CES)의 표준화: 타당도 및 신뢰도 검증. 대한이비인후과학회지. 2011; 54: 755-60.

안용휘, 최병윤, 김봉직, 최진웅, 박무균, 한규철 외. 음악적 배경 설문지의 한국어 번역 및 번역 본의 언어 타당도. *in preparation*.

이지영, 이지혜, 박수경, 장지원, 김진숙, 박경회 외. 영유아 건강검진용 청각문진개발. 대한이비 인후과학회지. 2016; 59: 273-80.

임현정, 박무균, 조양선, 한규철, 최진웅, 안용휘 외. 한국어판 Abbreviated Profile of Hearing Aid Benefit 의 타당도 및 신뢰도 검증. 대한이비인후과학회지. 2017; 60(4): 164-73.

추호석, 조양선, 박시내, 변재용, 신정은,한규철 외. 한국어판 International Outcome Inventory for Hearing Aids(IOI-HA)의 표준화: 타당도 및 신뢰도 검증. 대한이비인후과학회지. 2012; 55: 20-5.

최진웅, 김봉직, 안용휘, 박무균, 안중호, 이승환 외. Client Oriented Scale of Improvement 의 한글 번역 및 표준화. 대한이비인후과학회지. *under review*.

Cox, R., Hyde, M., Gatehouse, S., et al. Optimal outcome measures, research priorities, and international cooperation. *Ear and Hearing. 2000; 21*: 106S-115S.

Cox, R. M., Alexander, G. C. The abbreviated profile of hearing aid benefit. *Ear Hear. 1995; 16*: 176-86.

Dillon, H., James, A., Ginis, J. Client Oriented Scale of Improvement (COSI) and Its Relationship to Several Other Measures of Benefit and Satisfaction Provided by Hearing Aids. *J Am Acad Audiol. 1997; 8*(1): 27-43

Gatehouse, S., Noble, W. The speech, spatial and qualities of hearing scale (SSQ). *International Journal of audiology. 2004; 43*: 85-99.

Gfeller, K., et al. Iowa Music Perception and Appraisal Battery. Iowa City, IA: Iowa Cochlear

Implant Research Center, The University of Iowa. 1998.

Hosford-Dunn, H. Clinical Application of the SADL Scale in Private Practice 11: Predictive Validity of Fitting Variables. *Journal of the American Academy of Audiology. 2001; 12*: 15–36.

Nadol, J. B., Jr., Staecker, H., Gliklich, R. E. Outcomes assessment for chronic otitis media: the Chronic Ear Survey. *Laryngoscope. 2000; 110*: 32–35.

Newman, C.W., Jacobson, G.P., Spitzer, J.B. Development of the tinnitus handicap inventory. *Archives of Otolaryngology-Head & Neck Surgery. 1996; 122*: 143–48.

Ventry, I. M., Weinstein, B. E. The hearing handicap inventory for the elderly: a new tool. *Ear Hear. 1982; 3*: 128–34.

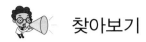 찾아보기

영문 색인

40 Hz event-related potential 201

9 step inflation-deflation tympanometry
　　test 151

acoustic feedback 348

acoustic reflex 38

acoustic reflex test 143

active electrode 188

adaptive SNR 131

admittance 143

aided threshold 360

air-bone gap 110

air-conduction 95

alternating polarity 186

amplitude 55

amplitude modulation: AM 203

ANSI(American National Standards
　　Institute) 77

artificial mastoid 84

attack time 354

audiometric quality assurance program 77

auditory brainstem response 68, 167, 181

auditory evoked potential: AEP 167

auditory evoked response 201

auditory nerve 36

Auditory Nerve Response Telemetry(ART)
　　380

auditory neuropathy 174

auditory neuropathy spectrum disorder
　　373

auditory steady-state response: ASSR 201

Auro-palpebral 292

automated auditory brainstem response:
　　AABR 263

automated evoked otoacoustic emission:
　　AOAE 263

basilar membrane 39

Behavioral Observation Audiometry: BOA
　　281

behind-the-ear, BTE 347

bisyllabic words 121

bone vibrator 77

broadband click 170

broadband noise 187

calibration 77

carrier frequency 206

Categories of Auditory Performance(CAP) 375

CE-Chirp 203

CEN(European Committee for Standardization) 77

central auditory processing disorder 117

cervical VEMPs 219

chirp 183

click 185

Client Oriented Scale of Improvement: COSI 445

closed-set test 120

cochlear implant 117

Cochlear implant 371

cochlear microphonics: CM 168

cochlear nucleus 43

common electrode 222

complete RI 308

completely in-the-canal, CIC 347

compound action potential: AP 168

compression ratio 360

compression threshold 360

condensation polarity 186

Conditioned Reflex: CR 283

conductive hearing loss 110

corpus callosum 46

correction factor 87

Corti organ 29

cortical auditory evoked potential: CAEP 167

coupler 84

cross hearing 327

cross hearing 95

derived-band ABR 195

Distortion Product Otoacoustic Emissions: DPOAE 236

DP audiogram 241

dynamic range 345

ear muffin 269

Electrically evoked Auditory Brainstem Response: EABR 377

Electrically evoked Compound Action Potential: ECAP 379

Electrically evoked stapedial reflex: ESR 377

electro-acoustic calibration 96

electrocochleography: ECoG 167

endolymph 33

equivalent input noise 354

Equivalent Test Loop Sensitivity 355

eustachian tube 32

Evoked Otoacoustic Emissions: EOAE 236

extratympanic recording 169

fail 273

Fast Fourier transformation: FFT 236

fixed SNR 131

Forced response test 151

frequency 53

frequency modulation: FM 203

full-on acoustic response curve 354

functional gain 100, 345

ground electrode 170

hair cell 40

harmonic distortion 87

hearing aid fitting formula 346

Heschl's gyrus 45

IEC(International Electrotechnical
    Commission) 77

impedance 143

impedance audiometry 69

Impedance test 375

Infant-Toddler Auditory &
    Communicative Behavioral Checklist:

IT-ACBC 283

Infant-toddler Meaningful Auditory
    Integration scale(IT-MAIS) 375

inferior colliculus 44

inflation-deflation test 151

input/output function 242

insert earphone 77, 97

interaural amplitude difference, IAD 225

interaural attenuation 102

interaural latency difference 183

interpeak latency: IPL 225

in-the-canal, ITC 347

in-the-ear, ITE 347

ISO(International Organization for
    Standardization) 77

KATS(Korean Agency for Technology and
    Standards) 77

Korean Speech Perception in Noise:
    K-SPIN 131

Korean standard-bisyllabic word lists: KS-
    BWL 121

Korean standard-monosyllabic word list:
    KS-MWL 123

Korean standard-sentence lists: KS-SL
    128

Korean version- Abbreviated Profile of
    Hearing Aid Benefit: K-APHAB 445

Korean Version of Chronic Ear Survey:

K-CES 445

Korean Version of Hearing Handicap
    Inventory for the Elderly: K-HHIE 445

Korean version- The Speech, Spatial and
    Qualities of Hearing scale: K-SSQ 445

Korean version-Musical Background
    Questionnaire: K-MBQ 445

Korean-Hearing in Noise Test: K-HINT
    132

KS-BWL 121

KS-BWL for adults, KS-BWL-A 121

KS-BWL for preschoolers, KS-BWL-P
    121

KS-BWL for school children, KS-BWL-S
    121

KS-MWL-A 124

KS-MWL-P 126

KS-MWL-S 125

KS-SL-A 128

KS-SL-P 129

KS-SL-S 128

latency 225

latency-intensity function 186

lateral lemniscus 44

linear check 87

logon 185

long-latency response: LLR 167

loudness 58

loudspeaker 77

Low-Level Phonetically Balanced(PB)
    Word test 332

mapping 380

masker 308

masking 60, 95

maximum HFA Magneto-Acoustical
    Sensitivity Level 355

Meaningful Auditory Integration
    Scale(MAIS) 375

measuring microphone 352

medial geniculate body 45

middle-latency response: MLR 167

Minimal masking level 307

mismatch negativity 47

mixed hearing loss 110

Mixing point 308

Modified Stenger Test 330

modulation frequency 202

motor reflex 292

n10-p15 amplitude 225

Neural Response Imaging(NRI) 380

Neural Response Telemetry(NRT) 380

objective tinnitus 299

occlusion effect 105

ocular VEMPs 219

open circuit 377

OSPL90 354

otoacoustic emission 235

otolithic organs 219

output sound pressure level for 90 dB
    input sound pressure level 354

overmasking 104

p13-n23 amplitude 225

P300 47

partial RI 308

pass 273

Peabody Picture Vocabulary Test-Revised:
    PPVT-R 375

perilymph 33

perilymphatic fistula 173

phase 54

pitch 59

Play Audiometry: PA 281

prediction interval: PI 134

Preschooler Receptive-Expressive
    Language Scale: PRES 375

primary auditory cortex 45

probe 265

probe tube 357

promontory stimulation EABR: PS-EABR
    374

promontory stimulation test: PST 374

Pulse-Count 방법 332

pure tone audiometry 66

Pure tone Delayed Auditory Feedback:
    DAF 334

rarefaction polarity 186

real-ear aided gain: REAG 358

real-ear aided response: REAR 358

real-ear dial difference: REDD 359

real-ear insertion gain: REIG 345, 358

real-ear measurement: REM 346

real-ear to coupler difference: RECD 359

real-ear unaided gain: REUG 358

real-ear unaided response: REUR 358

refer 273

reference electrode 170

reference equivalent threshold force level
    85

reference equivalent threshold sound
    pressure level 85

reference microphone 352

reference speech recognition threshold
    level 118

reference test gain: RTG 354

reference test setting: RTS 354

release time 354

Reproducibility 238

Residual Inhibition: RI 308

reverberation 78

round window recording 169

saccule 219

scala tympani 31

scala vestibuli 31

sensorineural hearing loss 110

sentence recognition score 110, 118

Sequenced Language Scale for Infants 375

shadow curve 327

shadow hearing 327

Shifting Voice Test 331

short circuit 377

short-latency response: SLR 167

signal-to-noise ratio: SNR 131, 238

Sonotubometry 154

sound level meter 79, 84

sound-field audiometric test 100

sound-field test 95

soundproof room 78

speech audiometry 67, 117

speech detection threshold level 119

speech discrimination score 118

Speech Intelligibility Rating(SIR) 375

speech recognition score 118

speech recognition threshold level 118

Spontaneous Otoacoustic Emissions:
    SOAE 236

stacked ABR 195

stapedial reflex decay test 143, 150

stapedial reflex test 143, 145

stapedial reflex threshold 149

startle reflex 281

static compliance 145

Stenger Test 329

Stimulus Frequency Otoacoustic Emission:
    SFOAE 236

subjective tinnitus 299

sucking reflex 292

summating potential: SP 168

superior olivary nucleus 43

supra-aural headphone 77, 97

Tangible Reinforcement Operant
    Conditioning Audiometry: TROCA 290

TDH-39 190

Temporal integration 193

The Yes-No Test 333

threshold 225

tinnitogram 68, 304

tinnitus handicap inventory 299

tinnitus loudness matching 304

Tinnitus loudness matching 306

tinnitus pitch matching 304

Tinnitus pitch matching 305

Tinnitus retraining therapy 309

tone burst 170, 185

tone pip 260

total harmonic distortion 354

transducer 77

Transient Evoked Otoacoustic Emissions:

TEOAE 236

transtympanic recording 169

transverse temporal gyrus 45

tympanic cavity 31

tympanic membrane 30

tympanic recording 169

tympanogram 148

tympanometry 143

tympanum 31

unaided threshold 360

Uncomfortable loudness level 308

undermasking 104

Urimal test of Articulation and

　　Phonation(U-TAP) 375

Valsalva / Toynbee 150

varying intensity story test: VIST 331

Vestibular Evoked Myogenic Potentials:

　　VEMPs 219

vestibulocolic reflex 219

visual analog scale 299

Visual Reinforcement Audiometry: VRA

　　281

Visual Reinforcement Operant

　　Conditioning Audiometry: VROCA 290

wavelength 54

white noise 187

word recognition score: WRS 110, 118,

　　123

한글 색인

1-3-6원칙 259

40 Hz 유발반응전위 201

9단계 가압-감압 검사 151

가압-감압검사 151

가중전위 168

감각신경성 난청 65, 110

강도변화문장검사 331

강제적 반응검사 147

강화제 283

개방회로 377

건강 신생아 프로토콜 266

경고막법 169

경부전정유발근전위 219

고막 30

고막법 169

고막외법 169

고막운동성계측 143, 147

고속 푸리에변환 236

고실 31

고실계 31

고실도 148

고정 SNR검사 131

고정 SNR에서의 소음하 어음청각검사 131

골도청력역치 95

골진동기 77, 105

공통전극 222

과차폐 104

광대역 잡음 187

교대문장검사 331

교대상 186

교정 77

교차청취 95, 327

구형낭 219

국가기술표준원 77

국제전기기술위원회 77

국제표준화기구 77

귀걸이보청기 347

귀덮개 269

귀마개헤드폰 77, 97

귓속형 보청기 347

그림어휘력검사 375

근로자건강진단 412

기능이득 100, 345

기도골도역치차 110

기도청력검사 95, 97

기도청력역치 95

기저막 39

기준등가역치음압레벨 85

기준등가역치힘레벨 85

기준송화기 352

기준시험설정 354

기준시험이득 354

기준어음인지역치레벨 118

기준전극 170

내림프 33

내림프수종 173

내부 음향피드백 348

내유모세포 174

내측슬상체 45

놀람반사 281

놀이청력검사 281, 286

뇌량 46

단락회로 377

단어인지도 110, 118, 123

단음절어 124

단잠복기반응 167

대역폭 354

돌발성 난청 173

동작 반사 292

등가시험루프감도 355

등가입력잡음 354

등골반사검사 143, 145, 148

등골반사역치 149

등골반사피로검사 143, 150

매일 보정 82, 83
매트릭스 문장인지검사 132
매핑 380
메니에르병 227
문장인지도 110, 118
문장인지도 검사용 문장표 128
물질강화조건조작청력검사 290
미국국립표준협회 77

반송주파수 206
반향음 78
방음실 78
배경소음 79
백색잡음 187
변조 주파수 202
변조이음향방사 236
변조이음향방사청력도 241
변형 스텐저검사 330
변환기 77
보정 77
보청기외형 347
보청기적합 345
보청기적합공식 346
보청기적합확인 345
복합활동전위 168
부분잔류억제 308
불쾌수준 308
비증폭역치 360
빨기 반사 292

산업안전보건법 77
삽입이어폰 77, 97
상반고리관결손증후군 227
상올리브핵 43
선형측정방법 87
소비전류 354
소음계 79, 84
소음하 한국어음지각검사 131, 132
수정계수 87
수정상승법 97
순음 지연재생청각검사 334
순음역치평균 108
순음청력검사 66, 95
스위프음 353
스텐저검사 329
스피커 77
시각강화조건조작청력검사 290
시각강화청력검사 281
시각척도화 점수 299
신생아중환자실 프로토콜 266
신생아청각선별검사 259
신호대잡음비 131, 238
실이공명반응 358
실이공명이득 358
실이대다이얼차 359
실이대커플러차 359
실이삽입이득 345, 358
실이증폭반응 358
실이증폭이득 358

실이측정 346
실패 273

압축비율 360
압축상 186
압축시간 354, 355
압축역치 360
양이 간 진폭 차 225
어음명료도 118
어음인지능력 133
어음인지도 118
어음인지역치레벨 118
어음청각검사 78, 117, 346
어음청력검사 67
어음탐지역치레벨 119
역동범위 345
역치 97, 225
영·유아 청각 및 의사소통 행동 체크리스
    트 283
영·유아의 청각통합능력검사 283
영유아검진 448
영유아언어발달검사 375
예-아니오 검사 333
예측구간 134
와우 증폭기 235
와우각 자극 전기유발청성뇌간반응 374
와우각자극검사 374
와우음전기전위 168
와우핵 43

완전잔류억제 308
외림프 33
외림프 누공 173
외부 음향피드백 349
안구전정유발근전위 219
외유모세포 235
외측섬유대 44
위상 54
유모세포 40
유발이음향방사 236
유소아청력검사 281
유효차폐레벨 103
유희청력검사 286
음량 58
음영곡선 327
음영청각 327
음장검사 95
음장청력검사 100
음조 59
음향반사 38
음향이관측정법 153, 154
이간감쇠 102
이간잠복기차 183
이관 32
이관기능검사 146
이명강도검사 307
이명도 68, 304
이명음조검사 307
이명장애지수 299

이명재훈련치료 309

이명주파수 307

이명차폐기 308

이석기관 219

이음절어 121

이음향방사 235

인공와우 117, 371

인공와우이식 371

인공유양돌기 84, 85

일과성음유발이음향방사 236

일반용 문장표 128

일차청각피질 45

임피던스검사 375

임피던스청력검사 69, 143

입/출력 곡선 242

입출력특성 355

자가 청력 개선 척도 445

자각적 이명 299

자동이음향방사 263

자동청성뇌간반응 263

자발이음향방사 236

잔류억제 308

잠복기 183, 225

잠복기–강도 함수 186

장잠복기반응 167

재검 273

재현성 238

저강도 음소균형단어검사 332

저차폐 104

전기와우도 167

전기유발등골반사 377

전기유발복합활동전위 379

전기유발청성뇌간반응 377

전기음향분석 346

전기음향적 보정 82

전기음향학적 교정 96

전음성 난청 65, 110

전정경부반사 219

전정계 31

전정신경염 227

전정유발근전위 219

접지전극 170

정밀 보정 82

정원창법 169

정적탄성 145

조건반사 283

조정 SNR 검사 131

조정 SNR에서의 소음하 어음청각검사 132

조화음왜곡 87

주관적 유소아청력검사 281

주파수 53

주파수반응이음향방사 236

주파수변조 203

중잠복기반응 167

중첩청성뇌간반응 195

중추청각장애 117

증폭역치 360

진폭 55, 183
진폭변조 203

차폐 60, 95
차폐음 104
청각신경병증 174, 373
청각장애 72
청각정도관리 프로그램 77
청력도 98
청성뇌간반응 68, 167, 181
청성유발반응 201
청성유발전위 167
청성지속반응 201
청신경 36
청신경세포 174
총고조파왜곡 354
최대 음향이득반응곡선 354
최대평균자기음향감도레벨 355
최대허용대기음압수준 79
최소차폐수준 307
취학전 아동의 수용언어 및 표현언어 발달
　척도 375
측정송화기 352

커플러 84, 352
코티기관 29
클릭음 170, 185

타각적 이명 299

톤버스트 170, 185
톤핍 260
통과 273
특수건강진단 404

파간잠복기 183, 225
파장 54
평균가산 189, 237
폐쇄형응답검사 120
폐쇄효과 105
프로브 245, 265
프로브송화기 358
프로브튜브 357
필터 189

하구 44
학령기용 문장표 128
학령전기용 문장표 129
한국어판 International Outcome Inventory
　for Hearing Aids 445
한국어판 고령자 청력장애검사 445
한국어판 만성 중이 질환 설문지 445
한국어판 보청기 이득 척도 조사 445
한국어판 언어공간 음질청취 평가 445
한국어판 음악적 배경 설문지 445
한국표준 단음절어표 – 일반용 124
한국표준 단음절어표 – 학령기용 125
한국표준 단음절어표 – 학령전기용 126
한국표준 이음절어표 119

한국표준 일반용 이음절어표 121

한국표준 학령기용 이음절어표 121

해제시간 354, 355

행동관찰청력검사 281

협대역잡음 308

혼합성 난청 109, 110

혼합점 308

환기구 352

활동전극 188

횡측두회 45

희박상 186

청각검사지침(2판)

Practical manual of Hearing tests (2nd ed.)

2008년 5월 30일 1판 1쇄 발행
2016년 3월 25일 1판 6쇄 발행
2017년 6월 5일 2판 1쇄 발행
2024년 1월 25일 2판 5쇄 발행

지은이 • 대한청각학회 편
펴낸이 • 김 진 환
펴낸곳 • (주) **학지사**
　　　　04031 서울특별시 마포구 양화로 15길 20 마인드월드빌딩 5층
대표전화 • 02) 330-5114　　　팩스 • 02) 324-2345
등록번호 • 제313-2006-000265호
홈페이지 • http://www.hakjisa.co.kr
인스타그램 • https://www.instagram.com/hakjisabook

ISBN 978-89-997-1257-9 93510

정가 29,000원

출판미디어기업 **학지사**
간호보건의학출판 **학지사메디컬** www.hakjisamd.co.kr
심리검사연구소 **인싸이트** www.inpsyt.co.kr
학술논문서비스 **뉴논문** www.newnonmun.com
원격교육연수원 **카운피아** www.counpia.com